实用心力衰竭学

主审　高传玉
主编　徐　予　朱中玉　刘煜昊

河南科学技术出版社
·郑州·

图书在版编目（CIP）数据

实用心力衰竭学/徐予，朱中玉，刘煜昊主编. 郑州：河南科学技术出版社，2016.9（2017.10 重印）
ISBN978－7－5349－8372－6

Ⅰ.①实… Ⅱ.①徐… ②朱… ③刘… Ⅲ.①心力衰竭－防治 Ⅳ.①R541.6

中国版本图书馆 CIP 数据核字（2016）第 225559 号

出版发行：河南科学技术出版社
　　地址：郑州市经五路 66 号　邮编：450002
　　电话：（0371）65788613　65788629
　　网址：www.hnstp.cn
策划编辑：李喜婷　范广红　任燕利
责任编辑：任燕利
责任校对：董静云　窦红英
封面设计：张　伟
责任印制：朱　飞
印　　刷：河南新华印刷集团有限公司
经　　销：全国新华书店
幅面尺寸：185 mm×260 mm　印张：20.75　字数：470 千字
版　　次：2016 年 9 月第 1 版　2017 年 10 月第 3 次印刷
定　　价：60.00 元

编写人员名单

主　审　高传玉

主　编　徐　予　朱中玉　刘煜昊

副主编　赵先锋　王忠民　田　焕　王永霞

编　委　(按姓氏笔画排序)

王永霞　王忠民　石亚楠　田　甜

田　焕　朱中玉　刘煜昊　李　蓓

张鸿彩　张鹏飞　陈　芳　陈　凌

国　杨　赵　曼　赵先锋　徐　予

序一

心力衰竭(简称心衰)是全球唯一一个发病率和死亡率均在持续攀升的心血管疾病,心衰的诊治是慢性非传染性疾病(NCD)管理中极具挑战性的领域。因此,研究心衰的发病原因,探讨其发生机制与转归,做好预防,开发诊治方法及途径,规范诊疗及康复程序和原则之重要性不言而喻。

心衰是各种心血管疾病终末期的临床综合征,复杂而多变。心衰的预防、诊断、治疗与康复涉及多个学科,面对这一21世纪最重要的流行病,在医学研究飞速发展的今天,心衰的防治已不再是孤立的症状性诊断及药物性治疗的简单模式,而是从基础医学到预防医学和临床医学多学科的合作,精准医学、个体化医学及传统医学模式的融合,基因诊断、生化诊断、超声、磁共振与传统诊断方式相结合,药物与非药物多靶点的治疗模式并驾齐驱,生物治疗、再生医学及生物医学工程技术和生物物理等参与其中的立体式、多方位的诊治。心衰的管理模式涉及医院、社区及家庭三级防控及心脏预防和康复体系的建立。因此,心衰的预防、诊断、治疗及康复已逐渐形成一门学科,即心力衰竭学。

心衰是心血管领域的急危重症,治疗棘手,但它也是可防可控的疾病,上医者治未病,对心衰的防治要做到关口前移、重心下沉,要早预防,控制危险因素,早期识别、早期发现、及早干预,最大限度地降低心衰的发病率和死亡率。这一艰巨的防控任务必须发动广大的基层医院、社区、家庭和患者主动参与。但在具体临床实践中,对心衰的防治与相关指南的要求存在着极大差距,诊治不够规范。

本书是为基层广大一线医务工作者而编写的,作者均是多年从事心衰防治工作的临床一线医护人员,他们有丰富的临床经验和多年的科研、教学经验。本书对心衰的病因学、发病机制、预防、临床诊断、治疗、评估、康复以及各种类型的心衰的特殊诊治和中医药治疗等方面均做了详细的阐述,并介绍了目前国内外心衰诊治的新指南、新动向和发展趋势。本书以普及心衰防治技术与推广指南应用、缩小指南与临床实践差距为主,兼顾心衰相关知识的普及,是一本能够指导临床一线工作的实用参考书。

2016.7.3

序二

心力衰竭是21世纪心血管病所面临的最大的问题,具有发病率和患病率高、致死致残率高和医疗花费高三大特点。在我国,随着高血压、冠心病和糖尿病治疗水平的提高,特别是冠状动脉血运重建手术(冠状动脉介入治疗和冠状动脉旁路移植手术)的开展,人的预期寿命明显延长,但更多人随时间推移逐渐走向心衰,因此未来心衰必将是我们所要面对的重大公共卫生问题。20世纪80年代以来,血管紧张素转化酶抑制药(ACEI)、β受体阻滞药、血管紧张素Ⅱ受体拮抗药(ARB)和螺内酯在心衰治疗中的应用,更新了心衰的诊治理念,不仅在血流动力学水平上改善了症状,而且在生物学水平上延缓和逆转了疾病进展,大大提高了患者的生活质量,降低了死亡率。即便如此,心衰仍然位居心血管病死亡病因之首。最近,一些新药如LCZ696、伊伐布雷定等取得了良好的临床证据,一些中药也取得了充满希望的效果。在非药物治疗方面,起搏治疗方兴未艾;对于晚期心衰,短期和中长期心室辅助装置的发展也非常迅速;细胞治疗等生物治疗方法也在逐渐走向成熟。总之,心衰的研究在未来将会更加受到重视。

由河南省人民医院徐予教授等主编的《实用心力衰竭学》一书,总结当前有关心衰的重要文献和书籍,对心衰的发生发展做了详尽的讨论和总结。从基础研究、流行病学、临床诊断和治疗以及疾病管理等方面,全方位阐述了心衰当前的进展。该书的作者都是具有丰富临床经验和科学研究经历的中青年骨干,从理论上和实践上既尊重循证医学的论据,重视临床指南的指导价值,同时又充分展现了他们集体多年来积累的宝贵经验。全书内容翔实,深入浅出,可读性强。对于致力于心衰基础和临床工作的研究人员及临床医生均是一本优秀的、有价值的案头书。

張健

2016年6月12日

前　言

目前，心衰已成为全球最重要的公共健康问题之一，全世界有 2 600 万心衰患者，而且随着全球社会人口的老龄化，心衰的患病率在逐年增加。被誉为“心血管病学之父”的 Braunwald 教授在世纪之交时曾预言：“心力衰竭将是 21 世纪最大的流行病。”2013 年，他在《美国心脏病学院杂志》中再次指出：“在过去的半个世纪，心血管疾病的预防、诊断和管理进步明显，发达国家心血管疾病死亡人数减少了 2/3，急性冠状动脉综合征、心脏瓣膜病、先天性心脏病、高血压及心律失常的病死率都显著降低，只有心力衰竭领域是个例外。”

据资料统计，全球心衰的患病率为 1% ~2%，欧美国家 70 岁以上人群患病率≥10%。我国 2013 年心衰荟萃分析显示，我国心衰的患病率已由 2003 年的 0.9% 增加至 1.3%，且每增加 10 岁患病率增加一倍。

面对这一全球性的挑战，从基础医学（包括分子生物学、细胞生物学、再生医学及基因工程等）到临床医学（包括介入心脏病学、电生理领域、重症医学及医疗器械等）领域，均广泛开展了心衰诊治的探索与研究。今后，广大医务人员需要更多的知识、技术和方法，甚至需要寻求更多学科间的合作，如生物信息学、医学工程学及生物物理学等，以构建新的、全方位的防治心衰的攻坚阵线。

心衰不是单一的疾病，而是各种心血管疾病的最终结果。它的危害不仅局限于心脏，而且涉及全身各个系统、脏器、组织，是一组合并症多且复杂多变的临床综合征。因此，心衰的诊断与治疗涉及心内科、心外科、呼吸内科、消化内科、神经内科、内分泌科、肾内科及血液科等多个临床学科。心衰患者的康复还涉及优秀的护理模式、家庭与社区的支持、健康教育、营养疗法及康复医学。目前心衰防治已成为独立的学科，我们称之为“心力衰竭学”。

心衰的诊治既复杂又高难度。医务人员既要具备扎实的临床各学科基础理论，又要有娴熟的、独到的、系统的心衰专业诊治知识。心衰患者的康复与护理也要求一定的专业技能和丰富的经验。心衰一旦进入终末期治疗难度很大，但早期是可防可控的，因此，对于心衰的防控需要关口前移，重心下沉，预防为主，把防控工作放在基层、社区及家庭。

根据我国目前卫生政策要求，包括心衰在内的常见病要在基层医院及社区诊治，而基层医务人员对心衰诊治的经验有限，因此特别需要一本有关心衰防治的专业书，以提高心衰患者规范化管理水平。为此，我们特编写了本书，希望把我们多年来与心衰抗争中积累的理论知识、科研成果、临床诊治方法、工作实践技巧、多学科协作的经验等奉献给大家，同时把目前国际心衰研究的最新进展、最新热点、发展趋势及各国心衰管理的最新指南与大家分享，使广大一线医务工作者，乃至心衰的患者、患者家属及护理人员，对心衰的病因、发病机制、诊治方法、疗效评估、康复护理及生活指导都有较深入的了解，对心衰的研究现状、发展趋势有较全面的认知。

本书共分五章。第一章对心衰的病因、发病机制、病理生理、临床症状与体征、实验室检查和器械检查、精准化诊断、预后评估等做了详细的分析论述；第二章为心衰的药物治疗，强调了指南指导下的规范化治疗策略，对每个基础药物都详述了规范化用药的方法、步骤、注意事项、用药剂量必须达标的理念及评价疗效的标准，这是本书的主体部分；第三章为心衰的非药物治疗，讲述了各种方法的病例选择、适应证、禁忌证、利弊、疗效评估等；第四章为心衰特殊情况的处理，如对右心衰竭、急性心衰及顽固性心衰等都进行了具体的救治介绍；第五章是与心衰相关的问题，对特殊人群的心衰管理、心衰并发症及其治疗、心衰与相关系统的疾病的关联等进行了分析阐述，并介绍了祖国医学对心衰防治的贡献。本书既可作为医生的工作学习手册，也可作为心衰研究的专题论著和指导临床实践的参考书。

最后，感谢我院心力衰竭病区全体医生为本书撰稿，感谢中华医学会心血管病分会前主任委员、《中华心血管病杂志》主编胡大一教授和中国医师协会心力衰竭专业委员会主任委员张健教授在百忙之中为本书作序，感谢中华医学会河南省心血管病专业委员会主任委员、中国医师协会心力衰竭委员会副主任高传玉教授为本书审稿。本书的审核、出版也得到河南省医学会和河南科学技术出版社的大力支持，在此深表感谢！

徐　予　朱中玉　刘煜昊

2016 年 7 月 6 日

目 录

第一章　心力衰竭的诊断与评估

第一节　概　述

一、心力衰竭的概念

心力衰竭（简称心衰）是指由于心脏结构和（或）功能异常所致的临床综合征，患者具有典型的症状（如气短、踝部水肿和疲乏），伴有颈静脉压升高、肺部湿啰音和外周性水肿等体征。患者常具有静息或应激状态下的心输量减少和（或）心腔内压力升高。

上述定义适用于有症状的心衰，但心衰的发生及发展是一个连续的过程，对有心衰危险因素者（A 期几无症状）在 B 期进行早期干预，可以预防其进展。

二、心力衰竭的流行病学研究现状

心衰是所有心血管疾病终末期的表现形式，是 21 世纪的流行病。随着心血管病治疗水平的提高和老年人口数量的迅速增加，心衰的患者还将进一步快速增加。根据 1998 年的一篇文献估计，全世界约 2 300 万人患有心衰。1999 年美国约有 490 万心衰患者，且每年新发患者约为 55 万，因心衰住院治疗的人数达到 96. 2 万，比 20 年前增加了 155%。根据 2010 年美国心脏协会估计，2010 年美国心衰患者已达到 580 万，每年因心衰而死亡的人数达到 28. 3 万。《2014 年中国心血管疾病报告》的数据显示，全国约有 2. 9 亿心血管疾病患者，其中心衰患者有 450 万。

尽管心衰的诊疗水平不断提高，心衰患者的生活质量和预后都有所改善，然而心衰总的预后仍然较差，发生心衰的患者约一半在 5 年内死亡；心衰的诊治费用高昂，加重了患者、家庭和社会的经济负担。据估计，美国目前每年用于治疗心衰的总费用高达 392 亿美元，约占心血管病治疗费用的 8%。因此，心衰已成为严重危害人类健康的公共卫生问题。

美国弗莱明翰心脏研究是一项具有里程碑意义的心血管病流行病学研究，它对于了解心血管病的危险因素、流行趋势及心血管病的预测等多方面具有重要的贡献。该研究开始于 1948 年，共入选居住在马萨诸塞州弗莱明翰的 5 209 名居民，他们入选时的年龄为 28 ~62 岁，之后每两年进行一次调查。1971 年，研究对象的后代也被纳入研究。

在1948年至1988年间的9 405名研究对象中（男性占47%），共有652人被诊断为心衰，男性和女性心衰的患病率（年龄调整）分别为2.4%和2.5%。心衰患病率随年龄增加的趋势明显：在50～59岁的人群中，男、女性患病率均为8‰，而在80～89岁的人群中，男、女性患病率分别达到66‰和79‰。

我国于2000年进行过一次大规模的人群调查，调查采用多阶段整群随机抽样的方法，研究对象年龄在35～74岁，分布在全国10个省市（南、北方各5个省市，城市、农村各半，男、女人数均衡）共有15 518人参加了此次调查，总的心衰患病率为0.9%，随年龄增加，女性患病率高于男性（表1－1），北方及城市人群患病率高于南方和农村人群（表1－2）。此外，2007年，研究人员在新疆进行了心衰患病率调查（年龄≥35岁），结果发现男性患病率高于女性，汉族人群心衰患病率（0.74%，年龄标化）低于哈萨克族（2.40%）和维吾尔族人群（1.85%）。

表1－1　我国不同年龄和性别成年人（35～74岁）心力衰竭患病率（%）

年龄组（岁）	调查人数	男性△	女性△	合计△
35～44	6 065	0.3	0.5	0.4
45～54	4 225	0.6	1.3*	1.0
55～64	3 375	1.3	1.4	1.3
65～74	1 823	1.1	1.5	1.3
合计	15 518	0.7	1.0*	0.9

注：*男、女心力衰竭患病率相比，$P<0.05$；△不同年龄组间心力衰竭患病率相比，$P<0.01$。

表1－2　我国南方和北方、城市和农村成年人（35～74岁）心力衰竭患病率（%）

地区	调查人数	男性	女性	合计
北方	7 654	1.3	1.5	1.4
南方	7 864	0.3	0.7	0.5△
城市	7 882	1.0	1.2	1.1
农村	7 636	0.6	1.0	0.8*
合计	15 518	0.7	1.0	0.9

注：△北方和南方心衰患病率相比，$P<0.01$；*城市和农村心衰患病率相比，$P=0.054$。

根据《2014年中国心血管疾病报告》的结果，全国估计450万心衰患者，人群中慢性心衰患病率为0.9%，其中男性0.7%，女性1.0%。北方高于南方（1.4%对0.5%），城市高于农村（1.1%对0.8%）。且随着我国人口老龄化，可以预见我国的心衰患病率还会持续增高。

《2014年美国心脏病和卒中统计年报》总结心衰的发病率为：65岁以上人群中每1 000人中有10人发病。75%以上的心衰患者有或曾有高血压。40岁以上的患者不论男女，在今后的岁月里，每5人中有1人会罹患心衰。80岁以上的患者在其余生中20%将发生心衰。40岁以上以前没有心肌梗死病史的患者终生发生心衰的危险分别是男性1/9、女性1/6。对于血压高于160/90 mmHg的患者，罹患心衰的危险性显著高于血压低于140/90 mmHg的患者，大约为每增加10岁，危险增加2倍。每年1 000名白人男性中新发心衰的发生率：65～74岁者为15.2‰，75～84岁者为31.7‰，85岁以上者为65.2‰。而每年1 000名白人女性中新发心衰的发生率：65～74岁的者为8.2‰，75～84岁者为19.8‰，85岁以上为44‰。

虽然有许多药物及非药物手段可防治心衰的发生及发展，且心衰的存活率有所提高，但它依旧是严重威胁人类健康的主要疾病，在心衰诊断5年内绝对死亡率仍高达50%。按《2014年美国心脏病和卒中统计年报》总结的统计资料，心衰一旦发生，预后不容乐观。在ARIC研究中，心衰出院后30 d、1年及5年的死亡率分别为10.4%、22%及42.3%。一项人群队列研究5年死亡率的研究资料显示，阶段A、B、C及D的5年存活率分别为97%、96%、75%及20%；1993年到2005年住院30 d死亡率由12.6%降到10.8%，主要是院内死亡率降低所致；相同时间内出院后死亡率由4.3%增加到6.4%。这些观察到的心衰存活率的时间趋势主要限于左室射血分数（LVEF）降低的心衰，而不是左室射血分数正常或保留的心衰。中国人民解放军总医院对15年来慢性心衰住院患者回顾性研究分析显示，慢性心衰住院患者30 d死亡率为5.4%。

三、心力衰竭的危险因素及其流行现状

已有众多研究证实，几乎所有的已知心血管病危险因素都有可能引起心脏损害而最终发展为心衰，而及时识别并积极治疗这些危险因素或合并疾病会阻止心衰的发生。常见的、比较重要的危险因素包括下列情况。

1. *年龄、性别及地域* 年龄增加是无症状性左室（LV）功能障碍患者病死率的显著危险因素。年龄每增加10岁，病死率相对危险增加1.2，发生充血性心衰的危险增加1.2，因病住院的危险性增加1.24。有研究表明：老年人心衰的患病率在小于50岁的人群中大约为0.7%，而在年龄大于65岁人群中则增加至3%～5%。在弗莱明翰心脏研究中，心衰患者的平均年龄为70岁，50～59岁人群中心衰的发病率男性为3/1 000人年，女性为2/1 000人年，而80～89岁男、女性发病率分别增加到27/1 000人年和22/1 000人年，女性的年龄调整心衰发病率比男性低1/3。我国心衰患病率也随年龄的增加而升高，但与西方不同的是女性患病率高于男性。上述差异与引起心衰的直接病因不同有关：在西方国家，冠心病是心衰的最主要病因，而男性冠心病的发病率和患病率均高于女性；在我国，风湿性心脏病是心衰的主要病因，而女性更易罹患风湿性心脏病。但随着近年来风湿热在我国流行趋势的下降和冠心病发病率的增加，心衰的性别差异将发生变化。2007年在新疆进行的一项人群（年龄>35岁）心衰患病率调查结果也证实了上述推测，调查发现的107例心衰患者中，有63.6%的患者有高血压，43%的患者有冠心病，而有心脏瓣膜疾病者仅占5.6%，男性心衰的患病率（8.4%）已高于女性（6.0%）。

2. *高血压* 许多临床研究均证明，心衰患者中大多数患有高血压，高血压是美国心衰最重要的、可改变的一个危险因素。高血压不仅可以直接因心脏损害而导致心衰，更重要的是，高血压是冠心病等动脉粥样性心血管疾病的重要危险因素，高血压可以引起这些疾病，使心衰发生的危险进一步增加。35～64岁的患者，无论男女，高血压均可使心衰发生的危险性增加3～4倍，65岁以上的患者则增加2倍。尽管治疗心衰和高

血压的药物均有了较大的进展，但是高血压作为心衰诱因的频度并无显著改变。因此，高血压仍然是心衰发生的重要危险因素。一些大规模临床试验也证实，长期的降压治疗将使高血压患者发生心衰的危险减少一半，因此，积极降压是预防心衰发生发展的关键内容。

3. *冠心病* 在西方国家，冠心病无疑是心衰发生最重要的危险因素。弗莱明翰心脏研究显示，冠心病使发生心衰的危险性增加了5倍，约20%的心肌梗死患者在5~6年内进展为心衰。在美国NHANCE-I的随访研究中，冠心病使发生心衰的危险性增加了7.11倍，其中61.6%的心衰可归因于冠心病。而在我国，冠心病也逐渐成为心衰的主要病因。

4. *糖尿病* 糖尿病是心衰发生和死亡的独立危险因素。糖尿病患者发生心衰的风险比正常人高2~5倍，心衰患者糖尿病发生率约为22%；在糖尿病患者中，糖化血红蛋白（HbA1c）每增加1%，因心衰加重而住院和死亡的风险增加8%~16%。糖尿病除可以促进动脉粥样硬化、增加心肌梗死的危险外，还可以直接使心肌的结构和功能发生改变（糖尿病性心肌病）而导致心衰的发生。老年心衰患者糖尿病发生率约为22%。无症状左室功能障碍患者中，糖尿病是老年心衰发生和死亡的独立危险因素。对于有症状左室功能障碍患者，同样采用依那普利治疗，伴糖尿病者较无糖尿病者病死率更高，提示血管紧张素转化酶抑制药（ACEI）虽对这一亚组患者有益，但糖尿病依然是影响疾病转归的显著预测因素。RESOLVD试验发现，568例老年充血性心衰患者中，26%证实有糖尿病，还有18%患者糖耐量异常，但是大多数研究均未对糖耐量异常给予充分重视。而老年心衰的发生不是单纯通过加剧冠状动脉粥样硬化病变的过程而实现的，具体机制还待进一步研究。

5. *心脏瓣膜疾病* 心脏瓣膜疾病可明显增加罹患心衰的危险性。在西方国家中，心脏瓣膜疾病在心衰病因中所占的比例在下降，在我国虽然风湿性心脏瓣膜病在心衰病因中所占比例下降明显，但在2000年仍然高达18.6%。此外，非风湿性心脏瓣膜病在心衰病因所占比例在1980年为1.1%，2000年为2.4%，呈增加趋势。因此，老年心脏瓣膜退行性病变引起心衰的危险性在逐渐增加。

6. *左室肥厚* 左室肥厚作为发生心衰的一个危险因素已经得到充分证实，甚至在高血压被控制之后依然如此。心电图、胸部X线检查和超声心动图均可发现左室肥厚，其中，心电图提示左室肥厚而发生心衰的危险性大于胸片所提示阳性结果的危险性；而超声心动图作为无创的一种检查手段，已经被用于普通人群中无症状心衰患者的筛查。

7. *睡眠呼吸障碍* 大约有50%老年心衰患者有睡眠呼吸障碍，包括中枢性及阻塞性两种。有大量的文献支持如下观点：阻塞性睡眠呼吸障碍与充血性心衰直接相关，可导致左室收缩及舒张功能障碍，经鼻持续性正压通气可治疗睡眠呼吸障碍，从而改善慢性充血性心衰患者的肺水肿。

8. *微量蛋白尿* HOPE研究发现，无论有无糖尿病，微量蛋白尿都是老年心衰和其他心脑血管事件的预测因素。白蛋白/肌酐比值增高的患者1年内因心衰住院的比率为3.2%，而蛋白尿正常的患者该比率仅为0.9%。

9. *肺活量* 肺活量低或者下降的患者发生心衰的危险增加，肺活量异常多半反映左室功能性障碍所致的肺淤血。但是各项研究中，肺活量和心衰发生的关系并不恒定，有待进一步研究。

10. 心率　Kannel 发现，在高血压患者中，静息心率是将来心衰的预测因素。心衰的危险性随心率而增加，且呈一种持续增高的形式。年龄校正的 2 年心衰发生率，在心率小于 64 次/min 的患者中为 14.6‰，在心率高于 85 次/min 患者中为 62‰。此种现象提示，心率明显增快的患者可能存在无症状性左室功能不全和轻微的神经内分泌系统激活。

11. 与生活方式有关的危险因素

（1）吸烟：心衰的患者中男性吸烟者约为 42%，女性占 24%。在较年轻患者人群中，吸烟和发生心衰的关系更为密切。多因素分析证实，吸烟是男性发生心衰极其显著的独立危险因素，甚至在老年人群中也是如此。有研究者提出，吸烟对心衰的危险作用可能被低估了，因为并非所有研究都考虑到吸烟习惯的改变，这就会导致低估老年人群中吸烟者的数量。

（2）高脂血症：尽管血脂异常与冠心病的明确关系已经成为公认的事实，但血脂异常对心衰的重要性尚未得到清楚的证实。已有证据证实，甘油三酯水平增高与发生心衰之间存在关系。4S 研究发现，辛伐他汀治疗组患者心衰的发生率（6.2%）低于安慰剂对照组（8.5%），而且较高的甘油三酯水平和较低的高密度脂蛋白水平可以预测心衰的发生。

（3）肥胖：Eriksson 报告，超重是发生心衰的独立危险因素，这一发现支持进行饮食控制以减轻体重和纠正血脂异常。

（4）其他：与生活方式有关的其他因素还包括酗酒、高盐饮食和其他不合理饮食、缺乏体力活动、滥用毒品（如可卡因）等。

12. 其他危险因素　研究还证实，还有其他许多因素与心衰的发生有关，包括有心肌病家族史及地方性心肌病高发区的原住居民。此外，在南美洲，美洲锥虫病（Chagas disease）也是导致心衰的一个重要因素。一些药物如多柔比星、环磷酰胺的使用等也可增加心衰发生的风险。患者心理压力增加等心理因素、低教育水平、低社会经济水平等也与心衰有关。心肌病与遗传关系密切，已有研究发现多种基因与心衰发生有关。另外，既往病毒性心肌炎迁延不愈也可转化成心肌病，以后可引起心衰。

因此，心衰的流行已成为一个重要的公共卫生问题，它使患者生活质量严重下降，占用大量的医疗资源，并增加患者和社会的经济负担。多数研究表明，心衰的发病率还没有明显降低，主要是由于老龄化以及心肌梗死的有效治疗等因素，使心肌梗死后存活患者增加（此类患者罹患心衰的风险明显增加），进一步使心衰的患病率呈明显增加趋势。心衰患者的死亡率虽有所改善，但预后仍然很差。因此，积极治疗心衰高危患者可延缓或减少心衰的发生，预防和控制传统的心血管病危险因素是降低心衰发生的根本措施。不同经济发展水平的地区和人群，其病因及危险因素存在差异。我国心衰的流行正处于转型时期，风湿性心脏瓣膜病引起的心衰在减少，而以冠心病为病因的心衰明显增加，提示我们更应加强高血压、高血糖、血脂异常和超重肥胖等危险因素的防治。

总之，心衰是 21 世纪心血管病中唯一一种发病率增高的疾病。心衰的流行病学调查提供的科学数据还很有限，有太多的问题需要进一步明确，特别是心衰病因的筛选和澄清。同时，我国至今仍没有非常有说服力的心衰流行病学数据，心衰在我国的患病率仍不十分清楚，尤其是在儿童或老年人中，而且至今没有确切的心衰发病率调查资料，导致我们在心衰的诊治中产生了许多困惑。今后仍需要做进一步的流行病学研究，摸清心衰在我国人群中的分布特点、危险因素、病因变化、诊治现状及评价方法等问题，为进一步提高心衰的防治水平奠定基础。

第二节　心力衰竭的病因及病理生理

一、心力衰竭的病因

（一）心力衰竭的基本病因及基础疾病

心衰是所有心血管疾病的终末表现，因此，所有心血管疾病都可能是心衰的原因。并且在心衰的不同阶段会有某些诱发因素，因此，确定心衰的病因及诱因对心衰的评估与治疗至关重要，因为去除病因后部分心衰可完全恢复。

从临床观点出发，对心衰进行病因学诊断需考虑三个方面：①基础病因，包括先天性或获得性外周血管、冠状动脉、心包、心肌或心脏瓣膜结构异常，导致血流动力学负荷增加或心肌收缩与舒张功能改变，从而引起心衰。②基本病因，包括导致血流动力学负荷增加或心肌供氧减少的生化和生理机制，损害心肌的收缩力。③诱发因素，包括一些特殊原因和事件，诱发或加重心衰的发作。

在西方国家，冠心病和高血压是心衰的主要原因。据统计，约2/3心衰患者与冠状动脉疾病有关，包括心绞痛、心肌梗死及缺血性心肌病等，因此，对心衰患者临床确诊有无冠心病甚为重要，需进行病史、体检、心电图、超声心动图、核素等检查，并需进行冠状动脉造影以确诊，以及了解冠状动脉病变的程度、范围和有关血管重建的治疗。引发心衰的次要原因是心肌病，可以通过病史、家族史及相应的检查来诊断。风湿性心脏瓣膜病已较为少见，但仍可见非风湿性心脏瓣膜病。而我国的情况是，引起心衰的病因在几十年内有很大的变化：据一项对2 178例住院心衰患者的调查显示，1980年风湿性心脏瓣膜病是第一病因，占46.8%；而20年后的2000年第一位则是冠心病（55.7%），第二位是高血压（13.9%），第三位是风湿性心脏瓣膜病（8.9%），然后为扩张型心肌病（DCM，7.5%），其他各种病因共占14%。因此，需把握住引起心衰常见疾病的诊断。

心力衰竭的基础疾病为心肌疾病和心脏负荷过度。

1. 心肌疾病

（1）原发性心肌舒缩功能障碍：主要由心肌病变引起，节段性心肌损害可见于心肌缺血及心肌梗死（左室梗死的面积>20%时）；弥漫性心肌损害见于心肌炎（包括病毒、细菌、螺旋体、真菌、原虫等感染以及风湿性心肌炎）、扩张型心肌病、肥厚型和限制型心肌病及结缔组织病的心肌损害、药物性心肌损害（锑剂、吐根碱、阿霉素等可致）、酒精中毒等。

（2）原发或继发性心肌代谢障碍：主要由于心肌缺血缺氧所致，常见于冠心病、肺源性心脏病、高原病、休克、严重贫血等各种疾病；也可以见于糖尿病性心肌病、严重维生素 B_1 缺乏及心肌淀粉样变性等。

2. 心脏负荷过度

（1）压力负荷过度：是指心脏在收缩时所承受的阻抗负荷增加，发生在左室的常见于高血压、主动脉瓣狭窄、梗阻性肥厚型心肌病、主动脉狭窄；发生在右室的可见于肺动脉高压、肺动脉狭窄、阻塞性肺疾病、肺栓塞等。

（2）容量负荷过度：是指心脏舒张期所承受的容量负荷过大，发生在左室的有主动脉瓣关闭不全、二尖瓣关闭不全、有分流的先天性心脏病；发生在右室的有肺动脉瓣关闭不全、三尖瓣关闭不全、房间隔缺损等。双室容量负荷过度可见于严重贫血、甲状腺功能亢进、脚气性心脏病、动静脉瘘等，多为高心输出量性心衰。

（3）心脏舒张受限：常见于心室舒张期顺应性降低，如冠心病心肌缺血、高血压心肌肥厚、肥厚型心肌病（HCM）均使舒张期顺应性降低；限制型心肌病和心包疾病（填塞或缩窄）可使心室舒张充盈受限，舒张末期容量下降，泵出血液相应减少。此外，二尖瓣狭窄也使心室舒张期流入血液减少而致左心房衰竭，发生肺淤血水肿。

（二）心力衰竭的诱发因素

心功能从代偿期发展到失代偿期直至出现心衰的临床表现，约 90% 的患者是有诱发因素的。心衰发作或临床症状急剧加重，除取决于基础心脏病的病情进展和变化外，心衰诱发因素的存在也有不可忽视的作用，消除或控制心衰的诱发因素对心衰的治疗非常重要。

心衰的常见诱因如下：

1. 感染　各种感染均可提高全身代谢率，增加心肌氧耗，感染产生的毒素可直接抑制心肌而加重心衰。肺部感染最为常见，它还能引起通气换气功能障碍，加重肺淤血症状。心脏感染和炎症如风湿活动、感染性心内膜炎、多种原因所致的心肌炎症均会直接损害心功能，加重原有的心脏病变。

2. 心律失常　各种类型的心动过速、心房颤动、心房扑动均能缩短心室充盈时间，减少心每搏输出量（简称搏出量），且能增加心肌耗氧量。心房与心室收缩不协调均可加重血流动力学的变化。显著心动过缓、高度房室传导阻滞（AVB）时，心每搏输出量虽可达最大量，但仍不能增加和维持心输出量。此外，室内传导异常，使正常心室同步性丧失，也可损害心功能。但尚须注意，心律失常也可由心衰引起。

3. 原有的心血管疾病加重　如升高的血压未能控制，急性冠状动脉综合征引起心肌缺氧、缺血加重，甚至发生心肌梗死等，均可诱发心衰或使心衰急性失代偿。

4. 体力活动、气候变化及情绪激动　钠盐摄入过多、体力活动、过度紧张、极度疲劳、情绪激动以及炎热潮湿的天气、寒冷的天气均易造成心脏负荷增加，心肌耗氧量增加，诱发心衰。

5. 肺栓塞　心衰，尤其是长期卧床患者，发生肺栓塞的危险性高，而后者可增加右心负荷，并会引起心率增快及呼吸困难，诱发心衰。

6. *药物因素* 洋地黄应用不当、负性肌力药物（如β受体阻滞药、钙通道阻滞药，尤其是非二氢吡啶类钙通道阻滞药、某些抗心律失常药物）应用不当及长期应用激素或非甾体抗炎药物易引起钠水潴留，抑制心肌收缩而诱发心衰。

7. *其他* 原发疾病（如甲状腺功能亢进、严重贫血）未能有效地控制与治疗，合并肾功能不全，输血或输液过多、过快等，均可诱发心衰。

（三）心力衰竭基础疾病的分析

既往认为，心衰往往是单一原因引起的，如风湿性心脏瓣膜病、冠心病及高血压；但是随着新的诊断技术的应用、老年患者的增加以及合并疾病的增多，引起心衰的原因可能不止一种，其中一种为主要因素，其他为参与因素，如冠心病引起心衰，患者可能合并心脏瓣膜退行性病变，加重了心脏的负荷，也参与了心衰的发生及进展。

1. *单病因* 我国2000年对2 178例住院心衰患者的流行病学调查结果显示，心衰疾病谱发生了较大变化，首位病因为冠心病（55.7%），其次为高血压（13.9%）、风湿性心脏瓣膜病（8.9%）；但在老年心衰患者中，扩张型心肌病及肺源性心脏病也占较大比例。

2. *双病因及多病因* 老年心衰患者中多病因合并致病者占62.9%；其中双病因以冠心病合并高血压病者多见，占60.26%；三病因以冠心病、高血压、糖尿病多见，占58.67%。老年心衰患者随年龄增长，多病因心衰发病率也随之增加。60～70岁人群多病因心衰发病率为54.5%，70～80岁达63.3%，80岁以上者心衰均为多病因。因此应将老年心衰患者作为特殊人群，充分认识疾病的多重病因性。各年龄段引起心衰的最常见病因为冠心病（包括心肌梗死、缺血性心肌病）；其次是高血压性心脏病，在年龄≥80岁人群中，高血压性心脏病引起心衰的比例较其他年龄段人群明显增多。

3. *不同年龄段心力衰竭单病因、多病因组合比例* 随着年龄老化，单病因心衰发病率逐渐下降，而多病因心衰比率逐渐上升。60～69岁人群中单病因心衰占5.9%，高龄老年人群中单病因心衰仅占15.5%。糖尿病在单病因中不是主要因素，但在多病因心衰中为重要成分之一。

总之，心衰病因复杂，诱发因素多样，因此应该采取综合措施而不是单一方法防控心衰。

二、心力衰竭的病理生理

心衰涉及的病理生理改变相当复杂，随着研究的深入，对其认识也在不断提高，从过去的液体潴留机制，到血流动力学障碍机制，再到如今公认的神经内分泌细胞因子机制。其中涉及心脏的代偿机制及过度代偿导致的心脏改变，直至出现心衰的症状。而对心衰病理生理学的研究有助于心衰的防治。《2013年美国心脏病学会基金会和美国心脏协会（ACCF/AHA）心力衰竭管理指南》将心衰按LVEF降低与否分为LVEF降低的心衰（HFrEF）及LVEF保留的心衰（HFpEF）。这二者的病理生理机制相似却有所不同，因此，本章从这两方面入手，对心衰的病理生理机制进行探讨与总结。

（一）HFrEF的病理生理机制

HFrEF是一种在全世界范围内都极为普遍的、有潜在致病性的临床综合征。目前已知 HFrEF 发生的机制主要有神经体液因素的改变，如交感神经兴奋、肾素 - 血管紧张素 - 醛固酮系统（RAAS）的激活及细胞因子水平的失衡等。国内外的研究表明，在心衰的过程中，有细胞因子网络调节紊乱的存在。因此，细胞因子在心衰的发生和发展中也有着不可忽视的作用。

1. *血流动力学异常* 血流动力学异常是心衰患者产生临床“充血”症状的病理生理基础。左室功能障碍引起心输出量降低和左室舒张末期压力（LVEDP）增高，前者导致组织器官血液灌注不足，后者引起肺毛细血管楔压（PCWP）升高，当 PCWP > 24 kPa时，即出现肺循环淤血，当右室舒张末期压力和右房压升高致中心静脉压 > 1.6 kPa时，即出现体循环淤血。心输出量的减少，激活了各种神经内分泌调节机制，使外周循环阻力增加，外周血液重新分配，肾和骨骼肌血流减少，导致终末器官的功能异常。因此，心衰时血流动力学的特点是中心泵功能减退、外周循环阻力增加和终末器官异常以及肺循环和体循环淤血。然而，血流动力学异常仅仅是心衰的结果，在出现心衰症状之前会涉及如下代偿机制。

（1）心脏反应：

1）Frank - Starling 机制：心脏的前负荷是指心肌收缩之前所遇到的阻力或负荷，即在舒张末期心室所承受的容量负荷或压力，常用 LVEDP 作为衡量左室前负荷的指标。在左室肌顺应性不变的情况下，LVEDP 由左室舒张末期容积决定。根据 Frank - Starling 机制，增加心脏前负荷，回心血量增加，心室舒张末期容积增加，心输出量和心脏做功增加。但是，心肌收缩力和心输出量的变化在一定范围内随心肌纤维粗细和肌丝相互重叠的情况而定。当肌节长度在 2.2 μm 时，粗、细肌丝处于最佳重叠状态，有效横桥的数目最多，产生的收缩力最大，故这个肌节的长度被称为最适（l_{max}）长度。正常情况下，心肌初长度为 1.7 ~2.21 μm，心衰时可通过进一步扩张心室，达到 l_{max}，从而增强心肌收缩力。但当肌节长度超过 l_{max}，不仅心肌收缩力下降，每搏输出量减少，而且其不良作用会出现：室壁张力与心腔大小成正比，它随心室腔的扩张而增加，导致心肌耗氧增加；LVEDP 与左房压、肺静脉压及肺动脉楔压是一致的，LVEDP 过度升高使肺静脉淤血加重。

2）心率加快：交感神经系统（SNS）兴奋性增强，心率代偿性加快，在一定范围内可迅速增加心输出量，维持动脉压，保证器官血供。心率增快的机制是，当心输出量减少引起动脉血压下降时，颈动脉窦和主动脉弓上的压力感受器的传入冲动减少，压力感受性反射活动减弱，心脏迷走神经紧张性减弱，心脏交感神经紧张性增强，心率加快；心衰时，心室舒张末期容积增大，心房淤血，压力升高，刺激容量感受器，引起交感神经兴奋，心率加快。

但是，这种代偿有其局限性：①心率加快，心肌耗氧量相应增加；②心率太快（超过 180 次/min），心脏舒张期明显缩短，心室充盈量显著减少，将引起心输出量减少，冠状动脉血流减少，引起心肌缺血和心室充盈不足。

3）心肌肥大：心肌肥大是指心肌细胞体积增大、重量增加和（或）室壁增厚，可分为压力超负荷性肥大和容量超负荷性肥大。前者又称向心性肥大，增多的心肌纤维平行排列，呈串联性增生，心肌细胞增粗，心室壁厚度增加，而心腔无明显扩大，使室壁厚度与心腔半径之比大于正常；后者称为离心性肥大，心肌细胞长度增加，呈并联性增生，心腔明显扩大，而室壁增厚不明显，室壁厚度与心腔半径之比等于或小于正常。另外，当部分心肌细胞坏死时，如冠心病心肌缺血，存活的心肌细胞会发生代偿性肥大，称为反应性肥大。

心肌肥大时，心肌细胞表型变化，肌原纤维及线粒体数量增加，胞内收缩蛋白类型改变；心肌间质细胞增殖，纤维组织增生。心肌肥大使心室的结构、代谢和功能等方面均有所变化，以适应各种机械或化学信号的刺激。心肌肥大可在两方面发挥代偿作用：①可以增强心肌收缩力，有助于维持心输出量；②降低室壁张力，降低心肌耗氧量，有助于减轻心脏负担。但心肌细胞表型的改变和细胞外基质的改建，总会使肥大的心肌细胞功能障碍而衰竭。

（2）心外反应：主要包括血容量的增加及血流的重新分布。心衰时，肾脏也可以通过一些代偿机制来增加循环血流量。心输出量减少，血压下降，肾血流灌注减少，肾小球滤过率下降；交感－肾上腺髓质系统和 RAAS 激活，使肾血管收缩，肾小球滤过率进一步降低。因此，肾脏对钠、水的排出也逐渐减少，机体血容量增加。另外，肾小球滤过分数的相对增加、肾单位内的血流重新分布以及醛固酮（ALD）等促水、钠重吸收的激素增加，此三方面因素均可增加肾小管对水、钠的重吸收，从而增加循环血量，维持心输出量。

心衰初期，外周组织对低灌注的适应性增强，血流灌流量减少，血流缓慢，机体会出现缺氧。慢性缺氧可刺激骨髓造血功能，使红细胞生成增多；同时氧合血红蛋白曲线右移，结合的氧易于释放到组织；组织细胞利用氧的能力增强，因此可以克服缺血缺氧所带来的不利影响。但长期缺氧将会导致多方面的恶化，如肺泡缺氧可增加肺循环阻力；脑缺氧通过抑制呼吸中枢使胸廓呼吸运动减弱，静脉回流减少；缺血缺氧直接导致能量代谢障碍。

心衰时由于交感－肾上腺髓质系统兴奋，可出现血流重分布，以保证重要脏器如心、脑的血供。但是，周围器官长期供血不足可导致脏器功能紊乱，如肝肾功能不全。

（3）神经－体液反应：心输出量下降，血压降低，刺激主动脉弓和颈动脉窦内的压力感受器，反射性地引起交感神经兴奋，血中去甲肾上腺素（NE）水平升高，作用于心肌 β 受体，使心肌收缩力增强，心率增快，外周血管收缩，心输出量迅速增高，血压上升，外周血管灌注增多，组织灌流得到改善。全身组织的阻力血管和容量血管均有不同程度的收缩，使血容量重新分布，肝、脾、肾等器官血流减少，保证了心、脑等重要脏器的血液供应。

交感－肾上腺髓质系统兴奋，可通过加强肾血管的收缩来激活 RAAS，血浆血管紧张素Ⅱ、醛固酮水平升高。血管紧张素Ⅱ（Ⅱ）有强烈的缩血管作用，醛固酮加强肾脏对钠、水的重吸收，均可使细胞外液和血容量增加。另外，心脏和血管组织中存在独立的 RAAS，除存在丰富的血管紧张素Ⅱ受体外，还有大量醛固酮受体，能产生肾素、血管紧张素（Ang）、血管紧张素转化酶（ACE）等多种成分，从而直接在心脏内发挥病理生理效应。与此同时，心衰时还有垂体后叶分泌血管升压素［AVP，也称抗利尿激素（ADH）］增加，从而增加对水分的重吸收；内皮细胞分泌内皮素（ED）增加，它具有强大的直接缩血管和正性肌力作用；还有其他多种神经内分泌因子共同作用，在短时间内对心脏泵血功能及血流动力学稳态起重要作用。

2. *循环内分泌和心脏组织自分泌、旁分泌的过度激活*　大量研究结果显示，心衰时循环内分泌，包括交感神经系统（SNS）、RAAS和血管升压素的激活，可加速心衰的恶化。内源性心房钠尿肽虽亦有激活，但不足以抵消SNS和RAAS的作用。近年来的研究更进一步表明了组织局部的自分泌和旁分泌在心衰发展中的重要作用。

（1）交感神经系统：心衰时，心输出量的减少可反射性地引起SNS兴奋，血中儿茶酚胺类物质浓度增高，血浆去甲肾上腺素可高出正常人2～3倍，甚至数十倍，同时伴有不同程度的多巴胺及肾上腺素水平升高。SNS兴奋性升高，通过其正性变力变时作用，可使心率加快，心肌收缩力增强，外周循环阻力增加，从而代偿性地增加心输出量和维持动脉压力。但SNS长时间过度兴奋，由于心肌β受体下调，去甲肾上腺素含量明显减少，其正性变力变时作用将不能发挥，对心脏本身和心功能不全都会产生不利影响，这一影响最终会超过其有利的一面而加重心功能的恶化。其原因有：①心率加快和心肌收缩力加强使心肌耗氧量增加，心脏负荷加重。②长时间的周围小动脉收缩状态不利于器官的灌注，可能加重周围组织缺血缺氧。③儿茶酚胺类物质本身对心肌细胞具有一定的直接毒性作用，发生机制可能是使心肌细胞内Ca^{2+}增多，加重钙负荷或引起心肌细胞凋亡，或者两者同时存在。④激活RAAS，促使血浆AngⅡ、醛固酮、内皮素水平的升高。而且实验也证实，心衰患者血浆去甲肾上腺素的水平与其左室功能不全程度和患者生存率呈明显相关性，也提示交感神经过度兴奋的不利影响。

（2）肾素－血管紧张素－醛固酮系统：心衰时，RAAS常通过以下途径激活：①肾血流灌注的降低，激活肾血管床的压力感受器。②交感神经兴奋，刺激球旁器的α受体。③利尿药的应用使血容量减少，反射性激活RAAS。RAAS激活后，血浆中肾素、血管紧张素Ⅱ及醛固酮浓度升高，可协同促进心功能的恶化。

血管紧张素Ⅱ具有强大的收缩肾血管和全身细小动脉的作用，使外周血管收缩，组织器官灌注减少；还能通过刺激交感神经末梢释放去甲肾上腺素，抑制迷走神经，增加醛固酮释放，从而导致水钠潴留及钾排泄增多，心脏的前后负荷均明显增加。醛固酮可引起持续的钠潴留，使血容量增多，加重心脏负荷。另外，醛固酮有直接的心血管作用，主要表现为致肥厚和纤维化，导致心肌和血管的重构，引起心功能受损和血管顺应性降低。

（3）局部RAAS的激活：冠状动脉结扎的实验性心衰模型证实，在心衰的代偿期，循环血管紧张素转化酶（ACE）活性正常，而心室ACE活性却较对照动物高出2～3倍，且和心室扩大程度呈正相关；而血清ACE和非心脏组织的ACE活性和心室大小却不相关。因此，目前认为，心肌和微血管内局部的自分泌和旁分泌较循环内分泌的作用更为重要。然而，心脏组织自分泌和旁分泌的持续激活，最终将损伤心肌，进入适应不良阶段，导致显著的心衰，此时循环内分泌又重新激活，如此形成恶性循环。正常情况下，具有缩血管作用、正性肌力作用以及促生长作用的自分泌和旁分泌与具有扩血管作用、负性肌力作用以及抑制生长作用的自分泌和旁分泌在心血管系统处于平衡的状态。事实上，大多数缩血管药同时具有正性肌力和促生长作用，如血管紧张素和内皮素等；

同样，多数扩血管药亦同时具有负性肌力和抑制生长作用，如内皮舒张因子（EDRF）、心钠素（ANF）和前列环素。这些具有相对作用的内分泌一旦失衡最终将加速心衰。如在心衰时，RAAS 和 SNS 激活，短期作用表现为血管张力和心肌收缩力的改变，即血管收缩和正性肌力作用；长期激活则导致心脏结构的改变，即心肌肥厚，继以心室扩大，最终加速心衰。

3. 衰竭心脏代谢障碍　心脏耗能位居全身所有器官之首，平均 10 ~ 15s 整个心脏的 ATP（腺苷三磷酸）库会更新一次。心脏通过能量代谢将储存于脂肪酸和葡萄糖中的化学能转化为机械能，为心脏的收缩和舒张过程提供能量。衰竭心脏是一台“缺乏燃料的发动机”，近年来学者们逐渐认识到心衰是一种慢性代谢病，底物利用障碍和能量物质缺乏将促进心肌重构和慢性心衰病程的进展。Van. Bilsen 等提出衰竭心肌代谢重构的概念，即心衰时，心肌糖类和脂肪等物质代谢紊乱引起心脏能量代谢途径改变，导致细胞结构和功能异常的现象。且越来越多的证据支持心肌细胞糖脂利用和能量代谢紊乱导致心肌重构，最终导致心衰的发生和发展。

（1）心脏底物利用的转变：脂肪酸和葡萄糖是心肌能量代谢的重要底物，在正常成年心肌细胞，脂肪酸氧化为其提供 60% ~ 90% 的能量，葡萄糖氧化为其提供 10% ~ 40% 的能量。但在心衰状态下，心肌能量代谢底物将发生变化，衰竭心肌葡萄糖氧化代谢相对增强，脂肪酸氧化代谢的比例下降，呈现出胚胎时期能量代谢的特点。

（2）线粒体功能障碍：线粒体是细胞能量代谢的主要细胞器，超过 90% 的 ATP 来源于线粒体。研究发现，衰竭心肌组织线粒体最大耗氧率和 ATP 酶活性均显著降低，ATP 产生和储备减少。进一步研究发现，线粒体电子传递链的缺陷和氧化磷酸化功能受损是 ATP 产生和储备减少的分子基础。线粒体电子传递链是氧自由基产生的主要来源，心衰时氧化应激显著增强，活性氧簇（reactive oxygen species，ROS）产生增加及蓄积，将导致线粒体 DNA 结构和功能受损。

（3）心肌高能磷酸盐的改变：ATP 是心肌组织中唯一能够直接利用的能源。大量研究发现，不同病因引发的心衰中，心肌 ATP 的含量均有不同程度的减少，并随心衰病程的进展而不断降低。在正常情况下，心肌细胞中几乎所有（ >95% ）的 ATP 生成均来源于线粒体的氧化磷酸化。哺乳动物的肌肉中含有较多的磷酸肌酸，当肌肉收缩时，磷酸肌酸的高能磷酸键可以转移给 ADP（腺苷二磷酸），使其重新合成 ATP，以补充不断消耗的 ATP，保证心脏运动的正常进行。而肥大和衰竭心脏中总肌酸和磷酸肌酸的水平均有降低。ATP 含量的降低一般不超过 30% ，而磷酸肌酸在严重心衰时可降低 50% ~ 70% 。肌酸不能由心肌细胞自身合成，它的聚集依赖于肌酸的转运系统。心衰时肌酸转运体功能下调是导致衰竭心肌组织总肌酸和磷酸肌酸水平下降的重要原因。心肌高能磷酸化合物减少导致收缩功能储备减少，这既是心衰时心肌代谢的特征，也是心肌代谢重构的促进因素。

（4）缺血性心肌病代谢改变：血液供应为心肌能量代谢提供底物和氧，血液供应的改变可直接影响心肌代谢。心肌缺血不仅是重要的临床病理生理状态，也是引起慢性心衰的重要原因。心肌轻度缺血时，心肌细胞能量代谢无明显变化；中度缺血时，心肌细胞糖酵解加速，脂肪酸氧化代谢增强；心肌组织严重缺血或无血流供应时，无法进行氧化磷酸化，糖酵解产生的 ATP 成为维持心肌细胞存活唯一的能量来源。此外，心肌缺血时的代谢改变还与缺血时间有很大的关系。心肌缺血发生的早期（数秒）线粒体缺氧，细胞内酸中毒。随后高能磷酸化合物降解（其中磷酸肌酸水平降低早于 ATP 降低），细胞内无机磷酸增加。这两种生化改变可以减弱线粒体氧化磷酸化，使缺血区域心肌收缩力降低，降低了心肌对氧的需求，有一定的保护作用。缺血后期，细胞内酸中毒加重，pH 值进一步下降，催化糖酵解反应的酶活性受抑，细胞内乳酸、ATP 和磷酸肌酸含量减少，细胞内外离子浓度稳态被破坏，最终导致心肌细胞坏死或凋亡。

总之，衰竭心肌能量代谢的多个环节均发生改变，在一系列酶系及生化反应异常的基础上形成心肌亚细胞重构，各亚细胞异常共同形成衰竭心肌的代谢重构，从而促进慢性心衰的病程发展。值得欣慰的是，衰竭心肌代谢重构多个环节的机制都将成为潜在的心衰代谢治疗靶点。因此，进一步探索未知的机制对慢性心衰的防治有积极的推动作用。

4. 心室重塑　初始的心肌损伤使心肌纤维化及肥厚，继以心室腔扩大，这就是心室重塑的过程。心室重塑包括所有心脏成分的改变、心肌细胞肥厚、细胞外基质－胶原网的量和组成的变化以及微血管密度的增加。原发性心肌损害和心脏负荷过重引起的室壁应力增加，可能是心室重塑的始动机制，而各种促生长因子起了重要作用，其中血管紧张素（Ang）可能是一系列生化反应的核心。心肌肥厚的实验研究表明，最先有 ACE mRNA 的增加，使组织 Ang Ⅱ 生成增加，后者通过肌醇三磷酸（IP_3）和甘油二酯（DAG）途径激活蛋白激酶 C，使转录因子蛋白磷酸化，这些激活的转录因子蛋白与 DNA 相互作用，最后导致新的收缩蛋白、生长因子和生长因子受体等合成增加而使心肌肥厚。另外，心脏负荷增加时，肌膜牵拉的机械信号，使膜离子通道的 Na^+、Ca^{2+} 内流增加，在内流的 Ca^{2+} 与 IP_3 介导的内质网释放的 Ca^{2+} 的作用下，蛋白激酶 C 得以使转录因子蛋白磷酸化。肾上腺素受体的激活，细胞内 cAMP 增加，通过蛋白激酶 A 亦可激活转录因子蛋白而参与心肌肥厚的过程。在初始的心肌损伤作用下，胶原酶被激活，使胶原网支架遭到破坏，导致成纤维细胞合成新的胶原以加强支架。从心肌肥厚如何发展成心室扩大，其中的机制还很不明了，心肌纤维的拉长、胶原网支架的破坏所引起的心肌细胞滑行都可能参与了心室扩大的过程。肥厚心肌的收缩速度减慢、收缩时间延长及松弛延缓，但肌纤维缩短能力和心室排空能力并不减弱，因此，如果心肌有适当的肥厚而足以克服室壁应力时，心室功能仍得以维持，即为心衰的适应阶段；当心肌肥厚不足以克服室壁应力时，即进入适应不良阶段，左室进行性扩大伴功能减退，最终发展至不可逆性心肌损害的终末阶段。详见本章心室重塑一节。

总之，HFrEF 确切的病理生理机制迄今仍不十分明了，有待今后进行深入的分子机制的研究。目前有几点较为明确的是：①心衰是从适应发展到适应不良，以致进行性恶化。②心脏组织自分泌及旁分泌的激活，心肌能量耗竭致心肌细胞数量减少，心肌细胞组成的质的变化致心肌细胞寿命缩短，都可能参与作用。③血流动力学异常仅仅是心衰的结果，单单纠正血流动力学异常并不能改变心衰的预后。因此，现代心衰的治疗，不应仅仅着眼于器官功能异常（心泵功能减退），应兼顾神经内分泌的激活、心肌能量消耗及促进生长或抑制生长的作用等，应该从器官、细胞、分子三个水平来考虑。

（二）HFpEF 的病理生理机制

HFpEF 常由急性心肌缺血、心肌肥厚（高血压、肥厚型心肌病及主动脉瓣狭窄）、心肌浸润性病变及老年性心肌间质纤维化引起。其病理生理特点为：心室松弛或舒张功能受损，顺应性下降，心室舒张末期压力和心房压力可以增高，而心室收缩及舒张容量正常甚或减少，因此心脏不扩大。HFpEF 的典型特点是左室射血分数（LVEF）正常、左室舒张末期压力增高、心肌扭转松解延迟和左室抽吸作用减弱。

HFpEF 的病理生理机制基本分为两种：一种是心肌主动松弛功能障碍；另一种是心室肌顺应性降低。前者在舒张性心力衰竭的早期即可出现，而后者更多出现在舒张功能不全的晚期。

1. *舒张期顺应性下降* 心室顺应性是指心室在单位压力变化下所引起的容积改变（dp/dl），其倒数即为心室僵硬度。舒张期顺应性下降的主要原因是左室僵硬度增加。心室顺应性受很多因素的影响，如心室的固有僵硬度（单位质量心肌的被动伸展性能）、心包的限制、心肌的质量和厚度、心肌黏弹性以及舒张期冠状动脉的充盈灌流状态等。心室顺应性降低常见于心肌肥大引起的室壁增厚，如肥厚型心肌病、心肌炎、心肌纤维化和间质增生。压力超负荷性心肌肥大时，心肌质量增加，尤其室壁厚度增加，需要更大的充盈压才能使心腔容积扩大，此时心室的僵硬度增大，而心肌纤维化时，肥大心肌中的胶原含量增加，心肌的被动弹性降低，固有僵硬度增大。心室的顺应性下降，心室扩张充盈受到限制，导致舒张期静脉回流减少，心输出量下降。

心室僵硬度增加时心室舒张期末压－容量曲线上移，较小的容量改变即可产生较大的压力变化。另外，当左室舒张末期容积扩大时，左室舒张末期压力进一步增大，肺静脉压相应升高，可出现肺循环高压和肺淤血等表现，运动时肺动脉楔压会迅速上升，导致呼吸困难和运动受限，出现 HFpEF 的症状。

2. *主动松弛功能受损* 在正常心脏的舒张期，胞浆内的 Ca^{2+} 浓度迅速下降。当胞浆内游离钙从 10^{-5} mol/L 降至 10^{-7} mol/L 时，肌钙蛋白与 Ca^{2+} 脱离，肌钙蛋白恢复构象，使得肌球蛋白和肌动蛋白分离，心肌舒张。任何因素只要影响到这其中某个环节，都可影响到心肌的正常舒张。在高血压和冠心病的早期，即可出现心肌主动松弛功能障碍，在急性缺血的时候更易诱发。心肌细胞主动松弛是舒张期胞浆 Ca^{2+} 主动恢复而引起肌丝收缩终止的过程，胞浆中绝大部分 Ca^{2+} 由 Ca^{2+}－ATP 酶 2a（SERCA2a）转移至肌质网，故 SERCA2a 对舒张期松弛起决定作用。SERCA2a 的无意义突变可使左室松弛延长，而表达过度则加速松弛。SERCA2a 的功能通常由磷蛋白（PLN）的磷酸化作用进行调节。涉及的机制如下：

（1）钙离子浓度下降：延缓肌质网钙泵摄取 Ca^{2+} 和由肌膜上钠钙交换体泵出 Ca^{2+}，这两个过程都是主动的耗能过程，故当缺血缺氧引起 ATP 耗竭、能量供应不足时，心脏主动松弛即发生延缓。如冠心病伴明显心肌缺血时，舒张功能不全常于收缩功能障碍之前出现。心衰时肌质网 SEHCA2a、PLN 的基因和蛋白表达往往下调，其中 PLN 通过其磷酸化和非磷酸化状态影响钙泵活性，是调节钙泵的最主要因素。SEHCA2a/PLN 下降，PLN 加强对 SEHCA2a 的抑制作用，SERCA2a 对胞内游离钙的再摄取能力降低，Ca^{2+} 浓度下降缓慢，使心肌不能充分舒张。在正常情况下，肌膜钠钙交换

体与 Ca^{2+} 结合的特点是亲和力低但转运量大。心衰时，Ca^{2+} 和肌膜钠钙交换体的亲和力进一步下降，转运出细胞 Ca^{2+} 的减少，使胞浆内 Ca^{2+} 处于较高水平。

（2）肌球－肌动蛋白解离障碍：肌钙蛋白与 Ca^{2+} 脱离后，紧接着肌球－肌动蛋白复合体解离，从而恢复肌动蛋白的构象。这也是个耗能的过程，需要 ATP 的参与。因此，凡影响心肌能量代谢的因素均可通过使 ATP 产生减少而影响肌球－肌动蛋白解离。

（3）松弛不均匀性增加：心室肌的局灶性肥厚可使心室不同部位间心肌主动伸展的速度、程度和频率出现差异，心室内部作用不协调，从而使心室内压下降速率减慢。

总之，HFpEF 的病理生理机制较为明确，但是目前没有改善心室舒张功能的措施。

（三）心力衰竭病理生理机制新认识

1. RAAS 的新成员 Ang1～7　RAAS 的过度激活是心衰发生发展的重要决定因素，抑制血管紧张素（Ang）的水平和活性是心衰治疗的主要目标之一。血管紧张素转化酶抑制药（ACEI）和 AngⅡ型受体拮抗药（ARB）在临床上取得了良好疗效，并因此成为治疗心衰的主要药物。2000 年，Donoghue 等和 Tipnis 等新发现一种血管紧张素转化酶的同系物，命名为血管紧张素转化酶 2（angiotensin converting enzyme 2，ACE2），更加深和拓展了对肾素－血管紧张素系统（RAS）的认识，针对 ACE2 的基因和药物治疗将可能成为控制 RAS 过度激活的一个新方向。ACE2 表达部位比 ACE 局限，主要表达于心脏、肾脏、脑、睾丸等部位。ACE2 的主要生物学效应是降解 AngⅡ产生 Ang1～7。Ang（1～7）的效应与 AngⅡ相反，具有舒张血管、抗增生及抗炎作用，对衰竭心脏有保护作用。ACE2 在调节心脏和血管生理功能方面发挥重要作用，其表达异常可导致心衰。Crackower 等发现 ACE2 基因敲除，小鼠心脏 AngⅡ水平升高，左室壁变薄，左室舒张末期前后径增大及左室收缩功能减退。在 ACE2 基因敲除的遗传背景下再敲除 ACE 基因后可使原本受损的心功能完全恢复正常。ACE2 的发现使 RAS 变得更加复杂，目前认为 RAS 存在两条功能相反的通路，分别是 ACE 产生 AngⅡ和 ACE2 产生 Ang（1～7），这两条通路的平衡决定了循环和器官局部 RAS 效应肽的水平，对维持心脏正常结构功能有重要意义。

2. 对交感神经系统的新认识　心衰时交感神经系统显著激活，血浆儿茶酚胺类物质浓度增高，导致心脏舒缩功能障碍并诱发心律失常，加速心衰进程。在心衰早期，儿茶酚胺介导的正性肌力效应虽可部分代偿心输出量下降，改善心功能，但长期过度刺激可导致心肌 β 受体表达失衡，加速心衰恶化。β_3 受体在 1989 年被首次报道，β_3 受体与 β_1 和 β_2 受体有 49%～51% 的同源性，也可被儿茶酚胺激活，但它与 β_1、β_2 受体在分子结构和药理学特点方面都有显著区别。研究证实，心衰时心肌组织 β_1 受体下调、β_3 受体上调，而 β_2 受体无明显改变。这三种 β 受体亚型通过不同信号通路调节心功能，在非衰竭心脏 β_1 和 β_2 受体经环腺苷酸（cAMP）发挥心肌正性肌力作用，β_3 受体刺激细胞内环鸟苷酸（cGMP）增加，心肌收缩力减弱，产生负性肌力作用，以部分抵消 β_1、β_2 受体的正性肌力作用。在衰竭心脏，高水平儿茶酚胺使 β_1、β_2 受体下调和减敏，β_3 受体上调，并与心衰严重程度相关。在心衰早期，β_3 受体上调可保护心脏免于高水平儿茶酚胺所致的心肌损伤，增强心肌舒张功能，降低耗氧量，可能起到“安全阀”作用。但当心衰发展到晚期，β_1 受体下调至对儿茶酚胺不反应或弱反应时，β_3 受体的代偿机制将变为适应不良，持续的负性肌力作用导致进一步心肌抑制，加速衰竭心脏功能下降。除了引起负性肌力效应之外，近来研究发现 β_3 受体还参与心肌能量代谢和细胞凋亡。研究证实儿茶酚胺能增加 β_3 受体介导的产热和脂解作用，脂肪酸产生增多，而此时心肌利用脂肪酸障碍，导致心肌局部脂肪酸蓄积。脂肪酸增多具有直接的细胞毒性作用，损害心肌收缩功能，甚至引起严重的心律失常。有研究发现应用 β_3 受体激动剂后，β_3 受体密度和心肌细胞凋亡数明显增加，推测 β_3 受体参与了细胞凋亡。β_3 受体在心衰的发生发展中扮演着重要角色，适时对其进行干预不仅可以拮抗负性肌力作用，还能改善心肌细胞能量代谢、减轻细胞凋亡及提高心功能，可能成为心衰治疗的新选择。

3. 利钠肽家族　利钠肽家族（natriuretic peptide system，NPS）包括心房钠尿肽（ANP）、脑钠肽（BNP）及C型利钠多肽（CNP），最新报道发现了NPS的第四位成员——树眼镜蛇属利钠肽（DNP）。NPS作为一个神经体液调节系统，主要可延缓心衰的发生。ANP主要由右心房分泌，BNP和CNP则由心室肌合成分泌。ANP和BNP主要起扩血管、利钠排尿的作用；CNP仅限于血管内皮细胞及中枢神经系统，其促尿钠排泄及扩血管作用有限。

心脏的容量负荷和压力负荷增加可促进NPS的合成和释放，血浆ANP和BNP浓度均明显升高，对RAAS和SNS起生理拮抗作用，抑制儿茶酚胺类、AngⅡ、ALD、内皮素等缩血管物质的合成；同时引起肾出球小动脉收缩和入球小动脉舒张，增加肾小球滤过率，减少集合管钠的重吸收，利钠利尿。心功能不全时血清BNP上升速度及幅度均明显大于ANP，此外，BNP的高低与左室肥厚程度和充血性心衰的严重程度相关，其测定方法简单快速，因此，血清BNP在诊断心衰、危险分层及评价预后情况方面均有广阔的临床应用前景。BNP诊断心衰的敏感性为93%，特异性为90%。当然，目前还需要进一步的研究来确定更客观的诊断标准。另外，随着对抑制心房钠尿肽代谢的药物的研究进展，NPS可能对治疗亦很有价值。

4. 血管升压素　血管升压素（AVP）也叫抗利尿激素（ADH），是由下丘脑的神经内分泌细胞合成的肽类激素。AVP的主要生理作用是增加远曲小管和集合管对水的通透性，促进水分的重吸收，使尿液浓缩，尿量减少。血浆AVP浓度可能与血浆渗透压的改变、循环血量的改变、RAAS的功能状态等因素密切相关。心衰时心输出量减少，刺激压力感受器，血浆AVP水平往往显著增高，通过直接增加远曲小管和集合管对水的重吸收，导致水潴留、稀释性低钠血症及水肿，加重心脏的前后负荷，加剧心衰的进展。据研究，在AVP水平升高的心衰患者，AVP拮抗药能降低全身血管阻力，增加心输出量，可见循环AVP水平升高确实是导致心衰恶化的一个因子。

5. 内皮源性激素　心衰常伴有内皮功能障碍和外周血管阻力的改变。内皮舒张因子一氧化氮（NO）在心衰中的基本作用是舒张血管，降低外周阻力和心脏负荷，从而改善心功能，延缓病程进展。内皮型一氧化氮合酶（eNOS）是产生NO的主要途径，它在心衰时表达增高。ACEI改善内皮功能，部分在于抑制了AngⅡ及ALD的作用，部分在于促进了内源性NO的释放，改善了血管的舒张功能。在心衰时诱导型一氧化氮合酶（iNOS）的表达亦升高。肿瘤坏死因子-α（TNF-α）就能通过诱导iNOS的生成，增加 NO 的表达而发挥负性肌力作用。NO 虽然能发挥一定的内皮保护作用，但 NO 也能抑制 β 受体对儿茶酚胺的反应性，降低交感活性，发挥负性肌力作用，故其作用机制还需要进一步的实验研究来阐明。

人体内存在三种内皮素（endothelin，ET）的异构肽，即 ET－1、ET－2 和 ET－3，它们都是由 21 个氨基酸残基组成的多肽分子，其中以 ET－1 的心血管效应最强。ET－1 具有强大的收缩血管、促进平滑肌细胞增殖、升高血压、影响心肌收缩力、促进有丝分裂、调节钠水平衡及影响中枢和外周交感神经活性、激活 RAAS 等作用。在心衰患者发现有内皮素系统的激活，包括血液循环中 ET－1 浓度的增加和心肌组织中内皮素受体密度的增加，而且内皮素浓度的增加与左室舒张末容积、左房压力和肺动脉压力等的增加程度密切相关。培养的大鼠心肌细胞模型表明，ET－1 可引起心肌细胞肥大、胚胎基因表达，重塑心肌中 ET－1 并使其受体上调。因此，ET－1 参与了慢性心衰的发生和发展，血浆 ET－1 浓度可作为判断心功能障碍严重程度的一个重要指标。应用内皮素受体拮抗药治疗可以降低体循环血管阻力，改善血流动力学，改善心衰症状，抑制左室重构，延缓心衰进程，提高生存率，当然这些作用与临床应用还有一定距离。

6. *炎性反应与心力衰竭的新认识* 炎性反应是心衰病理生理的重要机制之一，是不同病因心衰的共同特征。主要的促炎性细胞因子有 TNF－α、白细胞介素－1、白细胞介素－6、白细胞介素－18 及 C 反应蛋白等。心衰时促炎性介质大量增加，而抗炎细胞因子如白细胞介素－10 却没有相应增加。最初的研究认为促炎性细胞因子与心脏恶病质有关，认为这些炎性细胞因子只是在心衰末期产生；后来研究表明，促炎性细胞因子在心衰早期即被激活，可能比典型的神经激素激活更早，这两类分子家族在循环中的水平是临床上判断心衰预后的独立预测因子。促炎性细胞因子在正常心脏并不表达，心衰时炎性反应激活的原因尚不十分明确，研究认为与血流动力学因素、氧化应激、微生物、神经激素的激活及内毒素等有关。

促炎性细胞因子在心衰中的作用包括：①抑制心肌收缩。细胞因子可直接或间接降低心肌收缩力。②诱导心肌细胞凋亡。③参与心肌重构。细胞因子可促使心肌细胞肥大，增加心肌间质纤维化和胶原沉积，使心肌僵硬度增加。

心衰时促炎性细胞因子和抗炎性细胞因子失衡，这不单纯是心衰的一个伴随现象，而是在心衰的发病机制中具有重要的作用。从理论上讲，免疫疗法对心衰的治疗可能会有帮助，但临床上肿瘤坏死因子治疗效果并不十分理想。

7. *细胞因子在心力衰竭发病机制中的作用*

（1）TNF：实验表明，正常心脏不表达 TNF 或表达量极少，而心肌梗死后心肌组织缺氧、血流动力学改变、室壁张力增加及神经内分泌异常均可促使心肌组织合成 TNF。有人建立了心肌表达 TNF－α 转基因小鼠心衰模型，在排除了其他干扰因素的条件下发现，心肌产生的 TNF 足以引起心肌炎、心肌纤维化、心功能失调及心衰等严重心脏疾病，从而支持 TNF 是多种心脏疾病的发病因素之一。有学者通过实验证实，随着心功能恶化，衰竭心肌 TNF－αmRNA 表达增高，心肌梗死后 TNF－αmRNA 表达与左、右心室肥厚指数变化基本一致，提示炎性细胞 TNF 在心肌重塑和心衰的发生与发展中有重要作用。近年注意到，心衰时 TNF 的受体系统（sTNF－R）亦有明显变化，心功能越差，sTNF－R 水平越高；心衰经治疗好转后，sTNF－R 水平也明显下降，提示 sTNF－R 可反映心衰的严重程度，是判定心功能及其观察疗效的一项有价值的指标。

（2）转化生长因子（TGF）：在胚胎发育期，TGF 家族参与了早期心前体细胞特化、环状心形成、心内膜表皮向间充质转化及心外膜表皮向间充质转化等过程。应用免疫荧光和原位杂交技术发现，在超压力负荷大鼠左室的冷冻切片中，TGF－1 表达增加且染色从胞浆及肌纤维膜转移到胞核，TGF－2 表达无明显变化，TGF－3 在 T 管、胞浆和胞核中的表达显著下降。在左室肥厚发展过程中，TGF－1 和 TGF－3 的重新表达及 TGF－1、TGF－2、TGF－3 在胞浆的不同分布，推测 TGF－s 对心脏存在着不同的调控作用：TGF－1 促进左室肥厚发展，TGF－3 抑制左室肥厚。TGF－1 广泛参与各种病理生理过程，影响细胞的增殖和分化，在此过程中与局部肾素－血管紧张素系统改变有关。心脏受超压力负荷刺激，产生 Ang，通过促进 TGF－1 在心肌细胞表达，一方面介导 c－fos、c－jun 等原癌基因表达，致心脏收缩蛋白肌球蛋白重链表达；另一方面通过与膜受体结合，激活细胞生长信号传递的第二信使如蛋白激酶 C、有丝分裂蛋白激酶，以及诱导 RNA 和蛋白质合成而致心肌肥厚。

（3）白细胞介素（IL）：IL－1 是一种敏感和特异的急性期炎性指标，能诱导胚胎基因再表达，引起心肌肥大，促进心肌纤维化，导致间质重塑，上调一氧化氮合酶表达和抑制 Ca^{2+} 及心肌细胞代谢途径引起负性变力作用等来作用于心脏。IL－6 也具有介导细胞增殖、负性肌力和心肌肥大的效应。实验结果提示外周血循环 IL－6 随着慢性心衰的严重程度而增加。Rollwagen 等报道，IL－6 是一种凋亡抑制物，它可以通过与细胞表面的 IL－6 受体结合，从而抑制 fas 基因表达，同时增强 bcl－2 基因的表达。有研究通过多元回归分析证实，IL－6 是心衰患者预后的独立预报因子，充血性心衰患者 IL－6 的增加被认为是死亡、再发心衰和需要心脏移植的一个强有力的独立预报因子。细胞因子对心衰的发生发展过程具有重要意义，故对细胞因子及其受体激动剂或阻断剂的研究将为治疗心衰药物的研制开辟新的领域。

8. *心肌细胞内信号转导通路的改变在心衰发病机制中的作用*　当心功能开始衰退时，机体出现一系列代偿反应以稳定心输出量，包括心率增加及心肌收缩力增强，其中最重要的调节机制是肾上腺素能神经与 RAAS 激活，肾上腺素受体及其细胞内信号转导系统是正常心脏与衰竭心脏功能调节的重要途径。充血性心衰患者体内发生一系列神经内分泌改变，首先是交感神经兴奋，去甲肾上腺素（NE）水平增高，刺激球旁器的肾上腺素受体，肾上腺素受体－G 蛋白－AC（腺苷酸环化酶）/cAMP 信号转导系统发生改变。被激活后产生正性肌力作用的心肌细胞膜上的受体有 β_1 和 β_2 受体。正常心肌以 β_1 为主，β_2 数量较少，充血性心衰时 β_1 受体下调 50%～70%，而且 β_1 受体密度减少。肾上腺素能神经活性的器官特异性和腔室特异性可能与肾上腺素能神经纤维的突触前控制有关，提示充血性心衰时，心脏的肾上腺素能神经活性升高不仅由交感神经中枢兴奋引起，而且与神经突触释放 NE 增多、再摄取 NE 减少有关。目前对于充血性心衰时肾上腺素能受体－G 蛋白信号转导通路异常研究较为深入，除了 β_1 受体下调外，另一个重要进展是衰竭细胞 β_1、β_2 受体与信号转导系统不能偶联，从而发生受体脱敏现象。RAAS 的活化，其刺激主要来自于肾上腺素能神经系统，因为 NE 可使 ACE 水平升高及血管紧张素原基因在心肌细胞的表达增加，同时作为 RAAS 的核心物质，AngⅡ与交感神经末梢突触前血管紧张素受体结合，促进 NE 释放。AngⅡ作用于血管平滑肌细胞，增加心脏负荷，并增加肾上腺素活性，使肾素进一步释放，激活肾脏 AngⅡ受体，肾近曲小管钠重吸收增加，激活肾上腺皮质 AngⅡ受体，使醛固酮合成和分泌增加，造成钠水潴留，心脏负荷加重，从而导致心衰。可见，肾上腺素能神经与 RAAS 活性可相互调节。有临床研究证实，充血性心衰患者使用血管紧张素转化酶抑制药治疗后不但使血浆 AngⅡ 浓度下降，血循环中的 NE 水平也同时降低，显示两大神经激素系统在促进充血性心衰发生发展的病理生理过程中发挥着举足轻重的作用，也日益成为治疗慢性心衰药物的备受瞩目的药靶。另外，还有其他与心肌肥厚有关的细胞信号转导通路，目前发现丝裂素活化蛋白激酶（MAPK）包括 c－jun N 末端激酶（JNK）、细胞外信号调节酶（ERK）和 p38MAPK，是细胞增殖与分化、凋亡与坏死等信号转导的共同通路，JNK、p38MAPK 还是机体应激的主要细胞信号转导通路。在 Liu 等的研究中，慢性心衰兔子延髓头端腹外侧血管紧张素Ⅱ1 型受体（AT_1 受体）上调，且这种上调依赖于转录因子 AP－1 的增多。AP－1 的增多则由 SAPK（应激活化蛋白激酶）/JNK 途径激活，而非其他 MAPK 途径。

总而言之，心衰的原发病多种多样，其发病机制亦错综复杂。心衰从发生、代偿到失代偿的过程中涉及的细胞结构变化繁多，从病理生理、细胞水平到分子基因水平，不能用单一的机制来解释心衰的形成和发展；不同的发病机制之间既有其独自特点，又有紧密联系。心衰的防治仍然是临床医生面临的一大挑战，只有对心衰病理生理机制进行全面的深入研究，才能科学地揭示心衰未来的治疗方向。

第三节　心力衰竭的发病机制

心衰的本质是“心肌衰竭”，其发生发展最主要的机制是心脏舒缩功能减退，这是心衰最基本及最根本的发病机制。

一、正常心肌舒缩的分子基础

正常心肌舒缩活动需要下列基本物质的参与，协调完成心肌的收缩与舒张。下面概述一下这些物质的生理作用。

1. 收缩蛋白　心肌收缩蛋白主要由肌球蛋白和肌动蛋白组成。心肌细胞肌原纤维由若干肌节连接而成，肌节是心肌舒缩的基本单位，主要由粗、细两种肌丝组成。粗肌丝的主要成分为肌球蛋白，分子量约 500 000 D，全长约 150 nm，它的一端游离形成横桥，顶端呈球状膨大，具有 ATP 酶活性，可分解 ATP，供肌丝滑动所需。细肌丝主要成分为肌动蛋白，分子量 47 000 D，呈球形，互相串联成双螺旋的细长纤维。肌动蛋白具有特殊的“作用点”，可与肌球蛋白的横桥形成可逆结合。肌动蛋白和肌球蛋白是心肌舒缩活动的物质基础。在病理因素作用下，其功能可发生障碍，结构可被破坏。

2. 调节蛋白　主要由肌球蛋白和肌钙蛋白组成。肌球蛋白呈杆状，含有两条多肽链，头尾串联并形成螺旋状细长纤维嵌在肌动蛋白双螺旋的沟槽内。每个肌球蛋白附有一个肌钙蛋白复合体，后者由三个亚单位构成，分别是向肌球蛋白亚单位（TnT）、钙结合亚单位（TnC）和抑制亚单位（TnI）。调节蛋白在钙离子的参与下调控收缩蛋白的舒缩活动，而某些病理因素可通过干扰调节蛋白而使心肌的舒缩功能发生障碍，从而阻断了后续的兴奋收缩耦联过程。

3. Ca^{2+}　Ca^{2+}在把兴奋的电信号转化为机械收缩的过程中发挥了极为重要的中介作用。酸中毒、能量缺乏、离子通道异常、膜结构破坏等常引起钙离子转运、分布异常而影响心肌兴奋收缩耦联。

4. ATP　ATP为粗、细肌丝的滑动提供能量。心肌缺血缺氧、维生素B缺乏、线粒体受损等使ATP生成减少，或肌球蛋白ATP酶活性下降使ATP利用障碍等，均可影响心肌兴奋收缩耦联。

二、心肌收缩力减弱的机制

心肌收缩力减弱是心衰最重要的发病机制，涉及心肌收缩装置结构与功能的异常。

1. *与心肌收缩有关的蛋白被破坏*　当心肌细胞死亡后，与心肌收缩有关的蛋白质随即被分解破坏，心肌收缩力也随之下降。心肌细胞的死亡包括心肌细胞的坏死和心肌细胞的凋亡。

（1）心肌细胞坏死：当心肌细胞受到各种严重的损伤性因素，如严重的缺血缺氧、细菌或病毒感染、中毒等作用后发生坏死，利用电镜或组织化学方法可发现中性粒细胞和巨噬细胞的浸润。坏死细胞由于溶酶体破裂，大量溶酶特别是蛋白水解酶释放，引起细胞成分自溶，与收缩功能相关的蛋白质也在此过程中被破坏，心肌收缩功能严重受损。

（2）心肌细胞凋亡：细胞凋亡引起的心肌细胞数量减少，同样可能是心衰发病的重要机制之一。在心衰发生发展过程中出现的许多病理因素，如氧化应激、压力和（或）容量负荷过重、某些细胞因子、缺血缺氧及神经内分泌失调都可诱导心肌细胞凋亡。近年来研究发现，细胞凋亡引起的心肌细胞数量的减少在心衰发病中的作用不可低估。

2. *心肌能量代谢紊乱*　心肌收缩是一个主动耗能过程，Ca^{2+}的转运和肌丝的滑动都需要ATP。因此，凡是干扰能量生成、储存或利用的因素，都可影响到心肌的收缩性。

（1）心肌能量生成障碍：心脏是绝对需氧器官，心脏活动所需的能量几乎全部来自葡萄糖及脂肪酸的有氧氧化代谢。心肌在充分供氧的情况下，可利用多种能源物质氧化产生ATP。临床上引起心肌能量生成障碍最常见的原因是心肌缺血缺氧。在缺血和缺氧的情况下，能源物质的氧化发生障碍，ATP的产生可迅速减少。ATP作为高能磷酸化合物的主要储存和利用形式，一旦缺乏，可以从以下几个方面影响心肌的收缩性：①ATP缺乏，肌球蛋白头部的ATP酶水解ATP将化学能转为供肌丝滑动的机械能减少，心肌收缩力减弱。②肌质网和细胞膜对Ca^{2+}的转运需要ATP，ATP缺乏可引起Ca^{2+}的转运和分布的异常，从而导致Ca^{2+}与肌钙蛋白的结合、解离发生异常，影响心肌的收缩。③由于ATP缺乏，心肌细胞将不能维持其正常的胞内离子环境，大量Na^{+}携带水分进入细胞，引起细胞肿胀并波及线粒体，导致线粒体膜通透性改变，大量Ca^{2+}进入线粒体，造成钙超载，Ca^{2+}与磷酸根反应生成不溶性钙盐沉积在线粒体的基质中，线粒体氧化磷酸化功能进一步受损，ATP 生成更少。④收缩蛋白、调节蛋白等功能蛋白质的合成更新需要 ATP，ATP 不足的情况下，这些蛋白的含量会减少，直接影响心肌的收缩性。

（2）能量利用障碍：临床上，由于能量利用障碍而发生心衰最常见的原因是长期心脏负荷过重而引起心肌过度肥大。过度肥大的心肌，其肌球蛋白头部 ATP 酶的活性下降，即使心肌 ATP 含量正常，该酶也不能正常利用 ATP 将化学能转为机械能，供肌丝滑动。目前认为，肌球蛋白 ATP 酶活性下降的原因是该酶的肽链结构发生变异，由原来高活性的 V1 型 ATP 酶（由 α、β 两条肽链组成）逐步转变为低活性的 V3 型 ATP 酶（由 α、β 两条肽链组成）。

3. 心肌兴奋收缩耦联障碍　心肌的兴奋是电活动，而收缩是机械活动，将两者耦联在一起的是 Ca^{2+}。Ca^{2+} 在把兴奋的电信号转化为收缩的机械活动中发挥了极为重要的中介作用，因此，任何影响 Ca^{2+} 转运、分布的因素都会影响心肌的兴奋收缩耦联。

（1）肌质网 Ca^{2+} 处理功能障碍：肌质网通过摄取、储存和释放三个环节来调节胞内的 Ca^{2+} 浓度，进而影响心肌的兴奋收缩耦联。心衰时肌质网 Ca^{2+} 摄取能力减弱、Ca^{2+} 储存量减少以及 Ca^{2+} 释放量下降，都会导致心肌兴奋收缩耦联障碍。

（2）胞外 Ca^{2+} 内流障碍：心肌收缩时胞浆中的 Ca^{2+} 除大部分来自肌质网外，尚有一部分 Ca^{2+} 是从细胞外流入细胞内。目前认为，Ca^{2+} 内流的主要途径有两条：一条是经过钙通道内流，另一条是经过钠钙交换体内流。Ca^{2+} 内流在心肌收缩活动中起重要作用，它不但可直接升高胞内 Ca^{2+} 浓度，而且还可诱发肌质网释放 Ca^{2+}。在多种病理情况下，Ca^{2+} 内流受阻可导致心肌兴奋收缩耦联障碍。

（3）肌钙蛋白与 Ca^{2+} 结合障碍：心肌从兴奋的电活动转为收缩的机械活动，这个转变的关键点在 Ca^{2+} 与肌钙蛋白的结合，它不但要求胞浆的 Ca^{2+} 浓度迅速上升到足以启动收缩的阈值，同时还要求肌钙蛋白有正常活性，能迅速与 Ca^{2+} 结合。如果胞内无足够浓度的 Ca^{2+} 或（和）肌钙蛋白与 Ca^{2+} 结合的活性下降，就会导致兴奋收缩耦联的中断，影响心肌的收缩。

4. 肥大心肌的不平衡生长　心肌肥大是心脏维持心功能的重要代偿方式，但在病因持续存在的情况下，过度肥大的心肌可因心肌重量的增加与心功能的增强不成比例即不平衡生长而发生心肌收缩力受损。其机制是：①心肌重量的增加超过心脏交感神经元轴突的增长，使单位重量心肌的交感神经分布密度下降；肥大心肌去甲肾上腺素的合成减少及消耗增加，使心肌去甲肾上腺素含量减少，导致心肌收缩力减弱。②心肌线粒体数量不能随心肌肥大成比例地增加以及肥大心肌线粒体氧化磷酸化水平下降，导致能量生成不足。③肥大心肌因毛细血管数量增加不足或心肌微循环灌流不良，常处于供血供氧不足的状态，引起心肌收缩力减弱。④肥大心肌的肌球蛋白 ATP 酶活性下降，心肌能量利用障碍。⑤肥大心肌的肌质网 Ca^{2+} 处理功能障碍，肌质网 Ca^{2+} 释放量下降，细胞外 Ca^{2+} 内流减少。

三、心肌舒张功能降低的机制

心脏收缩后必须有正常的舒张心室才能有足够的血液充盈和正常的心输出量，因此，心脏的收缩和舒张对正常心输出量是同等重要的。据研究，30%左右的心衰是由舒张功能障碍所致，因此最近对心肌舒张功能异常的机制的研究及评价是心衰防治领域的热点，但其具体机制仍不完全清楚，可能涉及下面几个环节。

1. 钙离子复位延缓　心肌收缩完毕后，产生正常舒张的首要因素是胞浆中 Ca^{2+} 浓度要迅速降至舒张阈值，这样 Ca^{2+} 才能与肌钙蛋白脱离，使肌钙蛋白恢复原来的构型。在 ATP 供应不足的情况下，舒张时肌膜上的钙泵不能迅速将胞浆内 Ca^{2+} 向胞外排出，肌质网钙泵不能将胞浆中的 Ca^{2+} 重摄回去，肌钙蛋白与 Ca^{2+} 仍处于结合状态，心肌无法舒张。另外，钠钙交换体在舒张期将胞内 Ca^{2+} 排放到胞外也是舒张期胞浆 Ca^{2+} 迅速回降的重要机制之一。心衰时钠钙交换体与 Ca^{2+} 亲和力下降，Ca^{2+} 外排减少，导致舒张期胞浆 Ca^{2+} 处于较高水平，不利于 Ca^{2+} 与肌钙蛋白的解离。

2. 肌球－肌动蛋白复合体解离障碍　正常的心肌舒张过程，不但要求 Ca^{2+} 从肌钙蛋白上解离下来，而且紧接着还要使肌球－肌动蛋白复合体解离，这样肌动蛋白才能恢复原有的构型，其“作用点”重新被肌球蛋白掩盖，细肌丝才能向外滑行，恢复到收缩前的位置。这是一个耗能的主动过程，在 ATP 参与下肌球－肌动蛋白复合体才能解离为肌球蛋白－ATP 和肌动蛋白。因此，ATP 不足时肌球－肌动蛋白复合体的解离就会发生困难。显然，任何原因造成的心肌能量缺乏都可能通过上述机制导致心肌舒张功能障碍而引发心衰。

3. 心室舒张势能减小　心室舒张势能来自心室的收缩。心室收缩末期由于心室几何结构的改变可产生一种促使心室复位的舒张势能。心室收缩力越强这种势能就越大，对心室的舒张也越有利。因此，凡是削弱心肌收缩力的病因也可通过减少舒张势能影响心室的舒张。此外，心室舒张期冠状动脉的充盈及心肌的灌注也是促进心室舒张的一个重要因素。当冠状动脉因粥样硬化发生狭窄，或冠状动脉内血栓形成，或室壁张力过大及心室内压过高时均可造成冠状动脉灌注不足而影响心室舒张。

4. 心室顺应性降低　心室顺应性是指心室在单位压力变化下所引起的容积改变。引起心室顺应性下降常见的原因有心肌肥大引起的室壁增厚、心肌炎、水肿、纤维化及间质增生等。心室顺应性下降时，心室的扩张充盈受到限制，导致心输出量减少；同时当左室舒张末期容积扩大时，左室舒张末期的压力会进一步增大，肺静脉压也随之升高，并出现肺淤血、肺水肿等左心衰竭的临床表现。因此，心室顺应性下降可诱发或加重心衰。

四、心脏各部舒缩活动的不协调性

为保持心功能的稳定，心脏各房室之间、左右心之间以及心室本身各区域的舒缩活动处于高度协调的工作状态。一旦心脏舒缩活动的协调性被破坏，将因为心泵功能紊乱而导致心输出量下降，这也是心衰的发病机制之一。破坏心脏舒缩活动的协调性最常见的原因是各种类型的心律失常。各种引起心衰的病因，如心肌炎、甲状腺功能亢进、严重贫血、高血压心脏病、肺源性心脏病，特别是冠心病、心肌梗死，其病变区和非病变区的心肌在兴奋性、自律性、传导性及收缩性方面存在巨大差异，在此基础上可引起心律失常。心律失常可使心脏各部舒缩活动的协调性遭到破坏。有人估计，房室活动不协调时，心输出量可下降 40%；两侧心室不同步舒缩时，心输出量也有明显下降，当然较房室活动不协调时要小。同一心室，由于病变（如心肌梗死）呈区域性分布，病变轻的区域心肌舒缩活动减弱，病变重的区域完全丧失收缩功能，非病变区域心肌功能相对正常，三种心肌共处一室，特别是病变面积较大时必然使全室舒缩活动不协调，导致心输出量下降，最终引起心衰。

总之，心衰发生发展的机制非常复杂，虽然经过不断的研究，但是仍有许多细节问题需要进一步研究。

第四节　心室重塑

心室重塑是心衰发生发展最重要的机制。心室重塑的概念由 Janice Pfeffer 等于 1985 年提出，他们研究了鼠冠状动脉结扎后引起左室扩张和左室功能障碍的原因及表现，并把心室结构所发生的这种改变称为心室重塑。在 20 世纪 90 年代，心肌梗死后的左室重构被明确定义为梗死后急性和慢性的心室结构的变化，并把它作为治疗的重要目标之一。目前认为，引起左室重塑的常见病因是初始的心肌损伤（如心肌缺血、坏死、炎症及免疫等），具体原因包括冠心病、高血压、瓣膜病、心肌病及重症心肌炎等，虽然这些病因引起心室重塑的具体机制有所不同，但其发展过程及最终转归均可导致心衰。

一、心室重塑的概念及特征

广义而言，心室重塑不仅包括心肌细胞形态、结构和数量分布的改变，也包括细胞外间质含量、种类及分布的改变，以及心肌实质与间质比例失衡和心室形状结构的变化。从病理基础讲，心室重塑过程一方面是指心肌细胞肥厚，心肌细胞凋亡、坏死及增生，甚至纤维化；另一方面是指细胞外基质的胶原沉积和纤维化。心腔容量负荷增加可使心肌细胞延长，心腔呈球形发展，致心室重塑。病理性心肌重塑时，实质与间质不成比例，细胞外间质增生是引起心功能由代偿转向失代偿及心衰发生发展的重要原因之一。当间质胶原含量由正常的 3% ~5% 增至 8% ~12% 时，便出现舒张顺应性下降、心室最大充盈速率减慢及充盈压增加；当胶原含量增至 20% 时，由于心肌细胞被增生的胶原网包围和封闭，可导致心脏的收缩功能发生障碍、心脏射血分数及搏出量下降。

心室重塑的特征是：①伴有胚胎基因再表达的病理性心肌细胞肥大，导致心肌细胞收缩力减弱，寿命缩短；②心肌细胞凋亡是心衰从代偿走向失代偿的转折点；③心肌细胞外基质过度纤维化或降解增加，临床表现为心肌质量增加、心室容量增加和心室形状改变（横径增加，呈球状）。心室重塑的过程可历时数年，持续的心室重塑可导致心腔进行性增大伴功能减退，最终发展至不可逆性心肌受损的终末阶段，发展至心衰。心室重塑是引起进行性死亡的主导原因。

心室重塑包括心室结构、功能和心电的重塑。

1. 心室结构重塑　主要表现为左室肥厚，这是心脏在慢性超负荷的压力、容量作用下发生的病理生理改变。其特征为左室内径增大和（或）室壁增厚、心脏重量增加、左室容积增大、房室连接部位变厚及心肌径度增大等。随着研究的深入，近年来临床对高血压的左室肥厚研究从单纯注意其大体形态改变转到注意其结构的变化上，包括：①心肌细胞肥大；②冠状动脉血管壁外膜纤维化，管壁中层增厚，内膜玻璃样变，内皮细胞增生；③心肌间质纤维化。

2. *心室功能重塑* 左室肥厚时，由于结缔组织量的增加，导致心肌顺应性降低，舒张功能受损。以往的研究已发现，在高血压的心脏损害发展进程中，左室舒张功能的改变往往是最早的，左室舒张功能障碍可引起左室充盈不足。严重左室肥厚患者出现一般的快速心律失常如心房颤动，就可加重左室充盈不足、肺淤血而出现严重呼吸困难，即发生舒张性心衰。又由于冠状动脉灌注不足，心肌缺血而使左室收缩功能降低，心脏性猝死、冠心病心肌梗死和室性心律失常的发生率显著增高。

3. *心室心电重塑* 在心室重塑的进行过程中，随着心脏结构的改变，发生心脏电活动的改变，左室电活动的重塑继发于心脏结构的改变，而心脏结构的改变与死亡率和致残率密切相关。左室机械失同步是机械负荷、室壁应力和能量代谢导致局部不协调的原因。心衰患者常合并传导异常，导致房室、室间和室内运动不同步，在心电图上分别表现为 PR 间期延长、左束支传导阻滞和 QRS 时限延长。由于心脏运动不同步，严重影响心室收缩功能，同时可引起二尖瓣反流，进一步使心输出量降低，加重心室重塑。

二、心室重塑的初始因素

心室重塑是由于机械力学、神经内分泌和遗传因素调节心室大小、形状和功能的过程。心室重塑可能是生理性及适应性的，也可能由心肌梗死、心肌病、高血压病和瓣膜病等心脏病引起的病理性重塑。总之，所有心室重塑的结局都是心衰。

从初始的心肌损伤，如心肌梗死、高血压、瓣膜病、心肌炎或其他心血管疾病，直到慢性心衰的终末阶段，持续发生着心室重塑。导致心室重塑的因素包括机械性负荷过度、神经内分泌系统如肾素 - 血管紧张素系统（RAS）和交感神经系统的激活、心肌缺血和基因等因素。

1. *心脏后负荷增加* 当心脏后负荷增加时，引起心肌细胞横向增长，造成室壁增厚，以此来调节因室壁张力增加所造成的压力。如果心肌能够充分地肥大，收缩期室壁张力正常，即可以保持心脏机械性代偿。

2. *心脏前负荷增加* 当心脏前负荷增加时，测量心室收缩功能，左室射血分数和左室收缩期短轴缩短率可以在正常范围。反流的严重程度与预后的关系提示心脏前负荷本身可能造成心肌功能障碍。继发性或功能性二尖瓣反流是指因为心室重塑引起二尖瓣及其附属结构发生功能性和解剖结构异常所引起的反流。如二尖瓣反流发生在乳头肌、瓣叶和腱索本身结构正常时，考虑为由于心室重塑过程发生在扩张型心肌病（DCM）和心肌梗死以后，左室功能异常合并心室扩张导致的功能性反流。整体的左室重塑使得左室形状由椭圆体变成球体（称为球形变）而增加了功能性二尖瓣反流发生的风险。心肌梗死后整体或局部的左室形状的改变可能改变二尖瓣功能性解剖结构，导致二尖瓣反流。实验中容量负荷增加加重了梗死后的重塑过程，引起左室扩大以及不良的分子和细胞学效应，这种作用可以通过减轻负荷而得到逆转。心室重塑所造成的功能性二尖瓣反流反过来加重了心室重塑的过程。

左室不同的几何构型主要与心脏后负荷和心脏前负荷的交互作用有关。正常左室构型的压力和容量负荷无明显变化，向心性重塑是压力负荷增加和容量负荷增加的结果。向心性肥厚是压力负荷过重而容量负荷降低的结果；离心性肥厚是压力负荷和容量负荷共同增加的结果。

3. *心肌梗死和心肌缺血*　急性心肌梗死（acute myocardial infarction，AMI）和慢性心肌缺血是引起左室重塑最常见的原因。急性心肌梗死和慢性心肌缺血产生心肌损伤，引起心室结构和几何形态改变，心腔更趋球形，导致心室重塑和心衰。心腔扩大和结构上的变化不仅使衰竭心脏的室壁血流动力学的应力增加，抑制其机械性做功，而且也加重缺血性二尖瓣反流。这些过程又加重心室重塑，形成恶性循环。

左室长期进展性的重塑过程增加了心室的容积，甚至可以发生在心肌梗死后的两年。即使使用了 ACEI，患者的心血管死亡率也会增加。相反，在心肌梗死早期，即使非常轻微地缩短重塑过程也能够降低心衰和心血管病死亡率。因此，心肌梗死后的心室重构是决定心肌梗死患者的心功能和预后的主要因素。

三、心室重塑的机制

心室重塑的机制非常复杂，涉及的环节比较多，下面做一简单的介绍。

1. *心脏负荷增加*　当心脏的前负荷及后负荷增加时，压力、容量超负荷使心肌纤维张力增加，启动某些生化反应过程，使蛋白质合成增加，致使心肌肥厚。心肌肥厚是高血压时心脏对室壁张力增高的一种反应。

2. *神经内分泌系统激活*　局部 RAAS 系统激活对心室重塑有重要作用。AngⅡ有直接促进心肌细胞肥大的作用，使心肌细胞发生由收缩表型向合成表型的转变。但这种表型的心肌细胞能耗低、肌肉最大缩短速度和张力增加速度缓慢，不能满足长期高效率工作的需要，最后导致心肌收缩功能下降。AngⅡ及醛固酮均使心肌间质胶原合成增加，其生化特征是Ⅰ、Ⅲ型胶原比例改变及间质胶原交联改变。Ⅰ型胶原的抗张程度大，伸展回弹性小，其含量决定心肌硬度；Ⅲ型胶原属胚胎型胶原，有较大伸展回弹性。二者比例变化随病程不同而异，心功能代偿期Ⅰ型胶原多于Ⅲ型胶原，心功能失代偿期Ⅲ型胶原多于Ⅰ型胶原。心肌间质纤维化增加心肌舒张期硬度，使心室顺应性下降，首先出现舒张功能障碍，进而影响收缩功能，最终导致收缩性心衰。

心肌纤维化可由许多纤维化递质所诱导，包括醛固酮及血浆肾素等活性物质。心肌纤维化的形成过程与 RAAS 的作用是分不开的。人们发现应用α受体阻滞药或直接动脉扩张剂也能产生降压作用，但并不能抑制心肌纤维化，而应用 ACEI 时可以产生以上作用，低于降压剂量的 ACEI 尽管不能产生降压作用，但仍可抑制心肌纤维化。

高血压引起的心室重塑中，AngⅡ的作用更是不容忽视。牵拉刺激可引起心肌细胞释放 AngⅡ，它通过 AT_1 受体作用于心肌细胞，导致心肌细胞凋亡，而通过 p53 的激活，反馈性地增加局部 RAS 系统活性。局部 RAS 系统对心肌纤维化的作用可能涉及 AT_1 受体通路以外的途径引起的缓激肽、NO 等心肌微环境的复杂变化。最近的研究还显示，AngⅡ可增加其细胞内底物的酪氨酸残基磷酸化，包括信号转导与激活转录子家族。还可直接通过其 AT_1 受体诱导复合体蛋白顺式诱导因子（SLF）的形成，SLF 可与脱氧核糖核酸序列结合，存在于许多基因的增强子中，影响胶原合成。

神经内分泌系统（SNS）的激活直接参与心肌梗死后心室的重塑。SNS的激活可加强RAAS对心肌的作用，加重心肌的负荷。SNS长期受刺激，儿茶酚胺类物质作用于心肌会促进心肌细胞肥厚，改变心肌的信号转导，增加心肌细胞的凋亡。SNS的激活也使心肌细胞因子产生增加，这些细胞因子如肿瘤坏死因子α、白细胞介素-1β、白细胞介素6等，通过刺激心肌细胞肥厚、促进凋亡、诱导细胞外基质变化而引起心室重塑。

3. *细胞外基质（ECM）沉积* 心肌ECM在心脏的结构和功能中起着重要作用，它有助于心肌细胞产生直接的收缩力和心室被动地伸展，在心脏循环机械力传递方面有很重要的作用。在疾病过程中，心肌ECM的过度沉积导致间质纤维化和血管周围纤维化，从而使心肌顺应性和收缩功能下降，参与泵衰竭发生。心脏ECM重塑，特别是心肌胶原沉积与心肌细胞肥大不同步发展是促使心肌肥大由代偿向失代偿转变的主要原因。

（1）细胞外基质沉积的促进因素：

1）心肌结缔组织与血管紧张素转化酶（ACE）：已有发现在心肌内冠状动脉外膜和心脏瓣膜的基质中有明显的ACE结合，心肌梗死后瘢痕组织中和心肌内冠状动脉外膜周围纤维化处ACE密度较高。动物实验表明，随心肌纤维化发生，ACE密度增高，独立于循环中的局部ACE不仅是纤维组织形成的必要条件，还是纤维化的一个标志。

2）内皮素（Endothelin，ET）：ET-1是心肌ECM沉积的重要促进因素，在成年和新生大鼠的成纤维细胞已发现有ET-1、ET-3和AngⅡ受体。将成年大鼠成纤维细胞置于不同浓度的ET-1、ET-3中培养，发现胶原合成增加，其中Ⅲ型胶原合成明显增加。ET-1促使ACE活性增加，胶原酶活性下降，还能促进ALD合成。

3）转化生长因子（transforming growth factor beta，TGF-α）：心脏中TGF-α主要是由心肌细胞和成纤维细胞产生，是细胞生长及分化的调控因子，它包括TGF-1α、TGF-2α、TGF-3α三种亚型，其作用通过与TGF-α受体Ⅱ及Ⅲ结合促发一系列信息转导而实现。在心肌缺血时，TGF-1α可通过旁分泌及自分泌调控胶原纤维粘连蛋白基因表达。TGF-1α存在于心肌组织中且受激素调节，是心肌肥厚和心衰的重要因素。已有研究表明，AngⅡ能诱导TGF-1α基因的表达，从而促进成纤维细胞有丝分裂和Ⅰ型胶原、Ⅲ型胶原的合成及心肌细胞的原癌基因的表达。而AT_1受体拮抗药则能抑制该作用。

4）去甲肾上腺素（norepinephrine，NE）：Briest等观察到给予NE持续静脉滴注，大鼠左室呈时间依赖性的肥大。Ⅰ型胶原及Ⅲ型胶原mRNA和MMP-2 mRNA、TIMP-2 mRNA表达显著性增强，细胞间质纤维化明显，表明NE促进了ECM的表达。

（2）细胞外基质沉积抑制因素：

1）缓激肽（BK）：Sun等发现心肌纤维组织中存在BK受体，且被包含于ACE结合部位。通过给大鼠注射AngⅡ以诱发心肌纤维化，可发现AngⅡ给药时间越长，BK受体水平明显升高。在培养的成年大鼠心肌成纤维细胞中发现，BK可减少胶原合成，增加胶原酶活性。Sach riefer观察到雷米普利能使组织BK水平升高，减少坏死面积和胶原的沉积。

2）基质金属蛋白酶（MMPs）：MMPs是降解细胞外Ⅰ型胶原及Ⅲ型胶原的主要成分，几乎能降解除多糖以外的全部成分。Tyagi通过免疫组化技术证实了心肌组织ECM

中 MMPs 的存在，正常情况下绝大多数 MMPs 以无活性状态存在，一旦激活，可致胶原降解。Tyagi 研究了心肌梗死后心肌组织 MMPs 的活性及其基因表达变化，即在梗死区 MMP－1 及 MMP－2 激活，金属蛋白酶组织抑制物（TIMP）水平下降，也观察到心肌肥厚时 TIMP 水平下降使 ECM 水平下调或降解增多，从而导致 ECM 重塑。

3）甲状腺激素：甲状腺激素刺激心肌蛋白合成，引起心肌肥厚。心肌Ⅰ型胶原 mRNA 表达和蛋白质合成均明显降低。Klein 等发现在甲状腺切除的大鼠心室Ⅰ型胶原基因 pro－a1mRNA 和 pro－a2 mRNA 表达明显增加，表明循环中甲状腺素在心脏型胶原生物合成的生理调节中发挥作用。

4）细胞因子：促炎性细胞因子如 IL－1α、TNF－α，能通过不同机制促进左室重塑。IL－1α 能促进原癌基因 *c－jun* 表达，激活 MMPs，加速 ECM 蛋白的裂解，使 ECM 聚集减少。有报道 TNF－α 在左室衰竭中水平上升，并且其水平与疾病水平进展相关。进一步研究证实 TNF－α 异常聚集导致 ECM 的改建，如致密胶原融合及心肌细胞间的胶原表达活跃。给予抗 TNF－α 处理能阻止这一过程。

4. *心肌细胞凋亡*　心肌细胞凋亡为心肌梗死早期主要的细胞死亡形式，数量上占缺血区的 85%，坏死只占 15%。随后坏死扩展至开始凋亡的细胞，两种变化共同影响梗死范围，此时心肌梗死从凋亡占优势变化到凋亡－坏死共存的状态。在心肌梗死后衰竭的心脏，陈旧梗死区周边有凋亡心肌细胞存在，这些凋亡心肌细胞常常被大量的胶原纤维包裹。在导致心衰的慢性缺血状态中，如心肌冬眠和心肌顿抑等，也存在心肌细胞凋亡。慢性压力超负荷或容量超负荷早期代偿使心脏呈向心性或偏心性肥厚，晚期失代偿则表现为心衰，其转化过程中心肌细胞凋亡可能起部分作用。高血压心脏病心衰患者比高血压心脏病非心衰患者心肌细胞凋亡显著增加。高血压心脏病心衰中，有更高的心肌细胞凋亡指数和半胱氨酸天冬氨酸蛋白酶－3（caspase－3）的表达。长期高血压患者虽无明显的临床心衰症状，也存在适度的心肌细胞凋亡。因此可以看出，心肌细胞的凋亡与丧失早于心功能下降，它们伴随着高血压患者心衰的发展。心肌病的组织学特征是心肌局限性纤维化和存活心肌细胞肥大，心肌组织内存在选择性和散在性心肌细胞凋亡及心肌肥厚，也往往伴有小动脉平滑肌细胞和内皮细胞的凋亡。以往研究认为心肌细胞坏死在 AMI 后早期心室重塑中起重要作用。AMI 后心肌急性缺血缺氧，心肌细胞坏死，细胞内容物释放，炎症趋化因子使巨噬细胞、单核细胞、中性粒细胞转移至梗死区，导致局部炎症反应；而来自白细胞的丝氨酸蛋白酶和金属蛋白酶降解胶原，使肌丝滑动，导致梗死区膨胀，是早期心室重塑的主要原因。然而，一些研究表明，AMI 后除了心肌细胞坏死外，细胞凋亡是心肌细胞死亡的另一形式。AMI 后 2 h 大鼠心肌梗死区即可检测到凋亡心肌细胞，4.5 h 后凋亡心肌细胞达到峰值，整体心肌细胞凋亡占梗死区所有细胞丢失的 86%，为心肌细胞死亡的主要形式，对心肌梗死范围的大小起主要决定作用。研究显示，凋亡心肌细胞在 AMI 后 4 h 开始出现并逐渐增多，在 48 h 达高峰，其后迅速下降，72 h 未再检测到凋亡心肌细胞。另有研究通过尸检证实 AMI 后 12 h 内梗死区有凋亡心肌细胞存在，在随后的 1～2 d 持续增多，此后逐渐下降，而 2～3 d 后则以心肌坏死为主要形式。由此可见，AMI 早期，心肌细胞凋亡是心肌细胞死亡的主要形式，心肌细胞坏死在心肌细胞凋亡之后。因此，心肌细胞凋亡在早期重塑中起重要作用。

晚期重塑，由于非梗死区正常心肌代偿性变化，心肌节段变长，心室整体进行性扩张和扭曲，最终导致心衰等并发症的出现，严重影响患者预后。晚期心功能不全的发生也与非梗死区的心肌细胞凋亡有关。研究发现，远离梗死区心肌细胞凋亡的数量与左室功能不全的严重程度相关，通过敲除诱导型一氧化氮合酶（NOS2），可使心肌细胞凋亡数量减少，同时左室收缩功能改善，进一步提示心肌细胞凋亡与心肌梗死后左室晚期重塑和心功能不全有关。

5. *氧化应激与一氧化氮合成* 生长刺激因子包括血管紧张素Ⅱ、α受体激动剂、TNF－α以及机械性牵张都能够促进活性氧类物质（ROS）的生成。ROS的刺激有可能导致适应性和非适应性的双重信号过程，低水平的ROS刺激造成肥厚心肌的纤维化；而高浓度的ROS刺激则造成心肌细胞死亡。严重压力负荷的心脏只产生中等程度的向心性肥厚伴少量的纤维化，却没有出现左室腔的扩大。目前普遍认为，产生高水平的ROS将导致心脏由心室肥厚向心衰转变，虽然此发现有争议，然而这一概念近来已被进一步证实。值得注意的是，慢性收缩功能衰竭的患者血浆及心包氧化应激标记物水平增加，而且这些标记物水平的增加与临床心衰的严重程度相关。

6. *免疫调控异常* 免疫机制作为心室重塑的一种新机制逐渐受到关注。$CD4^+$T淋巴细胞又称辅助性T淋巴（T helperlymphocyte，TH）细胞，是机体免疫应答中最重要的一群细胞。TH细胞能识别抗原提呈细胞表面的Ⅱ类主要组织相容性抗原分子（major histocompatibility complex，MHC－Ⅱ）结合的抗原片段，活化、增殖、分化和释放细胞因子，参与细胞免疫应答。此外，活化的TH细胞还提供B淋巴细胞活化的第二信号，促进抗体的合成和分泌，参与体液免疫应答。近年来，TH细胞在免疫介导的心肌损伤和心室重塑中的重要角色已被逐步了解。早在1994年，Klappacher等在特发性和继发性扩张型心肌病（DCM）患者的心脏活检标本中检测到$CD4^+$TH细胞的浸润，提示无论何种因子所致心肌损伤继发的心衰，都伴随局部TH细胞的浸润并可能进一步介导心肌损害。最近，Hofmann等发现，心肌梗死后心脏局部相关引流淋巴结的TH细胞活化和增殖，参与了梗死后心室重塑的发生发展，且此过程中的TH细胞活化具有抗原特异性，推测与心肌自身抗原有关。

（1）TH细胞分化：TH细胞是一个异质性的群体，活化的TH细胞在不同强度的T淋巴细胞抗原受体刺激下和微环境炎性因子的作用下，能够分化为不同的功能亚群，分泌相应的细胞因子，发挥不同甚至截然相反的生物学作用。早期研究发现，TH细胞可以分化为TH1和TH2两个功能亚群。TH1细胞选择性表达特征性转录因子TGF－β和分泌γ干扰素（IFN－γ）、IL－12等细胞因子，主要参与细胞免疫。TH2细胞选择性表达特征性转录因子GATA－3和分泌IL－4、IL－5、IL－13等细胞因子，主要参与体液免疫。随着研究的深入，TH细胞亚群又纳入了新的成员TH17细胞和调节性T（regulatory T，TREG）细胞。TH17细胞选择性表达特征性转录因子ROR－γt和分泌IL－17，而TREG细胞选择性表达特征性转录因子FOXP3和分泌转化生长因子（TGF）－β、IL－10等细胞因子，分别发挥促进和抑制炎症两种相反的作用。已有研究报道，TH1、TH2、TH17和TREG细胞各功能亚群并非截然独立，而是相互影响和制约，在一定条件下甚至能够相互转化。生理状态下，TH 细胞各亚群维持着动态平衡，而在多种疾病状态下都存在 TH1、TH2、TH17、TREG 细胞平衡失调，并与疾病的发生发展密切相关。目前，关于 TH 细胞功能亚群失衡参与免疫介导的心肌损伤和心室重塑这一问题逐渐受到研究者的关注。

（2）TH1/TH2 细胞平衡：关于心肌损伤和心室重塑中的 TH1/TH2 细胞平衡的实验动物研究主要集中于心肌炎动物模型。在病毒性心肌炎的动物模型中，TH1 细胞于炎症早期一过性激活，介导炎性反应，抑制病毒复制，并能阻止心肌炎向 DCM 进展而在疾病的发展中发挥保护作用。TH2 细胞则在炎症恢复期或慢性期激活，抑制炎性反应，促进病毒复制及 DCM 的发展。在自身免疫性心肌炎及其后 DCM 的发生发展中，研究者发现心肌自身抗原免疫动物可以诱导 TH1 细胞和 TH2 细胞应答，且两者亦存在序贯激活的现象，分别发挥着抑制和促进疾病发生发展两种相反的作用。此外，在 TH2 细胞优势应答的动物如 Balb/c 小鼠中诱导心肌炎，无论是病毒性或自身免疫性，其诱导成功率更高，且更易向心肌病进展。Peng 等在建立血管紧张素Ⅱ诱导的心衰模型时发现，TH2 细胞优势应答的 Balb/c 小鼠较 TH1 细胞优势应答的 C57BL/6 小鼠的心室扩张、心肌纤维化和心功能恶化更显著。由上述研究可以得到结论，TH1 细胞主要参与急性期的心肌炎性反应，而 TH2 细胞则与慢性炎症持续和长期的心室重塑有关。临床研究方面，早期的心肌损伤阶段即急性心肌梗死和晚期的慢性心衰患者的循环中均存在 TH1/TH2 细胞失衡，即 TH1 细胞数目增多，为 TH1/TH2 细胞失衡参与心肌损伤和心室重塑的发生发展提供了线索，但其失衡的具体机制及生物学意义及是否与疾病的远期预后相关等问题仍值得进一步探讨。

（3）TH17/TREG 细胞平衡：病毒性心肌炎模型建立后发现，柯萨奇病毒（CV）B3 感染小鼠后能够诱导 TH17 细胞应答，表现为脾脏中 TH17 细胞数目和血清中 IL－17 水平升高，心脏局部的 IL－17 表达增多，介导心肌炎性损伤，且在病毒感染的第 5 天，心脏局部的 IL－17 水平与病毒的量呈正相关。用抗体中和 IL－17 后，脾脏中的 TH1 细胞和 $CD8^+$T 细胞增多，心肌局部病毒复制减少，心肌局部炎症减轻。Nyland 等的研究提示，TH17 细胞亦促进病毒性心肌炎的慢性纤维化和向 DCM 转化。在自身免疫心肌炎模型中，心肌肌球蛋白免疫动物后亦可以诱导 TH17 细胞应答，表现为心脏局部浸润的 TH17 细胞和血清 IL－17 水平升高，而阻断 HMGB1 抑制 TH17 细胞应答则能抑制心肌炎症和心肌损伤。然而，Baldeviano 等运用 IL－17 敲除小鼠模型发现，IL－17 与早期心肌炎的严重程度无关，仅影响心肌炎向 DCM 转换这一过程。DCM 患者的 B 淋巴细胞活性升高的同时，B 淋巴细胞表面表达 IL－17 受体且其活性与血清中的 IL－17 成正比。同时，建立小鼠心肌缺血再灌注模型后，发现缺血再灌注损伤后的第 1 天，心脏局部 IL－17 的表达增多主要来源于 γδT 细胞和 TH17 细胞，运用抗体中和 IL－17 或 IL－17－/－，小鼠的心肌梗死面积减少，心肌细胞凋亡减轻，心功能改善。以上研究提示，TH17 细胞能够促进心肌炎症，介导免疫心肌损伤和心室重塑。心肌炎性损伤时不仅有 TH17 细胞应答，亦存在 TREG 细胞应答，能够抑制炎性反应、减轻心肌损伤和改善心室重塑。进一步研究提示，心肌梗死后第 3 天，TREG 细胞浸润至梗死局部，并于第 7 天达高峰，TREG 细胞过继转输能够减轻心肌梗死后局部炎性反应和细胞毒性 $CD8^+$T 淋巴细胞反应，减轻心肌细胞凋亡和间质纤维化并改善心功能。Kvakan 等研究发现

TREG 细胞过继转输减轻血管紧张素Ⅱ导致的心肌局部炎症，改善电重塑及心室重塑。CCR5 敲除的小鼠心肌局部 TREG 细胞浸润减少，心肌炎症加剧，心室扩张和纤维化加重。检测慢性心衰患者外周循环中的 TREG 细胞，发现其数目降低和功能减弱，并与心功能指标相关。

综上所述，TH 细胞的活化和分化作为心肌损伤后诱导的免疫炎性反应的一部分参与进一步的心肌损伤和心室重塑，而且不同的 TH 细胞功能亚群在这一过程中具有各异的生物学作用。因而，深入研究 TH 细胞活化和分化的具体调控机制对于我们从炎症角度阐明心室重塑的病理生理机制及实施干预具有重要意义。心血管保护药物阿托伐他汀能够调节机体的 TH1/TH2 细胞平衡及 TREG 细胞的数目和功能，一方面让我们对他汀类药物的心血管保护机制有了新的认识，另一方面给针对免疫介导的心肌损伤和心室重塑提供一个干预方向。

总之，心室重塑的机制极其复杂，虽然提出的引起心室重塑的机制较多，但每一种机制只能解释心室重塑的一个方面，没有哪一种机制能够全面解释心室重塑。因此，应该全面及综合分析，深入理解心室重塑的机制，以进一步提高心衰的防治水平。

第五节　心力衰竭的症状与体征

心衰的临床症状多样化，缺乏特异性。根据起病方式及受累的心腔不同，患者的临床表现也不尽相同。为叙述方便，此处按心衰的病程及首先累及心脏的腔室分别详述。

一、慢性心力衰竭的症状

1. *慢性左心衰竭的症状*　左心衰竭的病理生理基础是以肺淤血为主，因肺淤血引起肺静脉压升高、肺活量减小、肺弹性减退及肺顺应性降低，且肺淤血也阻碍毛细血管的气体交换，从而产生一系列临床症状和体征。慢性左心衰竭的症状主要包括三个方面：不同程度的呼吸困难、呼吸道症状及心输出量不足导致的主要脏器灌注不足的表现。

（1）疲劳、困倦及乏力：可出现在心衰的早期，平时即感四肢乏力，活动后进一步加剧，主要原因为心输出量下降，导致骨骼肌血流量减少。脑血流灌注不足时出现失眠、记忆力减退及健忘，严重时由于脑缺血缺氧可出现嗜睡、烦躁甚至精神错乱等精神神经症状。

（2）不同程度的呼吸困难：呼吸困难是患者的自觉症状，也是呼吸费力和呼吸短促征象的综合表现。患者呼吸困难严重时表现为胸闷及气促，辅助呼吸肌参与呼吸动作以及鼻翼扇动等为左心功能不全最重要的表现。呼吸困难形式有多种，早期仅于劳累后出现，称为劳力性呼吸困难；随着病情的发展，休息时亦会发生，严重者被迫采取坐位或半卧位的姿势才能缓解，称为端坐呼吸。

1）劳力性呼吸困难：劳力性呼吸困难是左心衰竭患者的早期症状之一，对诊断左心衰竭具有较高的特异性。在体力活动后发生，休息后可减轻或消失。劳力性呼吸困难出现的机制如下：①体力活动时机体需氧增加，但衰竭的左心不能提供与之相适应的心输出量，机体缺氧加剧，CO_2 潴留，刺激呼吸中枢产生“气急”症状。②体力活动时，心率加快，舒张期缩短，一方面冠状动脉灌注不足，加剧心肌缺氧；另一方面左室充盈减少，加重肺淤血。③体力活动时，回心血量增多，肺淤血加重，肺顺应性降低，通气做功增多，患者感到呼吸困难。

2）夜间阵发性呼吸困难：夜间阵发性呼吸困难是左心衰竭的典型表现。患者在白天从事一般活动时尚无呼吸困难的表现，夜间初入睡时也能取平卧位，常在夜间熟睡后突然因呼吸困难而惊醒，被迫坐起后片刻，轻者坐起数分钟后即缓解，重者必须端坐较长时间气喘方可渐渐消退。严重者呼吸困难、气喘明显，并可闻及哮鸣音，咳嗽反复不止，咳出带血黏液样痰或泡沫痰，或呈哮喘状态。重症患者则有可能发展为急性肺水肿，称为心源性哮喘。这一症状诊断心衰有较高的特异性。患者白天入睡，阵发性呼吸困难也可发作。阵发性呼吸困难之所以发生在入睡后是因为：①存储在下肢或腹腔的水肿液于卧位时转移至循环血容量中，使静脉回流增加，增加心脏的前负荷，加重肺淤血。②睡眠时神经系统接受传入信息的反应均减弱，故肺淤血非达到相当程度时，不足以使患者惊醒。③平卧时膈肌上抬，肺活量降低和胸腔有效容积减小。

3）端坐呼吸：端坐呼吸是左心衰竭较为特征性的表现，轻者仅需增加 1 ~2 个枕头即可使呼吸困难缓解；严重时，患者呈半卧位或坐位才能避免呼吸困难；最严重的患者需要坐在床边或椅子上，两足下垂，上身前倾，双手紧握床沿或椅边，借以辅助呼吸，减轻症状，这是端坐呼吸的典型体位。端坐呼吸提示患者心衰程度较重，在继发右心衰竭后，由于右心输出量减少，肺淤血相对减轻，因而呼吸困难也减轻。引起端坐呼吸的主要原因是平卧位时肺淤血加重，肺活量降低和胸腔有效容积减少。其机制为：①体位性肺血容量的改变：平卧位肺血容量较直立时增加（可多达 500 mL），而端坐时身体上部血容量可能部分（可达 15%）转移到腹腔内脏及下肢，使回心血量减少，因而减轻了肺淤血。②体位性肺活量的改变：正常人平卧时，肺活量只降低 5%，而左心衰竭患者因肺淤血及顺应性降低等，平卧时可使肺活量明显降低，平均降低 25%，当端坐位时肺活量可增加 10% ~ 20%。③膈肌位置的影响：当患者有肝大、腹水或胀气时，平卧位可使膈肌位置升高更明显，阻碍膈肌运动，减小腹腔有效容积，从而加重呼吸困难。端坐体位可减轻肺淤血，从而使患者呼吸困难减轻，这是因为：①端坐时部分血液因重力关系转移到躯体下半部，使肺淤血减轻。②端坐时膈肌位置相对下移，胸腔容积增大，肺活量增加；特别是心衰伴有腹水和肝、脾大时，端坐体位使被挤压的胸腔得到舒缓，通气改善。③平卧时身体下半部的水肿液吸收入血增多，而端坐位则可减少水肿液的吸收，使肺淤血减轻。

须将心源性呼吸困难与神经性呼吸困难相鉴别，后者又称为叹气式呼吸，常于一次深呼吸后即觉舒适，且很少有呼吸增快者；心源性呼吸困难也须与酸中毒性呼吸困难相鉴别，后者的呼吸加深，但患者本身并不觉得呼吸特别费力。

（3）咳嗽、咳痰及声音嘶哑：心衰时肺泡淤血，气管及支气管黏膜也淤血水肿，使呼吸道分泌物增多，可引起反射性咳嗽，咳痰增多，有时可发生于心衰发作前而成为主要症状。咳嗽多在劳累或夜间平卧时加重，干咳或伴有少量泡沫痰液，痰常呈白色泡沫样、浆液性，有时带血，呈粉红色泡沫痰；频繁的咳嗽可增高肺循环压力和影响静脉回流，诱发阵发性呼吸困难和加重气急，也使右心室负荷加重，急性肺水肿时则可咳出大量粉红色泡沫痰，尤在平卧位时更为明显。二尖瓣狭窄时左心房增大或肺动脉扩张、主动脉瘤等均可压迫气管或支气管，引起咳嗽、咳痰及声音嘶哑；肺梗死及肺淤血时容易合并支气管炎或支气管肺炎，均可引起咳嗽及咳痰。

（4）咯血：心衰时，肺静脉压力升高，可传递到支气管黏膜下静脉而使其扩张，当黏膜下扩张的静脉破裂时便可引起咯血，淤血的肺毛细血管破裂时也可引起咯血，咯血量多少不定，呈鲜红色，二尖瓣狭窄可有大咯血（支气管小静脉破裂或肺静脉出血），肺水肿或肺梗死可有咯血或咳粉红色泡沫样痰。

（5）发绀：严重心衰患者的面部如口唇、耳垂及四肢末端可出现暗黑色泽，即发绀。二尖瓣狭窄引起的发绀在两侧面颧部较明显，形成二尖瓣面容。急性肺水肿时可出现显著的外周性发绀，发绀的产生主要是由于肺淤血，肺间质和（或）肺泡水肿影响肺的通气和气体交换，使血红蛋白氧合不足，血中去氧血红蛋白增高。

（6）夜尿增多：夜尿增多是心衰的一种常见和早期的症状。正常人夜尿与白昼尿的比例是1∶3，白天尿量多于夜间，心衰患者的夜尿增多，夜尿与白昼尿的比例倒置为（2～3）∶1，其发生机制可能与以下几个方面有关：①夜间平卧休息时心功能有所改善，心输出量增加，且皮下水肿液部分被吸收，使肾血流灌注增加有关。②睡眠时交感神经兴奋性降低，肾血管阻力减小，肾小球滤过率增加，正常肾血管阻力受交感神经和肾素－血管紧张素系统性调节，在直立位和运动时肾血管阻力增大，使肾脏水、钠滤过率降低，而卧位时肾血管阻力减小，使水、钠滤过率增加，这种体位性调节的变化在正常人并不明显，而在心衰患者由于循环中去甲肾上腺素浓度及血浆肾素活性增加而变得特别明显。

心衰严重时，肾脏灌注不足，出现尿少、肾功能下降及肌酐升高，甚至出现心肾综合征。

（7）胸痛：有些患者可产生类似心绞痛样胸痛，原发性扩张型心肌病患者约有一半可发生胸痛，这可能与扩张和肥厚的心脏心内膜下缺血有关。

（8）中枢神经系统症状：表现为失眠、焦虑及噩梦，重者有幻觉及谵妄，后者伴时间、地点及人物的定向力障碍，进一步发展为反应迟钝，甚至昏迷。若单独由心衰引起，常提示进展到疾病的终末期。

（9）动脉栓塞症状：原发性扩张型心肌病患者有4%有过体循环栓塞的病史。追踪观察发现，未经抗凝治疗的心衰患者有18%将会发生体循环栓塞，临床表现为心源性体循环栓塞的病例85%栓塞部位是在脑或视网膜。

2. *慢性右心衰竭的症状*　右心衰竭的病理生理基础是体循环淤血，主要症状是消化道症状及水肿，主要是由于胃肠道、肾脏及肝脏等淤血引起。右心衰竭主要表现为体循环压增高和淤血，从而导致各脏器功能障碍和异常，体征明显，症状相对较少。

（1）胃肠道症状：胃肠道淤血可导致食欲不振、厌油、恶心、呕吐、腹胀、便秘及上腹胀痛等，疼痛常呈钝痛或伴沉重感，可因上腹或肝脏触诊而加重。通常慢性淤血不引起疼痛，而慢性淤血急性加重时，患者可产生明显上腹胀痛、恶心、呕吐及厌油，须注意与心脏用药如洋地黄、奎尼丁、胺碘酮等引起的不良反应相鉴别。

在心衰加重时，厌油可导致心源性恶病质，这是一种预后不好的征象，通常提示疾病的终末期。

（2）肝区疼痛：由肝脏淤血肿大及肝包膜发胀刺激内脏神经引起疼痛，早期主要有右上腹饱胀不适或沉重感，随着慢性淤血加剧，渐感肝区隐痛不适；若为急性肝肿胀或慢性淤血急性加重时，肝区疼痛明显，有时可呈剧痛而被误诊为急腹症；若为急性肝炎及胆囊炎等，深吸气、劳累、紧束腰带及肝脏触诊等可加重疼痛。肝淤血也可引起颈静脉压升高、颈静脉充盈及右上腹饱胀，长期肝淤血可引起黄疸及心源性肝硬化。

（3）夜尿增多：慢性肾脏淤血可引起肾功能减退，卧位时肾血流相对增加及皮下水肿液的吸收，使夜尿增多并伴有尿比重增高（多在1.025～1.030），可含少量蛋白、透明或颗粒管型及少量红细胞，血浆尿素氮可轻度增高，经有效抗心力衰竭治疗后，上述症状及实验室指标可减轻或恢复正常。

（4）液体潴留：早期表现为外周水肿及下垂部位水肿，后期可出现胸水（可以单侧也可以双侧，单侧以右侧多见）、腹水，甚至全身水肿，水肿为指陷性。

（5）劳力性呼吸困难：也是右侧心力衰竭时常见的症状之一，但没有左心衰竭的症状明显。继发于左心衰竭的右心衰竭者，左心衰竭本身可导致劳力性呼吸困难，出现右心衰竭时呼吸困难的症状可减轻，没有左心衰竭明显。由于分流型先天性心脏病或肺部疾病所致的单纯性右心衰竭患者也可出现明显的呼吸困难。

若右心衰竭是继发于左心衰竭，因右心衰竭后心输出量减少，肺淤血减轻，反而可使左心衰竭引起的呼吸困难减轻。但若右心衰竭因心输出量明显降低而恶化时（可以看作心衰的终末期表现或继发性肺动脉高压），呼吸困难反会变得很严重。孤立的右心衰竭患者也可有不同程度的呼吸困难，其发生机制可能与如下因素有关：①右心房及上腔静脉压增高，可刺激压力感受器，反射性兴奋呼吸中枢；②血氧含量降低，无氧代谢相对增加，产生的酸性代谢产物可刺激呼吸中枢兴奋；③胸水、腹水及肿大的肝脏会影响呼吸运动。

右心功能衰竭症状出现时常常伴随肺动脉高压，应进一步明确肺动脉高压的原因，与特发性肺动脉高压相鉴别；出现水肿时，须与肾源性、肝源性、黏液性、营养不良性水肿相鉴别。

（6）其他：少数较严重的右心室衰竭患者，因脑循环淤血、缺氧或利尿药的应用诱发水、电解质平衡失调等，也可出现中枢神经系统症状，如头痛、头晕、乏力、烦躁不安、嗜睡及谵妄等。如果右室流出道严重阻塞（如严重肺动脉高压、肺动脉狭窄），右室每搏输出量不能随需求而增加，活动时可使头昏加重，甚至可出现与左室流出道梗阻相似的晕厥症状。右心衰竭患者因产热增加而血流缓慢（使散热减慢），可出现低热，体温一般<38.5℃，心衰代偿时会退热，高热提示感染或肺梗死。

总之，右心衰竭的主要症状是体循环淤血及液体潴留，呼吸困难及呼吸道症状比较轻且表现不典型。

但是，临床上心衰的症状往往没有特异性，心衰临床评估的首要任务是确定患者是否确实存在心衰，对每一位患者应详细询问病史，了解可能的疾病病因、促发因素和进展轨迹等，如什么时间开始出现症状，症状与活动及体位有没有关系，伴随症状及症状是否影响日常活动，呼吸困难、气短和疲劳在什么情况下均发生等。

有时心衰的症状不典型（表1－3），患者常诉不适、乏力、易疲劳、活动后轻度胸闷或慢性咳嗽，但否认心衰的其他典型症状（如无明显呼吸困难、端坐呼吸、水肿和胸水、腹水）（表1-3），尤其在老年患者易出现。人们往往把他们的呼吸困难及乏力等这些症状归因于体质不佳，甚至年龄过大，误诊为是常见病如上呼吸道感染及气管炎。因此，要注意关注这一特殊人群。若怀疑心衰引起的症状，应仔细询问患者的病史及家族史，结合其他症状（表1-2）及体格检查，综合评估，及时做相关检查，尽早确诊，避免误诊。

表1-3 心力衰竭常见症状的特异性

分类	症状
典型症状	气短，端坐呼吸，夜间阵发性呼吸困难，运动耐量降低，乏力、疲劳、运动后恢复时间延长，踝部水肿
非典型症状	夜间咳嗽，喘息，体重增加（2 kg/周），体重降低（在严重心力衰竭患者），浮胀感，食欲不振，意识混乱（尤其在老年人），抑郁、心悸，晕厥

表1-4 心力衰竭常见症状的临床意义

细节	临床意义
提示心衰原因的潜在线索	在DCM患者，仔细的家族史可明确家族性心肌病，也可考虑其他原因，如缺血性心脏瓣膜病
病程	近期收缩期心衰患者可随时间延长而恢复
呼吸困难及乏力的严重程度及诱因，胸痛、活动耐量体力活动	决定NYHA级别：明确冠心病的潜在症状
厌食、体重下降	心衰中胃肠道症状常见，心脏恶病质提示预后不良
体重增加	快速增加提示容量负荷重
心悸、晕厥（前兆）、ICD（植入式心脏复律除颤器）放电	心悸表明阵发性心房颤动（AF）或室性心动过速，ICD放电与不良预后有关
提示TIA（短暂性脑缺血发作）或血栓栓塞症状	考虑需要抗凝治疗
最近或既往频繁因心衰住院	提示预后不良
发生周围水肿或腹水	容量负荷重
中断药物史	决定是否为HFrEF患者，中断GDMT（指南导向药物治疗）反映不耐受、不良事件及禁忌证，与不良预后有关
夜间呼吸紊乱、睡眠问题	治疗睡眠呼吸暂停可改善心功能，降低肺动脉压
加重心衰的药物	及时停止应用这些药物
饮食	限制钠水
治疗药物的依从性	提供药物，家庭支持，定期随访及文化差异

二、急性心力衰竭的症状

急性心力衰竭发作迅速，可以在数分钟到数小时（如 AMI 引起的急性心衰），或数天至数周内恶化。患者的症状也可有所不同，从呼吸困难、外周水肿加重到威胁生命的肺水肿或心源性休克，均可出现。急性心力衰竭症状也可因不同病因和伴随临床情况而不同。

1. 急性左心衰竭的症状

（1）早期表现：原来心功能正常的患者出现原因不明的乏力、疲乏或运动耐力明显减低以及心率突然增加 15～20 次/min，排除急性发热及突发肺部感染、气道阻塞等，可能是左心功能降低的最早期征兆。继续发展可出现劳力性呼吸困难、夜间阵发性呼吸困难、睡觉需用枕头抬高头部（高枕卧位）等；检查可发现左室增大，可闻及舒张早期或中期奔马律，肺动脉区第二心音（P_2）亢进，两肺尤其是肺底部有湿啰音，还可有干湿啰音和哮鸣音，提示已有左心功能障碍。

（2）急性肺水肿：起病急骤，病情可迅速发展至危重状态。极速呼吸道症状伴严重的自主神经紊乱，突发严重呼吸困难、端坐呼吸、喘息不止、烦躁不安并有恐惧感，呼吸频率可达 30～50 次/min；肺淤血，表现为频繁咳嗽并咯出大量粉红色泡沫样血痰；听诊心率快，心尖部常可闻及奔马律；两肺满布湿啰音和哮鸣音。

（3）心源性休克：主要表现为：①持续低血压，收缩压降至 90 mmHg 以下，或原有高血压的患者收缩压降低≥60 mmHg，且持续 30 min 以上，或需要循环支持。②组织低灌注状态，可见皮肤湿冷、苍白和发绀，出现紫色条纹；心动过速（>110 次/min）；尿量显著减少（<20 mL/h），甚至无尿；意识障碍，常有烦躁不安、激动焦虑、恐惧和濒死感；收缩压低于 70 mmHg，可出现抑制症状如神志恍惚、表情淡漠、反应迟钝，逐渐发展至意识模糊甚至昏迷。③血流动力学障碍：PCWP≥18 mmHg，心指数（CI）≤2.2 L/（min·m^2）（有循环支持）或≤1.8 L/（min·m^2）（无循环支持）。④低氧血症和代谢性酸中毒。临床上除一般休克的表现外，多伴有心功能不全的表现。严重左心功能衰竭时可出现昏厥和心搏骤停，需要紧急处理。

2. 急性右心衰竭的症状　急性右心衰竭是指由于某些原因，使右室心肌收缩力急剧下降或右室的前后负荷突然加重而引起的右心输出量急剧减少所致的临床综合征。急性右心衰竭多见急性大片肺梗死和急性右室梗死、三尖瓣突发关闭不全。

急性右心衰竭的临床表现与急性左心衰竭有明显的不同，主要表现如下：

（1）低血压状态引起的症状：低血压及心动过速可引起头晕、心慌、心悸及乏力等，尚无周围循环衰竭表现。

（2）心源性休克引起的症状：血压显著下降伴尿少（<20 mL/h）及外周循环衰竭的表现如四肢湿冷、出冷汗、神志恍惚、烦躁不安或反应迟钝。

（3）急性肝淤血所致的症状：右上腹胀痛、食欲不振、便秘、恶心及呕吐，有时酷似胆绞痛的症状。

（4）发绀：属血液淤滞引起的周围性发绀，肺梗死伴显著低氧血症时呈混合性发绀。

（5）水肿：右心衰竭早期，由于体内先有钠水潴留，故在水肿出现前先有体重的增加，液体潴留达5 kg以上时才出现水肿。心衰性水肿多先见于下肢，卧床患者常有腰、背及骶部等低垂部位明显，呈凹陷性水肿，重症者可波及全身，下肢水肿多于傍晚出现或加重，休息一夜后可减轻或消失，常伴有夜间尿量的增加，此因夜间休息时的回心血量较白天活动时为少，心脏尚能泵出静脉回流的血量，心室收缩末期残留血量明显减少，静脉和毛细血管压力的增高均有所减轻，因而水肿减轻或消退。

少数患者可有胸水和腹水。胸水可同时见于左、右两侧胸腔，但以右侧较多，其原因不甚明了。由于壁层胸膜静脉回流至腔静脉，脏层胸膜静脉回流至肺静脉，因而胸水多见于全心衰竭者。腹水大多发生于右心衰竭晚期，多由于心源性肝硬化所引起。

总之，急性心衰患者症状严重，但有时表现不典型，需要结合其他检查，早期识别，早期评估，及时救治。

三、心力衰竭的体征

心衰早期除了基础心血管疾病的体征外，其本身往往没有明显体征，当心衰发展到一定阶段才逐渐出现一些与心衰相关的体征；到心衰晚期，其相关体征才充分表现出来。因此一定要注意，并非没有异常体征就没有心衰。

（一）慢性心力衰竭的体征

慢性心衰病程长，发展慢，有一定代偿机制参与，但有时会急性加重。因此，慢性心衰的体征包括基础心血管疾病原有的体征加上心衰本身引起心脏及相关脏器结构与功能改变所致的体征。

1. 一般状况

（1）生命体征的改变：患者此时生命体征一般不会有异常，有时会出现脉搏增快，提示心衰早期代偿，为交感神经激活所致；呼吸频率也会增快，提示存在肺淤血；慢性心衰晚期患者的血压，尤其是收缩压偏低，主要是由于严重心衰，每搏输出量减少所致，但部分患者可以耐受。严重的失代偿心衰时，心输出量急剧下降，动脉收缩压可明显下降，脉搏快而细弱，脉压变小，尤其是在肺淤血的患者中显示两者存在某种相关性。

（2）面容及体位：若二尖瓣狭窄，可出现特殊的二尖瓣面容，即两颊潮红，口唇发绀。若长期右心衰竭引起心源性肝硬化，可出现面色晦暗。若合并严重的主动脉瓣关闭不全，可出现点头征；长期的全身静脉压显著升高可引起严重的三尖瓣反流，并导致可见的眼和颈静脉收缩期搏动。若出现进行性心衰加重，会出现强迫体位（半卧位或端坐体位），主要是由肺淤血所致，此时可以观察到呼吸频率及深度的改变如咳嗽、潮式呼吸，以及发绀。

（3）动脉搏动的检查：动脉搏动的检查非常重要，有无脉搏异常值得重视，同时也应该确定脉搏的特性。

1）交替脉：交替脉（强拍与弱拍交替）虽然并不常见，但如果出现，就几乎可以诊断为严重的进展期心衰。这个体征提示心室收缩有规则地强弱交替，要注意应与二联律时的强弱交替相鉴别。交替脉的脉搏交替时，心脏搏动是等间距的。严重的脉搏交替可通过触诊外周脉搏（股动脉较肱动脉、桡动脉及颈动脉更易发现），也可用血压测量法查到。随着袖带缓慢放气，交替搏动仅在收缩压以下不同毫米汞柱处可闻及，其幅度取决于交替脉的严重程度。然后所有的搏动都能听到。偶尔搏动太弱以致主动脉瓣未开放，造成明显的脉率减半现象，这种状况称为完全性交替脉。交替脉会伴有心音强弱的交替和心脏杂音。交替脉最常见于收缩性心衰，通常伴随室性舒张期奔马律（S_3），标志着心肌疾病的进展，而常常在心衰治疗好转后消失。交替脉常可由直立体位诱发，倾向于在心动过速时出现，常被期前收缩诱发。交替脉形成的原因是左室每搏输出的交替，根本原因是隔次心动周期的收缩期细胞减少，推测与心肌恢复不完全所致。偶尔可见交替脉伴有电交替，然而电交替往往不是由于机械收缩力的交替引起，而是心脏在充满液体的心包腔中位置的交替所致。

2）奇脉：在吸气时动脉搏动大幅降低及血压下降，常见于心脏压塞。通常是通过在吸气和呼气时仔细测量血压而确认。奇脉还可偶然见于严重的哮喘、肺栓塞、妊娠、肥胖或上腔静脉综合征患者。

3）其他：主动脉狭窄患者可有颈动脉搏动的上升支减弱，而严重的慢性主动脉瓣关闭不全表现为脉搏增强以及一系列与每搏输出量增高相关的表现。主动脉缩窄的患者外周脉搏可能缺如。

因此，对脉搏进行全面的评估始终是必要的，可为心衰的诊断提供一些有用的线索。

2. 胸部检查

（1）肺部啰音：液体漏到肺泡并进入气道形成湿啰音。两肺底可闻及湿啰音是左室衰竭的特征，至少为中等程度。湿啰音通常可以在两肺底部听到，如果是单侧，则常见于右侧，可能与单侧胸膜渗血有关。但是，无啰音并不能排除肺毛细血管血压有明显升高。当支气管黏膜充血、分泌物过多和（或）痉挛时，还可闻及干啰音和喘鸣音。

（2）胸腔积液：由于胸膜静脉回流至体静脉又回流入肺静脉床，胸腔积液最常见于两个静脉系统压力均升高的患者，但也可见于其中一个静脉床压力明显升高时。肺间质中液体量增加，穿过脏层胸膜，反过来抑制胸腔壁的淋巴管重吸收液体。毛细血管通透性增加可能也是心源性胸腔积液形成的原因。胸腔积液常常是双侧的，当为单侧时常常限于右侧。胸腔积液形成后，由于进一步减少了肺活量及对受体的刺激，往往加重呼吸困难。尽管心衰改善后，过多的液体通常被吸收，但是分隔性叶间积液可能持续存在，需要治疗性胸膜穿刺。胸腔积液时体格检查提示，患处呼吸幅度降低、呼吸浅快、呼吸音减弱及触觉语颤增强，但需行胸片、胸部 CT 或 B 超证实。

（3）潮式呼吸：也称为周期性或循环性呼吸，是呼吸中枢对二氧化碳的敏感性下降和左室衰竭两种情况综合作用的结果。潮式呼吸患者的呼吸中枢受抑制的主要原因是脑动脉硬化、脑卒中及头部外伤，睡眠、巴比妥盐类和麻醉药品的使用常常加重这些因素，进一步抑制呼吸中枢的敏感性。左心衰竭时，肺到脑的循环时间延长，造成机体反应迟钝，引起呼吸暂停与呼吸过度的波动，使呼吸和血气不能恢复稳定的状态。潮式呼吸还伴有循环交感活性增强、心率变异性减低以及外周化学敏感性增高。高达 40% 的心衰患者中可见潮式呼吸，其特征是症状严重，患者往往自己未察觉到潮式呼吸。然而，患者在睡眠时容易被观察到或从患者配偶处可问出相关的病史，潮式呼吸可促使患者白天瞌睡、失眠和打鼾。

但有时即使是毛细血管楔压升高的患者，也常常缺乏肺充血的体征（如啰音、肺水肿、颈静脉压升高），因此没有这些常见的体征并不能完全排除心衰。与慢性二尖瓣狭窄的患者相似，慢性严重的心衰患者往往具有肺间质淋巴引流空间，因此可以没有啰音；但再次强调，没有啰音并不能排除肺水肿，有时可能需要直接的血流动力学测定，相反，呼吸窘迫常常伴有明显的肺充血。

3. 心脏体征　几乎所有出现慢性心衰的患者均出现心脏方面的体征，主要是原有心血管疾病的体征和（或）心脏扩大的体征。例如，先天性心脏病或心脏瓣膜性疾病，则有相应的体征，如先天性心脏病时出现心前区隆起，并出现相应的听诊特点；尽管严重的瓣膜反流常常听不到杂音，但进展期心衰患者通常会出现二尖瓣及三尖瓣反流杂音，颈静脉怒张和第三心音（S_3）的存在意味着预后不良和疾病的进展，应该仔细检查和记录。

（1）心前区搏动：心衰时可能存在正常、高动力的或持续的心前区搏动，但心脏扩大会使心尖冲动点移位，这在严重的左室肥厚时也会持续存在。因此，心前区搏动不足以评估左心衰竭的程度。在部分患者中可以听到第三心音，在心尖部可触及搏动。右室扩大或肥厚的患者可能有持续和延长的胸骨旁左侧搏动，延长至整个收缩期。

（2）心脏扩大：这个体征是非特异性的，见于大多数的慢性收缩性心衰的患者。心脏叩诊提示心脏浊音界向左侧或两侧扩大，心尖冲动向左下移。值得注意的是，下述情况下例外：舒张性心衰，伴有慢性缩窄性心包炎、限制型心肌病的患者和各种急性病变，此时心脏来不及代偿，心脏不会扩大。

（3）S_3 及奔马律：舒张早期心音通常来自左室（但偶尔来自右室），发生于第二心音后 0. 13～0. 16 s，是健康儿童和青年人的常见体征。40 岁以后的健康成人很少听到这种生理性 S_3，但在任何年龄的心衰患者均可听到，称为舒张期前奔马律或 S_3 奔马律。对于有心动过速和呼吸窘迫的容量负荷过重患者，S_3 是最常见的表现。许多进展期心衰患者可能没有这一表现，但出现 S_3 意味着存在严重的血流动力学障碍。研究显示，S_3 是心衰死亡和住院的一个独立预测因子。

（4）P_2 亢进和收缩期杂音：随着左室衰竭的发展，肺动脉压升高，P_2 变得亢进［常比主动脉瓣区第二心音（A_2）强］，并且传导广泛。心衰时常可闻及收缩期杂音，这是由于心室及瓣环扩大后出现了功能性二尖瓣或三尖瓣关闭不全。经药物或器械治疗心功能代偿恢复后，这些杂音常常减弱或消失。

4. 腹部体征检查

（1）肝颈静脉反流征：轻度右心衰竭患者在半卧位（头倾斜 45°）休息时颈静脉压力可以正常，但右上腹明显受压时，颈静脉压力异常升高导致其异常充盈，称为肝颈静脉反流征阳性。为了引出这一体征，在观察颈静脉充盈情况的同时，应稳定、逐渐地用力，紧紧地慢慢按压右上腹并持续至少 1 min 时间，期间告诉患者不要紧张，屏住呼吸或进行 Valsalva（瓦尔萨尔瓦）呼吸，然后非常缓慢地放松右上腹的压力。若颈静脉怒张，或压迫期间和即刻颈静脉充盈增加 >3 cm，则提示肝颈静脉反流征阳性，是心内充盈压异常增高的征象，常常反映存在腹部淤血以及右心不能接受或射出瞬时增加的静脉回流血液。

（2）充血性肝大及心源性肝硬化：肝脏常在明显的水肿形成之前就已增大，并且当其他症状或右心衰竭消失后还会持续存在。假如肝大迅速出现并且是相对新近发生的，由于肝包膜被迅速牵张，肝脏常有触痛。心衰长期存在时，即使肝脏仍然大，但触痛消失。重度心衰的患者，肝大伴全身性低灌注而无充血（如“冷/干”性血流动力学）表现。慢性重度心衰或存在严重的充血性肝大伴有三尖瓣病变或缩窄性心包炎的患者，还可以发生脾大，但脾大是心衰的罕见表现。此时，体检可发现肝区有叩击痛，触诊肝肋下可触及，质地柔韧，若长期肝淤血合并心源性肝硬化，则肝脏质地硬。

（3）腹水征：肝静脉和引流腹膜的静脉压力升高时可出现腹水，腹水反映了长期体静脉压力升高。器质性的三尖瓣病变及慢性缩窄性心包炎患者，腹水比皮下水肿更为显著。如同胸腔积液的情况，腹水发生时毛细血管通透性增加，其蛋白含量与肝淋巴液相似（是水肿液蛋白量的 4 ~ 6 倍）。内脏充血或终末期充血性心衰的患者偶尔会发生蛋白丢失性肠病，结果血浆渗透压可能低于形成腹水的阈值。少量腹水时无明显腹部体征，腹水多时则出现移动性浊音，大量腹水时腹部膨隆，呈蛙状腹。

尽管心衰患者大多数没有腹部症状，但有些患者会出现腹水或内脏水肿。因此，应仔细地进行腹部检查，以确定是否有肝、脾大，腹水，肝搏动及触痛。

5. 其他体征

（1）颈静脉高压：视诊颈静脉可以很容易查出颈静脉压升高，颈静脉压力往往反映右心和左心的充盈压，但大部分心衰患者心内充盈压相对正常，并没有扩张的颈静脉。但若出现颈静脉充盈或怒张，则提示右房压力增高，是右心衰竭最早的体征。检查时患者应采取卧位、头部倾斜 45°，医生应位于患者的右侧仔细检查颈静脉的充盈状态。正常颈静脉压的上缘水平是胸骨角上约 4 cm，相当于右房压 <10 cmH_2O，超出此水平则提示颈静脉压力升高。颈静脉压升高是预测心血管不良事件（如死亡或因心衰住院）的独立危险因素。另外，当三尖瓣关闭不全时，v 波和 y 降支很明显。正常情况下，吸气时颈静脉压下降，但在心力衰竭以及缩窄性心包炎患者中颈静脉压力升高，称为 Kussmaul（库斯莫尔）征。

（2）外周水肿：虽然水肿是心衰的一个主要表现，但它与体静脉压之间无良好的相关性。慢性左心衰竭及低心输出量患者在出现外周明显水肿之前，细胞外液体容量已经显著地增加（在成人最少为 4 L）。因此当体静脉压仅轻度升高时，即可引起水肿。心衰性水肿往往呈对称性、凹陷性，常在身体的下垂部位首先出现。在能活动的心源性水肿患者中，水肿常常于一天结束后，首先出现在双足或踝部，休息一夜后可减轻；而卧床患者最常见于骶部。在心衰的终末期，可能形成大量、全身性水肿（普遍性水肿），伴随体重增加及心电图电压减弱。长期水肿导致下肢皮肤色素沉着、发红、变硬，最常见于足背和胫骨前区域。

（3）Valsalva 动作的异常反应：做这个动作要点是用力呼吸对抗关闭的声门，有助于诊断心衰。这个测验的标准化方法如下：让患者对着一个无液气压计吹气并保持40 mmHg 30 s。胸膜腔内压升高，静脉向心脏的回流减少，每搏输出量下降，静脉压升高。动脉压力曲线正常情况下有四个独立的阶段：第一阶段，动脉压初始升高，代表将升高的胸腔压传导到外围。第二阶段，随着张力持续及静脉回流减少，心输出量、收缩压、舒张压和脉压下降，伴随反射性心率增快。第三阶段，当张力解除，动脉压突然下降，与下降的胸膜腔内压相等。第四阶段，随着张力解除，静脉系统血液回流到心脏，心输出量瞬间增加，引起动脉压突然上升到控制水平之上，随之脉压变大，出现心动过缓。心衰时，第二阶段到第三阶段正常，即在第一阶段升高的胸腔内压传递到动脉树正常，并且在第三阶段张力解除时传导到动脉树的压力突然消失。然而，由于心脏活动处于Starling曲线的平坦部位，第二阶段静脉回流受阻不影响每搏输出量，因此，压力感受器未被激活，当第四阶段压力解除时心输出量无突增。这一结果表现为“矩形”波。已证明，左室收缩功能中度下降的患者对Valsalva动作表现为中间反应（称为突增缺乏反应）。有经验的临床医生可以采用床旁血压计测定Valsalva动作的动脉血压以发现左室充盈压升高，自动检测仪器在研制中。

（4）心源性恶病质：长期严重的心衰，尤其是右心衰竭，由于肝脏和肠道淤血以及肠系膜低灌注，可导致恶病质。偶尔出现肠道吸收脂肪障碍，蛋白丢失性肠病罕见。心衰的患者还表现出总代谢率增加，这是由于：①心肌耗氧量增加，见于主动脉狭窄和高血压患者；②呼吸做功过度；③低热；④交感神经系统活动增加；⑤循环肿瘤坏死因子α水平升高。这种致炎细胞因子由单核细胞产生，可引起恶病质和食欲不振。还有证据表明，炎性细胞因子包括肿瘤坏死因子α可以降低心肌收缩力，通过刺激凋亡和逆转录细胞外基质引起左室重构。在严重终末期心衰患者，恶病质的重要性是目前研究的热点课题。研究认为，心衰患者发生体重减轻和恶病质，预后很差。恶病质的机制还不完全清楚，可能与各种细胞因子有关，包括肿瘤坏死因子α。

总之，心衰的体征如颈静脉怒张和组织充血，对于心衰患者的准确评估尤其重要，它对于判断心衰患者循环淤血的程度很有价值。容量负荷过重的体征包括颈静脉怒张、显著的V波、奔马律（或第三心音）、啰音及胸腔积液、全身水肿、腹水和外周水肿；有时则表现为特定的器官肿大，如肝大、脾大（罕见）和心脏扩大。充血性心衰和肺动脉导管有效性评估试验证实，端坐呼吸和颈静脉怒张提示心内充盈压增高，而灌注不足的总体评估有助于发现心指数降低。表1－5总结了心衰常见的体征及其特异性，表1－6总结了心衰体征的临床意义。

表1－5　心力衰竭常见体征及其特异性

分类	体征
特异性体征	颈静脉压升高，肝颈反流征阳性，第三心音（奔马律），心尖冲动向外侧偏移，心脏杂音
非特异性体征	外周水肿（踝部、骶尾部及阴囊），肺部捻发音，肺底语音传导减弱、叩诊浊或实音（胸腔积液），心动过速，脉搏不规则，呼吸急促（超过16次/min），肝大，腹水，组织退废（恶病质）

表 1－6　心力衰竭常见的体征的临床意义

体格检查	临床意义
体重指数（BMI）及体重下降的迹象	肥胖是心衰的一个原因，而恶病质则提示预后不良
血压（卧位及立位）	评价高血压或低血压，脉压宽度可反映心输出量，血压对 Valsalva 动作的反应提示左心舒张压
脉搏	显示脉率的强度及规则性
检查血压及心率与体位变化的关系	与容量减少或扩血管药物过量一致
静息及压迫腹部后颈静脉压	明确充血最有用的体征
心脏的附加音及杂音	S_3 与 HFrEF 不良预后有关，杂音提示心脏瓣膜疾病
右室负荷重	提示明显的右室功能不全和（或）肺动脉高压
心尖冲动的位置与强度	心尖冲动的扩大与移位提示心室扩大
肺部情况：呼吸频率、啰音及胸水	在严重慢性心衰患者，尽管有明显的肺淤血，也无啰音
肝大和（或）腹水	容量负荷重
下肢温度	下肢冷反映心输出量不足
周围水肿	许多患者，尤其是年轻患者，虽然有静脉容量过大，但是可能没有水肿。部分肥胖及老年患者水肿反映外周病变而不是心脏病变

（二）急性心力衰竭的体征

急性心衰起病急，发展快，病程短，因此机体来不及代偿或代偿不完全；其中大部分情况是在慢性心衰的基础上发展为急性失代偿性心衰，此时除了慢性心衰的原有体征，还有急性心衰的体征。

1. 一般情况　常表现为脉搏增快，呼吸急促，呼吸频率增快，在某些情况下，脉搏可能会减弱。血压可代偿性增高、正常，有时降低并伴有脉压减小，严重时出现心源性休克，患者可能出现四肢及颜面部苍白发冷、周围性发绀、精神或认知状态变化、窦性心动过速、少尿和体温过低，这往往由于心输出量减少反射性引起交感神经系统过度激活引起的。也可能表现为正常的肤色、温度和外观。

2. 胸部体征　呼吸急促，幅度小，频率快。急性肺水肿时，听诊发现两肺满布粗糙的湿啰音和喘鸣音，伴咯血色泡沫痰。

3. 心脏体征　除原发疾病的体征外，听诊发现心率增快，可有奔马律和新出现的杂音。若急性心肌梗死时合并机械并发症，如室间隔穿孔、乳头肌功能不全或断裂，则出现相应的杂音。若功能性三尖瓣关闭不全，胸骨左缘 3～4 肋间可闻及收缩期杂音，右心衰竭控制后此杂音可明显减弱或消失。心室收缩时血液反流至右心房，出现颈静脉搏动及收缩晚期肝脏扩张性搏动。但右室收缩力显著减弱时，此征不明显。

4. 腹部体征　肝大且压痛很常见，出现肝颈静脉反流征阳性。急性充血可导致严重的右上腹压痛，类似于胆囊炎；有时急性失代偿的患者有严重的右上腹疼痛，甚至可能被怀疑为急性胆囊炎而送入手术室行胆囊切除术，而实际上是急性肝淤血。急性继发性肝淤血和严重右心衰竭时转氨酶水平往往升高，凝血因子和总胆红素水平也可能增高。腹腔内压力升高可见于充血性心衰和失代偿心衰，进一步说明了腹部充血对血流动力学的影响。

5. 颈静脉怒张　急性右心力衰竭时，由于右心回流障碍，右房压增加导致颈静脉怒张。

6. Kussmaul 征阳性　吸气时颈静脉怒张更明显。

总之，慢性心衰急性失代偿的体征通常是慢性心衰的体征加上急性失代偿情况下加重的相应体征，而真正急性心衰的体征主要是心输出量减少和（或）肾上腺素活性增强引起的体征，当然也有心脏疾病本身的体征。

第六节　心力衰竭的临床分类及心功能评价

心衰不是一种简单的疾病，而是由不同病因导致的复杂临床综合征。因此，为叙述方便，本节从临床实用的角度出发，根据不同的发病机制及关注面提出一些分类方法。而且对于心脏功能状态也应有不同的评价体系，因此，本节也一并介绍不同状态下心功能的评价方法。

一、心力衰竭的临床分类

心衰的发病机制及临床表现均很复杂，因此有多种分类方法。根据不同的分类标准，心衰可有不同的分类：①根据病程，可分为急性心衰和慢性心衰；②根据受累的部位，分为左侧心衰和右侧心衰；③根据病理生理学及心输出量的正常与否，分为高输出量性心衰及低输出量性心衰；④根据左室射血分数的正常与否分为射血分数降低的心衰（HFrEF）和射血分数保留的心衰（HFpEF）。目前以后者分类较为常用。本节将对这四种类型的心衰做一简单明了的阐述。

1. HFrEF 与 HFpEF　这种分类方法是由《2013 年 ACCF/AHA 心力衰竭管理指南》最先提出，然后被广为接受的一种分类方法，优点是简单实用。目前国内外指南和临床实践大都采用这种分类方法。

射血分数是每搏输出量（心室舒张末期容量减去收缩末期容量）除以心室舒张末期容量（或乘以 100%），是评价心室收缩功能的常用指标。在左室收缩和排空降低（收缩功能不全）的患者，搏出量由左室舒张末期容量的增加（因为左室扩张）来维持，即心脏射出较大容量中的小部分血液。一般来说，收缩功能不全越严重，EF 比正常降低越多，左室舒张末期容量和左室收缩末期容量越大。

对 HFrEF 或收缩性心衰患者的试验，主要入选射血分数≤35% 或≤40% 的患者，至今仅在这些患者中抗心室重塑被证实有效，因此，目前指南推荐且广被接受的 LVEF 切点为≤40%，射血分数≤40% 则被诊断为 HFrEF。

最近，另一些试验征集了心衰和 LVEF 为 40% ~45%，且未合并其他原因所致心脏异常（如瓣膜或心包疾病）的患者。其中有些患者没有舒张功能完全正常的心衰（一般认为小于 50%），但也没有收缩功能的显著降低。因此，“射血分数保留的心衰”一词被创造出来，以描述这些患者。因此，射血分数为 40% ~50% 的患者，代表一种“灰色区域”，并最可能有轻度的收缩功能不全。《2016 年欧洲心脏病学会（ ESC）急慢性心力衰竭诊断与治疗指南》将其正式命名为 LVEF 中间范围的心力衰竭（heart failure with mid - range ejection fraction，HFmrEF），与 HFrEF 及 HFpEF 并列成为心衰家族的新成员。

按 LVEF 将心衰分为这三类，并不是提示心衰患者从 HFpEF 进展到 HFmrEF，最终发展到 HFrEF，因为这三类 HF 患者具有不同的病因、病理生理机制、临床特征及合并症，而且对治疗的反应也不尽相同。目前已有充分的证据证明 HFrEF 和HFpEF是基础病理生理机制完全不同的综合征，当然也不排除某些情况下这三种 HF 形式的相互转变。而 HFmrEF 也有独立的临床特点，主要表现在以下几方面。

（1）流行现状：在心衰患者中，HFmrEF 流行情况的资料有限。因为大部分心衰的流行病学研究是按 LVEF 在 50% 以上或以下进行分层研究；而且大多数 HFrEF 的临床研究入选患者的 LVEF <40%，HFpEF 研究对象的 LVEF 切点为≥45% 或≥50%。因此，LVEF40% ~49% 的 HF 患者的流行状态几乎是空白。但是，还是有某些研究给 HFmrEF 的患病率提供有限的资料。例如，CHARM 研究报告了其研究人群 LVEF 的分布规律，其人群 LVEF 为单一钟形分布，LVEF 在 40% ~50% 的患者占很大的比例，7 955 名患者中有 1 295（17%）名患者的 LVEF 在 42% ~53%；而在以急性心衰为研究对象的 OPTIMIZE 注册研究及来自奥姆斯特德的社区研究则显示人群 LVEF 为双模型分布：射血分数在 40% ~50% 的人最少，提示在非选择的心衰人群中，与 HFrEF 和 HFpEF 相比，HFmrEF 相对较少见。而最近美国的 GWTG - HF 注册研究也支持这一结论。在 99 825 名因心衰而住院的患者中，有 12 819 名 HFmrEF 患者，占 12.8%；48 950（49%）名患者为 HFrEF，而 38 056（38.1%）名为 HFpEF。尽管社区研究及临床研究都可能存在偏差，但是重要的是，在目前 LVEF 分布研究及 HF 的队列研究中，所有心衰患者中 HFmrEF 占的比例为 10% ~20%，虽然相对于 HFrEF 和 HFpEF 较少见，但它仍代表着一个非常大的群体，因此其诊治不应该被忽视。但临床实践中，LVEF 在40% ~49% 的 HF 患者（HFmrEF）相对较少，其原因可能是 LVEF 轻度下降的大多数患者没有 HF 的临床症状而未就诊。

（2）病因及诱因：与 HFpEF 相比，HFmrEF 患者的病因更可能是缺血性心脏病（占 65% ~72%），与 HFrEF 类似。HFmrEF 的其他原因包括心肌炎或心肌病的早期阶段或经治疗后部分恢复。GWTG - HF 注册研究分析了美国因 HF 而住院患者的诱因，结果显示，常见的诱因分别是肺炎/呼吸道疾病（28.2%）、心律失常（21.7%）、药物治疗依从性差（15.7%）、肾衰竭加重（14.7%）及未被控制的高血压（14.5%）。HFmrEF 患者中，未被控制的高血压（16.4%）是更常见的诱因；急性心肌缺血作为 HFmrEF 发作的诱因（11%），也高于 HFpEF（6%），而与 HFrEF 相似（11%）。而且，肺炎延长这些患者的住院时间。

（3）临床特征：根据目前的研究结果，HEmrEF 患者的临床特征处于 HFrEF 和 HFpEF 之间。与 HFpEF 相比，HFmrEF 患者更年轻，而且男性较多；而与 HFrEF 相比，

HFmrEF 患者的年龄更大（平均年龄 77 岁），而且女性较多（49%）。因此，HFmrEF 在年龄与性别方面处于 HFrEF 和 HFpEF 之间，而更与 HFpEF 类似。在心血管危险因素方面，与 HFrEF 相比，HFmrEF 患者合并高血压（66% ~ 82%）及血脂异常（54%）的比例较高，且大部分 HFmrEF 有糖尿病（28% ~ 50%）。HFmrEF 的合并疾病［如慢性阻塞性肺疾病（COPD）占 36%、心房颤动占 42%、外周动脉性疾病占 16%、贫血占 27%、肾功能不全占 26% 及透析占 5.37%］也较多，比 HFrEF 高，而与 HFpEF 类似。在美国的 GWTG – HF 研究中，心衰的主要症状是呼吸困难（71.2%）及容量负荷过重或体重增加（11.3%）；HFmrEF 患者中表现为呼吸困难（74%）比 HFrEF 和 HFpEF 患者更常见。

（4）心脏超声特点：HFmrEF 的心脏超声特点与血液动力学特征也是处于 HFrEF 和 HFpEF 之间，而且体现得更充分。左室偏心性重塑比 HFpEF 明显，而比 HFrEF 少，提示 HFmrEF 可能是 HFrEF 的早期阶段。心功能方面也可鉴别：与 HFpEF 相比，HFmrEF 的左室收缩性降低而舒张僵硬度增加，而且心房 – 左室不匹配程度进行性加重［从 HFpEF（1.3 ± 0.4）到 HFmrEF（1.9 ± 0.7）再到 HFrEF（2.6 ± 0.9）］，可能与左房（LA）的进行性增大及循环 BNP 增高有关。

（5）诊断标准：按照《2016 年 ESC 急慢性心力衰竭诊断与治疗指南》提出的诊断标准，具有下列三项即可诊断为 HFmrEF：①有心衰的症状（如乏力、呼吸困难及水肿等）及体征（肺部啰音及肝大等，但在 HF 早期或经利尿药治疗后也可没有相关体征）；②通过心脏超声、核素或磁共振成像（MRI）测定的 LVEF 在 40% ~ 49%；③辅助检查，包括 BNP 升高［BNP > 35 pg/mL 和（或）NT – proBNP > 125pg/mL］并且至少再加上下列之一标准：a. 相应的心脏结构的改变，如左室肥厚和（或）左房扩大；b. 舒张功能不全，即E/e′≥13 及间隔和侧壁的平均 e′ > 9 cm/s。

（6）治疗措施：既往心衰的临床试验均把 HFmrEF 患者排除，而部分 HFmrEF 患者被包括在射血分数切点在 45% 以上的 HFpEF 试验中。因此，具体到 HFmrEF 患者的治疗循证证据缺乏，指南推荐的 HFmrEF 患者的治疗类似于 HFrEF。在观察性的处方研究中 HFmrEF 患者的药物变化较大，反映了在治疗 HFmrEF 时缺乏专家共识及证实有效的治疗方法。目前在观察性注册研究中，治疗 HFmrEF 患者的药物使用情况如下：β 受体阻滞药的使用率为 8% ~ 87%，ACEI/ARB 的使用率为 28% ~ 83.5%，螺内酯的应用率为 6.8% ~ 13%，利尿药的使用率较高，为 56% ~ 74%，地高辛的使用率为 14.5% ~ 46%，而钙通道阻滞药的使用率为 21% ~ 46%。HF 的器械治疗也是集中在 HFrEF 患者。业已证明，抗心衰起搏器（CRT）可降低 HFrEF（LVEF 小于 35%）且宽 QRS 或左束支传导阻滞（LBBB）患者的发病率及死亡率；在 MADIT 各中心全自动除颤器置入试验 – CRT 试验中，发现 CRT 可改善 LVEF > 30%（可以高达 42%）患者的临床结果。但是，对于 HFmrEF，还缺乏 CRT 治疗的循证医学证据。已设计两项研究 MIRACLE EF 及 MADIT – ASIA 针对 HFmrEF 患者，但由于入选困难而停止。因此，目前没有循证医学证实有效的治疗措施用于 HFmrEF 患者，需要进一步研究。

（7）预后及转归：在心血管健康研究中，HFmrEF 的年死亡率也处于 HFrEF 和 HFpEF之间：HFmrEF 年死亡率为 115/1 000，HFrEF 年死亡率为 154/1 000，HFpEF 年死亡率为87/1 000，而没有HF对照组患者的年死亡率为25/1 000。在校正混杂因素后，与对照组相比，HFmrEF全因死亡率明显增加。这与基于社区的无症状左室收缩功能不全研究（弗莱明翰心脏研究、Strong心脏研究及英国心脏超声筛查研究）结果一致：LVEF在40%～50%没有HF的参与者的预后较LVEF>50%者的差；甚至在最近弗莱明翰心脏研究资料中，LVEF在50%～55%没有心衰的参与者的预后较射血分数>55%者的差。MESA队列研究发现LVEF与全因性死亡存在线性负相关：LVEF每降低10%，全因性死亡危险增加22%。而在慢性稳定性心衰患者中，已经证实低的LVEF与高的心脏事件存在线性关系，而且LVEF从40%～45%开始，其危险开始增加；在CHARM研究中，射血分数<45%的心衰患者，LVEF每降低10%，校正后的全因死亡率增加39%；但是LVEF在45%以上，随着LVEF的增加，全因性死亡及心血管性死亡的危险均保持相对稳定。而在研究对象为因心衰住院患者的GWTG－HF注册研究中，HFmrEF患者的未校正的住院死亡率（2.6%）比HFrEF（3.2%）患者的低，而与HFpEF患者（3.0%）的相类似。在MEDICARE资料中，HFmrEF患者的30 d及1年死亡率（8.2%及35.1%）较HFrEF（9.5%及37.5%）患者的低，而与HFpEF患者（8.5%及35.6%）的相类似，当校正了混杂因素后三组1年死亡率的仍保持着这种趋势，但差别无统计学意义。因此，这些资料提示，根据临床结果在临床预后方面，HFmrEF更类似于HFpEF，较HFrEF预后好。但是，这不适合急性心衰住院事件，也不提示对HFmrEF治疗效果类似于HFpEF。而且，需要更多的研究去证实，HFmrEF患者是否可以从对HFrEF治疗有效的改变疾病进程的药物中获益。这些资料有助于证实这样的推荐：按HFrEF早期形式来治疗HFmrEF。

某些由冠心病引起的HFmrEF患者可能是HFpEF到HFrEF的一种过渡形式：HFrEF经抗缺血治疗好转（LVEF升高到HFmrEF水平）或HFpEF经一次缺血事件后恶化（LVEF降低到HFmrEF的范围），HFmrEF可能是合并冠心病的HFpEF亚组或代表HFrEF的早期或轻型阶段。这些患者可能是局限性心肌梗死或心肌梗死再血管化后缺血性事件发生后心脏重塑的早期阶段。来自奥姆斯特德的社区研究显示，HFpEF患者5年内LVEF降低6%，老年人及冠心病患者下降得更严重，而且经冠状动脉造影检查的HFpEF患者，只有合并冠心病HFpEF患者的LVEF会降低，随访时死亡率也增加；而完全血运重建也可以降低HFpEF患者LVEF的下降速度；相反，HFrEF患者，尤其女性患者，经药物治疗后5年内射血分数升高7%。与此类似的是，Kaiser Permanente Colorado研究显示，在以前有心肌梗死史的患者，HFpEF更可能随时间的延长向HFrEF转变；而女性并坚持应用β受体阻滞药的HFrEF患者更可能向HFpEF转变。

总之，基于目前的认识，HFmrEF的临床特点、超声心电图特征、血液动力学特征、生物标志物特征及临床预后特点均处于HFpEF和HFrEF之间，而且更类似HFpEF。但是，缺血因素引起的HFmrEF则与HFrEF类似。而且，在HF患者中，HFmrEF占的比例为10%～20%，构成了相当大的群体，因此应重视其诊断与治疗，应针对HFmrEF患者进行循证医学研究，以确立其病理生理机制及最佳的治疗措施。

HFpEF的诊断要比HFrEF的诊断更困难，因为它主要是一个排除性的诊断，即患者症状的潜在非心脏原因（如贫血或慢性肺病）必须首先要排除。通常这些患者没有心脏扩大，而很多有左室壁厚度增加和左房增大，大多数有舒张功能不全的证据，一般认为这是这些患者心衰的可能原因，至今针对这些患者的循证医学研究还没有获得有效的治疗方法，仅仅是对症治疗及控制危险因素等。

HFrEF 的诊断需要满足三个条件：①心衰的典型症状，如呼吸困难、端坐呼吸、夜间阵发性呼吸困难、活动耐量下降、食欲不振及乏力等。②心衰的典型体征，如颈静脉充盈、肝颈静脉回流征阳性、第三心音、肺部啰音、双下肢水肿。③LVEF 降低，心脏多普勒、心脏 MRI 及左室造影等客观检查发现 LVEF≤40%。

HFpEF 的诊断需要满足四个条件：①心衰的典型症状，如呼吸困难、端坐呼吸、夜间阵发性呼吸困难、活动耐量下降、食欲不振及乏力等。②心衰的典型体征，如颈静脉充盈、肝颈静脉回流征阳性、第三心音、肺部啰音、双下肢水肿。③LVEF 正常或轻度降低，心脏多普勒、心脏 MRI 及左室造影等客观检查发现 LVEF≥50%，左室无明显扩大甚至缩小。④相关的结构性心脏病变（左室肥厚/左房扩大）和（或）舒张功能不全，包括心脏结构的改变，如左室肥厚、左房扩大；多普勒超声见 E/e′升高，二尖瓣血流异常，肺静脉反流时间延长；生物标志物 BNP 或 NT－proBNP 升高；心脏节律异常，如心房颤动。⑤有创血流动力学，如左室舒张末期压力增高，左室心肌松弛时间常数延长。⑥左室僵硬度增大。

但 HFpEF 的诊断存在以下问题：①左室充盈在静息条件下可正常，但在活动时增加，因而常规检查的敏感度受限。②HFpEF 患者的表型多种多样，需要确定其病理生理亚型。③重要的合并症对于诊断值存在影响。④HFpEF 界值如何定义才最合适。⑤对射血分数为 40%～50% 以及射血分数值动态变化的患者如何分类。目前尚无选择性患者的大型队列研究对这些问题进行详细说明。

HFpEF 在不同性别、种族的人群中均会发生，且发病年龄呈年轻化趋势。过去认为 HFpEF 常合并高血压和心肌肥厚，但临床研究表明这些患者的平均血压接近正常，仅少于 50% 的患者合并左室肥厚。

总体来说，HFpEF 患者的住院率在增加，而 HFrEF 患者却在减少。虽然 HFrEF 患者在住院期间死亡率较高，但是两类心衰患者出院后 30 d 内和 1 年内的死亡率相似。相对于无心衰症状的患者，有症状的患者功能受限且生活质量较差。HFpEF 死亡的危险因素包括高龄、肾功能不全、血流动力学不稳定（低血压、心动过速）。HFpEF 患者中非心血管病死亡约占总死亡的 40%。

HFpEF 具有明显的异质性，合并了多种复杂的共存疾病。其发病机制目前仍不明确，可能与舒张功能不全、静息和（或）负荷状态下收缩功能不全、心室－动脉偶联异常、炎症反应、内皮功能障碍、变时功能不良、心肌能量障碍、外周骨骼肌代谢和血流灌注异常、肺动脉高压及肾功能不全等有关。既有心脏因素，也包括非心脏因素。

因此，在诊断 HFpEF 时，需要考虑如下机制或因素：①心肌细胞异常：a. 舒张功能异常。HFpEF 常常出现舒张功能异常，包括舒张早期松弛延迟、心肌细胞僵硬化以及充盈期血流动力学改变。多普勒超声心动图和有创压力测试都提示舒张过程变缓。舒张延迟的程度影响静息状态的舒张期压力，尤其是舒张中晚期。临床研究还发现，HFpEF 中 β 受体的表达减少。b. 心肌细胞和肌细胞僵硬度增加。观察发现，HFpEF 中心肌细胞的僵硬度被动增加，这被视为 HFpEF 的主要特征之一。心肌细胞僵硬化的原因众多（如纤维化或浸润等），影响细胞外间隙以及心肌细胞本身。心肌细胞纤维化是 HFrEF 的公认特征，但在 HFpEF 的心内膜心肌活检（EMB）中同样发现胶原体积有所增加。另一个发病机制可能是心肌组织被淀粉样蛋白如异常的转甲状腺蛋白所浸润。在 HFpEF 和 HFrEF 中细胞外基质都存在异常，但是 HFpEF 患者心肌细胞的僵硬度更大。c. 收缩储备功能减弱。使用多普勒斑点示踪技术进行研究发现，相对于尚无心衰发作的同年龄、同性别合并高血压的舒张功能不全患者，HFpEF 患者纵向和圆周向应变减小。②心室－动脉偶联异常：随着年龄的增加和合并疾病的增多（如高血压、肥胖、糖尿病、慢性肾病），血管的僵硬度会逐渐增大。为了维持心室和动脉的充分偶联，心室收缩期的僵硬度也随之增加，故心室－血管僵硬化是 HFpEF 的特征之一。这使心室的收缩储备能力受限，从而出现收缩末期弹回率增大，心输出量被动增加，导致心肌的能量需求增加。③心血管储备功能受限：HFpEF 的血流动力学参数和心肌细胞的相关资料都是在静息状态下得到的，但 HFpEF 的运动耐量和储备能力却是受限的。其病理机制包括收缩功能增强受限、变时功能不良、舒张期充盈异常以及外周血管扩张能力减弱。HFpEF 心脏收缩储备功能下降可能与心肌细胞异常有关，包括 ATP 的生成以及磷酸肌酸转化为 ATP 的过程异常。④炎症：左室内膜活检和细胞炎症标志物的分析发现，炎症反应在 HFpEF 中起重要作用。氧化应激增加和 NO 信号通路功能减弱导致了炎症，HFpEF 合并大量共存疾病也使机体处于促炎状态。⑤肺动脉高压及其对右心室的影响：HFpEF 的左室僵硬度增加导致左室舒张末期压力增大，进而出现肺静脉和肺动脉压力增大。长期肺循环高压会诱导产生一些生物活性物质，并且出现与肺毛细血管楔压（PCWP）不匹配和跨肺压力梯度增加，从而导致平均肺动脉压升高。⑥肾功能不全：HFpEF 患者中26%～53%合并有慢性肾病，这类患者通常预后较差。与 HFrEF 不同，HFpEF 合并肾功能不全的主要特征是机体容量调节失衡。一些通路共同参与了心脏和肾脏疾病进程。⑦共存疾病：HFpEF 患者通常合并多种共存疾病，针对这些疾病进行治疗有助于改善患者预后。HFpEF 共存疾病的发病率很高，且与心室－血管功能障碍和临床预后相关。高血压是 HFpEF 的危险因子，治疗高血压能降低 HFpEF 风险。肥胖、贫血、糖尿病和肾功能不全都与心室－血管的结构和功能特征相关，并促使 HFpEF 发病。

2. 急性心衰和慢性心衰　心衰的临床表现主要取决于心衰发展的速度及是否有足够时间发挥其代偿机制。心衰按发展的时间、速度以及严重程度分为急性心衰和慢性心衰，慢性心衰占多数，急性心衰中以急性左心衰竭较为常见；可以为新发的失代偿心衰，也可是在慢性心脏病心衰的基础上由于某种诱因导致急性失代偿。

从心衰的自然病史看，心衰的病程多呈现急性加重和慢性稳定相交替的连续过程。心衰可以在心脏急性病变的当时急性发生，如急性大面积心肌梗死、急性重症心肌炎、急性心脏瓣膜病变时出现急性左心衰竭，急性肺动脉栓塞、右室心肌梗死、右侧急性瓣膜病时出现急性右心衰竭；也可在原有慢性心脏病变的基础上逐渐出现临床症状而呈现急性心衰的过程，如风湿性心脏病、陈旧性心肌梗死等病程中逐渐出现劳力性呼吸困难和活动耐量降低。慢性心脏病变的过程中也可以发生心衰的急性加重而出现急性左心衰竭或急性右心衰竭的症状和体征。当心力衰竭的症状急性发生或加重时，称为急性心衰。关于急性心衰有许多不同的定义，主要指新发的失代偿性心衰或慢性心衰急性失代偿（加重），患者的临床症状严重，血流动力学不稳定，甚至表现为急性肺水肿或心源性休克，需要紧急入院救治的情况。心衰急性期的病死率较高，住院病死率可达4%～10%，主要因心源性休克、急性呼吸衰竭、急性肾衰竭、恶性心律失常甚至多器官衰竭而死亡。多数急性心衰患者经过积极有效的治疗可获得症状的缓解，血流动力学渐趋稳定而转化成慢性心衰。但急性心衰和慢性心衰的概念是相对的，慢性心衰在病程中，随时会在各种诱发因素的作用下而急性加重，特别是一些严重的慢性心衰患者，时常会急性失代偿而需要住院治疗。

急性心衰与慢性心衰在诊断和治疗的节奏及程序上有显著差别，急性心衰时重在缓解其急性症状，稳定血流动力学，纠正各种代谢紊乱，降低患者的死亡危险。慢性心衰的治疗目标主要是控制或减少其急性失代偿，抗心室重构，改善患者的生活质量，并降低猝死发生率。

需要指出的是，既往对急性心衰的表述并不清晰一致，如欧洲心脏病学会（ESC）认为，医生用“acute”表达心力衰竭时，意思是比较含混的，有时意指病情的严重性，有时则用来表示其失代偿、新近发病等，现在更倾向于用“acute”这个词来表示时间，而不是严重性。文献中在描述急性心衰时，常见“acute，advanced，decompensated”等几个词，这些词的意思是有区别而不能互换的，“acute”着重表示疾病发生的时间，advanced表示疾病的进展，decompensated则着重表示慢性向急性转变的过程。《2012年ESC急慢性心力衰竭诊断与治疗指南》将心衰分为以下三类：新发的心力衰竭，指首次出现并有明显病因的心力衰竭；暂时性心力衰竭，指经过一段时间的治疗可以完全恢复正常的心力衰竭，如一些急性心肌炎及一些急性心肌梗死患者发生的急性心力衰竭；慢性心力衰竭（失代偿）恶化，是需要住院的心力衰竭患者中最普遍的情况，占心力衰竭住院患者的80%，应根据临床表现和病因给予特殊治疗。心衰分类中的几个概念见表1－7。

表1－7　心力衰竭临床分类中的几个概念总结

慢性心力衰竭	慢性心力衰竭综合征具有复杂多变的临床表现，主要症状是呼吸困难和呼吸乏力，运动耐力下降，液体潴留。进一步能够导致肺淤血和外周水肿，经常出现急性失代偿
急性心力衰竭	新发生的失代偿性心力衰竭或慢性心力衰竭急性失代偿，出现了严重甚至危及生命的临床表现，需要住院紧急救治。可以是收缩性或舒张性心功能（或后负荷、前负荷）严重不匹配
LVEF降低的心力衰竭	（收缩性心力衰竭，收缩功能减低的心力衰竭）伴有LVEF下降，具有心力衰竭症状和体征的临床综合征。绝大多数患者伴有左室扩张，包括扩张型心肌病、缺血性心肌病等
LVEF保留的心力衰竭（舒张性心力衰竭，收缩功能保留的心力衰竭）	射血分数保留，但是有明确的心力衰竭症状。绝大多数患者左室不扩张。可能由瓣膜病或其他疾病而致，如高血压、冠心病、糖尿病等

3. *左心衰竭、右心衰竭和全心衰竭* 根据首先受累的心腔及其相应的临床表现，将心力衰竭分为左心衰竭、右心衰竭和全心衰竭。左心衰竭的特征是肺循环淤血，主要见于左室梗死、高血压、二尖瓣狭窄或关闭不全、主动脉瓣病变；右心衰竭以体循环淤血为主要表现，大部分是从左心衰竭发展过来的，但也有一部分是由肺动脉高压或慢性阻塞性肺疾病所致，也可能是由三尖瓣或肺动脉瓣疾病引起的。慢性持续性左心衰竭液体潴留逐渐波及全身，出现体循环淤血，继而出现右心衰竭，即为全心衰竭，这时左心衰竭的症状、体征可能减轻。

4. *低输出量性心衰和高输出量性心衰* 低输出量性心衰是临床上常见的类型，如冠心病、心肌病、瓣膜病等，临床特征是有外周循环异常的临床表现，如全身血管收缩，四肢发冷、苍白，偶见四肢末梢发绀，晚期每搏输出量下降使脉压变小，动静脉血氧差增大。这是绝大多数类型心脏病心衰的特征。高输出量性心衰患者由于持续性的高心输出量，通常四肢温暖和潮红、脉压增大或至少正常。见于甲状腺功能亢进、动静脉瘘、脚气病、贫血等疾病以及妊娠，心衰的症状通常随着原发疾病的好转而逆转。

二、心功能评估方法

评估心脏功能的方法有主观方法和客观方法，不同疾病状态使用不同的方法。因此，本节将按急性心衰和慢性心衰，分别介绍几种评估心功能的方法，以利于读者了解心衰的严重程度并指导治疗。

1. *慢性心衰心功能分级*

（1）美国纽约心脏协会（NYHA）心功能分级（NYHA 分级）：目前主要采用1926年由纽约心脏协会提出的心功能级别评价慢性心衰的心功能状态，这是目前临床常用的方法。NYHA 分级是慢性心衰分级，根据患者自觉的活动能力，NYHA 心功能分级适用的对象是已有心衰症状的心脏病患者，分为四级（表1－8）。

表1－8 心力衰竭的分期和心功能分级

心力衰竭分期	心功能分级
A期：有心力衰竭高危险因素，但尚未出现心脏结构与功能异常	Ⅰ级：正常体力活动下，无心力衰竭的症状
B期：心脏结构和（或）功能发生了异常，但尚未出现心力衰竭的临床症状	Ⅱ级：正常活动下出现症状，休息后缓解
C期：心脏结构和（或）功能异常，目前或曾经有心力衰竭的症状	Ⅲ级：轻体力活动下出现症状，休息可缓解
D期：难治性、终末期心力衰竭，需要特殊干预	Ⅳ级：休息下仍有症状出现

Ⅰ级：患者有心脏病，但活动量不受限制，平时一般活动不引起疲乏、心悸、呼吸困难或心绞痛。

Ⅱ级：心脏病患者的体力活动受到轻度的限制，休息时无自觉症状，但平时一般活动下可出现疲乏、心悸、呼吸困难或心绞痛。

Ⅲ级：心脏病患者体力活动明显受限，小于平时一般活动即引起上述乏力、心悸及呼吸困难等症状。

Ⅳ级：心脏病患者不能从事任何体力活动，静息状态下也出现心衰的症状，如果从事一定的体力活动，就会加重不适感。

NYHA 心功能分级的最大优点是简单、方便及实用性强，为临床医生常用，具有重要的临床指导意义，也在许多临床试验中被采用，证明了其与预后有很好的相关性。但与实际的心功能状态并非始终一致，比较适合于慢性左心衰竭患者的心功能评价；当患者左心衰竭发展为全心衰竭或主要为右心衰竭时，由于右心衰竭的代偿，肺淤血程度减轻，反而对劳力的耐受情况明显好于单纯的左心衰竭，结果患者劳力性呼吸困难程度与真实的病情不完全一致。而且，由于上述分级方法仅依据患者的主观症状，缺乏客观依据，Ⅰ级和Ⅳ级可明显区分，但Ⅱ、Ⅲ级较难区别；又因患者个体异质性较大，不同的个体耐受性、平时的身体情况及感受不同，症状发生时受心功能的影响，同时还有其他器官疾病的影响，心功能的评价受到一定的影响，使分级与客观检查之间存在较大差距，如 LVEF 与该分级症状之间并非完全一致，限制了 NYHA 心功能分级的客观性。因此，1994 年由 NYHA 以客观证据（包括超声心动图、心电图、X 线胸片、核素显像、冠状动脉造影、心肌活检等发现的心功能受损证据）为基础，提出了的新的心功能分级方案（客观评价）。

Ⅰ级为心功能代偿期，Ⅱ、Ⅲ、Ⅳ级为心功能失代偿期，即心力衰竭，并将其分别称为 1、2、3 度心力衰竭。

现将 1994 年 NYHA 分级标准及补充客观评价介绍如下（表 1－9）。

表 1－9　心脏病患者功能状态和客观评价的分级法（1994 年修订）

功能状态	客观评价
Ⅰ级：患者有心脏病，但体力活动不受限制。一般的体力活动不引起过度的疲劳、心悸、呼吸困难或心绞痛	A 级：无心血管病的客观证据
Ⅱ级：患者有心脏病，体力活动稍受限制。休息时感觉舒适，但一般的体力活动会引起疲劳、心悸、呼吸困难或心绞痛	B 级：有轻度心血管病变的客观证据
Ⅲ级：患者有心脏病，体力活动大受限制。休息时尚感舒适，但一般轻的体力活动就会引起疲劳、心悸、呼吸困难或心绞痛	C 级：有中度心血管病变的客观证据
Ⅳ级：患者有心脏病，体力活动能力完全丧失，休息时仍可存在心力衰竭症状或心绞痛。进行任何体力活动都会使症状加重	D 级：有重度心血管病变的客观证据

（2）6 分钟步行试验（6 MWT）：1993 年 Bittner 根据患者病情的严重程度，将 6 MWT 的步行距离分为四级（表 1－10）。这种测试结果的分级正好与 HYHA 的心功能分级相反，即 6 MWT 分级愈低心功能愈差。达到Ⅲ、Ⅳ级，心功能接近或已达到正常。

表 1－10　6 分钟步行试验的步行距离分级

级别	步行距离（m）
Ⅰ	<300
Ⅱ	300～374.9
Ⅲ	375～449.9
Ⅳ	>450

（3）按左室射血分数（LVEF）分级：LVEF 能客观地反映左室的收缩功能，但与症状的关系不甚密切，如用它作为临床症状严重度的一种指标则不完全准确。1995 年 Cohn 提出把 LVEF 按高低进行的分级与运动耐量试验结合起来，认为这样将心脏性的与症状性的功能异常两者结合，进行症状严重度的分级更为恰当（表 1－11）。用该方法进行心脏功能分级时，以患者左室的收缩功能不全及运动耐量降低为基础，分别独立进行。

步行距离 <150 m 为重度心力衰竭；150～450 m 为中重度心力衰竭；>450 m 为轻度心力衰竭。该方法简便易行，不但能够有效评价患者的运动耐力，而且可以预测患者预后，适用于评价中、重度心肺疾病患者的治疗效果，还可用于评价患者基线运动功能。SLOVD 试验表明，6 分钟步行距离的长短与 8 个月内的终点事件相关：因心力衰竭住院率分别为 1.99% 和 22.16%，死亡率分别为 2.99% 和 10.23%。

表 1－11　心力衰竭严重度分级

分级	左室功能不全（LVEF）	运动耐量｛VO_2［mL/（kg·min）］｝
无症状	A（>45%）	1（>25）
轻	B（35%～45%）	2（18～25）
中	C（25%～35%）	3（10～18）
重	D（<25%）	4（<10）

注：LVEF 为左室射血分数；VO_2 为最大运动耐量时的峰值氧耗量。

（4）心脏功能的 MET 分级法：为了指导心脏病患者的康复活动，1981 年 Goldman 根据运动耐量试验提出了心功能的代谢当量（MET）分级法（表 1－12）。

表 1－12　按心脏病患者体力活动强度的 MET 心功能分级

分级	MET	VO_2［mL/（kg·min）］	体力活动强度	举例
Ⅰ	>7	>25	重体力活动	锯木、铲土、中等速度爬楼梯、持 27～40 kg 重物
Ⅱ	5～7	18～25	中等强度体力活动	花园松土挖掘、锄草、慢爬楼梯、持 14～27 kg 重物
Ⅲ	3～5	10～18	轻体力活动	擦玻璃、扫树叶、拔草、持 7～14 kg 重物
Ⅳ	<3	<10	轻微活动	洗脸、穿衣、洗碗、写字、读书报等

注：MET 为静息状态能量消耗的倍数，1 MET = 3.5 mL VO_2/（kg·min）。

（5）Benack 评分法：由 Benack 提出，按表内项目进行评分法（表 1－13），分数愈高，心力衰竭愈重。此评分法既可判定心力衰竭程度，又可用于判定疗效高低。

表 1－13　心力衰竭诊断的 Benack 评分标准

症状	心力衰竭程度	记分
无症状		0
呼吸困难	持续性端坐呼吸（＋＋＋＋）	5
	安静时呼吸困难（＋＋＋）	4
	发作性端坐呼吸（＋＋）	3
	劳力性呼吸困难（＋）	2
	运动时气喘（±）	1
水泡音	满肺野（＋＋＋）	4
	肺下部（＋＋）	3
	肺下部少量（＋）	2
	仅肺底部（±）	1
水肿	有腹水或胸腔积液（＋＋）	3
	两下肢明显水肿（＋）	2
	两下肢明显水肿（±）	1
心绞痛发作	强（＋＋＋）	3
	中（＋＋）	2
	弱（＋）	1

注：积分 4～7 分为轻度心力衰竭；8～11 分为中度心力衰竭；12～15 分为重度心力衰竭。

（6）Crackles 分级法：根据临床症状、体征和胸片设计以下计分法，分值越高，心力衰竭症状越重，详见表 1－14。

2. 急性心力衰竭的心功能分级

（1）Killip 分级法：主要用于评价急性心肌梗死患者的心衰严重程度，根据临床和血流动力学状态分级。在 GUSTO－1 试验中，Killip 分级与急性心肌梗死溶栓治疗患者 30 d 死亡率密切相关。在非 ST 段抬高的心肌梗死中，Killip 分级是患者 30 d 和 6 个月预后的独立预测因子。分级越高，预后越差，Ⅰ、Ⅱ、Ⅲ/Ⅳ级患者 30 d 的死亡率分别为2.8%、8.8%和14.4%，6个月的死亡率分别为5%、14.7%和23%。

表1－14　Crackles分级法

呼吸困难	肺部啰音	心率	右心衰表现	胸片改变
轻度或中度劳力性呼吸困难	仅肺底部存在	90～110次/min	颈静脉压＞6 cmH_2O	上肺野纹理多
阵发性夜间或劳力性呼吸困难	肺底部以外存在	＞110次/min	颈静脉压＞6 cmH_2O	肺间质水肿
端坐呼吸或夜间咳嗽	—	—	—	肺泡水肿，肺间质水肿，伴胸腔积液
静息时呼吸困难	—	—	—	—
总评分4	2	2	2	3

当急性心肌梗死时，通常采用Killip分级法评定心功能状态（详见表1－15）。

Ⅰ级：无心力衰竭征（肺部无啰音），无心功能失代偿的表现。

Ⅱ级：有轻度至中度的左心衰竭，体检时可听到第三心音、舒张期奔马律及双肺底湿性啰音，一般不超过肺野的一半，胸片有肺淤血。

Ⅲ级：有严重的心力衰竭和急性肺水肿表现，肺部湿啰音超过腋中线水平，甚至满肺湿啰音。

Ⅳ级：有心源性休克，伴有或不伴有急性肺水肿，有低血压、面色苍白和发绀、少尿、四肢湿冷、大汗。

表1－15　急性心衰的Killip分级法

级别	内容
Ⅰ	无心力衰竭症状，心输出量下降，心率增快，CI接近正常，LVEDP轻度升高（15～18 mmHg），病死率0～5%
Ⅱ	轻至中度心力衰竭症状，心输出量正常或轻度下降，患者出现心率增快，呼吸困难，咳嗽，咳白色泡沫痰，查体双肺啰音（但小于50%的肺野），可有S_3奔马律或交替脉，PCWP升高（＞18 mmHg），PaO_2为60～85 mmHg，病死率10%～20%
Ⅲ	重度心力衰竭或肺水肿，心输出量中度下降，患者出现明显呼吸困难，端坐呼吸，咳嗽，咳白色或粉红色泡沫痰，口唇发绀，面色灰白，皮肤湿冷，双肺啰音＞50%肺野或满布哮鸣音，血压正常、增高或降低，PCWP升高（＞30 mmHg），PaO_2为＜60 mmHg，病死率50%
Ⅳ	心源性休克，血压显著降低，临床出现周围循环灌注不足表现，如四肢末梢厥冷、出冷汗、面色青灰、脉搏细弱、表情淡漠或烦躁甚至意识丧失、尿少（＜20 mL/h），CI＜1.8 L/（min·m^2），病死率85%～95%；心源性休克合并肺水肿，临床出现心源性休克合并肺水肿的血流动力学特征及表现，可有心律失常，病死率极高

（2）Forrester分级：主要用于急性心肌梗死时心功能损害程度的评价，也可用于

其他原因所致心力衰竭的评价。主要根据依据血流动力学状况，如 PCWP CI 以及外周组织灌注状态进行分级，适用于心脏监护室、重症监护室和有血流动力学监护的病房及手术室内。Forrester 分级详见表 1－16。

Forrester 分级共分四级：

Ⅰ级：CI＞2.2 L/（min·m^2），肺毛细血管楔压（PCWP）＜18 mmHg；无肺淤血和组织灌注不足的临床表现，双肺无啰音，血压不低。

Ⅱ级：CI＞2.2 L/（min·m^2），PCWP＞18 mmHg，有肺淤血，双肺有啰音，无组织灌注不足的临床表现，无血压下降。

Ⅲ级：CI＜2.2 L/（min·m^2），PCWP＜18 mmHg，无肺淤血，双肺无啰音，有组织灌注不足，血压低，心源性休克。

Ⅳ级：CI＜2.2 L/（min·m^2），PCWP＞18 mmHg，有肺淤血，双肺有啰音，同时组织灌注不足，血压低，心源性休克。

表 1－16　急性心衰的 Forrester 分级法

分级	PCWP（mmHg）	心指数（L·min^{-1}·m^{-2}）	组织灌注状态
Ⅰ	≤18	＞2.2	无肺淤血，无组织灌注不良
Ⅱ	＞18	＞2.2	有肺淤血
Ⅲ	≤18	≤2.2	无肺淤血，有组织灌注不良
Ⅳ	＞18	≤2.2	有肺淤血，有组织灌注不良

（3）根据临床严重性分级（表 1－17）：在临床上最常用，既是 Forrester 分级的补充，也是没有血流动力学条件监测下，主要根据临床表现来评估病情严重性的方法，它是根据Forrester法修改而来，可据此推测患者的血流动力学状态。因为分级标准主要根据末梢循环和肺部啰音判断，可以快速判断病情，无须特殊的监测条件，适用于无特殊监护的门诊和住院患者。以 Forrester 法和临床程度床旁分级为例，两种分级与死亡率呈正相关，从Ⅰ到Ⅳ级的病死率分别是 2.2%、10.1%、22.4% 和 55.5%。

表 1－17　急性心衰的临床程度床旁分级

分级	皮肤	肺部啰音
Ⅰ	温暖	无，干燥
Ⅱ	温暖	有
Ⅲ	寒冷	无或有
Ⅳ	寒冷	有

第七节　心力衰竭的诊断

一、器械检查

目前心衰根据左室射血分数（LVEF）分为射血分数降低的心力衰竭（HFrEF）和射血分数保留的心力衰竭（HFpEF）。这两类心衰临床症状相似，因此需要测定LVEF来评估左室功能进行鉴别。所以，心衰患者需要进行心脏器械检查以全面评估心脏的形态与功能，建议对所有心衰患者都做心脏超声、心脏X线检查、心电图及心肌灌注显像（ECT），应对适合的患者行冠状动脉造影以鉴别心衰的原因是缺血性还是非缺血性的，对特殊病因还需要做心内膜心肌活检，对某些患者还可应用心脏MRI评估心脏的形态、结构及功能。其中，特别强调心电图在心衰诊断、鉴别诊断及治疗策略选择中的基础作用。

（一）心电图

心电图（ECG）是评估心衰的常规检查。所有心衰患者几乎都有ECG异常，只要ECG正常，几乎可以排除心衰。但ECG不能用于评价心功能，只能提示心衰的原因，了解左房的负荷，也可监测各种心律失常。具体来说，ECG可提供既往心肌梗死（MI）、左室肥厚、广泛心肌损害及心律失常等信息，也可判断是否存在心脏不同步，包括房室、室间和（或）室内运动不同步。有心律失常或怀疑存在无症状性心肌缺血时应做24 h动态心电图。

1. 不同病因心衰的ECG表现

（1）高血压所致的心衰：以左室肥厚的表现最为典型，表现为QRS波群电压的改变及继发性ST－T改变。还可能出现提前出现的异常P波，期前收缩（简称期前收缩）与窦性下传的QRS波群相似，可能由于窦房结逆传代偿间歇不完全所致。

（2）缺血性心衰：冠心病是心衰的重要病因，其心电图可表现为肢体导联QRS波低电压，心房颤动等快速型心律失常，ST段压低、T波低平或倒置、病理性Q波，左前分支传导阻滞、高侧壁心电轴左偏、缺血性J波、前间壁胚胎性r波等。冠心病心衰患者室性心律失常的发生率较为普遍，其频发室性期前收缩、非持续性室性心动过速、持续性室性心动过速、尖端扭转型室性心动过速、心室颤动的总发生率均较高。

（3）肺源性心脏病所致的心衰：ECG以QRS低电压为主要表现，可能是因为长期缺氧，广泛心肌细胞退行性变、坏死、纤维化及心肌细胞消失，因而心室激动时产生的电位明显减小；心肌供血不足则反映了冠状动脉供血不全。现认为肺源性心脏病除右房（RV）扩大外，右房传导障碍也是形成肺型P波的病理基础。急性肺源性心脏病是指由于肺动脉突然栓塞，引起右心室、右心房急剧扩张，所以又称为急性肺栓塞，其心电图改变有：①Ⅰ导联出现较深的S波，Ⅲ导联出现明显的Q波及T波倒置，称为“SⅠQⅢTⅢ”，是肺栓塞较特征性的心电图改变之一；②心电轴右偏，多数病例电轴位于＋90°～＋100°；③顺钟向转位，V5、V6导联呈RS型，有时V1～V6导联均呈rS型；④avR导联R波电压增高；⑤Ⅱ、Ⅲ及avF导联P波直立、高尖，＞0.25 mV；⑥V1～V3导联ST段呈弓背向上型轻度抬高，T 波倒置，V4～V6 导联 ST 段下移；⑦心律失常：常出现窦性心动过速和一过性房性心动过速、心房颤动、右束支阻滞等。慢性肺源性心脏病心电图表现为：①心电轴右偏，> +90°；②Ⅱ、Ⅲ及 avF 导联 P 波高尖，振幅≥0.25 mV，即所谓肺型 P 波；③心脏显著顺时针方向转位，V5 导联 R/S < 1；④V1 导联呈 RS 型，R/S ≥1；avR 导联呈 QR 或 RS 型，R/S 或 R/Q≥1；⑤肢体导联低电压；⑥Ⅱ、Ⅲ、avF 及V1～V2导联 T 波倒置。

（4）心脏瓣膜病所致心衰：心脏彩超提示主动脉瓣、二尖瓣钙化多见，形成了狭窄和关闭不全，以至血流动力学改变的心电学基础。心电图异常以心律失常发生率为高，心房颤动、房性期前收缩、室性期前收缩等多见，发生率约为 72%。其中主动脉瓣钙化狭窄及二尖瓣钙化关闭不全者心房颤动的发生率最高，与左房排空受阻和左房容量增多有关。其次，心电图异常以房室传导阻滞和束支传导阻滞为多见，发生率约占 39.7%。另外，ST－T 改变较为普遍，左室肥厚劳损发生率增高，可能与冠状动脉缺血、心脏扩大、心肌增厚等有关。主动脉瓣和二尖瓣同时受累者心电图发生改变者明显增多，可能与血流动力学改变、心脏传导系统破坏、心肌缺血程度增加有关。

（5）扩张型心肌病所致的心衰：心电图呈严重传导障碍，Prosbt 等报告希氏束心电图检查，QT 间期延长达 94%，希－浦系统不但常被累及，并且病变广泛和弥漫。不完全性或完全性室内传导阻滞、完全性左束支传导阻滞最多见。心衰加重时，存在心房颤动伴房室传导阻滞（AVB）或缺血加重伴 ST－T 变化，心房颤动的心室率增快。扩张型心肌病伴窦性心动过速或快速心房颤动，期前收缩增多。这些异常的心电图表现可能是心衰加重的危险因素。

2. 各种心律失常的监测　充血性心衰患者除血流动力学障碍外，还有与机械功能恶化相一致的各种心电活动异常，临床表现为各种各样的室性心律失常，包括室性期前收缩（PVB）、非持续性室性心动过速（NSVT）、持续性室性心动过速（SVT）、尖端扭转型室性心动过速（TdP）及心室颤动（VF）等。有资料显示，24 h 动态心电图监测的结果发现 60%～90% 的无症状左室功能不全患者有频发或复杂 PVB，40%～60% 有 NSVT，而有症状慢性心衰患者合并频发或复杂 PVB 者约有 95%，合并 NSVT 约有 85%；室性心律失常，特别是 NSVT 的发生率与 NYHA 及左室射血分数相关，但其与心脏性猝死的关系则较为复杂。充血性心衰患者心脏重塑后发生心肌肥大，导致心肌离子流发生适应性变化即电重塑或离子流重塑，结果是心肌复极离散度加大，成为室性心律失常的基质；同时左室容量与压力增加，引起室壁张力增加，牵拉心肌纤维引起心肌电生理特性的改变，心肌细胞的扩张导致了电位时程（APD）的缩短，并且缩短了心肌细胞的不应期，进而也可产生致心律失常的基质，频发室性心律失常。另外，心衰时由于心输出量降低和左室舒张末期压升高，反射性引起包括交感神经系统、肾素－血管紧张素－醛固酮系统在内的循环内分泌激活，从功能代偿性阶段的有益作用，逐渐发展至失代偿阶段的有害作用。近年来的研究表明，心肌和微血管内组织局部的自分泌和旁分泌较循环内分泌的作用更为重要，其持续激活最终将损伤心肌，进入失代偿性阶段，此时循环内分泌系统又重新激活，如此形成恶性循环，进一步促进室性心律失常的发生。心肌肥厚易造成相对供血不足，心室肌纤维增生，以及灶性坏死，使心电不稳定区域增多，后负荷的增加易引起心电生理的改变和 QT 间期延长，室壁肥厚影响 QT 间期和 QT

离散度，从而导致心室肌的复极不同步，为折返激动的形成提供了条件，最终导致心律失常的发生。

表1－18总结了心衰患者常见ECG异常及其临床意义。

表1－18　心衰时常见ECG异常的原因及意义

异常情况	原因	临床意义
窦性心动过速	心衰失代偿，贫血，发热及甲状腺功能亢进	临床评价，实验室检查
窦性心动过缓	β受体阻滞药、地高辛、维拉帕米等抗心律失常药物，病态窦房结综合征，甲状腺功能减退	审查药物治疗，实验室检查
房性心动过速/心房扑动	甲状腺功能亢进，感染，二尖瓣疾病，心衰失代偿，梗死	减慢房室传导，抗凝治疗，药物复律，电复律，导管消融
室性心律失常	心肌缺血、梗死，心肌炎，心肌病，低钾，低镁及洋地黄过量	实验室检查，运动试验，心肌灌注/存活评价，冠状动脉造影，电生理检查，ICD
心肌缺血/梗死	冠心病	心脏超声，肌钙蛋白，心肌灌注/存活评价，冠状动脉造影，冠状动脉血运重建
Q波	心肌梗死，HCM，LBBB，预激	心脏超声，心肌灌注/存活评价，冠状动脉造影
左室肥厚	高血压，HCM，主动脉瓣疾病	心脏超声/心脏磁共振成像（CMR）
房室传导阻滞	心肌梗死，药物中毒，心肌炎，结节病，遗传性心肌病，莱姆病	审查药物治疗，评价全身疾病，家族史/基因检查，适合时植入起搏器或ICD
QRS低电压	肥胖，肺气肿，心包积液及淀粉样变	心脏超声/CMR，胸片，怀疑淀粉样变时考虑进一步影像检查（CMR，^{99m}Tc－DPD扫描）或心内膜心肌活检
QRS时程≥120 s及呈LBBB图形	心脏电及机械不同步	心脏超声，心室同步化治疗：CRT－P（起搏器）及CRT－D（除颤器）

（二）心脏彩超

心脏超声检查是心衰患者最常用、最经济检查项目，因此对所有心衰患者都应做心脏超声检查。心脏超声检查包括二维或三维超声心电图、脉冲及连续波多普勒、彩色多普勒及组织多普勒，目前仍不断有新研究的成像技术，如心肌分层应变检测技术及斑点追踪分层应变技术定量评价心功能等。

心脏超声检查具有床旁、实时及良好的可重复性等特点，并可以对心功能不全做出早期准确的诊断，其各项指标对心衰的病因、心脏收缩舒张功能和预后的正确评价具有不可替代的重要作用，其缺点是主观性强，不同的检查者之间存在较大的变异性。

心脏超声检查可提供心脏解剖（如各心腔的容量、质量及几何形状）及功能（心室功能及室壁运动、瓣膜功能、肺动脉压力）的信息。因此，目前心脏超声检查主要用于：①诊断心包、心肌或心瓣膜疾病；②定量分析心脏结构及功能的各项指标；③区别舒张功能不全和收缩功能不全；④估测肺动脉压；⑤为评价治疗效果提供客观指标。

1. 彩色多普勒超声心动图观测指标

（1）心腔结构指标：左室舒张末期内径（LVDd）、收缩末期内径（LVSd）、左房内径（LA）、右室内径（RV）、室间隔厚度（IVST）、左室后壁厚度（LVPWT）、左室心肌质量（LVM）及左室重量指数（VLMI）。

（2）左室收缩功能指标：左室舒张末期容积（VLEVD）、左室收缩末期容积（LVESV）、经体表面积校正计算出左室舒张末期容积指数（LVEDVI）、左室收缩末期容积指数（LVESVI）、每搏输出量（SV）、心输出量（CO）、心指数（CI）、左室射血分数（LVEF）及短轴缩短分数（FS）。

（3）左室舒张功能指标：二尖瓣早期血流最大充盈速度（EV）、二尖瓣晚期血流最大充盈速度（AV）及EV/AV。

近30年来，彩色多普勒超声心动图作为能够真实反映心脏血流动力学的主要工具，在临床应用上做出了卓越的贡献。它已广泛应用于各类心脏疾病的心功能评估，并且对不同心脏疾病的诊断、治疗方案的选择、疗效评价及预后估测提供了重要的信息，是目前公认的识别无症状心衰和诊断症状性心衰最有用的工具。二维超声心动图和多普勒血流检查可用于了解心包、心肌和心脏瓣膜的病变，测量房室的内径及室壁的厚度，了解心脏的几何形状、室壁运动情况以及测定心功能，并可以区分舒张功能和收缩功能不全。一般认为，LVEF＜50%，短轴缩短分数（FS）＜25%时为左室收缩功能不全；舒张早期与晚期流速峰值之比（E/A）＜1或二尖瓣前叶舒张中期关闭速度（EF斜率）降低为舒张功能不全。LVEF、左室内径、左室舒张末期容量和左室收缩末期容量是判断预后的可靠指标。目前认为，心室射血分数受心脏负荷状态和心率的影响最小，对于评价心脏收缩力的变化具有很高的敏感性和特异性，成为公认的评价心脏收缩功能的定量指标，但其结果的解释也应结合患者的临床状况。左室收缩末期容量指数达45的冠心病患者，其死亡率增加3倍。二维超声心动图和造影或尸检比较，二者左室容量和LVEF相关性良好，但准确数据的采集取决于二维超声心动图心室内膜的清晰度，并要求有较好的重复性。但由于心脏彩超检查简便、价廉，便于床旁检查及重复检查，故左室功能的测定还是以心脏彩超最为普遍。有学者认为，与NYHA心功能分级法比较，二维＋脉冲多普勒技术能较客观地评价心功能状态，尤其在心功能不全早期，在评价心脏舒张功能方面，它更是唯一简单易行、重复性好的检测手段。

心衰患者常见彩超结果：升主动脉增宽，主动脉弹性降低，主动脉瓣、肺动脉瓣轻度反流，二尖瓣、三尖瓣轻度反流，左心房、右心房、右心室增大，室间隔与左右后壁心肌增厚，室间隔心肌收缩期增厚率降低，射血分数降低，左室顺应性降低。心功能Ⅱ级主要表现在升主动脉增宽，主动脉弹性降低，主动脉瓣、肺动脉瓣轻度反流，射血分数40%～50%；Ⅲ级，升主动脉增宽，主动脉弹性降低，主动脉瓣、肺动脉瓣轻度反流，二尖瓣、三尖瓣轻度反流，射血分数30%～40%；Ⅳ级，升主动脉增宽，主动脉弹性降低，主动脉瓣、肺动脉瓣轻度反流，二尖瓣、三尖瓣轻度反流，左心房、右心房、右心室增大，射血分数＜30%。值得注意的是，有时LVEF与心功能并不一定相关。

2. 组织多普勒评价左室舒张功能　舒张性心衰患者普遍存在心功能减低和心肌运动失同步，而组织多普勒超声（tissue Doppler imaging，TDI），尤其是定量组织速度成像（quantitative tissue velocity imaging，QTVI）是目前公认的评价舒张性心衰患者左心功能和心肌失同步运动的最具重复性和可操作性的无创性检测手段。TDI 采用低频滤波信号提取低频高振幅的多普勒信号进行彩色编码。朝向探头运动的心肌，根据不同心肌节段运动速度由高到低依次编码成红、橙、白三色，背向探头的则依次编码为蓝、浅蓝、白色，其中白色代表运动消失。TDI 的显示形式有四种：①组织速度显像（tissue velocity imaging，TVI），主要用于各室壁不同心肌节段运动速度等的分析研究。②加速度图，主要用于检测心肌运动速度的变化率，从而对心电传导功能和心肌激动顺序进行评估。③能量图，主要用于评价声学造影时的心肌灌注。④组织追踪显像（tissue tracking imaging，TTI），可以快速直观地评价收缩期室壁运动产生的位移变化，为评价左室收缩功能开辟了一种新的途径。

另外，还有在此基础上发展来的跨壁速度梯度（myocardial velocity gradient，MVG）、应变及应变率显像（strain rate imaging，SRI）、组织同步化显像（tissue synchronization imaging，TSI）以及 QTVI 等新技术，可以用于评价局部心功能及心肌运动的失同步性。目前临床研究较多且可以较好地评价心功能及心肌失同步运动的新技术是 QTVI。

QTVI 可以直接检测各不同心肌节段在长轴方向上舒张、收缩峰值速度及相应的时间间期（舒张早期达峰时间 Te，收缩早期达峰时间 Ts），并同时自动定量分析 2～8 个心肌节段同步组织多普勒曲线的速度和时相等信息，根据这些信息可以评价室内和室间心肌运动的失同步性（图 1－1）。

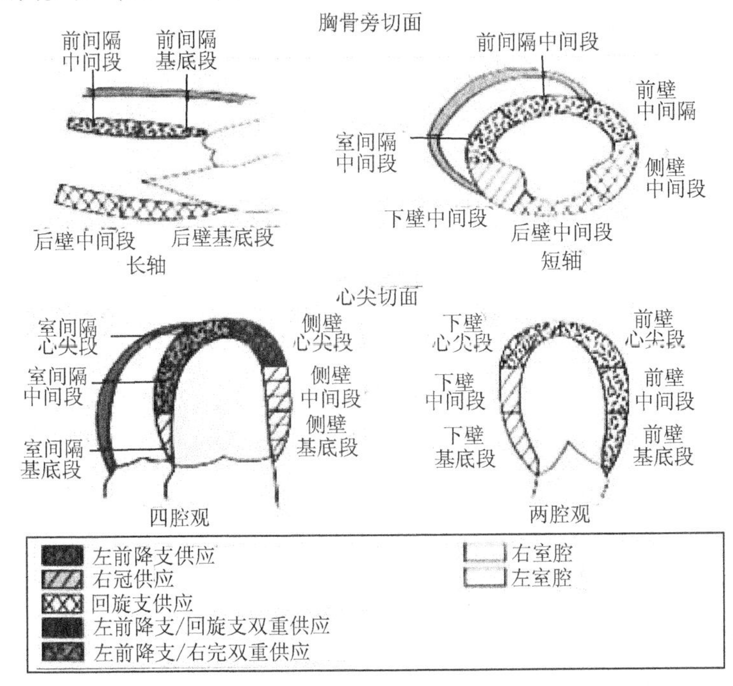

图 1－1 心肌节段分类与冠状动脉供血

总之，超声心动图参数评估左室舒张功能准确性不够、重复性较差，应结合所有相关的二维超声参数和多普勒参数，综合评估心脏结构和功能。二尖瓣环舒张早期心肌速度（e′）可用于评估心肌的松弛功能，E/e′值则与左室充盈压有关。左室舒张功能不全的超声心动图证据可能包括 e′减少（e′平均 <9 cm/s）、E/e′值增加（>15）、E/A 异常（>2 或 <1），或这些参数的组合。

3. 常用的评价心肌运动同步性的指标

（1）舒张不同步指数：于静息状态下取各室壁基底段、中间段、心尖部总共 18 个心肌节段的舒张早期达峰时间（Te），并计算其标准差（Te - SD）和最大差值（Te - Dif）。Te - SD >32.6 ms 和（或）Te - Dif >100 ms，认为是舒张不同步。

（2）收缩不同步指数：同法检测左室 18 个不同心肌节段收缩达峰时间（Ts）并计算其标准差（Ts - SD）和最大差值（Ts - Dif）。Ts - Dif >100 ms 和（或）Ts - SD >32.6 ms，认为是室内收缩不同步。

目前，针对舒张性心衰患者失同步运动的研究比较多，但是对心肌失同步运动评价尚无统一的指标，近年来，研究较多的主要是组织多普勒，其中大多数学者所应用的评价指标就是前文中提到的 Te 和 Ts 最大差值和标准差，同时还有用左室壁不同心肌节段的运动速度的差值作为评价指标对心肌失同步运动进行研究，速度差值减小表示同步性减低。有研究显示，大约有 50% 的慢性充血性心衰患者存在舒张失同步，而收缩不同步的心衰患者大约有 70% 同时存在舒张不同步。因此，同时检测心衰患者的收缩失同步和舒张失同步可以为临床治疗方案的制订以及预后的评价提供更优质的服务。国内外研究证实，与 Te - SD、Ts - SD 相比较，以 Te - PLWD、Te - AIWD、Te - APWD、Ts - PLWD、Ts - AIWD、Ts - APWD 作为左室心肌局部失同步的指标，可以更准确地判定左室心肌运动失同步的程度及部位，从而更好地为临床治疗，尤其是为心脏再同步治疗的电极摆放提供指导。但是目前常用选择心脏再同步治疗适应证是基于心电的不同步（心电图标准），而不是用心脏超声测定的机械不同步作为指导手段。

《2013 年 ACCF/AHA 心力衰竭管理指南》的推荐如下：①心脏超声检查可作为心衰患者的初始评价工具，用于评估心室大小及功能、室壁厚度及运动和瓣膜的功能（I 级推荐，C 类证据）。②对病情明显变化、出现临床事件或已从临床事件中恢复的患者、接受明显影响心脏功能的治疗的心衰患者推荐复查心脏超声检查（包括 LVEF 及结构重塑的严重程度的指标）（Ⅰ级推荐，C 类证据）；而病情没有变化或没有治疗干预的心衰患者则不推荐常规复查心脏超声检查。

总之，心脏超声检查是心衰患者及心衰高危患者最有用的诊断手段，可提供心脏结构与功能的全面信息。表 1 - 19 总结了心衰患者心脏超声参数的异常值及其临床意义。

表 1 - 19　心衰患者中常用心脏超声参数的异常值及其临床意义

测量参数	异常值	临床意义
与收缩功能相关的参数		
LV 射血分数	降低（<50%）	LV 整体收缩功能降低
LV 短轴缩短率	降低（<25%）	LV 径向收缩功能降低
LV 局部功能	活动减低，无运动，运动不协调	心肌梗死/缺血，心肌炎，心肌病
LV 舒张末期大小	增加（直径≥60 mm 或 >32 mm/m^2（校正后），容量 >97 mL/m^2）	容量负荷过重，可能心衰

续表

测量参数	异常值	临床意义
LV 收缩末期大小	增加（直径 >45 mm 或 >25 mm/m^2，容量 >43 mL/m^2）	容量负荷过重，可能心衰
LV 流出道速度时间间期	降低（<15 cm）	LV 每搏输出量降低
与舒张功能相关的参数		
LV 舒张功能不全参数	二尖瓣流入类型、组织速率（e）或 E/e′异常	标示 LV 舒张功能不全程度，反映 LV 充盈压水平
LA 容量指数	增加（容量 >34 mL/m^2）	LV 充盈压增加（目前或既往），二尖瓣疾病
LV 质量指数	增加：女性 >95 g/m^2，男性 >115 g/m^2	高血压，主动脉瓣狭窄，HCM
与瓣膜功能相关的参数		
瓣膜结构与功能	瓣膜狭窄或反流（特别是主动脉瓣狭窄及二尖瓣关闭不全）	可能是心衰的原因或并发因素，或心衰的结果（原发或继发），评价功能不全的严重程度及血流动力学结果 指导是否需要手术治疗
其他参数		
RV 功能［三尖瓣环移位（TAPSE）］	降低（TAPSE <16 mm）	RV 收缩功能不全
三尖瓣反流峰速	增加（>3.4 m/s）	RV 收缩压升高
肺动脉收缩压	增加（>50 mmHg）	可能有肺动脉高压
下腔静脉	扩张，无呼吸塌陷	右房压增加，RV 功能不全，容量负荷过重，可能有肺动脉高压
心包	心包积液，心包积血及钙化	考虑心包压塞，恶性肿瘤，全身性疾病，急性或慢性心包炎，缩窄性心包炎

（三）胸部X线检查

以往，心衰诊断的 BOSTON 标准对胸片的要求有着严格的界定，随着新的检查技术的成熟，胸片在心衰的诊断中的地位较之前有所下降，然而胸片快捷方便的特点，使得其仍大量应用于临床，临床医生须熟练阅读胸片。胸片可提供心脏增大、肺淤血、肺水肿及原有肺部疾病的信息。具体来说，心衰患者可能的胸片改变有五种（表 1－20）。

表 1-20 心衰胸部 X 线表现

X 线表现	计分	例数
肺泡性肺水肿	4	3
肺间质水肿	3	36
双侧胸腔积液	2	12
心胸比率 >0.50	3	31
肺尖部血流再分配	2	38

在 Boston 标准胸片的五种表现中，最易观察的表现是胸腔积液，直立位胸片即可显示，但对叶间积液要提高认识，勿误为肺内病变。关于心胸比率，主要是选准测量点，不要估计，而是认真测量，对于接近或略大于 0.50 的病例要反复核算，以求真实地反映心脏情况。关于肺泡性肺水肿，典型的表现是蝶翼状阴影（蝶翼征），但并非每例都出现此征，有的病例为单侧出现，勿误为肺炎。肺水肿较肺炎吸收快，“来去迅速”，每天甚至数小时都可能发生变化。关于间质性肺水肿，最常见的表现是肺血管纹理和肺门阴影模糊，中、下肺野出现网格状阴影（克氏 C 线），其次是胸膜下积液、支气管周围“袖口征”和克氏 B 线。关于肺尖（肺上部）血流再分配，应仔细观察和分析，直立位摄片时，正常肺循环血量从下向上逐渐减少，因而下肺野血管纹理较粗，上肺野纹理较细，在与胸膜等距离测量，下上肺野血管纹理的宽度比值约为 3∶1。肺尖部血流再分配时，就会出现上肺纹理粗，下肺纹理细。总之，观察心功能不全，不仅要注意心脏大小，而且要观察肺野变化，特别是要注意肺血管纹理、肺内阴影、克氏线和胸膜改变，以求达到正确诊断。

（四）心脏核素检查

心脏核素检查包括核素心室造影、心肌灌注显像及 ^{18}F - FDG 心肌代谢（PET/CT）显像三种技术。核素心室造影可准确测定左室容量、LVEF 及室壁运动，较客观地测定 LVEF，而核素心肌灌注和（或）代谢显像可诊断心肌缺血和心肌存活情况，并对鉴别扩张型心肌病和缺血性心肌病有一定帮助。

1. *核素心肌灌注显像*（myocardial perfusion SPECT，MPS） MPS 是全世界应用最广泛的冠心病诊断技术。门控核素心肌灌注显像（gated myocardial perfusion SPECT，G-MPS）用以评估心肌缺血有更好的敏感性和特异性，同时能提供 LVEF、左室舒张末期容积（EDV）和左室收缩末期容积（ESV）等心功能信息。最近的研究发现，利用 G-MPS 所研发的相位分析技术（SyncTool，Emory 大学，美国）可以准确测定左室不同步，该技术所测得的左室不同步参数相位标准差（phase standard deviation，PSD）及相位直方图带宽（phase histogram bandwidth，PHB）与专家所测得的组织多普勒成像（TDI）所测定的左室不同步参数之间有良好的相关性。研究表明，PSD 或 PHB 可以用于预测心脏再同步化治疗（cardiac resynchronization therapy，CRT）的疗效，帮助选择适合 CRT 治疗的心功能不全患者。与 TDI 等超声技术相比，G-MPS SyncTool 评价左室不同步有其优越性，该技术的图像采集、处理和分析过程具有高度的可重复性，其对心肌疤痕位置、范围和程度的判断可用于优化 CRT 电极安放位置。

左室收缩不同步是心衰发生和发展的重要原因，CRT 已成为终末期心衰患者的重要治疗方法。但按现有指南标准（LVEF < 35%、心电图 QRS 间期 > 120 ms、NYHA 心功能分级Ⅲ或Ⅳ级），接受 CRT 的患者中仍有 30% ~40% 无明显效果（CRT 无应答）。研究表明，心肌电学不同步（QRS 间期大于 120 ms）并不一定伴有心脏机械收缩不同步，而只有心脏收缩不同步的患者才可能从 CRT 获益。之前人们主要关注 TDI 等超声心动图技术在心脏收缩不同步的测定和 CRT 疗效预测中的价值，多项单中心临床研究也证实超声相关技术有很好的价值。但随后进行的两项大规模临床试验否定了超声相关技术在这方面的广泛临床应用。2007 年，Rethink Q 的研究表明，TDI 指导 CRT 治疗并不能使窄 QRS 波的心衰患者获益。研究者指出，TDI 尚不足以用于检测左室不同步，并提出如果能找到更好的检测左室同步性的方法，窄 QRS 波的心衰患者也应能从 CRT 获益。2008 年，一项前瞻性、随机对照的多中心临床试验（CRT 预测因子应答试验，PROSPECT）结果表明，根据 TDI 等超声技术来选择 CRT，患者并不能减少 CRT 无应答，其主要原因是超声及其 TDI 技术所测定的心脏收缩不同步的准确性严重依赖于超声医生的水平，因而其可重复性差。因此，临床上迫切需要寻找稳定、准确、可重复性好的左室不同步测量技术，以期更合理地选择 CRT 患者、减少 CRT 无应答。

目前心肌灌注显像采用的 G－MPS 技术主要用于冠心病诊断、危险度分层以及治疗方案的制订，它是美国最常用的冠心病诊断处理技术，也是目前唯一能够同时测定心肌缺血与心室功能的影像学技术。近年 G－MPS PA 技术已用于评价左室不同步。研究显示，该技术可以准确识别出正常人和各种原因（左束支传导阻滞、右束支传导阻滞、心室起搏心律和 LVEF < 40%）导致的左室同步性的差。与 TDI 等超声技术相比，G－MPS SynTool 评价左室不同步的优越性在于该技术的图像采集、处理和分析过程具有高度的可重复性，使其具有巨大的临床应用前景。

2. *^{18}F－FDG（^{18}氟代脱氧葡萄糖）心肌代谢 PET 显像*　这是诊断存活心肌的“金标准”。门控^{18}F－FDG PET/CT 心肌代谢显像测量左室容量和射血分数，左室容量和功能对心血管疾病患者的预后具有重要的价值。门控心肌灌注 SPECT 显像可以在一次显像中获得左室心肌血流灌注图像以及左室功能参数，提高了诊断冠心病的灵敏度和特异度，已成为诊断冠心病的一线影像学方法。^{18}F－FDG 心肌代谢 PET/CT 显像分辨率明显高于 SPECT 显像，具有更高的准确性，同时可以定量分析心肌代谢图像，是评价和检测存活心肌的“金标准”。更重要的是，心电图门控技术应用于^{18}F－FDG 心肌代谢 PET/CT 显像实现了“一站式”检查，即在一次显像中同时获得患者左室心功能参数和心肌代谢情况（检测存活心肌和瘢痕组织），为患者提供更加全面的有价值的临床信息。采用不同的显像剂，如$^{13}N-NH_3$、^{82}Rb，评价 PET 测量左室功能参数的研究已有报道。研究表明，比较门控^{82}Rb PET 显像不同软件的测量结果与造影剂增强 CT 心室造影结果证实，^{82}Rb PET 显像具有良好的重复性，且低估左室射血分数值。心脏 MRI 显像因其出色的空间分辨率和时间分辨率具有良好的重复性、高度的准确性，在测量心功能参数方面被冠以“金标准”的称号。以心脏 MRI 为标准参考方法，评价门控^{18}F－FDG 心肌代谢 PET/CT 显像在测量左室功能参数方面的准确性见于少数国外研究。Schaefer 等研究发现，PET 显像 QGS 软件与心脏 MRI 所测左室功能参数具有高度相关性。且

Schaefer 等进一步研究发现，[18] F－FDG PET/CT 采用 QGS 和 4D－MSECT 两种软件所得 42 名冠心病患者左室功能参数与心脏 MRI 均具有良好的一致性。

（五）心脏磁共振

心脏磁共振成像（cardiac magnetic resonance，CMR）技术发展迅速，越来越广泛地应用于临床，对存活心肌的研究越来越被看好，而心衰患者残存心肌数量显著影响其预后，磁共振作为新技术在心衰领域的应用愈加广泛。

1. *静息 CMR——检测室壁厚度改变* 早期磁共振评价心肌活性的方法是描述存活心肌的功能与解剖学特点。慢性透壁心肌梗死会有局限性室壁变薄。Baer 等报道使用舒张末期心室壁厚度 <5.5 mm 的标准来定义非存活心肌，预测再血管化后心功能恢复的敏感度将达到 92%，但特异度却很低，为 56%。Kuhl 等报道，以 PET 为金标准，以舒张末期心室壁厚度 >5.5 mm 诊断存活心肌的敏感度为 86%。

2. *多巴酚丁胺负荷磁共振成像——评估心肌收缩功能储备* 多巴酚丁胺负荷磁共振成像（dobutamine－MRI，Dob－MRI）也是检查存活心肌的方法。多巴酚丁胺注射后收缩期室壁厚度增加提示存在存活心肌，常用小剂量 5～10 μg/（kg·min）来检测。通常使用的标准有多巴酚丁胺使用后室壁增厚≥2 mm，以及根据每个节段的室壁运动进行分级：0 级，正常室壁运动；1 级，轻至中度室壁运动障碍；2 级，严重室壁运动障碍；3 级，室壁无运动；4 级，室壁反向运动。在一项对比低剂量多巴酚丁胺负荷超声心动图与 Dob－MRI 的研究中，103 例急性心肌梗死后的患者，多巴酚丁胺负荷超声心动图与 Dob－MRI 对再血管化后左室功能恢复的阳性预测值及阴性预测值相似（85% vs 92% 及 80% vs 85%）。在这项研究中以[18] F－FDG PET 作为金标准，用 MRI 来评估心肌梗死后患者的存活心肌，Dob－MRI 的敏感度为 88%，特异度为 87%。Schmidt 等报道 40 例慢性心肌梗死伴有室壁运动功能异常的患者，Dob－MRI 成像以舒张期室壁厚度≥5.5 mm，注射负荷药物后心肌增厚≥2 mm 为心肌存活的指征，以同期进行[18]F－FDG PET 为金标准，结果对梗死区存活心肌检测和预测血运重建后功能恢复准确率相似，其中 PET 有较高的敏感性，而 Dob－MRI 有较高的特异性。Kamdorp 等总结了 9 项研究共 250 例患者，使用 Dob－MRI 预测再血管化后心功能恢复情况，其平均敏感度为 74%（范围 50%～89%），平均特异度为 84%（范围 70%～95%）。

传统的 MRI 及超声心动图通常有很大的主观性，而且不能评估辐射状或环状的心脏变形，还有因为观察面为平面，所以在收缩和舒张过程中看到的可能是不同的心肌节段。利用心肌标记技术可以最大限度地克服以上缺点。有小规模的研究使用多巴酚丁胺及心肌标记 MRI 来评估存活心肌，敏感度提高到 89%，特异度提高到 93%。使用牵张形变分析区分有功能及无功能的心肌，可以使敏感度达到 92%，特异度达到 99%。Paetsch 等的研究显示了多巴酚丁胺及心肌标记 MRI 评估舒张期和收缩期早期节段功能异常的能力。

3. *对比增强 CMR* 首过心肌灌注 CMR 与正光子发射计算机断层成像（SPECT）不同，首过心肌灌注 CMR 成像是反映冠状动脉血流的完整性，故显像的区域也包括恢复灌注的坏死心肌。这个特点有以下优点：①在心肌梗死后对于症状再发的患者可以评估植入的支架是否通畅。②决定心肌梗死无复流区域的大小及严重程度。Selvanayagam 等使用 CMR 评估冬眠心肌的血流减少问题，这个研究中包含了 27 位存在 1～2 支冠状动脉病变且经过介入治疗的患者，研究显示静息状态下严重冠状动脉狭窄供血功能不全的心肌节段血流显著减少。

4. 3.0 T CMR　3.0 T CMR 可以明显加快质子的自旋极化速度，成倍地增加信噪比和造影剂噪声比，而应用钆造影剂后图像对比度也获得了更大的提高。1.5 T CMR 心肌延迟对比增强成像可以准确诊断心肌梗死，并判断存活心肌的大小与范围，3.0 T CMR 也具备此功能，而且信噪比和造影剂噪声比的提高，也进一步提高了诊断的准确率，更容易鉴别心内膜下心肌梗死、非透壁性心肌梗死以及定量计算梗死面积等。Bernhard 等研究了 20 例心肌梗死患者，分别用 1.5 T 和 3.0 T CMR 对他们进行检查。对比增强/正常心肌组织平均信号噪声比在 1.5 T CMR 为 19.2/6.2，在 3.0T 为29.5/8.8，平均造影剂噪声比为 14.3（1.5 T）及 26.0（3.0 T）。Kerstin 等研究了 15 例心肌梗死患者也得到了相似的结果。然而，3.0T CMR 图像易出现磁敏感效应伪影，影响成像质量，其应用受到限制。

总之，CMR 可检测心腔容量、心肌质量和室壁运动，其准确性和可重复性较好。经超声心动图检查不能做出诊断时，CMR 是最好的替代影像检查方法。疑诊心肌病、心脏肿瘤（或肿瘤累及心脏）或心包疾病时，CMR 有助于明确诊断，对复杂性先天性心脏病患者则是首选检查。

（六）心内膜心肌活检（EMB）

目前国内外心肌活检主要用于诊断心脏移植后排斥反应。心肌活检在诊断不明原因心肌病中的应用价值一直备受争议，因为它诊断的准确性和在指导治疗中的临床意义均无大规模临床试验去证实。2007 年美国心脏协会（AHA）、美国心脏病学会（ACC）、欧洲心脏病学会（ESC）联合发表科学声明，界定了心内膜心肌活检在心血管疾病特别是不明原因心衰中诊治中的地位。

1. 心肌活检适应证　按照 2007 年 ESC 心肌活检指南，其适应证如下：①无法解释原因的新发（<2 周）心衰，伴有血流动力学障碍、左室大小正常或扩张者；②无法解释原因的新发（2 周至 3 个月）心衰，伴左室扩张及新发室性心律失常（莫氏二度Ⅱ型或三度房室传导阻滞），或常规治疗 1～2 周反应较差者；③无法解释原因的心衰（>3 个月），伴左室扩张及新发室性心律失常（莫氏二度Ⅱ型或三度房室传导阻滞），或常规治疗 1～2 周反应较差者；④与 DCM 相关且无法解释的心衰（无论时间长短），伴有嗜酸性粒细胞增多，怀疑与变态反应相关的患者；⑤怀疑为蒽环类抗生素诱导的心肌病患者出现无法解释原因的心衰；⑥心衰伴无法解释原因的限制型心肌病；⑦不明原因的肥厚型心肌病。

2. 常规光镜检查　EMB 组织用石蜡包埋后进行系列切片并顺序标记，考虑心肌炎诊断时，切片每隔两张即需行苏木精染色和嗜伊红染色，中间的两张可用于 Movat 染色或 Masson 染色以识别胶原纤维和弹力纤维。用于诊断淀粉样变的刚果红染色，需要用 10～15 μm 厚切片，剩下的切片通常用于免疫组织化学检查。

光镜检查的内容主要包括：①内膜。正常心肌的内膜层包括内皮细胞层、内皮下层及弹力层。内膜最主要的病变是增厚，主要原因为心肌纤维化和弹性组织变性，但如果活检部位未包括内膜时这些病变容易被忽略。内膜的厚度在不同部位的心肌组织中不同，如右室流出道厚度大于流入道。内膜增厚可能缘于血流动力学变化，也可能是因为反复活检造成的心内膜损伤。②心肌。正常心肌组织1/3由心肌细胞构成，其余部分为间质细胞和血管内皮细胞。心肌细胞异常主要包括心肌肥大、心肌萎缩伴心肌纤维化、心肌纤维排列紊乱等。③间质。心肌间质主要由细胞成分及黏附蛋白和蛋白多糖组成，细胞成分包括成纤维细胞、组织细胞及平滑肌细胞等。脂肪细胞、淋巴细胞等间质结构异常主要见于炎性细胞浸润，淋巴细胞浸润主要见于直接心肌损伤，包括心肌炎和急性移植排斥反应。中性粒细胞和组织细胞浸润提示急性和肉芽肿性病变，间质水肿和红色渗出物见于炎性反应早期，嗜酸细胞浸润提示过敏、寄生虫感染和特发性嗜酸性粒细胞增多。④内膜血管。心肌组织血管病变最常见的是心脏移植急性排斥反应引起的血管炎性病变。肥厚型心肌病患者也存在血管异常，主要表现为小动脉密度减低，血管内膜和中层增生，小血管增厚主要见于糖尿病心肌病、高血压心脏病和淀粉样变。

3. 电镜检查　如果怀疑蒽环类抗肿瘤药物引起心肌病时，心肌活检标本应送电镜检查。此外，电镜检查还用于浸润性心肌病（如淀粉样变）和部分病毒性心肌炎。

4. 分子生物学检测　新近定量（qPCR）和定性（nested PCR，种特异性PCR）分子技术能够检测心肌中不足10个致病病毒的基因拷贝。为了防止标本的变性和污染，需要使用无致病原的活检设备和储藏小瓶RNAlater（Amblon，Austin，Tex）处理的标本。对心肌炎或扩张型心肌病患者的多个研究表明，嗜心肌病毒范围广泛，包括肠道病毒、腺病毒、细小病毒B19、巨细胞病毒、流感病毒和呼吸道合胞病毒、单纯疱疹病毒、EB病毒、人疱疹病毒6、人类免疫缺陷病毒（HIV）以及丙型肝炎病毒。Bowles等的综合研究表明，腺病毒和肠道病毒基因组最常见，病毒基因组检测结果的不确定性限制了检测的敏感性。由于嗜心肌病毒检测敏感性达到临床能够接受的水平所需的标本数量并不是很清楚，目前只是PCR结果阳性可以诊断，而阴性并不能排除心肌病毒感染。EMB标本不建议常规行病毒基因组检查。

5. 常见心肌病变临床及活检诊断标准

（1）心肌淀粉样变：心脏彩超提示限制型心肌病，颗粒样回声，室间隔和左室后壁均匀增厚，免疫电泳见M蛋白轻链。心肌活检诊断：心肌活检见红色物质沉积，刚果红染色阳性。最终诊断：符合心肌活检诊断或符合临床诊断且其他部位活检获得阳性结果。

（2）多发性肌炎或皮肌炎心肌受累：临床诊断多发性肌炎或皮肌炎的患者出现心衰、传导阻滞和室性心律失常。心肌活检诊断：心肌组织见中性粒细胞或单核细胞浸润。最终诊断：主要参考心肌活检诊断。

（3）特发性高嗜酸性粒细胞增多症（HES）和变应性嗜酸性粒细胞性肉芽肿性血管炎（CSS）心肌受累：临床诊断嗜酸细胞增多患者出现不明原因的心包炎、心功能不全和心肌梗死。心肌活检诊断：心肌组织见嗜酸细胞浸润。最终诊断：主要参考心肌活检诊断。

（4）围产期心肌病：在分娩前1个月和分娩后5个月内出现的症状性心衰，排除其他明确引起心衰的原因；左室收缩功能异常，EF<45%。

（5）蒽环类抗肿瘤药物诱导心肌病：蒽环类抗生素使用剂量大于550 mg/m^2 时，出现心脏扩大、心功能不全。心肌活检诊断：电子显微镜下见心肌纤维溶解，纤维束广泛消失，z 线变形、断裂，肌质网扩张，胞质空泡化，线粒体肿胀、裂解和溶酶体增多。

（6）病毒性心肌炎：3 个月内出现不明原因心衰，伴左室扩张，新发室性心律失常，莫氏二度Ⅱ型或三度房室传导阻滞。心肌活检诊断：心肌炎性细胞浸润，心肌细胞变性坏死，排除冠状动脉病变炎症引起的缺血性改变。同时免疫组织化学检查和对病毒的 PCR 检测有阳性结果。

（7）左室致密化不全：心脏超声示左室腔内探及粗大的肌小梁，错综排列，小梁间可见大小不等深陷的隐窝；心肌明显分为薄而致密的心外膜层及致密不全的心内膜层，心内及心外层心肌厚度比 >2.0。心肌活检诊断：受累心室腔心内膜纤维组织增生，网状的心内膜肌小梁发生海绵样改变。

（8）Danon 病：年龄小于 20 岁，心脏超声表现为肥厚型心肌病，合并肌病、预激综合征和精神迟缓。心肌病理光镜诊断：心肌纤维内可见许多嗜碱性的不规则小空泡，糖原染色和酸性磷酸酶染色可见深染颗粒。

（七）冠状动脉及左室造影术

冠状动脉造影仍然是目前识别有无冠状动脉粥样硬化及狭窄的“金标准”，可向医生提供冠状动脉最可靠的解剖信息。在心衰的评估中，冠状动脉造影主要在于心衰的病因是缺血性的还是非缺血性的，若为缺血性的，冠状动脉血运重建可能对心衰有治疗作用；另外可同时做左室造影评价左室的收缩功能，也可以了解室壁运动的情况。在评价心衰时，冠状动脉造影没有绝对禁忌证，只要血流动力学及电学稳定，大多数心衰患者可以耐受该检查。

总之，器械检查可以为心衰患者提供病因、心功能损伤程度及患者对治疗的效果等诸多方面提供详细的信息。

二、实验室检查

实验室检查是确诊心衰及评估疾病严重程度的重要客观依据，对鉴别不同类型的心衰也有一定意义。

（一）急性心力衰竭的实验室检查

临床上急性心衰以急性左心衰竭最为常见，少数患者可表现为急性右心功能不全和全心衰竭。急性心衰大多数表现为 HFrEF，也可以表现为 HFpEF。急性心衰常危及生命，必须紧急评估与救治，而包括实验室检查在内的综合评估对指导急救及改善预后都至关重要。

1. 一般检查

（1）血常规：贫血是慢性心衰急性加重的重要因素，白细胞计数（WBC）增加及核左移多提示存在感染，是心衰的常见诱因。因此，常规行此项检查有助于早期发现，及时纠正。

（2）尿常规及肾功能：有助于与肾脏疾病所致的呼吸困难和肾性水肿相鉴别。

（3）电解质及酸碱平衡的检测：低钾、低钠血症及代谢酸中毒等是难治性心衰及慢性心衰急性失代偿的诱因之一，因此必须准确评估，以及时纠正。

（4）肝功能：有助于与门脉性肝硬化所致的非心源性水肿相鉴别。

（5）血气分析：急性左心衰竭常合并低氧血症，肺淤血明显者可影响肺泡氧气交换。应监测动脉氧分压（PaO_2）、二氧化碳分压（$PaCO_2$）和氧饱和度，以评价氧含量（氧合）和肺通气功能。还应监测酸碱平衡状况，急性心衰患者常合并酸中毒，与组织灌注不足、二氧化碳潴留有关，且可能与预后相关，及时处理纠正很重要。无创测定血氧饱和度可用于长时间、持续和动态监测，由于使用简便，一定程度上可以代替动脉血气分析而得到广泛应用，但不能提供 $PaCO_2$ 和酸碱平衡的信息。

（6）D－二聚体：若阳性，应怀疑急性肺栓塞所致的急性右心衰竭，应做相应的检查，如肺动脉 CTA 及心脏超声，进一步确诊及确定危险分层。若阴性，则不考虑急性血栓及栓塞性疾病所致的心衰，因为 D－二聚体阴性对血栓及栓塞性疾病具有很高的阴性预测价值。

2. 特异性检查　除了上述常规的生化检查项目外，心脏生物标志物在心衰的诊断与指导治疗中的作用也引起了广泛的重视。这些生物标志物反映了心衰病理生理的机制，包括心肌壁张力、炎症、血流动力学异常、心肌损伤、神经内分泌机能上调、心室重塑及心肌细胞外基质增加。这些生物标志物作为心衰标准诊断的重要补充，也可作为指导心衰治疗的手段。

（1）BNP 或 NT－proBNP 检查：BNP 是一种广泛分布于脑、脊髓、心肺等组织的神经－内分泌激素，其中以心脏内 BNP 含量最高，主要由心室肌细胞分泌，心室压力负荷增加和容量扩张是刺激其分泌的主要因素。BNP 的调控主要在转录水平，其浓度很少受外界因素如姿势、盐负荷和快步行走的影响；只有经过相对长时间的刺激才会导致其 mRNA 的表达增加，引起 BNP 的合成及分泌增加。其生理作用有排钠、利尿、扩血管及舒张平滑肌，拮抗肾素－血管紧张素－醛固酮系统（RAAS），抑制促肾上腺皮质激素的释放及交感神经系统的过度反应，增加冠状动脉血流量和肾血流量，参与调节血压、血容量及盐平衡，可通过抑制血管平滑肌细胞增生而影响血管重塑，还有抑制心肌纤维化及抗冠状动脉痉挛等作用。

BNP 在多种病理生理状态下均可升高，在心衰时更为明显，被视为心衰的一个很好的标志物，在急性心衰突然出现呼吸困难时可用于鉴别是心源性的还是肺源性的。近年来，其作为心脏负荷的标志成为研究的热门课题，对心衰的诊断、预后、危险分层、疗效评估和治疗有重要参考价值。通过监测 BNP 水平可确立心衰的诊断，并反映心衰的严重程度。BNP 正常或低水平基本可排除心衰，急性心衰或慢性心衰急性失代偿时，诊断心衰的切点为 BNP＞100 ng/L 或 NT－pro BNP＞300 ng/L。BNP 或 NT－proBNP 越高对诊断心衰的阳性预测值也越高。但是，临床医生也应该注意到，BNP 或 NT－proBNP 升高有许多心脏性及心脏之外的原因（表 1－21 列出了可能引起 BNP 升高的心脏原因及非心脏原因）。应注意测定值与年龄、性别和体重等有关，老龄、女性、肾功能不全患者升高，肥胖者降低。诊断急性心衰时 NT－proBNP 水平应根据年龄和肾功能不全分层：50 岁以下的成人血浆 NT－proBNP 浓度＞450 ng/L，50～75 岁以上血浆浓度＞900 ng/L，75 岁以上应＞1 800 ng/L，肾功能不全（肾小球滤过率＜60 mL/min）时应＞1 200 ng/L。

表 1－21　BNP 升高的常见原因

心脏原因	非心脏原因
心力衰竭，包括右心衰竭	高龄
急性冠状动脉综合征	贫血
心肌疾病，包括左室肥厚	肾衰竭
瓣膜性心脏病	肺源性：严重肺炎、阻塞性睡眠呼吸暂停低通气综合征（OSASH）、肺动脉高压
心包性疾病	危重疾病
心房颤动	细菌性败血症
心肌炎	严重烧伤
心脏手术	中毒－代谢性状态，肿瘤化疗及毒蛇咬伤
心脏复律	

有学者认为心衰无论早期（LVEF >40%）还是中晚期，患者血浆 BNP 水平均高于正常对照组，且 LVEF <40% 者较 LVEF >40% 者增高更明显，在 LVEF <45% 的患者中，血浆 BNP 或 NT－proBNP 水平与 LVEF 呈负相关。血浆 BNP 或 NT－proBNP 还与肺动脉收缩压及左室舒张末期内径（LVEDD）呈正相关，血浆 BNP 或 NT－proBNP 水平可作为反映心功能状态的指标。大量研究显示，血浆 BNP 或 NT－proBNP 水平可作为心衰患者预后评价的独立判断指标，其临床意义显著优于心肌肌钙蛋白（cTn）、肌酸肌酶同工酶、肌酐及血钠等传统生化指标，尤其是在长程随访中，BNP 或 NT－proBNP 对心衰患者的远期预后评估具有重要的价值。BNP 或 NT－proBNP 浓度与病情转归密切相关，其水平较高者预后差。NT－proBNP >5 000 ng/L 提示心衰患者短期死亡风险较高；>1 000 ng/L 提示长期死亡风险较高。灰区值：定义为介于“排除”和按年龄调整的“纳入”值之间，评估其临床意义需综合考虑临床状况，排除其他原因，因为急性冠状动脉综合征（ACS）、慢性肺部疾病、肺动脉高压、高血压、心房颤动等均会引起测定值升高。但是，值得注意的是，有些合并肥胖的严重心衰或 LVEF 正常的心衰患者，其 BNP 或 NT－proBNP 可能正常或假性正常。

（2）超敏 C 反应蛋白：超敏 C 反应蛋白（hs－CRP）水平对急性心衰患者心功能的预测也有重要价值。在急性心衰的病理过程中，心肌缺血是重要的内在致病因素，而炎症也是参与疾病过程的重要因素，因此，炎症反应受到广泛重视。hs－CRP 作为急性炎症标记物，是一种由肝脏合成的急性时相蛋白，与急性心肌损伤的发展有密切的联系，其水平升高与心血管危险性呈正相关，并被认为是致心血管疾病的独立危险因子。hs－CRP 可作为判定急性心衰病情严重程度的指标，是临床上对 AHF 的预后判断和随访的另一实验室标记物。

（3）肌钙蛋白：测定心肌肌钙蛋白 T（cTnT）或心肌肌钙蛋白 I（cTnI）旨在评价是否存在心肌损伤、坏死及其严重程度，其特异性和敏感性均较高。重症有症状的心衰往往存在心肌细胞坏死、肌原纤维崩解，血清中 cTn 水平可持续性轻度升高，为急性心衰的危险分层提供信息，有助于评估其严重程度和预后。

肌钙蛋白是调节心脏肌肉收缩的肌钙蛋白复合物的亚单位之一，它和肌球蛋白结合通过调节钙离子对横纹肌肌动蛋白 ATP 酶的活性来调节肌动蛋白和肌球蛋白之间的相互作用，达到控制心肌舒缩的目的。正常人体内95%的 cTnT 是以蛋白结合的形式存在于细胞中，仅5%的 cTnT 游离于心肌细胞胞浆中。一般情况下，cTnT 不能通过完整的心肌细胞膜释放入血，心衰时心肌受损，为维持心脏正常功能，cTnT 释放增多。其可能的机制为：①心衰发生发展中出现的许多病理因素如心脏负荷增加、缺血缺氧、氧化应激、神经－体液细胞因子失调等使心肌灌注减少，诱导心肌细胞出现调亡及缺血坏死现象；②各种病理因素导致心肌细胞肌纤维溶解，肌质网畸变或被纤维组织取代，甚至坏死，细胞膜的完整性遭到破坏，细胞膜通透性增高，细胞质中的 cTnT 弥散至心脏间质组织以外。心衰时心室扩大、室壁张力增加导致心肌细胞机械牵张，引起细胞膜完整性受损，细胞质中 cTnT 逸出，引起血液中 cTnT 浓度上升。有研究证实，在稳定的心衰患者血液循环中 cTnT 水平升高不明显，一旦出现，往往提示心肌有进行性损伤且预后不良。Miller 等人纳入190名 NYHA 心功能分级为Ⅲ级和Ⅳ级的心衰患者进行试验，以死亡、心脏移植或再次入院作为首次随访终点，定期检测患者血中 cTnT 水平，发现任何时刻 cTnT 水平的升高都表示短期内患者发生恶性事件如死亡的风险将增高，特别是 cTnT >0.03 ng/mL 时，具有高度独立预测性（风险增高8倍）。近年来，有学者提出将 hs－cTnT 应用于临床，因为它在极低水平就可以被检测到，大大提高了临床诊断心衰等心血管疾病的敏感性和准确性。Latini 等对4 000余例稳定且有临床症状的心衰患者的血样进行了分析，发现应用标准方式检测仅有10.4%的患者的 cTnT 升高（>0.01 ng/mL）；使用敏感性高的检测方式则有92%的患者的血清 hs－cTnT 水平升高（>0.001 ng/mL）。OmLand 和 Jungbauer 等人也得出了相近的结论，即大约97.7%和95%的心衰患者中血清 hs－cTnT 水平是升高的，这充分说明 hs－cTnT 能够检测出更微小的心肌损伤。此外，同样的 hs－cTnT 在慢性心衰的预后判断中也极有价值。Kawahara 已证实，与 LVEF 和 BNP 一样，血浆中 hs－cTnT 水平升高是心衰患者发生心脏事件强且独立的预后因子，它提示心肌有进行性损害。

（4）其他生物学标志物：近几年一些新的标志物也显示在心衰危险分层和预后评价中的作用，其中中段心房钠尿肽前体（MR－pro ANP，分界值为120 pmol/L）在一些研究中被证实用于诊断急性心力衰竭不劣于 BNP 或 NT－proBNP。反映心肌纤维化的半乳糖凝集素－3等指标在急性心力衰竭的危险分层中可能提供额外信息。此外，反映肾功能损害的指标也可增加额外预测价值。

（二）慢性心力衰竭的实验室检查

在慢性心衰或慢性心衰失代偿时主要的实验室检查是 BNP 或 NT－proBNP 水平，以间接评估心功能状态及预测预后。慢性心衰时除上述的检查外，还应检查甲状腺功能，以排除甲状腺功能异常引起的心衰，而且慢性心衰时若存在贫血会加重症状，因此应常规检查；还应监测电解质，使血钾保持在4.0 mmol/L 以上。此处着重介绍 BNP 和 NT－proBNP 的检测。

1. BNP 的检测方法与参考值

（1）检测方法：目前美国食品和药物管理局（FDA）批准了两种心衰诊断指标，

一种是测 BNP，另一种是测 NT－proBNP（RocheElees）。BNP 常用的测定方法有放射免疫法（RIA）和荧光免疫法。早期的 RIA 法测定 BNP 方法比较复杂且费时，所用血浆量大（超过 1mL），而且标记的抗体不稳定，大大限制了其临床应用。

快速荧光免疫法是目前广泛采用的检测全血 BNP 的一种床旁检测方法，其操作简便，数分钟就可以得出结果，与 RIA 法有较好的相关性。血浆 NT－proBNP 测定相对比较简单，主要采用非竞争性免疫发光法或电化学发光法两类方法进行检测，这两种方法都具有很高的敏感性和特异性。自动化检测 BNP 时，多采用 EDTA 或肝素抗凝管采血，及时进行测定或分离血浆后测定，血样在室温至多可保存 48 h。

（2）参考值：由于不同 BNP 测定方法所得结果之间差别较大，BNP 测定的标准化是目前需引起临床关注的问题。BNP 和 NT－proBNP 正常值及诊断界点有差异，各实验室应根据各自所用方法和实际情况建立自己的参考值。Biositc Diagnositic 公司的免疫发光法推荐诊断充血性心衰的 BNP 参考值为 100 pg/mL。

血浆 BNP 水平受年龄、性别、心率、肾功能等因素影响。在健康人群中，不同性别和年龄的人血浆 BNP 浓度各不相同：老年人 BNP 浓度较高，55～64 岁 BNP 的平均含量是 26.2 ng/mL；65～74 岁 BNP 的平均含量是 31 ng/mL；75 岁以上人群 BNP 的平均含量是 63.7 ng/mL。相同年龄的成人中，女性 BNP 含量高于男性。65～74 岁的女性 BNP 的含量是 27.6 ng/mL，而 75 岁以上女性 BNP 的含量是 67.5 ng/mL。小儿 BNP 浓度低于成人，新生儿出生后第 1 天最高，第 3 天下降并稳定于正常水平，10 岁以前不同年龄儿童 BNP 浓度差异无显著性，10 岁以后则女性高于男性。有文献报道，室温下抗凝全血应在标本中加入适量抑肽酶，否则 BNP 测定值偏低。饱食、运动、情绪激动、体位、姿势及服用某些药物均会对测定结果产生影响，有报道 β 受体阻滞药可轻微升高 BNP 浓度（β 受体阻滞药治疗心衰的综合效应是 BNP 下降），血管紧张素转化酶抑制药（ACEI）可降低 BNP 浓度。

2. BNP 诊断心衰及评估心功能　心衰发生率在全球有上升趋势，且预后极差，5 年生存率与恶性肿瘤相近。心衰的早期常常症状不明显或缺乏特异性，早期准确诊断心衰相当困难，尤其是症状轻微的老年人及合并有其他疾病如肺部疾病或肥胖者。超声心动图目前为诊断心衰的最常用的无创性检查技术，但检查者的技术和仪器的敏感度对检查结果影响较大，少数充血性心衰患者难以被及时、准确地诊断。因此，BNP 可望成为诊断充血性心衰的一项生化指标，并对现有的心功能指标进行补充。一项多中心急诊室病例研究比较了根据血中 BNP 水平与临床经验判断两种诊断心功能不全的方法，结果发现，由接诊的医生根据经验判断出心功能不全的敏感性只有 49%，特异性为 17%；如果以 BNP＞100 pg/mL 为诊断标准，其敏感性为 90%，特异性为 73%。如果把临床经验诊断与 BNP 水平相结合，那么诊断准确率（心功能不全与非心功能不全相比）则由 73% 上升到 81%。《2012 年 ESC 急慢性心力衰竭诊断与治疗指南》推荐 BNP 或NT－proBNP 浓度的检测可用于最初确定心衰的病因是否为心源性病因，在非急性心衰状态时，排除心衰最佳切点：BNP 的浓度低于 35 pg/mL，NT－proBNP 浓度低于 125 pg/mL，即使有症状而怀疑心衰，若检测值低于上述值可以安全排除心衰。因此，BNP 可作为心衰的血浆标志物用于早期诊断。

BNP 有助于区分充血性心衰引起的呼吸困难和其他原因引起的呼吸困难，正常 BNP 几乎可排除左心功能不全引起的呼吸困难，常用于急诊鉴别原发性肺病与心衰导致的急性呼吸困难。

尽管纽约心脏协会分级标准与心衰患者的症状、死亡率相关，但这只是描述心衰患者临床状况的分级标准，带有主观性，需要更客观的指标来指示。由于 BNP 含量与心室舒张末期压力增高相关，BNP 主要因左心功能不全而从左室释放，心室过度扩张时 BNP 会大量释放，因此，心功能不全越严重，BNP 水平越高。心功能Ⅰ级平均 BNP 水平为（152 ± 16）pg/mL，Ⅱ级为（232.6 ± 25）pg/mL，Ⅲ级为（599 ± 31）pg/mL，Ⅳ级为（969 ±34）pg/mL；任何一个级别标准中，女性稍高于男性。重度充血性心衰（Ⅳ级）者 BNP 浓度明显高于轻度充血性心衰（Ⅰ ~ Ⅲ级）者。有学者认为，随着左室扩大程度的增加，BNP 水平也随之增高；与正常对照组比较，心衰患者 LVEDD 轻度增大时，BNP 水平已明显增高，LVED >60 mm 者较 LVEDD <60 mm 者增高更显著。心衰无论早期（LVEF >40%）还是中晚期（LVEF <40%），患者血浆 BNP 水平均高于正常对照组，且 LVEF <40% 者较 LVEF >40% 者增高更明显。在 LVEF <45% 的患者中，血浆 BNP 水平与 LVEF 呈负相关；血浆 BNP 还与肺动脉收缩压及 LVEDD 呈正相关。由此可见，血浆 BNP 水平可作为反映心功能状态的指标。

收缩性心衰和舒张性心衰患者血浆 BNP 水平均明显增高，但 BNP 水平本身并不能区别收缩性心衰和舒张性心衰。在心脏收缩功能正常的情况下，血浆 BNP 水平增高可预测舒张性心衰。因为血浆 BNP 水平能准确反映心室压力，部分心衰患者尽管代表收缩功能的 LVEF 正常，但舒张期心室主动松弛的能力受损，心室顺应性降低，以致心室在舒张期的充盈受损，心搏出量降低，左室舒张期压力增高，继之左房压增高而发生心衰，故舒张性心衰患者 BNP 也大量增加。因此，当患者有心功能不全表现而心脏收缩功能正常时，检测血浆 BNP 水平将有助于心脏舒张功能不全的临床诊断。

3. BNP 用于判断心衰的预后　在心衰患者中，血浆 BNP 浓度随时间的推移而变化，是一项非常有价值的预后指标。在慢性心衰患者中，BNP 水平增高已证实与死亡率密切相关，是独立的预测预后指标。Fisher 等发现，在心衰患者中，血浆 BNP 和 NT - proBNP 浓度较高者，其住院期间病死率和因心功能恶化再入院率均高于浓度低者，这提示血浆 BNP 浓度与患者预后有明显的相关性。在一项研究中，72 例因心衰失代偿而入院的患者中，22 例死亡，这 22 例患者在住院期间 BNP 水平增高（平均增高223 pg/mL），未发生死亡患者的 BNP 水平下降（平均下降 215 pg/mL），提示血浆 BNP 水平与病情转归密切相关，其水平较高者预后较差。罗晓颖等测定了 300 例心功能Ⅳ级心衰患者的血浆 BNP 水平，随访 6 个月观察死亡终点。至 6 个月随访终点，死亡 63 例，其中心脏性猝死 30 例，泵衰竭死亡 27 例，泵衰竭死亡组和心脏性猝死组 BNP 水平显著高于生存组（$P < 0.05$），泵衰竭死亡组的 BNP 水平显著高于心脏性猝死组。血浆 BNP 水平升高（ >330 pg/mL）是中重度心衰患者总死亡和泵衰竭死亡的独立预测指标（$P < 0.001$）。

4. NT - proBNP 对慢性心力衰竭诊断与评估　NT - proBNP 具有分子量大、体内半衰期长（120 min）、体外稳定等特性，且在心衰患者血液中的浓度较 BNP 高数倍，故更有利于实验室检测。而且，NT - proBNP 不受肾功能的影响，也不受 BNP 治疗的影响；基因重组 BNP

（如新活素）治疗的心衰患者，NT - proBNP 水平也可反映真正的心功能状态。

近年来，NT - proBNP 作为一种有价值的临床生化标志物，可以为心血管病患者提供诊断、预后判断及治疗疗效评价，引起广泛关注和重视。Mcdonagh 等分析了三个欧洲流行病学的大样本研究，在 3 051 个研究对象中，分别有 10%（305）的左室功能不全、3.1%（93）的心衰患者。NT - proBNP 血浆浓度在正常、左室功能不全、心衰三组中的水平分别为 20.0 pg/mL、173.0 pg/mL、269.6 pg/mL，经统计学分析其差异有统计学意义（$P<0.001$）。NT - proBNP 血浆浓度水平在诊断心衰、左室功能不全工作曲线 ROC 下面积（AUC）分别是 0.85、0.69；经多元回归分析校正了年龄、心包、高血压、糖尿病、冠心病等因素后，NT - proBNP 为心衰的独立预测因子［OR（比值比）$=2.6$，$P<0.0001$］；经年龄、性别校正后以 95% 作为 NT - proBNP 异常的切点，诊断心衰的特异性为 79%、敏感性为 75%；阳性、阴性预测值分别为 90%、99%。Gustasson 等对 367 例怀疑存在心衰的患者进行了血浆 NT - proBNP 浓度及心脏超声的检查，结果表明，在 LVEF 为 40%、30% 以下的患者组血浆 NT - proBNP 浓度 ROC 的 AUC 分别为 0.87 和 0.93，以 125 pg/mL 为切点在 LVEF 40% 以下组，其诊断敏感性、特异性分别为 97% 及 46%，阳性、阴性预测值分别为 85% 及 99%；在 LVEF30% 以下组其诊断敏感性、特异性分别为 100% 及 56%，阳性、阴性预测值分别为 93% 及 100%。而将切点提高到 450 pg/mL 并不提高诊断率。由于血浆 BNP、NT - proBNP 水平与左室舒张末期压力呈正相关，而后者则是导致心衰症状如水肿、呼吸困难等的主要病理生理基础，因此血浆 BNP、NT - proBNP 水平与 NYHA 心功能分级密切相关。Mcclure 等及 Hildebrandt 等的研究中，同样将超声心动图各项参数与血浆 BNP 水平做相关性分析，结果得出 LVEF 与血浆 NT - proBNP 水平呈负相关（$r=-0.461$，$P=0.005$），这一结论与本研究结论一致。这是由于在心衰病程进展过程中，随着心室容积或心室容积指数的增大，LVEF 值逐渐降低，同时心室容积增大刺激 BNP 及 NT - proBNP 大量分泌，所以理论上支持血浆 NT - proBNP 水平与 LVEF 值呈负相关。Maeda 等的研究中得出 BNP 水平与左室舒张末期压力呈正相关关系。表明在心衰病情加重过程中左室舒张末期压力逐渐升高，左房压力继发性升高，造成心房扩大，左房内径增大，同时心室内压升高刺激 BNP 及 NT - proBNP 大量合成释放。NT - proBNP 检测作为一种快速、灵敏、准确的检测手段，对心衰的临床诊断有着重大意义，其灵敏性、特异性及阳性预测值均优于 LVEF 值，同时相比心功能分级能更准确、客观地反映心功能状况。

表 1 - 22 总结了心衰时常用实验室检查异常的意义及处理措施。

表 1 - 22　心衰时常见实验室检查的异常及其意义

指标的异常值	原因	临床意义
肾损害［肌酐 > 150 μmol/L，eGFR < 60 mL/（min · 1.73 m^2）］	肾脏疾病，肾淤血，ACEI/ARB，醛固酮受体拮抗药（MRA），脱水，NSAIDs 及其他肾毒性药物	计算 eGFR，考虑减少 ACEI/ARB 或 MRA 剂量，或延迟上调剂量，检查血钾及尿素氮（BUN）。若脱水，减少利尿药的剂量；若肾淤血，则增加其剂量。审查药物治疗情况

续表

指标的异常值	原因	临床意义
贫血（男性＜13 g/dL，女性＜12 g/dL）	慢性心衰，血液稀释，铁丢失或利用不良，肾功能不全，慢性病，肿瘤	查找原因，积极治疗
低钠血症（＜135 mmol/L）	慢性心衰，血液稀释，释放 AVP，应用利尿药及其他药物	考虑限水，调整利尿药剂量，血液滤过，AVP 拮抗药，审查药物治疗情况
高钠血症（＞150 mmol/L）	失水或水摄入不足	评价水摄入情况，查找原因
低钾血症（＜3.5 mmol/L）	利尿药，继发性醛固酮增多症	有心律失常的危险，考虑 ACEI/ABR、MRA、补钾
高钾血症（＞5.5 mmol/L）	肾衰竭，补钾，应用 RAAS 抑制剂	停用补钾及保钾利尿药，停用或减量 ACEI/ARB，MRA，评价肾功能及尿 pH；考虑心动过缓及严重心律失常的危险
高血糖（＞6.5 mmol/L）	糖尿病，胰岛素抵抗	评估水化，治疗葡萄糖不耐受
高尿酸血症（＞500 μmol/L）	利尿药，痛风，肿瘤	予以别嘌醇，减少利尿药的剂量
白蛋白高（＞45 g/L）	脱水	水化治疗
白蛋白低（＜30 g/L）	营养不良及肾丢失	查找原因
转氨酶升高	肝功能不全，肝淤血，药物毒性	查找原因，积极治疗
肌钙蛋白升高	心肌坏死，延长的缺血，严重心衰，肾功能不全，败血症，心肌炎	评估升高的类型（在严重心衰轻度升高常见），灌注/存活心肌检查，冠状动脉造影，评估血运重建
肌酸激酶（CK）升高	遗传性或获得性肌病	考虑遗传性心肌病、骨骼肌营养不良，予以他汀类治疗
甲状腺功能异常	甲状腺功能亢进/减退，胺碘酮	治疗甲状腺功能异常，重新考虑胺碘酮的应用
尿分析	蛋白、糖及细菌	查找原因，排除感染及糖尿病
国际标准化比值（INR）＞3.5	抗凝药过量，肝脏疾病，药物相互作用	调整抗凝药剂量；评价肝功能状态；审查药物治疗情况
CRP＞10 mg/L，中性粒细胞增多	感染，炎症	查找原因

第八节　心力衰竭的预后评估

心衰是所有心血管疾病发展的终末阶段，病情凶险，死亡率高，如不能早期识别，及时处理，往往预后不佳。据统计，心衰患者经治疗好转出院后1个月、3个月、6个月及12个月因心衰再住院率分别为1.9%、10.1%、14.3%及17.4%，死亡率分别为2.3%、6.6%、8.9%及11.6%。一旦诊断心衰，90 d内的死亡率很高，约有半数患者在5年内死亡，而重症患者的1年死亡率高达50%。猝死是心衰患者死亡的一大原因，因心衰患者易发生恶性室性心律失常、心动过缓和电机械分离现象而导致心源性死亡。可见，心衰的总体预后较差，其长期心血管事件发生率、再住院率、心源性死亡率和总死亡率均很高，患者的生活质量也较差，是严重危害人类健康的疾病。

一、影响心力衰竭患者预后的因素

心衰患者出院后死亡率极高。大量研究发现许多因素可预测患者再住院或死亡，这些因素包括年龄、性别、病因、心功能不全程度、LVEF、血浆BNP水平、糖尿病和肾功能减低等。

1. *年龄*　在老年心衰患者中，重症心衰的患者较多，伴随疾病也多于年轻人，且年龄的增加使老年心衰患者的病理生理改变和年轻患者不同，神经内分泌的改变及全身各脏器的功能与年轻患者相比均有所差异。随着年龄的增加，心脏和大血管的弹性降低，使血压升高，心肌纤维化增加，且老年患者对治疗心衰的药物耐受性也较差，这些均使老年患者的预后恶化。心衰患者随着年龄的增加死亡率升高，每增加1岁，死亡率升高2.8%；每增加10岁，男性患者的死亡率增加27%，女性患者的死亡率增加61%；超过85岁的患者5年死亡率高达80%，且老年心衰患者的住院时间长，再住院率高，生活质量差。可见，除伴随疾病以外，年龄为心衰预后的独立危险因素。

2. *性别*　性别对心衰患者预后的影响目前尚不确定。大部分研究均表明，女性心衰患者的总死亡率低于男性，可能是因为女性具有生物学优势，对泵衰竭有较好的适应性；但也有研究有不同的结论，如Scotland研究显示，冠心病心衰患者的预后女性较男性差。左室功能障碍研究（SOLVD）显示，在LVEF降低的心衰患者中女性预后较男性差。这些不同的结果可能与入选的患者群体不同和伴随疾病的差异有关。因此，单纯性别本身对心衰预后的影响还需进一步研究证实。

3. *病因*　在心衰患者中，冠心病是最常见的病因，约占总体的40%，在老年患者中比例更高。研究发现，伴有冠心病的心衰患者长期预后最差，死亡率最高，无论是否发生过心肌梗死，死亡率均显著高于不伴有冠心病的心衰患者。理论上讲，合并心衰的冠心病患者，血运重建可明显改善远期预后及降低死亡率，对放射性核素显像及MRI等检查显示有存活心肌者改善更明显，因而其效果优于单纯药物治疗者。但最近的循证医学证据似乎不支持这一观点，一项研究证明，对多支血管病变且PET－CT证实存在存活心肌的患者，经冠状动脉搭桥后心功能改善情况并不优于单纯药物治疗者，推测原因为干预太晚，左室重塑已不可逆。因此，对于伴有冠心病的心衰患者应积极评估，考虑患者的病程及冠状动脉病变情况，若存在大量存活心肌，经与患者及其家属充分沟通后可行血运重建，对存活心肌不多且处于心衰晚期者可考虑优化药物治疗。

4. 心功能分级　心功能分级是心衰最重要的预后因素。NYHA 分级是根据主观症状对心衰的严重程度进行分级，这是临床最常用也是很简便的分级方法，易于判断心衰的程度和预后。心衰的 NYHA 分级和长期预后呈正相关，NYHA Ⅰ ~ Ⅱ级患者的年死亡率在 5% 左右，而 NYHA Ⅲ ~ Ⅳ级的重症患者 6 个月的死亡率高达 37%，因此 NYHA Ⅲ ~ Ⅳ级的心衰患者死亡率明显高于 NYHA Ⅰ ~ Ⅱ级的患者，生活质量也比 NYHA Ⅰ ~ Ⅱ级的患者差。非随机临床观察显示，心衰患者的年死亡率为 17.1%，而在大规模人群研究中死亡率更高，弗莱明翰研究中心衰的平均年死亡率为 21%。

5. LVEF　LVEF 是反映心脏收缩功能的常用指标，可反映左室的排血功能。在心输出量降低之前即可出现，左室收缩力降低越明显，LVEF 降低越显著，在临床上可用来评估左室收缩功能受损的程度，常用的检查方法为超声心动图、核素心血池显像、心脏 MRI 及有创的左室造影检测。LVEF 是心衰预后的较强预测因子，LVEF 正常的心衰患者预后较好，年死亡率为 8.9%，而 LVEF < 50% 的患者，年死亡率为 17.9%。对于 LVEF 轻、中度降低的患者，LVEF 越低，生存率越低，预后也越差。但对 LVEF < 25% 的预后很差的患者，LVEF 和心衰患者的预后不再呈线性相关。同时有研究表明，经治疗后 LVEF 升高的患者预后要好于 LVEF 无改变和降低的患者，这可能是因为 LVEF 的高低与存活的心肌数量有关，存活心肌多的患者较心肌广泛纤维化和瘢痕组织多的患者预后好，存活心肌的多少反映心肌的收缩功能储备，LVEF 越低，存活心肌越少，预后越差。

对于心肌梗死后 LVEF 下降的患者，如有室性心动过速、心室颤动史，应予植入式心脏复律除颤器（ICD）治疗。最新的 MADIT - Ⅱ 研究显示，对于有心肌梗死病史、LVEF≤30% 的患者，预防性植入 ICD 使死亡率下降 31%，且年龄越轻，射血分数越低，受益越大。因此，对这类心衰患者，需积极地治疗（主要是植入 ICD）才能降低患者的死亡率，改善患者的预后。

6. 心脏舒张功能　在传统研究中着重强调了心肌收缩功能的重要性，而忽视了舒张功能，事实上在心衰患者中有很大一部分为单纯舒张功能异常引起的。在诊断为心衰的患者中，LVEF 正常者占 20% ~40%，单纯舒张功能异常引起的心衰患者预后要好于收缩功能不全的患者，但其死亡率仍是正常人的 4 倍。舒张功能异常的心衰是指有临床心衰症状但 LVEF 正常者，对于舒张功能的判断通常用超声心动图测定左室充盈受损，但对于分级和量化尚有一定困难。因此，左室舒张功能与心衰患者预后的关系还需更深入的研究。

7. 血浆 BNP 水平　血浆 BNP 是近来研究较多的心肌损伤标志物，在血容量增加和压力负荷增加时从心室分泌。BNP 水平的升高可反映左室舒张末期压力的升高，收缩功能不全和舒张功能减低引起的心衰均有此改变，对于心衰的诊断有很大的意义。同时 BNP 升高的水平与心衰的 NYHA 分级存在正相关性，LVEF 越低，BNP 水平升高得越显著；BNP 对于心衰的进展和近期及长期心血管性预后有很好的预测价值，BNP 水平持续升高，心源性事件发生率和心源性死亡率均升高，预后较差；而经治疗后 BNP 降低的患者，预后可能会随之改善。

8. 糖尿病 糖尿病会导致心肌结构和功能的改变，如小动脉壁增厚、微动脉瘤形成和基底膜增厚，还会导致舒张功能异常。糖尿病患者因胰岛素抵抗而产生的高胰岛素血症会加重心脏和血管壁肥厚，从而加速心衰的进展，也是影响心衰预后的部分原因。糖尿病易合并肾脏等其他脏器的损害，也影响心衰的预后。糖尿病心衰患者的预后明显恶化，死亡率增加，合并糖尿病的心衰患者 4 年内的心脏性死亡率和猝死率升高了 2 倍。糖尿病对女性患者的影响尤为明显，女性心衰患者如有糖尿病，死亡率增加的程度明显高于男性。

9. 肾功能 心衰的患者合并肾功能减低的比例很高，其原因为：心衰引起肾灌注不足、合并肾脏自身的疾病以及治疗心衰药物对肾脏的影响。肾功能不全会引起贫血及电解质紊乱等改变，使机体对低心输出量的耐受能力下降，且对治疗心衰的药物耐受，肾功能持续或进展性损害的心衰患者预后较差，肌酐清除率每下降 10 mL/min，4 年死亡率增加 25%，心脏性猝死增加了 29%，总死亡率增加了 21%。

因此，一旦诊断为心衰，其近期与远期的预后均很差，对心衰的患者须判断伴随的疾病、心功能情况及 LVEF，须测定患者的血浆 BNP 水平，NYHA 分级高、LVEF 显著降低、BNP 持续升高、伴有糖尿病和肾功能不全的老年患者预后不良。临床上，对于心衰预后的预测因素很多，但任何单一因素的意义均有其局限性，临床医生在判断预后时必须注意个体化，对患者进行全面的评价以制订恰当的治疗决策。

二、预测心力衰竭患者不良结果的相关指标

慢性心衰不断增长的发病率和死亡率已经成为威胁公共健康的主要问题。对心衰患者的预后做出准确评估，有利于及时对疾病的进程进行干预，选择最好的治疗方案，延缓病情的发展，改善患者的生活质量，提高患者的生存率。

1. 单项预测指标

（1）传统指标：年龄、性别、血压、基础心脏疾病、体重指数（BMI）、NYHA 心功能分级、合并有慢性阻塞性肺疾病（COPD）、肝硬化及肿瘤等因素作为心衰患者预后评估的单项预测指标已被众多研究证实。

（2）心电图及心功能指标：心电图检查是临床上预测心衰患者预后的重要方法。QRS≥150 ms 的心衰患者 5 年生存率显著下降（$P<0.001$）。在非缺血性心衰患者中，用 T 波电交替（TWA）进行危险分层，TWA 阳性者发生心脏性猝死和致命性心律失常的概率较 TWA 阴性者高 4 倍。LVEF 的变化对预后意义更大，每年 LVEF 下降 5% 者死亡率是 LVEF 升高 5% 者的 2 倍，LVEF <25% 者预后很差。左室收缩末期容积增加是急性心肌梗死后预测死亡的最强因素，强于左室舒张末期容积、LVEF 和冠状动脉病变程度。左心房容积不仅可以反映左室舒张功能，还可用于预测人群心血管事件的发生率。在急性心肌梗死后 Killip Ⅰ级心功能的低风险组患者中，左心房容积的增加与心衰发生率及 30 d 内死亡率成正比。

常规体表心电图 QTc 间期的测量对预测充血性心衰患者的预后有意义。QTc 延长者

死亡率高，其原因可能是：①充血性心衰患者心肌组织坏死、瘢痕、纤维化以及缺血缺氧，导致心肌复极时间延长，体表心电图上表现为 QTc 延长，即 QTc 的明显延长能反映心肌组织损害和心衰的严重程度；②QTc 延长者心电复极的不一致性增加，心肌电不稳定性增加，心脏性猝死的危险性增加。

束支阻滞与心衰预后：左束支阻滞（LBBB）被认为是死亡或猝死的主要预测因子，也有报道束支阻滞不影响预后。但多因素分析两者仅呈临界相关（$P=0.0874$）。室性心律失常是另一个常被认为和预后有关的因素，但大多数研究认为室性心律失常只是心衰严重程度的一个标志。

（3）运动试验：研究心肌病患者 6 分钟步行试验（6MWT），起初能步行者随访期间死亡率为 33%；起初不能步行者，随访期间死亡率为 61%，说明 6MWT 是预测晚期心衰患者死亡的独立而有用的指标。运动耐量常以最大氧摄取或消耗量（$VO_{2\,max}$）来检测。$VO_{2\,max}$在有或无症状的心衰患者中均下降，可反映心衰的程度，能独立预测心衰患者的 5 年死亡率。《2013 年 ACCT/AHA 心力衰竭管理指南》中建议，$VO_{2\,max}\leq 10$ mL/(kg · min) 则须行心脏移植，若运动时收缩压升高 <20 mmHg，则预后差，也应尽快行心脏移植。多因素分析显示实测 $VO_{2\,max}$/预计 $VO_{2\,max}$ <50% 和最高收缩压 <120 mmHg 的心衰患者预后差，是心衰患者死亡最有意义的预测指标之一。

（4）生化指标、炎症因子及损伤标志物：

1）生化指标：如肌酐、尿素氮、尿酸、钠离子、钾离子、血糖等被多个研究证实是可以预测心衰患者预后的指标。心衰患者肌酐 >177 μmol/L、尿素氮每增加 10 mg/dL、钠离子 <136 mmol/L、钾离子 <3.5 mmol/L 者，30 d 和 1 年的死亡率均显著升高（$P<0.05$）；合并高尿酸血症的慢性心衰患者室性心律失常的发生率增加，尿酸水平是慢性心衰判定预后的预测因子。患者入院时血糖水平是院内死亡和 60 d 死亡的独立预测因素。

2）炎症因子：心衰患者可能表现出一些临床慢性炎性反应状态，高敏 C 反应蛋白（hs-CRP）是一种系统性炎症急性期的主要反应物质。临床 hs-CRP 检测不仅可用来评估未来 6~10 年出现心血管疾病发作的危险性，还可以作为首次发生心血管疾病危险性的非常有效的预测指标。

3）心肌损伤标志物：肌钙蛋白是一种可以反映心肌损伤的高敏感性、高特异性的标志物，心肌细胞损伤可致心衰，长期心衰也会引起心肌损伤，两者互为因果，故心衰患者肌钙蛋白浓度升高。肌钙蛋白 I、肌钙蛋白 T 和高敏肌钙蛋白是心衰患者有意义的预后标志物，且独立于其他标志物，同是否为缺血病因无关。

（5）神经内分泌指标：心衰患者会出现如内皮素（ET）、心房钠尿肽（ANP）、内洋地黄素（EDF）、脂联素等多种神经内分泌因子的改变。ET 和 ANP 随心衰水平而增加，且与心功能级别有较好的关联性，也与心衰的发生发展及疾病的预后密切相关，可以作为判定心衰治疗疗效的生化指标之一。有研究对 332 例心衰患者测度 EDF 浓度，结果显示心衰组的 EDF 明显下降。BNP 主要由心室分泌，病理情况下，心室容量负荷过大，心室就会迅速合成和释放 BNP。BNP 浓度与心室舒张末期压力呈正相关，与左室功能呈负相关。所以 BNP 及 NT-pro BNP 是心衰和左室功能失代偿的定量标志物。美国（ACC/AHA）、欧洲（ESC）、中国、加拿大（CCS）等的心衰指南都肯定了 BNP 及 NT－pro BNP 在心衰诊断中的应用价值。国内外近年来也有多项研究说明 BNP 和 NT－pro BNP 在心衰的诊断治疗及预后评估中有重要价值。BNP<250 ng/L 的患者出院后 6 个月不良事件发生率为 16%；BNP>250 ng/L 的患者不良事件发生率为 78%；BNP 为 250 ng/L 是最准确地预测不良事件的临界值。心衰患者住院时 BNP 不下降，提示预后不佳，而出院时 BNP 越低，再住院的可能性越小。患者出院前 NT－proBNP 水平具有很强的预后评价能力。因此，在心衰患者住院期间入院时和出院前至少应各测定两次 BNP 水平。

2. 多项指标联合评分模式　心衰患者往往存在多个危险因素，它们相互作用，效果相互叠加，直接影响预后。近年来，随着研究的不断深入，研究者们将多种危险因素联合考虑，发现了一些多因素评分模型，能更科学、全面、客观地评估心衰患者的预后状况。

（1）心力衰竭生存评分法（heart failure survival score，HFSS）：根据 HFSS 积分，≥8.10 分为低危组，7.20～8.09 为中危组，≤7.19 为高危组，其 1 年存活率分别为 93%、72%和 43%。低危组 1 年存活率显著高于其他两组（$P<0.001$），中、高危组患者均急需在 1 年内完成心脏移植。多因素分析危险因子定量化的危险积分，可重点预测 30 d 和 1 年的全因死亡率。该系统预测病死率共分 5 层：极低危（≤60 分）、低危（61～90 分）、中危（91～120 分）、高危（121～150 分）及极高危（>150 分），30 d 的病死率分别是 0.4%、3.4%、12.2%、32.7%及 59.0%，1 年的病死率分别是 7.8%、12.9%、32.5%、59.3%及 78.8%。

（2）西雅图心力衰竭模型（Seattle heart failure mode，SHFS）：SHFS 主要预测心衰患者的 1～3 年生存率。评估生存率的公式包含了 14 个连续变量和 10 个分类变量：年龄、性别、NYHA 分级、体重、射血分数、收缩压、缺血性心肌病、ACEI、β 受体阻滞药、ARB、他汀类、别嘌醇、醛固酮拮抗药、利尿药及其剂量、血红蛋白、淋巴细胞百分比、尿酸、总胆固醇、血清钠、QRS 间期、双心室起搏、ICD 及双心室 ICD，还充分证实了现代药物治疗或辅助装置可以改善充血性心衰的预后。

综上所述，评估心衰预后的指标众多，侧重点也不尽相同，各个临床及实验室指标对心衰的预后价值不同。所以，需要根据患者的具体情况综合判断，进行个体化分析，以更准确地预测心衰患者的不良事件。

第九节　心力衰竭的分期及其防控策略

随着心衰病理生理研究的进展，人们对心衰的认识水平也不断提高。目前认为，心衰不能简单地理解为心脏病的终末状态，而是一个心功能状态从初始损伤逐渐走向衰竭直到终末期的过程。因此，心衰是一个连续发展的过程，由无症状到严重症状，了解心衰的分期有助于心衰的整体防治。

一、心力衰竭的分期

2001年开始提出心衰分期的概念。2013年，传承既往指南所采用的分期方法，根据病情发生发展的不同，将心衰分为A期、B期、C期和D期（或A、B、C、D四个阶段），体现了“从多种危险因素至终末期心力衰竭的完整心血管事件链”以及根据心衰发生发展的不同阶段选择不同治疗方法的理念。分期的重要性突出防治结合的观点，强调尽早识别心衰的高危人群，及早干预。

A期 患者处于发展为心衰的高度危险中。这些患者尚无心包、心肌或心脏血管的结构或功能异常，从未出现心衰的症状和体征。如高血压、冠状动脉疾病、糖尿病患者，以及有使用心脏毒性药物治疗史或酒精滥用史、风湿热病史、心肌病家族史者。A期尚无心脏结构和功能损害的证据。

B期 患者有导致心衰的心脏结构异常，如左室肥厚或纤维化、左室扩张或收缩力减弱、无症状的瓣膜疾病及曾发生心肌梗死，但从未出现心衰症状或体征。在这个阶段应加强管理和治疗，积极控制心衰的危险因素，预防心衰的发生。

C期 患者有结构性心脏疾病并有或曾经有心衰症状，如有左室收缩功能不良所致的呼吸困难或乏力、曾经出现心衰症状而经治疗症状消失，是传统意义上的临床心衰阶段。此期应加强综合治疗以控制心衰症状，逆转心衰发展为终末期心衰。

D期 患者有严重结构性心脏疾病，尽管经过充分治疗，在休息时仍有明显的心衰症状，为难治性、终末期的心衰，需要特殊治疗。如因心衰反复住院并且不能安全出院的患者，住院等待心脏移植的患者，在家持续接受静脉输液治疗以缓解症状或使用机械循环辅助设备接受心衰临终关怀的患者。C、D期更显著地突出了根据危险分层选择治疗顺序的理念。

确定患者处于心衰自然病程的哪一期非常重要，只有确定心衰的危险因素，才能预防心衰的发生。心衰的危险因素包括高血压、冠状动脉疾病、糖尿病、心脏瓣膜病、心肌梗死病史、心肌病家族史或暴露于心脏毒性物质中（如过度饮酒、应用蒽环类药物、职业暴露、应用含麻黄碱类的补充剂或使用违禁药品）。有时即使没有症状，部分患者也可能存在心脏和循环的结构及功能异常，并先于症状出现。这些结构上的异常包括左室肥厚、无症状左室功能不全、无症状瓣膜功能不全或陈旧性心肌梗死导致的室壁运动异常。因为部分患者在上述这些早期阶段会发生心衰，应进行预防性治疗或控制危险因素，同时早期应用神经内分泌抑制药，包括血管紧张素转化酶抑制药，并在特定情况下，早期使用β受体阻滞药和他汀类药物治疗。

心衰的症状经门诊治疗，可能会得到良好的控制，也有可能发展为难治性心衰。医生确诊患者的症状是由心衰综合征引起以后，持续对患者的临床状况进行评估是恰当地选择治疗和监测的关键。传统的心功能评估方法是按照患者症状的严重程度进行的，其依据是纽约心脏协会（NYHA）的心功能分级法。虽然这个分类系统的主观性很强，但它经受住了时间的考验，并继续广泛应用于心衰患者。其他几个临床评分系统已经在大规模的人群调查中用于评估心衰。心功能分级和分期之间的重要区别在于：NYHA心功能分级只适用于有明显心衰症状的患者，其分级可以改善或加重；心衰的分期则只能进展。也就是说，一旦患者的病情达到C期，即使经治疗后症状缓解，病情也不会重回B期。

心衰的发生和发展进程具有高度可变性，而且有时很难区分C期和D期。因此，进行各种诊断性评估的时机和需求取决于有针对性的治疗措施的正确性和时机的选择。例如，一名由急性心肌炎导致失代偿性心衰的年轻女性，可能需要全面的诊断性检查和机械循环支持，以最大限度地恢复健康。与之相反，一名患有慢性风湿性瓣膜病的老年患者，其心衰的症状稳定并且未经手术治疗，如果其症状和体征没有发生暂时性变化，可能会从日常临床随访中获益。经常被忽视的是患者对于接受诊断性检查和各种不同的医疗和手术干预的自主性以及临床后果。对于进展期心衰患者，其选择只局限于改善生活质量或延长寿命。

二、心力衰竭各期的防控策略

心肌在受到初始的损伤如炎症、缺血、机械刺激、毒素、对心肌有毒性的药物、免疫或心肌本身病变（遗传因素）后会发生一系列结构与功能的变化，启动心室重塑（包括结构重塑与心电重塑）的过程。这些损伤因素若不能去除，心室重塑会一直持续存在，甚至逐渐加重，有时即使这些原发因素能及时去除，心室重塑的过程也不能终止，因为一个病理生理程序一旦启动就只能按照既定规律发展下去。

心室重塑，尤其是左室重塑，是心衰发生发展最重要的病理生理机制。因此，避免心肌受到这些损伤是预防心力衰竭的关键，而在心肌受到这些损伤时及时去除这些因素也可预防心室重塑或抑制其进展，而在心肌受到损伤且出现结构与功能的变化时，有效的抑制心室重塑的治疗措施是阻止心力衰竭发生及进展的关键。从初始的心肌损伤到出现心衰的症状及心衰的进展是一个逐渐发展的过程，构成心血管事件链，其进程根据损伤的因素不同，有时呈急性甚至超急性进展，数小时即出现严重事件，有时呈慢性过程，发展几十年才出现事件，因此我们有充分的时间和机会阻断任何一个环节来阻止其发展。本文结合AHA心衰临床分期就心衰整体防控策略做些设想。

A期　本期的特点是具有引起心力衰竭的危险因素而没有心脏结构与功能的变化，因此本期的主要任务是治疗或避免这些危险因素，如高血压患者积极控制血压，使血压控制在理想范围，减轻左室的压力负荷，减少左室受到的机械刺激，减少发生左室肥厚的危险；同样对肺动脉压升高的患者要降低肺动脉压力，减轻右室压力负荷，减少发生右室肥厚的危险。先天性心脏病和风湿性心脏病患者存在血流异常，引起心室压力及容量变化等机械刺激，导致心室前后负荷增加，引起心脏结构与功能的改变，因此，对先天性心脏病和风湿性心脏病患者要及早治疗，及时去除这些机械因素对心肌的刺激，防止心脏结构的改变。而且，此时要避免接触引起心肌毒性的物质，如酒精、药物，积极控制炎症及增强免疫。有心肌缺血证据的要积极治疗冠心病，及早冠状动脉血运重建，消除心肌缺血性损伤，预防缺血性心肌病；另外，须积极治疗心房颤动。因此，本期的治疗策略是对心衰的病因进行治疗，不要求常规检测BNP或NT-proBNP水平。

B期　本期的特点是有心脏结构的变化而没有出现过心衰的症状；此期的主要防控措施仍然是去除心肌损伤的初始因素，即病因治疗，如治疗冠心病、先天性心脏病及风湿性心脏病，控制高血压及治疗肺动脉高压。此期已发生心室重塑，出现心脏结构的变化，因此应开始应用抑制心室重塑的措施，阻止或延缓心衰的发生，此期可应用神经内分泌抑制药，如足量持续应用 ACEI 或 ARB 和 β 受体阻滞药。因此，此期的治疗策略是病因治疗及充分足量持续应用神经内分泌抑制药。

C 期　本期的特点是有心脏结构与功能的改变，且既往发生过或目前有心衰的症状。此期的防控策略除 A 期、B 期的策略之外，主要是对症治疗，减轻或消除患者的临床症状，提高其生活质量。此期有时进行了病因治疗也不能阻止心衰的进展，如冠心病、缺血性心肌病患者，即使成功进行血运重建，如经皮冠状动脉介入治疗（PCI）或冠状动脉旁路移植术（CABG），心衰也会持续加重，主要取决于心肌损伤的程度及其恢复正常的可能性。

若此时无心衰的症状，LVEF≥45%，主要的策略是抑制心室重塑，防止心衰症状再发，可足量应用 ACEI 或 ARB 及 β 受体阻滞药。若有心肌梗死病史，可应用醛固酮受体拮抗药，国内主要是用螺内酯 20 mg/d，充分阻断激活的神经内分泌系统，阻止心室重塑的进程；若有心衰的症状，如体循环或肺循环淤血，应该用利尿药，减轻患者的症状，可适当应用正性肌力药物，以减轻或缓解症状，提高患者的生活质量。若症状能控制，应减少利尿药的剂量，应用最小有效的利尿药剂量。若患者存在 LBBB 或影像学有左右心室不同步的证据，NHYA Ⅱ～Ⅳ级，可进行 CRT；若 LVEF≤30%，或者出现过室性心动过速或心室颤动，可植入 CRTD 治疗。期间积极治疗诱因，如感染、缺氧、贫血等，防止症状反复。

D 期　此期为终末期心衰，往往表现为顽固性心衰，症状反反复复。此时主要的策略为对症治疗、支持治疗及临终关怀，主要措施有间断或持续应用正性肌力药物、应用心室辅助装置及心脏移植。此时需要频繁电解质监测，预防电解质紊乱；限水，强力利尿，必要时行间断性血液滤过治疗，尽量降低心脏的前负荷。

第二章 心力衰竭的药物治疗

第一节 洋地黄强心苷类药物

洋地黄强心苷类药物是一类有强心作用的苷类化合物，其作为传统的正性肌力药，应用历史可以追溯到18世纪 William Withering 首次将地高辛用于水肿的患者。洋地黄强心苷类曾被认为是心衰治疗的基础，但随着对心衰病理生理机制认识的转变及β受体阻滞药、血管紧张素转化酶抑制药（ACEI）的广泛应用，使其在心衰患者治疗中的地位降低且存在较大的争议。目前，洋地黄强心苷类可供临床使用的制剂有地高辛、洋地黄毒苷、毛花苷C（西地兰）和毒毛花苷K，但国内临床最常用的是地高辛片，它是唯一经安慰剂对照临床试验证明不增加死亡率的正性肌力药物，也是唯一被美国食品和药物管理局（FDA）批准的能有效治疗心衰的洋地黄制剂。静脉应用的毛花苷C（西地兰）主要应用于急性心衰和慢性心衰急性加重期的治疗，可迅速缓解患者的症状。近年来，一批对照、双盲、随机化、设计严密、大规模的临床研究提供了有力的循证医学证据，为正确评价及应用洋地黄奠定了循证医学基础。

一、洋地黄强心苷类的药理作用

（一）药理学作用机制

传统观点认为，洋地黄强心苷类药物通过抑制心肌细胞膜 Na^+，K^+－ATP 酶活性，升高细胞内 Na^+水平，促进 Na^+－Ca^{2+}离子交换，最终使细胞内 Ca^{2+}水平提高，Ca^{2+}作为第二信使可促进心肌细胞的肌酸磷酸化，从而发挥正性肌力作用。

近年来又发现此类药物的部分药理作用与抑制心肌组织外的细胞 Na^+，K^+－ATP 酶有关。例如，通过抑制副交感传入神经的 Na^+，K^+－ATP 酶，提高了位于左室、左心房和右心房入口处及位于主动脉弓和颈动脉窦的压力感受器的敏感性，抑制性传入冲动的数量增加，进而使中枢神经系统下达的交感神经兴奋性减弱而迷走神经活性增强，可抑制左室重塑的进展。此外，也可抑制肾脏的 Na^+，K^+－ATP 酶，减少肾小管对钠的重吸收，增加钠向远曲小管的转移，产生利尿作用。

（二）对心血管功能的影响

1. 正性肌力作用　洋地黄强心苷类具有直接选择性增强心肌收缩力作用，这一作用在衰竭的心脏表现得特别明显。治疗剂量对其他组织器官无明显作用时已能增强心肌收缩力。实验证明，在没有神经支配的鸡胚心脏或乳头肌可观察到洋地黄强心苷类增强心肌收缩力的作用，而且这种强心作用不被β受体阻滞药所拮抗，说明它与交感神经递质及其受体无关，其强心作用是直接的。

正性肌力作用表现为心肌收缩张力和最大缩短速率的提高，使心脏收缩有力而敏捷，表现为左室压力上升速度增快及达到最高张力所需时间减少，在心脏前后负荷不变的情况下，心脏每搏做功明显增加。洋地黄强心苷对已扩大且衰竭的心脏，在加强心肌收缩力时，不增加甚至可减少心肌的耗氧量。心衰患者由于心脏扩大，心室壁张力增高以及代偿性的心率加快，使心肌耗氧量增加，应用洋地黄强心苷后，心肌收缩力增强虽可增加心肌耗氧量，但又能使心室排空完全，循环改善，降低静脉压等，因而使心衰时心脏室壁张力降低，同时还使心率减慢，这两方面的作用使心肌耗氧量降低。

2. 负性频率作用　治疗量的强心苷对正常心率影响小，但对心率加快及伴有心房颤动的心功能不全者则可显著减慢心率。心功能不全时，由于心搏出量减少，通过颈动脉窦和主动脉弓压力感受器的反射性调节，使心率代偿性加快。心率加快超过一定限度时，心脏舒张期缩短，回心血量减少，心输出量反而降低。长期以来人们认为强心苷的负性频率作用是由于心肌收缩力增强、心输出量增加及反射性提高迷走神经兴奋性的结果。目前已有实验表明，在正性肌力作用出现之前已可见明显的心率减慢，认为地高辛具有直接增加心肌对迷走神经敏感性的作用。

3. 对组织传导和心肌电生理特性的影响　强心苷对组织传导和心肌电生理特性的影响比较复杂，取决于它们的生理状态。

（1）传导性：小剂量应用强心苷，由于兴奋迷走神经的作用，Ca^{2+}内流增加，房室结除极减慢，房室传导速度减慢；促进K^+外流，使心房肌细胞静息电位加大，加快心房的传导速度；高浓度时，强心苷可过度抑制Na^+，K^+-ATP酶，使细胞内失钾，最大舒张电位减小（负值减小）而减慢房室传导。

（2）自律性：治疗剂量下，强心苷间接地通过增强迷走神经活性，降低窦房结自律性；缩短心房和心室的动作电位时程。中毒剂量时直接抑制浦肯野纤维细胞膜Na^+，K^+-ATP酶，使细胞内失钾，细胞自律性提高。

（3）有效不应期：强心苷由于加速K^+外流，使心房肌复极化加速，因而有效不应期缩短；对心室肌及浦肯野纤维，由于抑制Na^+，K^+-ATP酶，使最大舒张电位减小，有效不应期缩短；房室结主要受迷走神经兴奋的影响，有效不应期延长。

4. 对血管的作用　洋地黄强心苷类能直接收缩血管平滑肌，使外周阻力上升，这一作用与交感神经系统及心输出量的变化无关。但心衰患者用药后，因交感神经活性降低的作用超过直接收缩血管的效应，因此，血管阻力下降，心输出量及组织灌流增加，动脉压不变或略升。慢性心衰患者用地高辛治疗后，心输出量增加，静脉扩张，中心静脉压下降，外周血管阻力下降。长期服用地高辛，血流动力学可获得持续改善，该结果已得到多项研究的反复证实。静脉注射毛花苷C或地高辛后，记录肌肉传出交感神经的冲动信号，证实洋地黄强心苷类有肯定的抑制交感神经和扩张外周血管的作用。

（三）对神经和内分泌系统的作用

洋地黄减弱交感神经活性的作用是先于血流动力学改善的，即血流动力学与神经内分泌效应分离。所以，即使血流动力学改善效果减弱或消失，洋地黄的治疗作用还是有的。中毒剂量的洋地黄可兴奋延髓极后区催吐化学感受区而引起呕吐，还可兴奋交感神经中枢，明显增加交感神经冲动发放，而引起快速型心律失常。洋地黄的减慢心率和抑制房室传导作用也与其兴奋脑干副交感神经中枢有关。洋地黄还能降低心衰患者血浆肾素活性，进而减少血管紧张素Ⅱ及醛固酮含量，对心功能不全时过度激活的 RAAS 产生拮抗作用。在药物的血流动力学效应出现前，便可观察到药物持续降低交感神经活性的作用。荷兰一项关于异波帕明的随机、对照、多中心试验（Dutch ibopamine multicenter trial，DIMT）研究表明，洋地黄强心苷类抑制神经内分泌系统过度激活，降低交感神经兴奋性，增强副交感神经活性，是其治疗慢性心衰的重要机制之一。心衰患者服用地高辛 0.25 mg/d，6 个月后血浆去甲肾上腺素、肾素水平明显下降（$P<0.05$），而副交感神经活性指标显著升高。Vardas 等也证实了上述的结论。因此，洋地黄强心苷类药治疗心衰作用并非局限于传统意义上的正性肌力作用，更重要的还是其对神经内分泌系统活性的影响。

（四）利尿作用

洋地黄对心功能不全患者有明显的利尿作用，其主要机制是心功能改善后增加了肾血流量和肾小球滤过率而产生利尿作用；此外，洋地黄可直接抑制肾小管 Na^+，K^+-ATP 酶，减少肾小管对钠的重吸收，促进钠和水的排出，发挥利尿作用。

总之，洋地黄强心苷类的药理机制比较复杂，涉及心血管系统及其相关系统的多个方面，正确理解其作用机制对科学合理地应用洋地黄强心苷类至关重要。

二、洋地黄的药动学及药效学

1. *药动学*　地高辛片剂的口服吸收率因不同的生产厂家而常有明显不同，生物利用度大多为60%～80%。改进制备工艺中原料颗粒的大小可提高地高辛的生物利用度达到100%。地高辛的表观分布容积（V_d）为 6～10 L/kg，在体内呈二房室模型分布，中央室 V_d 仅为外周室 V_d 的1/10。地高辛主要分布在心肌及骨骼肌，其在心肌组织中的浓度是血浆浓度的15～30 倍，肌肉组织浓度仅为心肌组织浓度的 1/2。地高辛在脂肪组织中分布很少，故肥胖患者也应按标准体重来计算服药剂量。

地高辛主要（可达90%）经肾小球过滤或部分经肾小管分泌排泄，以原形经尿排出。其排泄率大致与肾小球滤过率成正比，而与尿量无关。约 10% 的地高辛经肝脏代谢，5%涉及肠肝循环。地高辛的消除半衰期与给药途径无关，在肾功能正常或接近正常的患者中为1.6 d或36～48 h。经过4～5 个半衰期（6～7 d）后，血清浓度需经3 周左右才能达到稳定状态。因此，地高辛的剂量必须根据肾功能来仔细调节。地高辛能通过胎盘屏障，因此母体和脐静脉血中的药物水平相似。

2. *剂量及用法*　目前常用的制剂是地高辛和毛花苷 C。一般情况下，心衰尤其伴快速心房颤动时首选毛花苷 C，剂量为 0.2～0.6 mg/d，病情稳定后改为地高辛口服。目前认为，地高辛起始剂量及维持剂量常为 0.125～0.25 mg/d。年龄 >70 岁、肾功能不全及低体重（BMI 低）患者采用小剂量开始：0.125 mg/d；或 0.25 mg，隔日一次。在心衰治疗中极少需要大剂量地高辛：0.375～0.5mg/d。没有理由应用地高辛负荷量。

关于地高辛的剂量问题，以往认为小剂量无效，必须达到“洋地黄化”才有作用（表2－1）。但是，目前认为地高辛的治疗浓度与正性肌力间呈线性关系，即小剂量地高辛就可以改善心衰患者的左室功能，还可纠正其神经内分泌紊乱。地高辛有效的血液浓度为0.5～0.9 ng/mL，浓度过高（>2 ng/mL）会引起洋地黄中毒，增加死亡率。Saif等对DIG试验中地高辛血清浓度与患者各种原因的死亡率进行了多元逻辑回归分析，地高辛浓度分为三个水平：0.5～0.8 ng/mL（$n=572$）；0.9～1.1 ng/mL（$n=322$）；≥1.2 ng/mL（$n=277$）。与安慰剂组比较，37个月后各种原因的相对死亡率分别是0.80、0.89及1.16。因此，随着地高辛血清浓度升高，死亡率也随之升高。

表2－1　地高辛的洋地黄化方案

口服，24 h内	口服，48 h内	口服，6～7 d	静脉注射，24 h内
0 h：0.5 mg	0.25 mg，q8 h，共6次*	0.25 mg/d*	0 h：0.5 mg
8 h：0.25 mg			6 h：0.25 mg
16 h：0.25 mg			12 h：0.125 mg
24 h：0.25 mg			18 h：0.125 mg

*随后每日给予维持量（通常为0.125～0.25 mg）。

J. R. Adams等对DIG试验中男性、女性血清地高辛浓度与死亡率之间关系的分析得出了相同的结论，即地高辛血清浓度与死亡率之间呈线性相关（女性$P=0.008$，男性$P=0.002$，总体$P=0.076$），血清浓度大于1.2 ng/mL时，死亡率增加。Gheorghiade等的研究也表明，将地高辛剂量由（0.20±0.07）mg/d增加到（0.39±0.11）mg/d时，心衰患者不但临床症状及内分泌紊乱未见改善，反而更易发生地高辛中毒，并可诱发室性心律失常，增加心衰死亡率。地高辛与β受体阻滞药合用，可有效控制因活动或交感神经兴奋而导致的心室率加快，两药合用时应该适量减少地高辛剂量。

地高辛是唯一经过安慰剂对照试验评估和被美国FDA批准可用于慢性心衰治疗的洋地黄制剂。目前多采用自开始即用固定的维持量的给药方法，称为维持量疗法，0.125～0.25 mg/d；对于70岁以上或肾功能受损者，地高辛宜用小剂量（0.125 mg，每日1次或隔日1次）。必要时，如为了控制心房颤动患者的心室率，可采用较大剂量（0.375～0.50 mg/d），但不宜作为窦性心律心衰患者的常规治疗方法。

维持量是用来补足每日的消除量，后者在肾功能正常者占体内该药物峰值总含量（体存量）的33%～37%，而在肾功能完全丧失时仅占14%。估算每日地高辛消除百分率的公式为：14+Ccr/5。地高辛的维持量等于体存量与上述估算值的乘积，也可参考表2－2。

表 2－2　地高辛每日维持量（μg）（体存量假定为 10 μg/kg）

校正的内生肌酐清除率（Ccr）（mL/min，体重 70kg）**	精瘦体重（kg）						天数***
	50	60	70	80	90	100	
0	63*	125	125	125	188	188	22
10	125	125	125	188	188	188	19
20	125	125	188	188	188	250	16
30	125	188	188	188	250	250	14
40	125	188	188	250	250	250	13
50	188	188	250	250	250	250	12
60	188	188	250	250	250	375	11
70	188	250	250	250	250	375	10
80	188	250	250	250	375	375	9
90	188	250	250	250	375	500	8
100	250	250	250	375	375	500	7

*63 μg＝0.063 mg，每日服用 0.125 mg 片剂半片；或 0.125 mg，每 2 d 一次。

** 仅知道血清肌酐浓度（Scr）时，成年男性的 Ccr（校正至体重 70 kg）约等于（140－年龄）/Scr；成年女性按此公式计算，再乘以 0.85。

*** 取得稳定浓度所需天数。

因此，合适的药物剂量是治疗的关键之一。已有证据表明，较低剂量的地高辛既能改善心衰患者的左室功能，又能纠正神经内分泌异常。而当地高辛剂量由（0.20±0.07）mg/d 增加至（0.39±0.11）mg/d 时，左室功能虽进一步增加，但神经内分泌异常及临床症状并未进一步改善。较大剂量的地高辛有诱发室性心律失常的倾向。DIG 研究的资料还提示，即使地高辛血浆浓度在 0.5～2.0 ng/mL 的治疗范围内，随血浆地高辛浓度增高，心衰死亡率也会增加。

目前还不清楚大剂量地高辛对心衰的治疗是否比小剂量更有效；但是可以认为小剂量的地高辛（0.125～0.25 mg/d）更加安全。至于血清地高辛浓度的测定，尚无证据支持该法可在临床上指导地高辛剂量的选择，因为地高辛的放射免疫测定法只有助于洋地黄中毒而非地高辛疗效的评估。

临床试验已证实，停用地高辛后可使症状恶化，因此，如病因不能去除，又无洋地黄中毒，原则上应长期应用地高辛，而且地高辛使用方便，价格低廉，疗效确切，安全可靠。地高辛一般在已使用利尿药和 ACEI，但症状仍未控制的情况下联合应用，特别推荐用于心衰伴快速心室率的心房颤动患者，尽管 β 受体阻滞药对控制运动时的心室率更有效。传统上经常强调洋地黄的不良反应多，但近来的临床报告指出大多数心衰患者对地高辛具有良好的耐受性，地高辛的不良反应主要出现在大剂量用药时。这些观察结果提示地高辛的治疗量范围（治疗量与中毒量的比值）并非像以往所担忧的那么狭窄。至于长期使用地高辛，有研究显示，即使血清浓度维持在一般认为的治疗剂量范围内，也有不良的心血管作用。还有研究显示，长期应用地高辛可能增加心肌梗死或猝死的危险性，而临床上并无典型的洋地黄中毒征象。一般而言，急性心衰并非地高辛的应用指征，除非有伴快速心室率的心房颤动。急性心衰患者应静脉给予西地兰，每次 0.2～

0.4 mg 稀释后静脉注射，注射后 10 min 起效，1 ~ 2 h 达高峰，24 h 总量 0.8 ~ 1.2 mg。

综上所述，地高辛是一种安全、有效的药物，使用方便，价格低廉，目前可作为心衰治疗的辅助药物。地高辛对大部分患者是有效的，能改善心衰患者的临床症状，而且不受基础治疗的影响。鉴于地高辛对心衰死亡率的下降没有作用，不存在推迟使用会影响存活率的可能性，因此，地高辛的早期应用并非必要。建议先使用那些能减少死亡和住院危险的药物（如 ACEI、β 受体阻滞药及醛固酮受体拮抗药），如果症状改善欠佳，应及早使用地高辛。如果可以确定患者对 ACEI 或 β 受体阻滞药的反应良好，并足以控制症状，才能停用地高辛。

3. 影响血清地高辛水平的因素　任何妨碍药物吸收（如考来烯胺或吸收障碍综合征）、增加药物分布（如妊娠或甲状腺功能亢进症）、增加排泄（如 ACEI 或腹泻）的药物或临床情况均可降低血清地高辛水平。反之，促进药物吸收、减少药物分布或减少药物排泄（如肾功能不全或老年）的情况会增高血清地高辛水平。低钾血症、低镁血症、高钙血症、酸中毒、甲状腺功能减退症、缺血性心肌病和迷走神经活性增高等很多因素均可增加患者对地高辛的敏感性。

4. 地高辛与其他药物的相互作用

（1）地高辛与心血管系统药物的相互作用：排钾利尿药如呋塞米、噻嗪类利尿药等可导致低钾血症。在低钾状态下，心肌对地高辛敏感性增加，心肌摄取地高辛增加，常规剂量使用地高辛也易发生中毒。螺内酯可抑制地高辛在肾小管的分泌，也可以使其浓度升高。抗心律失常药如奎尼丁、胺碘酮、维拉帕米等可将地高辛从组织中置换出来并减少其在肾脏及肾外的排泄，最终导致血清地高辛浓度升高。硝普钠能促进地高辛在肾小管的分泌，使其血清浓度降低。β 受体阻滞药如普萘洛尔和卡维地洛可显著抑制磷糖蛋白介导的地高辛转运。

（2）地高辛与消化系统药物的相互作用：多潘立酮、莫沙必利等能加快胃肠道蠕动，减少地高辛在小肠上端的吸收，进而使其浓度降低。氧化铝、复方氢氧化铝等通过升高胃内 pH 值，减少地高辛的吸收。质子泵抑制剂通过升高胃内 pH 值，抑制胃酸对地高辛的破坏，使地高辛生物利用度增加。

（3）地高辛与抗生素、抗病毒药的相互作用：抗病毒药如蛋白酶抑制剂可能通过抑制磷糖蛋白介导的地高辛转运而使其浓度升高。地高辛口服后，部分被肠内双歧杆菌、厌氧菌代谢为无强心作用的双氧地高辛和双氢地高辛苷元，应用红霉素阻断了这一代谢过程和磷糖蛋白介导的地高辛转运，增加其在小肠的吸收，使其浓度升高。

三、洋地黄的不良反应

1. 洋地黄中毒的易患因素　目前绝大多数洋地黄中毒不是由于药物过量，而是存在许多中毒的易患因素，使心肌对洋地黄的敏感性增加和（或）对地高辛的清除减少。其中，最主要的是电解质紊乱，特别是低血钾，尤其是心肌细胞内低钾。因此，不能仅根据化验血钾不低而排除心肌细胞内低钾。而低钾又常常与低镁并存，增加洋地黄中毒的危险。

2. 洋地黄不良反应的临床表现　包括心脏外表现和心脏表现。前者主要有厌食、恶心、呕吐等胃肠症状，黄视、绿视和蓝视等为特异症状，现已罕见。后者可有心衰加重，但主要表现为心律失常，且常是最早、甚至是唯一的表现，乃至危及生命。洋地黄中毒既可引起异位节律点兴奋性增高，又可产生传导抑制，几乎可以发生各种类型的心律失常，常见而特异的心律失常如下：①室性期前收缩是洋地黄中毒最早和最常见的心律失常，可呈单源、多源、成对和联律性期前收缩。在心房颤动基础上出现的室性期前收缩二联律及三联律为特征性洋地黄中毒表现，室性心动过速、双向性室性心动过速是洋地黄中毒的严重表现，可发展为心室颤动，其中双向性室性心动过速更具特异性。另外，还可有加速的室性逸搏心律。②阵发性房性心动过速伴房室传导阻滞为洋地黄中毒的典型表现，但用洋地黄治疗室上性心动过速时发生的房室传导阻滞并非洋地黄中毒。③加速的交界性逸搏心律是洋地黄中毒的常见而特异表现，尤其在心房颤动基础上发生时更常见。④洋地黄阻滞部位多在房室结而非希氏束。因此，二度Ⅰ型 AVB 是洋地黄中毒的典型而常见表现，二度Ⅱ型及三度 AVB 少见。另外，窦性心动过缓、窦性停搏及窦房传导阻滞可由洋地黄中毒引起，但较为少见。洋地黄中毒罕见房性期前收缩、心房扑动和心房颤动，尚未见束支传导阻滞的报道。

四、洋地黄中毒的预防和治疗

对洋地黄中毒的预防要优先于对其的治疗，要防治结合，做到以下几个方面。

（1）应用洋地黄应个体化调整剂量，根据患者的年龄、体重及肾功能状态，选择适当的剂量。

（2）在用洋地黄期间避免静脉补钙，若必须合用增加地高辛血药浓度的药物时，适当减少地高辛用量。

（3）预防低钾较洋地黄中毒后补钾更重要，心衰患者应将血钾保持在 4 ~ 5 mmol/L，因为洋地黄与心肌细胞结合牢固，洋地黄中毒后补充钾盐并不能从心肌中将洋地黄置换出来，仅能阻止其与心肌的进一步结合。

（4）可疑洋地黄中毒时应按中毒处理。

（5）确定洋地黄中毒后应立即停用洋地黄，至少 2 ~ 3 d，最好停 1 周，并尽量停用排钾利尿药。

（6）洋地黄中毒后，除高血钾、窦性停搏及窦房传导阻滞或Ⅱ度以上 AVB 外，均应静脉补充钾盐和镁盐，且应连补数日。当心衰患者静脉补液量受限时，输注氯化钾的浓度不一定遵循传统的 3‰，可以是 6‰。在肾功能不全及少尿患者补钾时还应注意高钾血症。当血钾正常时，宜在葡萄糖、氯化钾溶液中加入胰岛素，以促进钾向细胞内转移。镁与钾有协同作用，能预防和对抗洋地黄中毒引起的心律失常；低钾时常伴低镁，单独补 K^+ 不补镁又难以纠正低钾，因此，洋地黄中毒时补镁也很重要。紧急补镁时可用 10% 硫酸镁 10 ~ 20 mL 缓慢静脉注射，一般用 1% ~ 2% 的硫酸镁静脉滴注，也可与氯化钾配伍。门冬氨酸钾镁中钾、镁含量虽低，但纠正细胞内低钾低镁较好，可配合使用。轻症或预防低钾和低镁，可口服钾盐和门冬氨酸钾镁。但住院患者最好静脉给药，以防口服钾盐加重严重心衰患者的胃肠不良反应。

五、洋地黄引起心律失常的对症处理

洋地黄中毒引起的房性心动过速伴 AVB 以及加速的交界性逸搏心律的心室率往往并不快，无须特殊处理；对洋地黄中毒所致的频发、多源、成对室性期前收缩，短阵及阵发性室性心动过速都应积极处理，应首选利多卡因，因其不仅抑制浦肯野纤维和心室肌的自律性和兴奋性、提高心室致颤阈，还可缩短受损浦肯野纤维的传导，清除单向阻滞引起的折返激动；而且治疗剂量对心肌收缩力及传导系统影响较小，最适用于洋地黄中毒所致的室性快速心律失常的紧急处理。

洋地黄中毒时的快速心律失常尽量不采用电复律，因其可能引起更严重的心律失常。胺碘酮无负性肌力作用，临床广泛用于心衰合并室性及室上性快速心律失常，但其不仅增加地高辛血药浓度，且在治疗快速心律失常的同时又可能引发缓慢心律失常，而洋地黄中毒所致的快速心律失常往往合并或潜在缓慢心律失常，并不适宜首选胺碘酮，尤其在心动过缓基础上的快速心律失常更应避免应用胺碘酮。

洋地黄中毒引起的窦性心动过缓、窦性停搏及窦房传导阻滞少见；在房室交界区的阻滞部位也较高，因此多为交界性逸搏心律，甚至是加速的交界性逸搏心律，心室率往往并不过缓，很少造成阿－斯综合征，一般无须对症处理，必要时可应用阿托品类药物，其不会增加心室兴奋性而引起室性快速心律失常。但阿托品对希氏束以下部位 AVB 无作用，过缓的室性逸搏心律仍需安置临时起搏器，此时使用异丙基肾上腺素有引起致命性室性心动过速和心室颤动风险，尽量不用。

六、使用洋地黄时的特殊考虑

由于心衰患者合并疾病较多，且应用许多药物，因此，对出现下列情况应予以特别注意。

1. 女性　心衰患者中，女性占 50% 以上。DIG 试验的回顾性分析提示，地高辛会增加女性的死亡率。因为是回顾性分析，未考虑到血浆地高辛浓度与结局的关系。因此，常规治疗后，休息或轻微活动后仍有症状，LVEF 很低的女性患者用地高辛应谨慎。

2. 老年人　老年人体瘦、虚弱、肾功能下降，应该慎用地高辛。老年人舒张性心衰即收缩功能正常的心衰多见，占 20% ~60%，DIG 试验中老年人有 1 000 例，用洋地黄治疗能减少心衰恶化，但不能降低死亡率。老年舒张性心衰患者若无快速心房颤动，用地高辛不会获益。严重传导异常、急性冠状动脉综合征或肾衰的老年患者，应该谨慎使用地高辛。

3. 冠心病　心肌缺血本身可以抑制钠泵，即使最低的血浆地高辛浓度，心肌缺血可也使心肌组织对洋地黄的致心律失常作用更敏感，用洋地黄应谨慎。

4. 严重心衰　对 LVEF <25%，稍运动或休息时有症状，或胸片示心脏扩大的严重心衰患者，洋地黄特别有用。

5. 急性心衰　急性收缩性心衰患者，口服或静脉注射地高辛会增加心输出量，减慢心率，改善神经内分泌异常。但是，症状改善与血流动力学效应无关。应特别注意的是，地高辛不能快速静脉注射，因为快速静脉注射地高辛在早期可使血管收缩，使心衰恶化。

6. *单纯性右心衰*　对肺源性心脏病所致的右心衰竭，小剂量地高辛能增加心输出量，减少血中去甲肾上腺素浓度。但是，目前尚无临床资料支持地高辛能治疗单纯性右心衰竭。

七、洋地黄类药治疗心衰的循证证据及现代观念

洋地黄强心苷类药物可明显提高射血分数，特别适用于伴有快速心房颤动、心房扑动的大心脏、低心输出量的患者。地高辛无论单用还是合用，对轻度慢性心衰均有效，严重心衰患者也能从地高辛的治疗中受益。但是，在心衰合并窦性心律、左室舒张功能障碍为主的心衰及右心衰竭中，洋地黄强心苷类的治疗价值一直存在争议。一些学者认为，洋地黄强心苷类药无心肌松弛作用，不能改善心脏舒张功能，不适合应用于舒张性心衰患者。

PROVED、RADIANCE 研究评价了地高辛在心衰伴窦性心律患者中的使用效果。两试验入选者均为以窦性心律、左室收缩功能障碍为主的轻、中度心衰患者，采用随机化、双盲、安慰剂对照方法，观察经地高辛合用利尿药或 ACEI 治疗心功能已稳定的患者在地高辛中断治疗后的病情变化。结果均显示：地高辛治疗中断后可引起血流动力学恶化、LVEF 降低、运动耐量下降、生活质量评分降低，但恢复地高辛治疗后症状改善。通过进行 DIG 试验的主体研究、次要研究、亚组分析及其他涉及心衰研究的再分析和基础研究，人们对洋地黄在心血管疾病中的应用又有了新的认识，进一步肯定了这个在临床使用了 230 年的老药在心衰治疗中的价值。DIG 试验主体部分入选 6 800 例心衰患者，LVEF 低于≤45%，随机分为两组，地高辛组中 81% 合用利尿药，94% 合用 ACEI；安慰剂组中 82% 合用利尿药，95% 合用 ACEI。主要发现有：①地高辛可明显改善心衰患者的症状，提高其生活质量及运动耐量；②地高辛可明显减少心衰的恶化率和住院率，降低总住院日和住院时间，不增加室性心律失常的危险，不增加心衰患者的死亡率；③地高辛不仅可用于心衰伴心房颤动、心房扑动者，而且可用于心衰伴窦性心律者。但洋地黄强心苷类在改善心衰患者临床症状、提高其生活质量及运动耐量的同时，并未降低其死亡率。Rich 等对 DIG 试验进行亚组分析，将 7 788 例服用地高辛的患者按年龄段分为 5 组：<50 岁组（n=841），50～59 岁组（n=1 545），60～69 岁组（n=2 885），70～79 岁组（n=2 092）和≥80 岁组（n=425）。结果发现，年龄是心衰死亡率和住院率增加的独立危险因素，随年龄增加，心衰的住院率、死亡率、怀疑地高辛中毒的住院率以及地高辛治疗失败撤药率都显著增加。然而，地高辛疗效与患者年龄之间并没有相关性，地高辛对于各个年龄段左室收缩功能不良的心衰患者都有效，是治疗心衰唯一可长期应用的正性肌力药物。

2004 年 Majumdar 等对赖诺普利生存试验（ATLAS）的各个治疗方案进行亚组分析。此试验共有 19 个国家 3 164 例心衰患者参加，平均左室射血分数为 23%，2 671 例患者心功能为Ⅲ或Ⅳ级（NYHA 标准）。治疗方案分为低剂量 ACEI 治疗组（平均每日服用赖诺普利 4.5 mg），大剂量 ACEI + β 受体阻滞药组（平均每日服用赖诺普利 33.2 mg）；大剂量 ACEI + β 受体阻滞药 + 地高辛组（平均每日服用赖诺普利 33.2 mg）。

观察试验终点为1年内因任意原因患者死亡或住院。对结果进行多元逻辑回归分析表明：①与低剂量ACEI组比较，大剂量ACEI+β受体阻滞药或大剂量ACEI+β受体阻滞药+地高辛组可以显著降低1年内住院率或各种原因的死亡率。②采用大剂量ACEI+β受体阻滞药+地高辛组与低剂量ACEI组治疗的患者比较，1年后的各种原因死亡率以及住院率降低12%，效果明显。该结果也从一个侧面肯定了地高辛在治疗心衰中的作用。

Hood JR等对1996年至2003年洋地黄治疗心衰的大型安慰剂对照随机临床试验的荟萃分析表明，洋地黄在窦性心律的心衰治疗中仍然很有价值，可以有效缓解患者症状，改善患者生活质量，降低患者住院率。一系列安慰剂对照试验结果显示，1～3个月的地高辛治疗可改善轻、中度心衰患者的症状，提高生活质量，增强心功能和运动耐量，不论是窦性心律还是心房颤动、缺血性还是非缺血性心肌病、是否合并使用ACEI，均可受益。停用地高辛则可导致血流动力学和临床情况恶化。但没有证据表明地高辛可使无症状的左室收缩功能障碍（NYHA心功能Ⅰ级）患者受益。

窦房结抑制剂伊伐布雷定在收缩性心衰治疗的试验（SHIFT）中的效果与地高辛的DIG试验比较，表现出了惊人的相似。在SHIFT试验中，心血管死亡率和心衰住院的复合终点降低了18%；而在DIG试验中，心血管死亡率和心衰住院的复合终点降低了15%。在这两项试验中，主要结果是心衰住院治疗，这在SHIFT试验中降低了26%，在DIG试验中降低了28%。然而必须指出，在SHIFT试验中，这一结果是在排除使用其他药物特别是β受体阻滞药的前提下达到的，而在DIG试验中没有使用β受体阻滞药。这进一步说明地高辛在心衰治疗中仍然具有一席之地。

舒张性心衰是由于左室舒张期主动松弛能力受损和心肌顺应性下降导致左室在舒张期充盈受损、心搏出量减少、左室舒张末压增高而发生的心衰。舒张性心衰约占心衰总数的40%～71%，其预后与LVEF降低的心衰相仿或稍好。无症状左室舒张功能异常与心衰发生率及病死率相关，来自美国的一项流行病学调查发现，社区人群中无症状轻度左室舒张功能异常者占21%，中重度左室舒张功能不全者占7%。目前，国内外指南对舒张性心衰的治疗建议主要是积极控制血压、控制心室率、适当应用利尿药减少血容量和冠状动脉血运重建以改善心肌缺血。对于LVEF正常（≥50%）的心衰患者，目前并无证据证实洋地黄治疗无益。DIG的研究结果表明，地高辛应用于LVEF>45%的心衰患者，同样可降低由于心衰恶化导致住院治疗的趋势，但差异无统计学意义。近年来研究发现，对于保留泵功能的舒张性心衰患者不推荐使用地高辛这类正性肌力药物，但如果合并收缩性心衰，则以治疗后者为主，可适当应用地高辛以改善症状。

目前认为，以左室收缩功能障碍为主的轻、中度心衰患者（不论有无心房颤动）均应予洋地黄治疗，以舒张功能障碍为主的心衰及右心衰竭并心房颤动者可考虑给予洋地黄治疗。心衰治疗中使用洋地黄的意义在于改善症状，提高生活质量，但尚无提高存活率和改善预后的有力证据。

2012年，欧洲心脏病学会（ESC）的心力衰竭指南中指出，对于心衰和LVEF≤40%的患者，如果维持窦性心律，则“地高辛可以使用”，这个推荐是基于DIG研究结果。对于伴有心房颤动的心衰患者，其他药物（特别是β受体阻滞药）应该是首选，因为这类药物能够更好地控制心率水平。

在《2010 年 ESC 心房颤动治疗指南》中指出，地高辛对于长期的静息心率控制有效，但对运动时的心率控制效果欠佳。对于心房颤动患者（有或没有心衰）是否应用地高辛，尚无符合前瞻性、随机、安慰剂对照的临床研究。并且，最近几个荟萃分析显示，在心房颤动的患者，无论是否合并心衰，均不同程度地增加全因死亡率（18% ~ 27%），但这只是事后分析，需要经大规模随机对照试验（RCT）的证实。总之，目前洋地黄类强心药物在心衰治疗中地位降低。

《中国心力衰竭诊断和治疗指南 2014》指出，地高辛适用于慢性心衰（LVEF 降低）患者已应用利尿药、ACEI（或 ARB）、β 受体阻滞药和醛固酮受体拮抗药，LVEF ≤45%，仍持续有症状者，伴有快速心室率的心房颤动患者尤为适合，已应用地高辛者不宜轻易停用，心功能 NYHA Ⅰ级患者不宜应用地高辛。

综上所述，在以 ACEI 和 β 受体阻滞药治疗心衰为主线的今天，洋地黄类药物在有明显症状心衰治疗中的地位仍不容忽视，要科学合理地应用好这类药物，注意监测不良反应。

第二节　非洋地黄类正性肌力药物

洋地黄强心苷类药用于某些心脏病所致的心衰患者易导致洋地黄中毒，有报道在使用洋地黄治疗心衰的患者中大约有 30% 出现中毒症状，中毒患者的死亡率为 3% ~ 20%，使其应用受到一定限制。在冠心病心肌梗死合并心衰时，洋地黄在某一时期的使用（24 h 内禁用洋地黄）也受到一定的限制。另外，心衰常合并传导阻滞及心动过缓等，也是洋地黄类应用禁忌证。因此，临床也需要非洋地黄类正性肌力药物。

目前非洋地黄类正性肌力药物有 50 余种，虽然不能完全替代洋地黄在治疗心衰方面的主导作用，但是已突出地显示出了其优越性。然而，近年来国内外一些评价这类药物的大规模临床试验的结果是阴性的，并显示其可能增加心衰患者的死亡率。随着对心衰的病理生理机制理解的深入，特别是神经内分泌激活因素在心衰的病理生理过程的至关重要的作用，再结合口服和静脉使用正性肌力药物的临床试验结果，非洋地黄类正性肌力药物在心衰治疗中的地位有所下降。但对于收缩功能不全的有症状的顽固性心衰患者，这类药物仍起重要作用，短期应用（5 ~ 7 d）可改善患者的症状，提高其生活质量，间断或持续静脉应用非洋地黄类正性肌力药物可作为心脏移植或植入性心室辅助装置的“桥梁”治疗方法。

（一）非洋地黄类正性肌力药物的分类及作用靶点

1. 分类　正性肌力药物是通过增加心肌收缩蛋白可利用的钙离子浓度来实现增强心肌收缩力的。早在 20 世纪 90 年代，正性肌力药物按照作用于兴奋收缩耦联的不同环节来进行分类。Ⅰ类：增加细胞内的环磷酸腺苷（cAMP）浓度。Ⅱ类：影响离子泵和离子通道。Ⅲ类：增加收缩蛋白对钙离子的敏感性或增加钙离子的释放。Ⅳ类：通过以上多种机制作用。这个分类体系认为一种药物可能是通过多种机制来起正性肌力作用的。

也有按照作用靶点不同分类。Ⅰ类：β受体激动剂，具有拟交感活性，如多巴胺、多巴酚丁胺、异丙基肾上腺素、沙丁胺醇、特布他林、麻黄素及间羟胺等。Ⅱ类：磷酸二酯酶抑制剂，如氨力农、米力农及氨茶碱等。Ⅲ类：腺苷酸环化酶激活剂，如高血糖素。Ⅳ类：改善心肌代谢及能量供应剂，如维生素 B_{12}、叶酸、ATP、泛酸钙、极化液（GIK 液）及二磷酸果糖。上述各类药物中，一部分因其作用强、副作用小，已在控制“难治性心衰”中发挥了良好的作用；另一部分因其药理作用尚不清楚或副作用过大，未被推广应用；还有一部分虽有抗心衰作用，但因其并不优于洋地黄而不能被列为重要的抗心衰药物。

2. 作用靶点　良好的正性肌力药物取决于其作用靶点，而且不同类型正性肌力药物的作用机制及其对血流动力学的影响是不同的，理解其作用靶点对于药物在临床中的正确使用是非常必要的。在心衰治疗中，最常用的正性肌力药物为Ⅰ类的β受体激动剂和磷酸二酯酶抑制剂。这两类药物通过同一种机制起作用，即增加细胞内的 cAMP 浓度，但它们增加细胞内 cAMP 浓度的机制却不同。

（1）β受体：作用于该类靶点的药物包括多巴胺、多巴酚丁胺等，临床上多用于改善急性失代偿心衰（ADHF）患者的血流动力学参数。该类药物通过与受体结合后，激活蛋白激酶 A，增强心肌细胞内的钙离子信号转导过程来发挥正性肌力作用。具体过程包括：兴奋心肌细胞膜上的β受体，激活细胞膜上的兴奋性 G 蛋白，使得腺苷酸环化酶的活性增加，腺苷酸环化酶能够使腺苷三磷酸转变为环腺苷酸，激活蛋白激酶 A，使得钙通道蛋白磷酸化，钙通道的开放能力和开放频率均增加，促使肌质网释放钙离子，细胞内的钙离子浓度升高，胞浆内的钙离子与肌钙蛋白 C 结合，导致心肌收缩；同时也介导肌质网对于钙离子的再摄取，使心肌收缩力增加。

（2）磷酸二酯酶：细胞内 cAMP 的浓度主要是由腺苷酸环化酶的合成作用和磷酸二酯酶的水解作用所形成的平衡决定的。磷酸二酯酶（PDE）能将 cAMP 水解为 5′－核苷单磷酸（5′－AMP），从而使 cAMP 的浓度下降。磷酸二酯酶抑制剂通过阻止 cAMP 的降解而增加其的浓度。PDE 有多种同工酶，人体心脏中主要有 PDE－Ⅰ、PDE－Ⅱ及 PDE－Ⅲ。米力农和氨力农是代表性的磷酸二酯酶抑制剂，其作用靶点都是PDE－Ⅲ。

总体来说，Ⅰ类正性肌力药物的药理作用和血流动力学作用是通过对心肌收缩力和周围血管的调节来共同实现的。不同的肾上腺素受体激动剂不仅是对α、β的选择性不同，而且有不同的剂量依赖性的药理学反应。更重要的是衰竭的心脏对于β受体激动剂和磷酸二酯酶抑制剂的反应都要弱于正常心脏，这是由于长期的β肾上腺素能刺激，β受体的密度、亲和力和对于β肾上腺素能的应答和信号转导过程都发生了改变。

（3）与钙增敏剂相关的收缩蛋白：20 世纪末，研究者发现了一类新的正性肌力药物，它们不是通过增加心肌细胞内的钙离子浓度，而是通过增加心肌收缩蛋白对钙离子的敏感性来发挥强心作用，因而被称作钙增敏剂。研究者将钙增敏剂分为三种类型：Ⅰ型钙增敏剂，通过直接作用或者变构调节提高肌钙蛋白 C 对钙离子的亲和力，增强心肌收缩力；Ⅱ型钙增敏剂，作用于心肌细丝，加强肌动蛋白的作用，增加心肌纤维对钙离子的敏感性，如左西孟旦；Ⅲ型钙增敏剂，直接作用于横桥，调节肌动蛋白和肌球蛋白的反应性。钙增敏剂与以往的正性肌力药物作用方式完全不同，基本不会影响心肌细胞的钙离子水平，通常不会改变心率，避免了cAMP依赖性药物导致心律失常的普遍弊端，因此具有良好的应用前景。

（二）常用非洋地黄类正性肌力药物的作用特点及选择

非洋地黄类正性肌力药物主要是以多巴胺、多巴酚丁胺为代表的β受体激动剂和氨力农、米力农为代表的磷酸二酯酶抑制剂，也有诸如胰高血糖素、1，6－二磷酸果糖、左旋多巴、沙丁胺醇等药物，但未被临床认可。但由于这些药物增加心肌氧耗，因此仍然有潜在的危害，并且发展十分缓慢，这些年来几乎没有新药问世。值得一提的是左西孟旦，这是一种钙增敏剂，同时还有平滑肌钾通道开放（血管扩张）和可能的磷酸二酯酶抑制作用。下面简单介绍一下这些非洋地黄类正性肌力药物的用法及用量。

1. β受体激动剂

（1）多巴胺：多巴胺为去甲肾上腺素生物合成的前体物质，可以作用于位于肾动脉、肠系膜动脉和冠状动脉系统的多巴胺受体。在心肌细胞，多巴胺可以刺激β_1、β_2受体；在周围血管，多巴胺作用于α受体。多巴胺的药理学作用是高度剂量依赖性的（表2－3），在使用小剂量［<3 μg/（kg·min）］的时候，作用于主要位于肾脏和内脏神经的多巴胺受体，因此会扩张血管，增加血管床的灌注。低剂量多巴胺对于肾脏功能的影响有争议。在使用低剂量多巴胺治疗的心衰患者，肾脏血流的改善与心输出量的增加成正比，可以起到利尿作用；在使用中等剂量［3～5 μg/（kg·min）］多巴胺的时候，多巴胺刺激心脏的β_1受体，导致心率和心肌收缩力增加，从而使每搏输出量和心输出量增加，发挥其强心作用。在周围组织，大剂量［5～15 μg/（kg·min）］的多巴胺刺激α受体，导致动脉和静脉的收缩，发挥其升压的作用。此药虽增加心肌收缩力作用比洋地黄弱，但用药后也可使每搏输出量增加30%，心输出量提高40%，主要用于顽固性心衰同时伴有休克的患者。近年来有人将多巴胺与血管扩张药硝普钠联合应用，在治疗难治性心衰方面获得了良好的疗效，可较好地改善血流动力学。

表2－3 多巴胺剂量与作用机制的关系

剂量	作用受体	药理作用	临床应用
<3 μg/（kg·min）	多巴胺受体	肾脏、肠系膜血管扩张	利尿
3～5 μg/（kg·min）	心肌β_1受体	正性肌力作用	强心
>5 μg/（kg·min）	α受体	外周血管收缩	升压

（2）多巴酚丁胺：该药为人工合成的儿茶酚胺类药物，是心衰患者的治疗中最常用的一种正性肌力药物，有较强的正性肌力作用。多巴酚丁胺可以作用于心脏和周围血管的α受体和β受体，但其主要作用是刺激心脏的β_1受体。多巴酚丁胺刺激心肌细胞的α受体通常会增强心肌收缩力，刺激β受体则会导致心率和心肌收缩力均增加。在周围血管中，多巴酚丁胺刺激α_1受体和β_2受体，两者的作用几乎相抵消，导致其对外周血管阻力的调节作用很小。多巴酚丁胺能通过自身调节作用降低冠状动脉阻力并增加冠状动脉血流量，改善心肌供血，有利于心肌做功。但在心动过速的情况下，由于心肌氧耗量的增加，会引起心肌缺血。多巴酚丁胺在几分钟之内起效，10～20 min达到峰效应，半衰期为2～5 min，应用剂量为2.5～20 μg/（kg·min），但临床上一般采用低剂

量如2.5～5 μg/（kg·min）即可获得良好的血流动力学效果，同时副作用最小。而慢性心衰患者，由于心脏的β_1受体被长时间地刺激，导致了β_1受体密度下调和敏感性减低，而且心功能的改善也可能使肾上腺素能的刺激作用减弱，故主张间歇给药。在早些时候，Applefeld等研究表明，多巴酚丁胺或多巴胺连续或间歇静脉滴注可提高心指数，明显改善心功能，可以治疗常规药物无效的重症充血性心衰患者。

多巴胺和多巴酚丁胺的血流动力学作用相比较，两者都可增加心衰时的心指数。但是多巴酚丁胺导致的快速心律失常反应和（或）室性心律失常发生率要比多巴胺更加明显，患者对于多巴胺的药物剂量反应窗口要比以上观察结果宽泛许多，而且由多巴胺导致的剂量相关的不良血流动力学作用也更少见。

（3）肾上腺素和去甲肾上腺素：虽然二者都是强力的β受体激动剂，但在心衰的患者中易致快速型心律失常，很少用于恶化心衰患者的治疗。肾上腺素是一种非选择性的α、β受体激动剂，并且存在剂量依赖的受体选择性。在低剂量的时候［0.01～0.05 μg/（kg·min）］，肾上腺素仅激动β受体，导致心率增加和心肌收缩力的增强，周围血管扩张。在较大剂量的时候，肾上腺素激动周围血管的α受体和心脏的β_1受体，导致血压升高。去甲肾上腺素和肾上腺素的作用相似，通过刺激心脏的β_1受体增加心率和心肌收缩力。在周围血管，去甲肾上腺素刺激α受体，具有强烈的血管收缩作用。除冠状扩张外，它使全身小动脉、小静脉都收缩，常用于提高血压、保证脑部等重要器官的血液供应。但使用时间过长可引起血管持续强烈收缩，外周阻力增大，对已经存在左室功能障碍的患者，血管收缩的结果是导致后负荷增加，氧耗量增加，降低心输出量。临床上，这两种药物主要用于心源性休克使用多巴胺效果不明显的患者，可以根据外周血管阻力的变化情况来选择药物。

2. *磷酸二酯酶抑制剂* 磷酸二酯酶抑制剂用于恶化的心衰患者，可改善和缓解临床症状。氨力农是第一个用于心衰治疗的磷酸二酯酶抑制剂，但由于其血小板减少、消化道反应和发热等不良反应，已经被与它化学结构相似的米力农代替。依诺昔酮是另一种磷酸二酯酶抑制剂，在欧洲已经可以静脉应用。

作为磷酸二酯酶抑制剂的代表，米力农的血流动力学效应主要是增加心输出量、降低肺毛细血管楔压及肺血管和周围血管的阻力。心输出量的增加可以归因于直接的正性肌力作用和降低后负荷。常用剂量时，平均动脉血压和心率几乎没有变化。但在大剂量（>0.5 mg/kg）时，可能发生心动过速和血压下降。米力农可以在给予负荷剂量之后连续输注。在负荷剂量范围内，会出现明显的剂量反应关系。当给予更大剂量的弹丸式注射（50～75 μg/kg）时，心指数则几乎不再增加，而低血压更容易发生。因此，为避免低血压，米力农很少使用负荷量。较好的血流动力学效应通常在使用剂量为0.125～0.75 μg/（kg·min）时出现。米力农起效迅速，血流动力学效应在弹丸式注射后几分钟出现，半衰期为1.5～2.5 h。

米力农与多巴酚丁胺相比较，二者均可以增加心输出量，降低肺毛细血管压力；与多巴酚丁胺相比，米力农是更强力的血管扩张药，能够降低周围血管阻力、平均肺动脉压和肺毛细血管楔压，米力农对于心率和心肌耗氧量的影响较小。

米力农与多巴酚丁胺合用会扩大血流动力学效应，会产生更大的心指数、更低的周围血管阻力和左室舒张末期压力，同时能降低肺动脉的阻力，对于严重的左室功能不全等待辅助装置或手术的患者来说，在药物过渡到手术或心脏移植期间，能保证血流动力学稳定。

3. 钙增敏剂　钙增敏剂左西孟旦已经在欧洲的几个国家被批准用于短期治疗急性失代偿性心衰。Ⅲ类正性肌力药物通过作用于细胞内的钙稳态而起到增强心肌收缩力的作用以及通过开放血管平滑肌上腺苷三磷酸敏感性钾通道而起作用。这种机制的优点是不会增加钙离子的负荷，只会增强心肌的收缩力，同时该药不会损伤患者的心肌细胞，不会导致心律失常和心脏毒性。近来许多文献报道，左西孟旦增强心肌收缩力的同时并不增加心肌氧耗量，不损伤心肌舒张功能。左西孟旦对冠状血流、肺循环和外周循环都有良好的作用，可明显增加心输出量，降低肺动脉楔压而不增加心肌耗氧量。事实上，左西孟旦使左室功能改善，并降低心肌氧耗量，提示心肌效率的提高，且可与血管紧张素转化酶抑制药、β受体阻滞药等联合应用。

左西孟旦需要起始以 12～24 μg/kg 负荷剂量静脉注射 10 min，而后以0.1 μg/(kg·min)的速度连续输注。虽然左西孟旦的半衰期是相当短的，但它的血流动力学效应可能因为其活性代谢产物的存在而延长。左西孟旦的快速血流动力学效应呈剂量依赖性，大剂量时可能发生心率增快和外周平均动脉压力降低。与多巴酚丁胺相比，左西孟旦降低肺毛细血管压力和增加心指数的作用更明显，而且更少产生快速型心律失常和低血压。

在近来的 SURVIVE 研究中，左西孟旦并没有改善心衰患者的 180 d 生存率。在 REVIVED 研究中，左西孟旦可以使心衰的症状和体征在 5 d 内得到改善，但是包括死亡在内的不良事件却明显升高。因此，左西孟旦在心衰治疗中的作用需待这些试验数据公布后才能确定。

由于病因的差别和发病急缓的不同，心衰治疗的主要目标也因病情不同而有所不同。急性期积极解决患者的血流动力学异常，迅速缓解症状，挽救患者的生命，稳定期则应首先考虑改善患者的预后，提高其生活质量，降低死亡率。在临床实践中，心衰的临床表现是多样化的，从器官低灌注导致的乏力、疲惫，甚至心源性休克，到急性失代偿心衰引起的急性肺水肿以及药物难以奏效的难治性慢性心衰，有时不易准确判定患者当时的状态，因而使得正性肌力药物的合理应用受到限制。选择正性肌力药物的目的就是要参照所选定的具体治疗目标而定，究竟是要迅速改善症状、挽救生命，还是提高生活质量，降低住院率和改善生存率。在临床治疗中，正性肌力药物的应用要强调个体化，而且要适当考虑患者个人的意愿和治疗情况。

（三）非洋地黄类正性肌力药物在心力衰竭患者中的应用

在心衰的治疗过程中，特别是当处于疾病的恶化阶段时，通过正性肌力药物来改善心肌收缩功能是一种非常重要的治疗方法。正性肌力药物临床应用参考适应证：①对心衰患者不主张长期使用非洋地黄类正性肌力药物，因会增加死亡率，只有在心衰为难治性、非常严重并危及生命时才冒此风险；②各种原因引起的急性心衰，如心脏手术后心肌抑制所致的急性心衰；③慢性心衰患者病情急剧恶化，对利尿药、地高辛和血管扩张药联合治疗无效时可短期应用，有助于病情稳定和争取下一步治疗机会；④终末期心衰患者争取下一步治疗机会、等待心脏移植供体的一种有效过渡治疗方式。

1. *难治性心力衰竭* 部分心衰患者虽经内科优化治疗，但休息时仍有症状，有心源性恶病质，且须长期反复住院，即为难治性心衰或顽固性心衰。尽管用正性肌力药物可以改善心肌的收缩力和周围血管扩张的状态，但长期口服和间歇静脉注射对生存率仍有潜在危害。但是对于难治性心衰患者来说，不将提高生存率作为首要治疗目标，因为他们的生活质量可能比生命长度更具有意义。由于缺乏大规模前瞻性安慰剂对照的试验，间断地使用正性肌力药物对生活质量的影响很难判断。已经发表的病例研究和小规模的安慰剂对照试验显示正性肌力药物有良好的改善运动耐量、降低住院率和医疗费用的作用。在这种情况下，连续使用正性肌力药物可以作为一种姑息性的治疗方法，还可以用于终末期心衰、等待心脏移植的患者。

许多在医院里连续性使用正性肌力药物治疗并且生活质量得到了提高的患者，他们愿意在家里继续使用正性肌力药物，但是临床医生要让患者在一定程度上理解，使用正性肌力药物带来的生活质量的改善，有可能要以缩短生命长度为代价。在临床实践中，严重的症状难治的心衰患者经常持续地使用正性肌力药物。这些患者可能已经出现“正性肌力药物依赖”。50%的患者刚刚出现正性肌力药物依赖时，可以在血流动力学的指导下，口服血管扩张药或者小剂量口服正性肌力药物来过渡，可以成功地停用连续性静脉内正性肌力药物。低剂量的依诺昔酮可以成功地替代静脉正性肌力药物的治疗，不增加死亡率，且降低与血流动力学相关的发病率。难治性心衰的患者使用了依诺昔酮治疗以后，可以良好地耐受加用β受体阻滞药治疗，并且可以使一半的患者停用正性肌力药物。

2. *急性心力衰竭* ESC推荐的急性心衰（包括新发的和慢性心衰急性失代偿）静脉注射正性肌力药适应证为心输出量下降，外周低灌注状态（低血压、肾功能不全），不论有无淤血或肺水肿，虽已使用最佳剂量的利尿药和血管扩张药控制容量，但治疗反应不好的患者。在这部分患者中，已经显示出了良好的改善血流动力学及迅速缓解症状的效果。但是，在急性心衰患者的总体治疗方案中，正性肌力药物的地位还尚未确定。

一直以来，有关正性肌力药用于急性心衰治疗的对照试验研究较少，尚没有较好的循证医学证据。OPTIME - CHF研究是一项随机、双盲、安慰剂对照研究，主要终点是住院天数。研究入选951例没有器官灌注不良的慢性心衰急性失代偿期患者，平均左室射血分数<23%，平均血压120/71 mmHg。米力农静脉注射48 ~ 72 h，与安慰剂相比，并不减少住院天数，也不降低60 d病死率。米力农治疗组发生低血压及房性心律失常者更多。事后分析提示，米力农的不良作用主要见于心肌缺血引起的急性心衰，可能与米力农增加心肌耗氧有关。总的来看，OPTIME - CHF研究提示经验性地给急性心衰患者使用正性肌力药物治疗，并没有带来更多的临床益处，不应该将正性肌力药物常规用于没有低灌注表现的急性心衰患者的治疗。需要指出的是，在这个试验中，排除了医生要求使用正性肌力药物的那部分患者，说明这个试验在患者的选择方面存在着误差。还应该注意的是，在这个试验中还发现，不同病因的受试者对米力农的反应可能会有差异。米力农可能对缺血性心脏病患者存在更强的毒性反应，而非缺血性心脏病患者则通过米力农受益。因此，正性肌力药物在急性心衰治疗中的作用需要设计更加完善的试验

来证实。

然而，急性心衰是由许多种不同疾病构成的疾病谱，患者呈现反映容量状况和外周灌注等异常的各种症状。目前关于急性心衰的定义尚比较混淆，为急性心衰设计临床试验来评价包括正性肌力药物在内的治疗措施，是一件非常复杂的事。临床试验中，被随机作为不接受正性肌力药物治疗的那些急性心衰患者，其实在伦理学层面上也让手持正性肌力药物的医生感到非常困惑。

是否开始正性肌力药物治疗，可以根据患者器官低灌注的表现，应用 Forrest 分级法或参照四肢末梢的温度、湿度及其程度来决定。通常对一个出现了失代偿表现，但是有稳定血压的患者，或者有创血流动力学监测结果显示心指数正常者，就不需要使用正性肌力药物来维持足够的心输出量，单独静脉内应用血管扩张药就可以改善心输出量，且不增加心律失常的风险。有器官低灌注表现（如少尿、四肢湿冷等）或休克的患者占急性心衰人群的一小部分，可能不到 10% 。这种血流动力学异常也称为低心输出量状态，伴有较高的短期病死率。应该在综合治疗的基础上，强调使用正性肌力药物。短期应用正性肌力药物能够改善患者的血流动力学异常，提高心指数，缓解症状，提高生活质量，减少住院期间的死亡率，但是对于长期预后的影响尚不清楚。

在治疗低心输出量的心衰患者时，多巴酚丁胺和米力农是最常用的药物，对患者的血流动力学改变均有良好的影响。然而，目前还没有大规模随机临床试验来比较这两种药物的临床结果。多巴酚丁胺和米力农的药动学不同，多巴酚丁胺的半衰期短，应用在低心输出量患者时半衰期并不延长。因此，多巴酚丁胺的一些药物不良反应会在停用之后很快消失，而米力农半衰期相对更长，相应的一些不良反应也不易逆转，特别是米力农在肾衰竭的患者中半衰期会延长，因此需要减量使用，以避免明显的低血压和心动过速等不良反应。在单独使用其中一种药物无法取得良好疗效时，应该考虑联合使用磷酸二酯酶抑制剂和多巴酚丁胺，以增加心指数和降低外周循环阻力。在低心输出量患者中，短期使用多巴酚丁胺和米力农，其疗效比单纯应用血管扩张药更好。回顾性研究结果提示，米力农与多巴酚丁胺在发生心律失常、肾衰竭以及非住院死亡率方面的影响，并没有明显的区别。

一些临床试验显示钙增敏剂左西孟旦与心衰标准治疗比较，可改善失代偿性急性心衰患者的血流动力学和症状，对有些患者还能改善预后，可以作为多巴酚丁胺治疗低心输出量心衰的替代药物。临床试验表明，左西孟旦对血流动力学的影响要优于多巴酚丁胺。LIDO 研究的结果充分证明了其疗效：药物应用后患者呼吸困难和乏力的症状开始缓解，心指数增加，肺毛细血管楔压下降。有研究认为，左西孟旦的血流动力学作用不因同时使用的 β 受体阻滞药的影响而减弱，这就为 β 受体阻滞药用于严重心衰提供了支持。然而，作为一个新药来说，左西孟旦的半衰期更长，且价格较贵。

一般来讲，急性心衰的患者如果存在低血压的表现，就提示虽然有数据显示血流导向热稀释导管（Swan - Ganz 导管）可能增加重症患者的住院病死率，但对于低血压的心衰患者在诊断、鉴别诊断和治疗选择中具有重要的价值。从临床角度讲，对于轻度至中度急性加重的心衰患者，可以根据临床情况评估患者的状态，通常不选择 Swan - Ganz 导管常规使用。低血压的心衰患者可能存在低心输出量的问题，通过 Swan - Ganz

导管的监测，区别是否为心源性的低血压，对于治疗的选择有重要的意义。如需要选择一种正性肌力药物来维持血压，这时应该从小剂量开始使用多巴胺［5 μg/（kg·min)］；大剂量多巴胺可引起的左室充盈压升高，可与多巴酚丁胺合用。如果患者已经使用了较大剂量的多巴胺，或者还加用了多巴酚丁胺，但是仍然有低血压，可能就需要更强一些的血管收缩药物如去甲肾上腺素以维持血压，同时又增强心肌收缩力。但是，使用了去甲肾上腺素以后，肾脏的血流灌注会减少，因此限制了去甲肾上腺素在心衰中的应用。

虽然临床试验已经证实 β 受体阻滞药可以延长左心功能不全的患者的生存率，但是并不是所有的心衰患者都能够耐受 β 受体阻滞药。正性肌力药物的一个重要作用就是使患者的急性状况逐渐稳定，从而使患者可以接受 β 受体阻滞药的治疗。这种策略的优点是正性肌力药物帮助患者取得血流动力学效应稳定的时机以及 β 受体阻滞药带来的长期获益。

3. *慢性心力衰竭*　目前尚没有评价慢性心衰患者长期或间断静脉应用正性肌力药物的临床疗效的大规模、随机、前瞻性临床试验。大多数已经发表的静脉应用多巴酚丁胺和米力农的研究都是非盲法的。这些试验之间的比较也非常难，由于使用正性肌力药物的剂量、输注的持续时间、时间间隔以及患者的实验室检测都不相同。FDA 近期推荐不应给予慢性心衰患者间断静脉内正性肌力药物治疗，近期的指南和共识也支持这一观点。

已经有大规模前瞻性对照试验很充分地研究了长期持续的正性肌力药物治疗对死亡率的影响。持续使用多巴酚丁胺治疗的患者与那些未用的患者相比，有较高的死亡率，并且认为与长期使用正性肌力药物相关。因此，如果说改善生存率是慢性心衰患者的治疗目标，那么目前还没有数据支持长期或间断静脉内使用正性肌力药物是有效的。

总之，所有正性肌力药物长期应用均增加心衰患者的死亡率，仅仅是通过改善患者的血流动力学状态来减轻患者的症状，目前仅用于顽固性或急性心衰短期支持，或反复间断性使用以改善患者的症状，为应用 β 受体阻滞药等其他改善预后的药物创造条件，或作为心脏移植或植入性心脏辅助装置的一个“桥梁”性的过渡治疗。

第三节　利尿药

应用利尿药是心衰的标准治疗方法，只要有钠水潴留的迹象就必须应用利尿药。利尿治疗是慢性心衰药物治疗的“黄金三角”之一，因此非常重要；同时应当注意利尿治疗的不良反应。正确使用利尿药是慢性心衰治疗的基本功，每一个内科医生均应该熟练掌握利尿药的应用。

一、心衰导致钠水潴留的病理生理学机制

钠水潴留及血容量增加是心衰时机体重要的代偿机制之一。心衰时肾脏发生了一系列病理生理改变，使得肾小球钠水滤过减少，肾小管重吸收增加，最终导致钠水潴留。这个过程中神经内分泌系统过度激活发挥着重要的调节作用。

心衰导致钠水潴留的病理生理学机制有以下几个方面：

(1) 心衰时心输出量降低，肾血流灌注减少；静脉压升高延缓肾血液回流，引起肾小球滤过率下降，尿钠排出减少。

(2) 交感-肾上腺髓质系统兴奋，肾素-血管紧张素-醛固酮系统（RAAS）激活，血液中儿茶酚胺、血管紧张素（Ang）Ⅱ含量增加，导致肾血管收缩，肾血流量进一步减少，肾小球滤过率也进一步下降。

(3) 肾缺血时，扩张肾血管的物质如前列腺素释放减少，也是导致肾血流量减少、肾小球滤过率下降的原因。

(4) 心衰时交感神经兴奋，肾小球动脉收缩更加明显，肾小球滤过压相对较高，血液中非胶体成分滤过明显增加；肾小管周围毛细血管中血液胶体渗透压升高，静水压降低，促进肾小管对钠、水的重吸收增加。

(5) 由于RASS激活，醛固酮合成增加，与远曲小管、集合管的醛固酮受体结合，增加二者对钠、水的重吸收。

(6) 心衰时在各种神经、体液介质的介导下，肾血流出现重新分布，高渗的髓质部分血流量增加，有利于对钠、水的重吸收。

(7) 心衰时，机体神经内分泌系统激活，机体产生的血管活性物质如去甲肾上腺素、血管升压素、AngⅡ及内皮素，具有增强心肌收缩力作用，而前列腺素、心房钠肽和脑钠肽可产生肾血管扩张作用；除此之外，这些介质还可直接作用于肾小管上皮细胞影响钠水潴留。

总之，心衰时神经内分泌系统激活，醛固酮、AngⅡ及去甲肾上腺素的合成及分泌增加，促进肾小管、集合管对钠、水的重吸收。短期内血容量增加可代偿性地引起心输出量增加，有利于组织灌注；但随着病情的发展，就成为加重心脏负荷的不良因素，增加了心脏做功和心肌氧耗量，导致外周水肿和（或）肺淤血；更重要的是造成左室舒张末期压力升高、室壁张力增加，进一步引起心室肥厚和重构，促进了心衰的发展和恶化。因此，利尿药治疗可减轻心脏前负荷和室壁张力，有利于阻断这个恶性循环。所以，在心衰治疗中，利尿药有着十分重要的地位。

二、利尿药的药理学

20世纪50年代末噻嗪类利尿药开始在临床上用于治疗充血性心衰，是心衰药物治疗的一大进展；它明显改善了患者的临床症状和生活质量，也在一定程度上降低了心衰的死亡率。目前利尿药仍作为一线药物广泛用于治疗各种心衰。

1. 作用机制　尿液的生成是经过肾小球滤过、肾小管和集合管的重吸收和分泌来完成的。由于肾脏存在球-管平衡调节机制，肾小球滤过增加导致原尿生成增加，终尿量生成并不明显增加，因此利尿药的作用部位不是肾小球而是肾小管。利尿药抑制肾小管特定部位 Na^+ 或 Cl^- 的重吸收；促进 Na^+、水排泄，减轻心衰时的钠水潴留；减少血容量，减少静脉回流，降低静脉压，消除或缓解静脉淤血，降低心脏前负荷，改善心功能；减轻或消除肺淤血、水肿和外周水肿，提高运动耐力。目前认为，除了醛固酮受体拮抗药，其他利尿药并不能影响慢性心衰的自然病程和预后；但是利尿药可改善心衰症状，降低心室充盈压和室壁张力，从而延缓心室重塑的进程。心衰时容量负荷过重，利尿药在降低左室充盈压的同时并不减少心输出量。利尿药适用于慢性心衰伴液体潴留的患者，对水肿和明显淤血者疗效最佳。但是大量利尿可反射性引起交感神经兴奋，造成组织器官灌注不足，肝肾功能损害，使心衰恶化；还可导致电解质紊乱，特别是低血钾，可诱发严重的心律失常。

2. 分类　常用利尿药根据作用部位、化学结构或作用机制可分为五类：碳酸酐酶抑制药、渗透性利尿药、袢利尿药、噻嗪类利尿药和保钾利尿药，临床用于治疗心衰的利尿药主要是后三类。根据药物的利尿效果分为高效能利尿药（袢利尿药）、中效能利尿药（噻嗪类利尿药）和低效能利尿药（保钾利尿药）。

（1）袢利尿药：主要作用于髓袢升支的粗段，选择性抑制 Na^+、Cl^- 的重吸收。正常情况下，原尿中35%的 Na^+ 在该段被重吸收，且该段对水几乎不通透，在尿液的稀释和浓缩过程中发挥重要作用。袢利尿药能够特异性地抑制髓袢升支管腔膜侧的 $Na^+-K^+-2Cl^-$ 共转运体，抑制 Na^+、Cl^- 的重吸收，使 NaCl 排出增加；同时 Na^+-K^+ 交换减少，降低了 K^+ 再循环返回管腔导致的管腔内正电压，降低了 Ca^{2+} 和 Mg^{2+} 重吸收的驱动力，使 Ca^{2+}、Mg^{2+} 排出增加。抑制髓袢升支部 Na^+、Cl^- 重吸收，一方面降低了肾脏的稀释功能，另一方面髓质部高渗状态无法维持，降低了肾脏的浓缩功能，大量水分由尿液排出，产生低渗或等渗尿。袢利尿药增加尿钠排泄的分数为钠滤过负荷的20%～25%，增加游离水的清除，并且无论肾功能有无严重损害时均保持其有效性。常用的药物有呋塞米、布美他尼及托拉塞米。

（2）噻嗪类利尿药：主要作用于远曲小管，促进 Na^+、Cl^- 排泄。正常情况下，滤液中10%的 NaCl 在远曲小管重吸收，而噻嗪类利尿药可抑制其近段 Na^+-Cl^- 共同转运体，抑制 NaCl 重吸收，导致 NaCl 和水排出增加；由于小管液中 Na^+ 浓度增加，Na^+-K^+ 交换增强，尿 K^+ 排出也增加，但增加尿钠排泄的分数为钠滤过负荷的5%～10%，并减少游离水的清除。在肾功能中度损害（肌酐清除率 <30 mL/min）时就失效；对于高血压性心衰合并液体潴留而肾功能正常的患者推荐使用，因为此类利尿药既可降压，又有利尿、消除钠水潴留作用。常用药物有氢氯噻嗪、氯噻酮及吲达帕胺。（根据化学结构分为噻嗪类利尿药和噻嗪样利尿药，后者如氯噻酮及吲达帕胺，其利尿作用持续时间长，而且具有利尿之外的药理作用。）

（3）保钾利尿药：属于低效能利尿药，主要是在集合管和远曲小管拮抗醛固酮而发挥利尿作用。根据作用方式可分为直接拮抗醛固酮受体的螺内酯和抑制管腔膜上 Na^+ 通道的氨苯蝶啶及阿米洛利。螺内酯及其代谢产物的结构与醛固酮相似，进入远曲小管细胞内与胞浆盐皮质激素受体结合，抑制醛固酮－受体复合物的核移位，发挥拮抗醛固酮的作用。慢性心衰时 RAAS 激活，肾上腺皮质球状带分泌醛固酮增加，同时肝淤血引起醛固酮降解减少，因此体内醛固酮显著增加。醛固酮促进心肌间质细胞分裂增殖，促进心肌纤维化和心肌重构，增加钠水潴留，而使心衰加重。螺内酯可有效拮抗醛固酮的不利作用，并可有效改善 ACEI 使用中的“醛固酮逃逸”现象，改善心衰患者的症状及预后。因此，此时螺内酯的主要作用是抗心肌纤维化而阻止心室重塑，而不单单是保钾利尿药。

而氨苯蝶啶和阿米洛利作用于远曲小管末端和集合管，阻滞管腔膜上 Na^+ 通道而减少 Na^+ 的重吸收，间接抑制 K^+ 分泌，起到排 Na^+、保 K^+ 和利尿的作用。

3. 常用制剂

（1）呋塞米（速尿）：属于高效能利尿药。口服 20 ~ 30 min 起效，1 ~ 2 h 利尿药作用达峰，维持2 ~ 3 h；经肝脏代谢，30% 经胆道排出，70% 从肾脏排泄，肾功能不全时作用时间可达 10 h，肝硬化时作用时间也明显延长。可用于心衰所致的急性肺水肿、外周组织水肿及其他部位明显钠水潴留者。

如前所述，呋塞米可产生强效排钠利尿作用，减少血容量和回心血量，减轻组织水肿和心脏前负荷，改善心功能和心衰症状。另外，静脉注射呋塞米可迅速扩张血容量，使回心血量减少，可在发挥利尿作用之前减轻水肿，是抢救急性肺水肿的首选药物之一。应用本药应当注意以下几点：①水、电解质紊乱。过度利尿可导致大量水分和电解质丢失，引起低血容量、低血钾、低血钠和低氯性碱中毒。因此，应用过程中应当注意观察血压和血容量状态，监测电解质，及时补充。②高尿酸血症。长期用药可引起高尿酸血症，主要与血容量降低、细胞外液容积减少及尿酸在肾小管的重吸收增加有关，但很少引起痛风。③耳毒性。表现为耳鸣、听力减退和暂时性耳鸣。发生机制可能与利尿引起内耳淋巴液电解质成分改变有关。

（2）布美他尼：作用机制及临床用途与呋塞米相似。口服后 30 min 出现利尿作用，1 ~ 1.5 h 作用达高峰，持续 4 ~ 6 h；静脉注射 5 min 起效，作用持续 2 h。布美他尼作用更强而持久，利尿作用是呋塞米的 40 ~ 60 倍，不良反应与呋塞米相比较轻，特别是耳毒性低。

（3）托拉塞米：托拉塞米利尿作用也较呋塞米强而持久，致电解质紊乱作用相对较轻。口服后 1 h 出现利尿作用，1 ~ 2 h 作用达高峰，维持 6 ~ 8 h；静脉注射后 10 min 就出现利尿作用，1 h 作用达高峰，维持 6 h，清除半衰期为 4 h。

（4）氢氯噻嗪：属于中效利尿药，口服吸收程度高，生物利用度可达 71%；通常在 1 ~ 2 h 发挥利尿作用，4 ~ 6 h 效应达到峰值，作用持续 12 ~ 18 h。对于心衰导致的轻中度水肿疗效较好，特别是可用于慢性心衰的长期用药，也是最常用的利尿药物。但应注意，氢氯噻嗪也常引起电解质紊乱，包括低钾血症、低钠血症和低氯性碱中毒，用药过程中应当监测电解质。中度肾功能损害时（肌酐清除率 < 30 mL/min），氢氯噻嗪将失去利尿效能，此时应改用强效利尿药；与呋塞米相比，氢氯噻嗪更容易导致代谢紊乱；氢氯噻嗪可抑制胰岛素分泌，减少组织对葡萄糖利用，引起高血糖，并可使血清胆固醇升高，引发高脂血症；另外它更容易引起尿酸代谢紊乱，痛风患者慎用。

（5）螺内酯：属于低效能的保钾利尿药，易吸收，蛋白质结合率高；半衰期为 20 h，起效慢，服药后 2 ~ 3 d 作用才能达高峰。螺内酯是治疗心衰的重要药物，它不仅可以产生保钾利尿、消除水肿的作用，改善心衰的症状，还可抑制“醛固酮逃逸”，部分改善心衰时神经内分泌紊乱的状况，通过抑制心肌纤维化等多方面的机制改善心衰患者的预后。螺内酯不良反应轻微，长期使用可能导致高钾血症，特别是合并肾功能不全时；此外还有雌激素样不良反应，可引起男性乳房女性化及性功能障碍。

（6）氨苯蝶啶：氨苯蝶啶作用较弱，口服后 2 h 出现利尿作用，6 h 作用达高峰，半衰期为2~6 h，作用维持16 h，常与排钾利尿药（如呋塞米）合用，用于慢性心衰的治疗。但目前该药在临床应用越来越少，几乎不用。

（7）托伐普坦：属非肽类特异性血管升压素 V_2 受体阻断剂，并非普通的利尿药，只“利水而不利钠”，即排出自由水而不排出钠。由于常规利尿药会导致神经内分泌系统激活并进一步刺激血管升压素的不适当释放，引起更多的游离水潴留和渗透压下降，所以对于失代偿性心衰患者低钠血症的治疗比较困难。

药理研究显示托伐普坦具有利尿作用，并且不伴有明显的电解质丢失。因此，托伐普坦合用常规利尿药是治疗低钠血症、缓解液体潴留的有效方法，可减少常规利尿药的用量和不良反应。EVEREST试验通过对4 133例患者进行评估，研究了托伐普坦对死亡率、住院率及症状、心衰的表现（呼吸困难、水肿等）的影响，同安慰剂相比，给予托伐普坦治疗，患者体重明显减轻、呼吸困难症状改善，但远期预后无明显好转。之所以缺乏对患者预后的有利影响，可能是与血管升压素拮抗药的作用机制有关，其仅仅是增加了水的排出，没有增加钠离子的排出，而心衰患者主要存在钠潴留问题。因此，血管升压素拮抗药的作用似乎仅限于有低钠血症的患者而不是普遍适用于有液体潴留的心衰患者的治疗。表2-4列举了在心衰治疗中常用利尿药的用法。

表2-4　心衰治疗常用利尿药及其剂量

药物	起始剂量	每天最大剂量	每天常用剂量	作用时间
袢利尿药				
呋塞米	20~40 mg，1次/d	120~160 mg	20~80 mg	6~8 h
布美他尼	0.5~1.0 mg，1次/d	6~8 mg	1~4 mg	4~6 h
托拉塞米	10 mg，1次/d	10~40 mg	12~16 h	
噻嗪类利尿药				
氢氯噻嗪	12.5~25.0 mg，1~2次/d	100 mg	25~50 mg	6~12 h
美托拉宗	2.5 mg，1次/d	20 mg	2.5~10.0 mg	16~24 h
吲达帕胺[a]	2.5 mg，1次/d	5 mg	2.5~5.0 mg	36 h
保钾利尿药				
阿米洛利	2.5 mg[b]/5.0 mg[c]，1次/d	20 mg	5~10 mg[b]/10~20 mg[c]	24 h
氨苯蝶啶	25 mg[b]/50 mg[c]，1次/d	200 mg	100 mg[b]/200 mg[c]	7~9 h
血管升压素 V_2 受体拮抗药				
托伐普坦	7.5~15.0 mg，1次/d	60 mg	7.5~30.0 mg	

注：a，吲达帕胺是非噻嗪类磺胺类药物；b，与ACEI或ARB合用时的剂量；c，不与ACEI或ARB合用时的剂量。

三、利尿药在心力衰竭治疗中的应用

利尿药是有液体潴留证据的心衰患者常规治疗所推荐的一线用药。在利尿药治疗心衰短期对照研究中，已显示出利尿药增加尿钠排泄、减轻液体潴留的有效性；利尿治疗后数天内可降低颈静脉压，减轻肺淤血、腹水、外周水肿和体重。在长期研究中，利尿药可以改善症状，改善心功能，提高运动耐量。但是迄今尚无利尿药治疗心衰的长期临床试验。因此，单用利尿药对心衰的发病率、死亡率的作用尚未可知。但是，许多心衰干预试验临床循证医学研究中，其他药物（如 ACEI）均可同时合用利尿药，试图用 ACEI 替代利尿药的试验皆可致肺和外周淤血。因此，利尿药仍是心衰标准治疗必不可少的药物。

1. 适应证　具有液体潴留的证据或原先有过液体潴留的所有心衰患者，均应给予利尿药治疗（Ⅰ类推荐，A 级证据），且应在出现钠水潴留的早期应用。《2013 年美国成人慢性心力衰竭诊断与治疗指南》和《中国心力衰竭诊断和治疗指南 2014》均肯定了利尿药在心衰治疗中的作用和地位。《2013 年美国成人慢性心力衰竭诊断与治疗指南》指出，多数心衰 C 期患者常规联合应用三类药物，包括利尿药、ACEI 或 ARB 和 β 受体阻滞药。有液体潴留证据的心衰患者应当使用利尿药，直至体内液量正常；而且应当持续利尿治疗，防止再次出现液体潴留。但是，单一的利尿治疗并不能长期维持心衰患者的临床稳定性，需要早期联用 ACEI 和 β 受体阻滞药。

2. 目前对利尿药治疗心力衰竭的认识

（1）利尿药可在数小时或数天内减轻呼吸困难，减轻肺及外周水肿，因此可迅速缓解心衰症状；而其他药物治疗的效果需要经过一定时间方显现出来。

（2）利尿药是唯一可充分控制心衰液体潴留并治疗心衰的药物，是标准治疗中必不可少的组成部分，几乎没有患者不使用利尿药就能维持体重。

（3）合理使用利尿药是其他药物成功治疗心衰的基础，最佳的利尿效果可缓解液体潴留，可保证 ACEI 和 β 受体阻滞药充分发挥疗效，并降低治疗可能带来的风险。

（4）醛固酮受体拮抗药螺内酯可有效拮抗心衰患者的“醛固酮逃逸”现象，减轻高醛固酮血症导致的心肌间质弥漫性纤维化，有助于延缓心衰的进程，改善心衰患者的预后。RALES 试验入选 NYHA 分级Ⅲ～Ⅳ级患者 1 663 例，在使用 ACEI 的基础上加用小剂量的螺内酯（起始剂量 12.5 mg/d，最大剂量 25 mg/d），随访 2 年，死亡相对危险下降 30%（$P<0.001$），心衰住院率下降 13%（$P<0.0002$）。EPHESUS 研究观察 LVEF≤40%，有临床心衰、糖尿病证据，或心肌梗死 14 d 以内的患者共 6 600 例，应用选择性醛固酮受体拮抗药依普利酮（起始剂量 25 mg/d，最大剂量 50 mg/d），结果显示，1 年全因死亡率相对危险降低 15%（$P=0.008$），心脏性猝死降低 21%（$P=0.03$），心血管死亡率和因心衰住院率降低 13%（$P=0.002$）。

3. 应用利尿药的注意事项

（1）利尿药不可单独应用治疗 C 期心衰，即使利尿药成功控制症状和液体潴留，也不能单一使用，否则不能保持心衰患者长期临床稳定，故需要与 ACEI 或 β 受体阻滞药合用，以达到临床状况稳定，改善患者的长期预后。

（2）对于无症状心衰 B 期的患者，若患者从无钠水潴留或 NYHA 心功能分级Ⅰ级，则不需要使用利尿药。

（3）利尿药的合理使用是治疗心衰的基石，选用合适的制剂和剂量，把握好利尿治疗的“速度”和“程度”是成功治疗的关键。既要减轻液体潴留症状，又要避免过度利尿导致的不良反应，如低血压、电解质紊乱、神经内分泌激活及氮质血症等。不恰当的低剂量起不到治疗作用；而过大剂量可导致血容量减少，增加ACEI、血管扩张药的低血压风险，增加ACEI或ARB导致肾功能不全的风险。

4. 利尿药的具体应用

（1）急性左心衰竭和肺水肿的利尿治疗：急性心衰是临床上的急危重症，患者的血流动力学极不稳定，随时可能危及生命。利尿药是首选治疗药物之一，它可在短时间内减少有效循环血容量，降低肺毛细血管楔压，降低心脏前负荷，改善血流动力学状况，缓解患者症状。一般选择强效、作用迅速的药物，如呋塞米、托拉塞米；选择静脉途径给药，可在利尿作用之前发挥扩张静脉作用，快速减少急性肺水肿时的静脉回流量。静脉结予呋塞米初始剂量20～40 mg/次，可以多次应用，并增加剂量至40～100 mg。托拉塞米初始剂量10～20 mg，以后单次剂量可达40 mg，全日不超过120 mg。布美他尼初始剂量0.5～1 mg，以后根据临床反应调整剂量。急性左心衰竭时静脉利尿药物需与强心药（毛花苷C、多巴胺、多巴酚丁胺）或血管扩张药（硝酸酯类、硝普钠、乌拉地尔）联用。应警惕大剂量静脉利尿导致的电解质紊乱、低血压。

（2）慢性心衰的利尿治疗：

1）起始剂量和维持剂量：利尿药应从小剂量开始，然后逐渐增加剂量，直至尿量增加及体重减轻。如呋塞米每日20 mg、托拉塞米每日10 mg、氢氯噻嗪每日25 mg开始，利尿速度以每日体重减轻0.5～1 kg为宜，根据利尿效果调整用药剂量和给药次数。液体潴留症状消失、病情稳定后（肺部啰音消退，水肿消失，体重稳定），一般仍需最小有效剂量长期维持治疗，以防止再次出现容量负荷过重。长期治疗过程中，仍应根据液体潴留情况随时调整剂量，并且中度限制钠盐摄入（3～4 g/d）；需要监测血浆电解质情况、血压、体重、肾功能情况，以评价利尿效果、有无不良反应，这些是调整剂量的重要指标。

2）利尿药的选择：慢性心衰最常用的药物有呋塞米、氢氯噻嗪和螺内酯。其中，氢氯噻嗪用于轻度液体潴留而肾功能正常的心衰患者，特别适用于伴有高血压的患者，氢氯噻嗪每日最大剂量为100 mg，此时量效曲线已达到平台期，再增加剂量不能增强疗效。因此，氢氯噻嗪疗效欠佳时，建议换用或联用强效的袢利尿药如呋塞米。呋塞米适用于中至重度液体潴留，特别是伴有肾功能受损的患者，是多数心衰患者利尿治疗的首选药物。呋塞米的剂量与效应呈线性关系，剂量不受限制；而且除非肾功能严重受损（肌酐清除率<5 mL/min），一般均可保持利尿效果。螺内酯利尿作用较弱，常与袢利尿药联用治疗心衰，一方面可对抗袢利尿药引起的低钾血症，另一方面又可抑制心肌间质纤维化，抑制心室重构。因此对于NYHA Ⅱ级以上的心衰患者，在袢利尿药基础上加用小剂量螺内酯（20 mg/d），可有效改善心衰患者的血流动力学异常，并有望延缓心衰患者的病情进展。

5. 利尿药的不良反应

（1）电解质紊乱：长期大量使用利尿药可造成电解质紊乱，包括低血钾、低血钠及低血镁，患者可出现乏力、食欲不振、恶心、腹胀及心律失常，增加洋地黄中毒的风险。电解质紊乱的发生与利尿药剂量和尿量呈正相关；大量钾镁的丢失与钠向肾小管远端转运加快及钠和其他阳离子的交换加速有关，而肾素－血管紧张素－醛固酮系统的激活能增强这一过程。联合使用保钾利尿（如螺内酯等）、ACEI 类药物可预防或减轻此不良反应发生。

（2）低血容量和氮质血症：严重心衰患者，胃肠道淤血及食欲不振，由于限盐、限水及摄入不足，加之过度利尿，可致血容量不足。患者表现为血压下降、心率加快、皮肤干燥、精神萎靡等症状；同时低血容量可进一步加重心肾功能损害，出现心功能恶化和氮质血症。低血钾和氮质血症也可能是心功能恶化的表现。《2010 中国慢性心力衰竭诊断治疗指南》指出：心衰患者如液体潴留、低血压和氮质血症可能与血容量减少有关，应减少利尿药用量；如果患者有持续液体潴留，则低血压和氮质血症有可能是心衰恶化和外周有效灌注量降低的反映，此时减少利尿药用量反而可使病情加剧；应继续维持所用的利尿药，并短期使用能增加终末器官灌注的药物如多巴胺。

（3）神经内分泌系统激活：利尿药增加尿量、减少血容量可反射性激活神经内分泌系统，特别是激活肾素 - 血管紧张素系统的活性，一般与利尿药长期用量过大有关。长期神经内分泌激活可导致病情的进展和恶化，因此，患者应同时接受神经内分泌抑制治疗，利尿药宜与 ACEI 和 β 受体阻滞药联合应用。

（4）脂质代谢及糖代谢紊乱：利尿药对糖、脂代谢的影响呈剂量依赖性，它可抑制胰岛素释放和组织对葡萄糖的利用，使糖耐量降低，血糖升高，一般停用利尿药后可以恢复正常。但对于有糖尿病或糖耐量低下的患者，长期、大剂量应用利尿药可加重糖尿病或诱发糖尿病的发生。长期应用利尿药还可导致胆固醇和甘油三酯升高以及高密度脂蛋白胆固醇降低，特别是使用噻嗪类利尿药更常见。

（5）高尿酸血症：长期使用利尿药（特别是噻嗪类利尿药）可竞争性抑制近端肾小管尿酸的排泄，加之血容量不足以及肾小管尿酸重吸收增多等因素，可导致心衰患者血尿酸升高，甚至出现痛风。因此，对于高尿酸血症的患者慎用利尿药，如必须使用，尽量短时间内使用起效快、作用时间短的利尿药。

（6）神经性耳聋：大剂量应用中效能利尿药时，患者有时可出现神经性耳聋，主要表现为眩晕、耳鸣、听力下降及耳聋等耳毒性症状；神经性耳聋多在大剂量使用噻嗪类利尿药，且疗程较长时出现，以老年人多见。因此，在长期大剂量使用利尿药过程中，应避免同时使用耳毒性药物，如氨基糖苷类药物。

四、利尿药抵抗及其处理

慢性心衰患者由于长期应用利尿药，利尿效果差，当剂量增加到一定程度时利尿效果仍不明显；或心衰进展或恶化时常需加大利尿药剂量，最终再大的剂量也无反应，即出现利尿药抵抗。对利尿药的反应取决于药物的浓度和进入尿液的时间过程。口服药物一般快速从肠道吸收，并且迅速被输送至肾小管，故轻度心衰患者对利尿药反应好。随着心衰的进展，胃肠道淤血、肠管水肿和（或）小肠低灌注，导致利尿药吸收延迟；另外长期心衰，肾血流量和肾功能减退，导致利尿药转运障碍，常规剂量利尿药就不能达到应有的利尿效果，常需大剂量，甚至最大剂量治疗反应也差，出现利尿药抵抗。可用以下方法处理利尿药抵抗的问题。

（1）静脉注射袢利尿药如呋塞米 40 mg，继以静脉滴注维持（10 ~ 40 mg/h）。当使用呋塞米效果下降时，可改用其他袢利尿药。口服托拉塞米通过肠道的吸收率达80%～100%，相比之下，口服呋塞米的肠道吸收率仅为50%。因此，托拉塞米从静脉注射改为口服的时候不需要调整药物剂量。研究表明10～20 mg托拉塞米与40 mg呋塞米排钠效果相当，通常在每次给药50 mg（肾功能不全的患者给药100 mg）的时候就可以达到最大效果，而且对于有利尿药抵抗的患者推荐增加给药的次数，而不是增加药物剂量。该药有80%通过肝脏代谢，仅有20%以原形经尿排出，所以肾衰竭时该药半衰期变化很小，不会蓄积，可长期、连续使用，很少产生利尿药抵抗。并且托拉塞米有一定内源性抗醛固酮作用，因而长期应用造成低钾血症少而轻。不过，尽管有研究认为托拉塞米有更好的疗效，较少发生低钾血症，并且有助于改善左室重构，但这些数据仍需要前瞻性的大样本随机试验来验证。

（2）联合治疗。两种或两种以上作用机制不同的利尿药联合使用，常用袢利尿药和噻嗪类利尿药联合使用。

（3）应用增加肾血流的药物，如短期应用小剂量的多巴胺2～5 μg/（min·kg），作用于肾动脉多巴胺受体，扩张肾动脉，增加肾血流量而产生利尿作用。

（4）及早进行超滤。SOLVD试验发现心衰患者利尿药治疗和神经激素存在正性关系，与常规药物治疗的患者相比，进行利尿药治疗的患者血浆肾素活性增强。相关实验模型显示，神经激素激活有可能会导致利尿药抵抗，使心衰患者病情发生进展。而与采用标准利尿药治疗方案的患者相比，用超滤的方式消除液体潴留的患者并没有出现神经激素激活的表现。近来外周静脉－静脉超滤成为利尿药抵抗心衰患者替代袢利尿药治疗急性失代偿心衰的有效方法，可快速地清除更多的容量负荷和钠盐，减少心衰患者钠水潴留，使患者能尽快出院和减少再住院次数。一般认为只要患者符合如下两个条件：急性心衰伴高血容量，血肌酐≥1.5 mg/dL或口服呋塞米80 mg无效，即可在住院后12 h内、应用静脉利尿药前开始血液净化治疗。结果显示，此治疗能安全、有效地减轻患者高血容量负荷，缩短患者平均住院天数及减少再住院次数。RAPID－CHF临床试验也观察到了类似结果，24 h超滤治疗清除量（4 650 mL）与常规治疗清除量（2 838 mL）有统计学差异（$P=0.001$），且48 h内超滤治疗组患者呼吸困难和心衰症状明显改善。但超滤治疗是否能改善心肾综合征患者的肾功能和生存率，目前尚无定论。必须注意的是，血管内血容量的移除率不能超过毛细血管再充盈率，因为这可能导致RAAS进一步激活、低血压和肾损伤。无论是住院患者还是门诊患者，反复超滤的获益并不明显。对于静脉通路不佳、血液高凝状态、低血压、晚期肾疾病、心源性休克和需要正性肌力药物维持的患者，一般不用超滤治疗。目前指南指出，超滤治疗应用于对初始治疗无反应的患者。

（5）注意纠正并发症及电解质紊乱、酸碱失衡、贫血、低蛋白血症等。

另外，当出现利尿药疗效欠佳时，应当注意鉴别是由于利尿药抵抗还是其他原因所致：①利尿药剂量不足，应该增加剂量或持续静脉应用利尿药。②低钠血症，包括稀释性低钠血症和真性低钠血症。前者可见于心衰进行性加重、恶化，长期大量应用利尿药，严格控制钠盐摄入，致使水潴留大于钠潴留，出现皮下水肿，尿少，尿钠正常，尿比重低，血清钠相对较低，但血容量高而水摄入限制不严，治疗应以渗透性利尿和限水为主。后者是由于胃肠道淤血、食欲不振，钠吸收减少；加之长期利尿、限盐、限水，导致患者血清钠明显减低，可出现直立性低血压，尿少，尿比重高，血细胞比容高；治疗应以补钠为主。低钠血症时使得利尿药疗效降低。③血容量不足。④肾功能不全。肾功能不全时残存肾单位需足够剂量的利尿药才能达到利尿效果，eGFR < 30 mL/min 时噻嗪类利尿药无效。肾功能不全时肾小管内有大量内皮源性阴离子，可以与袢利尿药竞争性结合有机阴离子转运体，致使袢利尿药浓度降低，疗效降低。⑤药物间相互作用。利尿药与某些药物合用时，可降低利尿效果，因此应尽量避免合用或增加利尿药剂量。例如，非甾体抗炎药物可增加髓袢对钠和水的重吸收，抑制利钠作用，并降低肾小管中袢利尿药的浓度，降低利尿药的作用，故应尽量避免与利尿药同时使用。肾上腺皮质激素、促皮质素及雌激素也可降低袢利尿药和噻嗪类利尿药的作用，需增加剂量才能达到疗效。

总之，慢性心衰需要长期使用利尿药治疗的患者，尤其是顽固性心衰，需要大剂量利尿治疗时，利尿药抵抗较为常见。有时尽管使用了许多减轻利尿药抵抗的方法，效果仍不太明显。因此，预防利尿药抵抗是关键。从根本上改善心功能，减少利尿药剂量或使用最小有效剂量的利尿药，才能降低利尿药抵抗的风险。一旦发生，需按上述方法积极处理。

第四节　ACEI/ARB

肾素 - 血管紧张素 - 醛固酮系统（RAAS）在维持血压、水和电解质平衡及心血管系统稳态中发挥着重要的作用，对心血管疾病的发生发展也至关重要。RAAS 主要包括多种酶（肾素、血管紧张素转化酶、糜蛋白酶和氨基肽酶）、血管紧张素肽段及受体等。血管紧张素原经肾素代谢产生血管紧张素Ⅰ（AngⅠ），AngⅠ在血管紧张素转化酶（ACE）作用下生成血管紧张素Ⅱ（AngⅡ），后者在体内可进一步被代谢。

RAAS 的过度激活是加重心肌损伤、心肌重塑及促进心衰进展的重要因素，该系统的激活程度影响患者的预后。阻断 RAAS 的过度激活是阻止或逆转心室重塑、改善心衰预后及降低心衰死亡率的重要措施。ACEI 和 ARB 是阻断 RAAS 的两类重要药物，它们在心衰治疗中的作用倍受关注。大量证据均已证实 ACEI 是治疗心衰的基石，近年来的一些临床研究，如 VaL - HeFT、CHARM、OPTIMAAL 和 VALIANT，也确定了 ARB 在心衰治疗中的重要地位。

一、ACEI

（一）ACEI 的药理作用及分类

1. 药理作用　ACEI 是通过竞争性地抑制 ACE 而发挥药理作用的一类药物。ACEI 通过与 ACE 的多个活性部位结合而抑制 ACE 活性，对循环和组织的 AngⅡ的生成都有抑制作用。ACE 包括 ACE1 和 ACE2。传统认为，ACE1 是 RAAS 系统中一个重要的代谢酶，催化 AngI 生成 AngⅡ；而 ACE2 为新近发现的 ACE1 的同源物，可直接水解 AngⅡ生成 Ang（1 ~7），后者可舒张血管及抑制细胞增殖，从而拮抗 AngⅡ的功能。在心衰等 RAAS 过度激活的病理生理状态下，实验大鼠体内 ACE1/ACE2 失衡，导致动物体内 AngⅡ水平升高和心脏功能明显降低；而 ACE2 过表达可促进生成具有改善心脏功能的 Ang（1～7），同时降低 AngⅡ的水平，从而在 RAAS 中起到平衡调节的作用。

在血管紧张素代谢成员中，Ang Ⅰ仅具有微弱的生物学效应，是一系列血管紧张素水解产物的底物；而 AngⅡ被认为是 RAS 的核心成分，是 RAAS 的效应物质，通过与其特异的血管紧张素Ⅰ型（AT_1）受体结合，发挥多种生物学效应，包括收缩血管，刺激醛固酮、肾上腺素、去甲肾上腺素、血管加压素、内皮素－1 和促肾上腺皮质激素等的释放，增加交感神经活性，刺激血小板黏附和聚集，增加黏附分子（如 P－选择素）、趋化蛋白、细胞因子（如白细胞介素－6）和纤溶酶原激活物抑制剂－1（PAI－1）的表达，抑制内皮细胞的一氧化氮合酶，促进心肌细胞肥大，刺激血管平滑肌细胞移行和增生，增加细胞外基质蛋白及金属蛋白酶的合成，增加多种生长因子的生成，加速动脉粥样硬化等。如果 AngⅡ产生过多，作用时间过长，会引起心血管组织细胞的损伤，最终导致心衰等多种心血管疾病的发生发展。而 AngⅡ与Ⅱ型（AT_2）受体结合具有拮抗 AT_1受体的功能，起着促进胚胎发育、血管形成，促进细胞分化、凋亡，以及舒张血管、降低血压、调节水盐代谢等作用，两者处于动态平衡之中。

总之，ACEI 可以减少 AngⅡ生成，降低血浆及组织中 AngⅡ水平；减少缓激肽的降解，提高缓激肽的水平，而且增加 Ang（1～7）水平，整体效应是扩张外周血管，降低血管阻力，减轻心脏负荷，从而起到降压及抗心室重塑作用。

2. 分类　各种 ACEI 的共同基本作用是与 ACE 的活性部位 Zn^{2+} 结合，使之失活。尽管不同的 ACEI 的药理学作用相同，但由于化学结构的差异，它们在吸收、生物利用度、半衰期、血浆蛋白结合率、代谢与排泄等药动学特征方面都有差别，使其在用法与效能上有所不同。

（1）根据化学结构分类：ACEI 可根据其与 ACE 分子表面 Zn^{2+} 相结合的活性基团而分成巯基类、羧基类和膦酸基类等三类。

（2）根据药动学分类：根据药动学特点可将目前临床常使用的 ACEI 分为三类：第一类以卡托普利为代表，自身以活性形式存在，但需进一步代谢转变为二硫化物而发挥作用，药物本身同其硫化物均经肾脏清除；第二类为前体药物复合物，这些药物只有在肝脏中代谢为二酸时才具有活性。这类前体药物包括有依那普利、培哚普利、贝那普利、西拉普利和福辛普利；第三类为无须代谢的水溶性化合物，以赖诺普利为代表，不经代谢即有活性，以原形从肾脏清除。国内常用 ACEI 的特性见表 2－5。

表 2－5　国内常用 ACEI 的特性

药物	半衰期（h）	前体药	生物利用度	蛋白结合率	主要排泄途径	达峰时间（h）
巯基类						
卡托普利	2	否	70%	30%	肾脏	0.5～1.0
羧基类						
贝那普利	11	是	37%	97%	肾、肝	0.5～1.5
依那普利	11	是	50%	50%	肾脏	1.0
培哚普利	3～10	是	70%	20%	肾脏	2.0
雷米普利	13～17	是	60%	60%	肾、胃肠	2.5
膦酸基类						
福辛普利	12	是	25%	95%	肝、胃肠、肾	3.0

（3）根据 ACEI 在血浆、组织中的相对亲和力分类：高亲和力与低亲和力。各类 ACEI 在血浆、组织中的相对亲和力如图 2－1 所示。

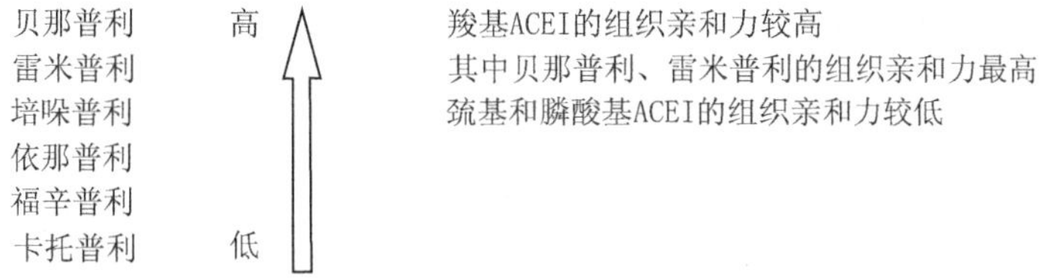

贝那普利	高	羧基ACEI的组织亲和力较高
雷米普利		其中贝那普利、雷米普利的组织亲和力最高
培哚普利		巯基和膦酸基ACEI的组织亲和力较低
依那普利		
福辛普利		
卡托普利	低	

图 2－1　各种 ACEI 的组织亲和力

（二）ACEI 治疗心衰的作用机制

实验研究表明，心衰时 RAAS 系统的各个组分在心肌的表达均有增加，在心肌重塑中起重要作用。心衰时超常水平的 AngⅡ可通过交感神经系统引起儿茶酚胺释放或对心肌产生直接刺激作用，即通过自分泌、旁分泌和胞内分泌导致心肌损伤、心肌肥厚和心室重塑。ACEI 同时作用于 RAAS 和激肽释放酶－激肽系统（KKS）系统，可阻止缓激肽的降解，使体内缓激肽水平增加，有抗增生、舒张血管及降血压作用。因此，ACEI 既可以降低 AngⅡ水平，也可增加缓激肽水平，具有双重的心血管保护作用。

1. *血流动力学作用*　ACEI 能竞争性地阻断 AngⅠ转化为 AngⅡ，从而降低循环和局部的 AngⅡ水平，减轻 AngⅡ对血管的收缩作用。ACEI 降低总体外周血管阻力，促进尿钠排泄，但是对心率几乎无影响。在慢性心衰患者中，ACEI 可诱导静脉和动脉血管舒张。静脉舒张可增加外周静脉容量，降低右心房压力、肺动脉压力、毛细血管楔压以及左室充盈容量和压力，从而迅速减轻肺充血；动脉舒张则减少外周血管阻力，从而降低心脏的前后负荷，并增加心输出量。ACEI 抑制 AngⅠ转化为 AngⅡ，继而可抑制去甲肾上腺素释放，降低交感神经对心血管系统的作用，也有利于降低心脏后负荷及改善心功能。

2. *抗增生作用*　ACEI 可使心脏和血管中局部醛固酮生成减少，有利于减轻心肌缺血或再灌注损伤，减轻心脏重塑。ACEI 通过降低心室前、后负荷，抑制 AngⅡ的增生作用和交感神经活性，抑制醛固酮诱导的心脏肥厚、间质和血管周围纤维化。对肥厚的心脏，ACEI 可以减轻肥厚程度，并改善舒张功能。ACEI 还能够预防压力负荷过重心脏的心肌细胞凋亡。

3. *神经激素作用*　ACE 的实质即激肽酶Ⅱ，在体内 ACEI 可使组织内缓激肽降解减少，局部缓激肽浓度升高；同时缓激肽还是血管内皮 L－精氨酸－一氧化氮（NO）途径的重要激活剂，可诱生前列腺素 I_2（PGI_2）。NO 和 PGI_2 都有降低心肌耗氧量、舒张血管、抑制心肌细胞增生及抗血小板聚集的作用。短期应用 ACEI 治疗会伴随 AngⅡ和醛固酮水平的下降，降低血浆肾上腺素、去甲肾上腺素和垂体后叶素的水平。长期应用 ACEI 时，由于通过非血管紧张素介导的替代途径（如糜蛋白酶）被激活，AngⅡ和醛固酮水平有恢复至治疗前的趋势（“醛固酮”逃逸现象）。另一方面，ACEI 能增加缓激肽、Ang（1～7）、前列环素和 NO 的水平，这可部分解释其扩张血管、抗血栓以及抗增生作用的持续存在。

在人心脏、肾和睾丸的血管上，AngⅡ在 ACE2 作用下转化为 Ang（1～9），继而生成 Ang（1～7）。在体内 Ang（1～7）的半衰期很短，很快被 ACE 水解生成 Ang（1～5）和 Ang（3～5），故 ACEI 能显著抑制其降解。研究发现，Ang（1～7）可以与其受体 Mas 结合，引起由心内膜和 NO 调整的负性肌力作用；还具有抗心律失常、延缓心衰发生的作用。外源性给予 Ang（1～7），可改善高血压导致的小鼠心脏功能障碍，使心脏间质纤维化减少，炎症细胞因子表达减少，心肌细胞氧化损伤减少，促纤维化信号分子 TGF－β（转化生长因3－β）减少，胶原降解基质金属蛋白酶（MMP）－2、MMP－9 增加，减轻左室重构。Ang（1～7）是 RAAS 中一个主要的活性成分，与其特异性受体 Mas 结合发挥与 AngⅡ/AT_1 系统相对抗的作用，具有重要的 RAAS 自我平衡作用，在心血管疾病中发挥重要的保护作用。ACEI 抑制 ACE，增加 Ang（1～7）产生的主要原料 AngⅠ的浓度，显著抑制 Ang（1～7）的降解，使其水平增加，从而通过加强刺激 Ang（1～7）受体，起到扩张血管及抗增生作用。

Ang（1～9）是生成 Ang（1～7）的前体，但其生物学效应独立于 Ang（1～7），可竞争性抑制 ACE 而降低 AngⅡ水平，增加花生四烯酸和 NO 的释放。Ang（1～9）可作用于 AT_2 受体，拮抗 AngⅡ介导的心肌细胞肥大。ACE 增加 ACE2 的活性，增加 Ang（1～9）的生成，Ang（1～9）具有独立的抗心肌肥厚作用。

4. *其他作用* 在动物模型中，ACEI 能使氧化应激减轻、炎症细胞的积聚与活性下降、降低心脏耗氧量、使心脏氧供给平衡及内皮功能改善。

（三）ACEI 在心衰中的临床应用

1. *适应证* 《2013 年 ACCF/AHA 心力衰竭管理指南》和《2012 年 ESC 急慢性心力衰竭诊断与治疗指南》均建议将 ACEI 作为治疗左室收缩功能降低（LVEF 低于 45%）患者的一线药物（Ⅰ，A）。ACEI 是从心衰高危人群（阶段 A）、前临床心衰（阶段 B）、临床心衰（阶段 C）和难治性心衰（阶段 D）这四个阶段都推荐应用的药物[阶段 A（Ⅱa，A），阶段 B、C、D（Ⅰ，A）]。全部 NYHA Ⅰ～Ⅳ级心衰患者（Ⅰ，A）（包括所有慢性收缩性心衰患者和无症状的左室收缩功能异常患者）也都必须终身服用 ACEI，除非有禁忌证或不能耐受。

2014 年更新的《血管紧张素转化酶抑制剂（ACEI）在心血管病中应用中国专家共识》建议 ACEI Ⅰ类适用于：①所有左室收缩功能异常的有症状心衰患者（证据水平 A）；②心肌梗死后左室收缩功能异常的患者（证据水平 A）；③其他左室收缩功能异常的患者（证据水平 A）。Ⅱa 类适用于：①有心衰高发危险的患者（证据水平 A）。②舒张性心衰患者（证据水平 C）。特别说明，对目前尚无心脏结构和（或）功能异常但有心衰高发危险的患者，如动脉粥样硬化性血管疾病、糖尿病或伴有其他心血管病危险因素的高血压患者，可考虑用 ACEI 来预防心衰；应用 ACEI 的主要目的是减少死亡和住院；ACEI 不能明显改善症状，或在治疗数周或数月后才出现症状改善。

《中国心力衰竭诊断和治疗指南 2014》也建议：所有 LVEF 下降的心衰患者必须且终身使用，除非有禁忌证或不能耐受（Ⅰ类，A 级）。阶段 A 为心衰高发危险人群，应考虑用 ACEI 预防心衰（Ⅱa 类，A 级），AMI 后的急性心衰可试用（Ⅱa 类，C 级），但起始剂量宜小。在急性期病情稳定 48 h 后逐渐加量（Ⅰ类，A 级），不能耐受 ACEI 者可应用 ARB。

2. 禁忌证　使用ACEI后曾发生血管性水肿或无尿性肾衰竭的患者、双侧肾动脉狭窄患者以及妊娠妇女，绝对禁用ACEI。以下情况慎用：双侧肾动脉狭窄；血肌酐显著升高>265.2 μmol/L（3 mg/dL）；血钾>5.5 mmol/L；有症状性低血压（收缩压<90 mmHg）；左室流出道梗阻（如主动脉瓣狭窄，肥厚型梗阻性心肌病）等。这些患者应先接受其他抗心衰药物治疗，上述问题纠正后可考虑应用ACEI。

3. 常用制剂及其剂量　临床研究表明，不同类型的ACEI对于慢性心衰患者的临床症状改善效果、致死率均无显著差异，因此，在临床治疗中，各种类型的ACEI都可以应用，但仍应尽量选用临床试验证实有效的制剂。研究已证实，在衰竭的心脏组织中，ACE mRNA、ACE的活性和AngⅡ水平均显著增加，而组织中的ACE比循环中的更难抑制，这提示在临床上对组织中ACE的抑制需要更大剂量的ACEI，以减少组织中AngⅡ的含量。大剂量ACEI较之小剂量对血流动力学、神经内分泌、症状和预后产生更大作用。在临床实践中，可根据患者的具体情况，采用临床试验中所规定的目标剂量或能够耐受的最大剂量（表2-6）。

表2-6　慢性收缩性心衰常用的ACEI及其剂量

药物	起始剂量	目标剂量
卡托普利	6.25 mg，3次/d	50 mg，3次/d
依那普利	2.5 mg，2次/d	10 mg，2次/d
福辛普利	5 mg，1次/d	20~30 mg，1次/d
赖诺普利	5 mg，1次/d	20~30 mg，1次/d
培哚普利	2 mg，1次/d	4~8 mg，1次/d
雷米普利	2.5 mg，1次/d	10 mg，1次/d
贝那普利	2.5 mg，1次/d	10~20 mg，1次/d

4. 应用原则

（1）ACEI应尽早开始使用，一旦诊断明确、确定无禁忌证后，即应给药。

（2）从小剂量开始，逐步上调剂量，每1~2周将剂量加倍。无症状左室功能异常、轻度心衰以及住院患者，可较快上调剂量。

（3）足量应用。心衰指南推荐的ACEI用法为从小剂量开始，争取达到循证医学的靶剂量。ACEI的靶剂量并不是根据患者的治疗反应决定的，只要患者能耐受，应争取达到循证医学的靶剂量。赖诺普利治疗和生存评价研究（ATLAS）对3 164例LVEF≤30%的慢性心衰患者观察了近4年，赖诺普利中、大剂量治疗组（32.5~35 mg/d）死亡和全因住院的复合终点较小剂量组（2.5~5.0 mg/d）降低12%，心衰住院率降低24%；而耐受性两组相同。因此，应该尽量将ACEI的剂量增加到目标剂量或最大耐受剂量。目前认为，20%的心衰患者治疗无效是因为ACEI剂量不足所致。因此，在临床实践中，可根据每例患者的具体情况，采用临床试验中所规定的目标剂量；如不能耐受，也可应用中等剂量或患者能够耐受的最大剂量。必须记住，在心衰治疗中，应用

ACEI 比不用效果好，大剂量比小剂量效果好，因此应该尽量用 ACEI，而且用到目标剂量。

（4）目前或以往有液体潴留的患者，ACEI 必须与利尿药合用，且 ACEI 起始治疗前需注意利尿药已维持在最合适剂量。液体潴留可减弱 ACEI 的疗效，而容量不足又可加剧 ACEI 的不良反应。如无液体潴留，亦可单独应用。

（5）ACEI 一般与 β 受体阻滞药合用，两药合用称之为“黄金搭档”，可产生相加或协同的有益效应，使死亡危险性进一步下降。CIBIS Ⅲ研究提示，先用 β 受体阻滞药组较之先用 ACEI 组，临床结局并无差异，还可降低早期心脏性猝死发生率。因此，两药孰先孰后并不重要，关键是尽早合用，才能发挥最大的益处。

（6）起始治疗后 1 ~2 周应监测肾功能和血钾，以后定期复查。并告知患者报告可能的不良事件，如咳嗽和体位性低血压症状（如视力模糊、眩晕等）。如果肌酐增高 > 30%，应减量；如仍继续升高，应停用。

一旦 ACEI 剂量调整到目标剂量或最大耐受剂量，应终身使用。ACEI 的良好治疗反应通常要经过 1 ~2 个月或更长时间才能显示出来，但即使症状改善并不明显，仍应长期维持治疗，以减少死亡或住院的危险性。突然撤除 ACEI，可能导致临床状况恶化，应予避免。

（四）ACEI 的不良反应及处理

ACEI 的不良反应来源于 AngⅡ的减少与缓激肽的增加，前者与 RAAS 过度抑制有关，可引起低血压、电解质紊乱及肾功能异常；而后者与 KKS 抑制有关，会引起缓激肽的增加，导致咳嗽及血管性水肿。

1. *有症状的低血压*　在治疗开始几天或增加剂量时易发生。在卡托普利的特殊不良反应中首剂低血压占 2%，血压可以从 170/110 ~100/70 mmHg 下降至 70/50 ~60/30 mmHg。短效 ACEI 引起的低血压发生较快，持续时间较短，长效 ACEI 导致的低血压更为严重，且持续时间长。防治方法：①调整其他有降压作用的药物，如硝酸盐、钙通道阻滞药（又称钙拮抗药）和其他血管扩张药；②如无液体潴留，考虑利尿药减量或暂时停用。严重低钠血症（血钠 < 130 mmol/L）患者可酌情增加食盐摄入；③减小 ACEI 剂量。首剂给药如果出现症状性低血压，可减量试之。

2. *咳嗽*　咳嗽发生的机制为 ACEI 类药物抑制激肽酶Ⅱ活性，减少缓激肽的降解，从而使支气管上皮内缓激肽、P 物质及前列腺素增加，诱发咳嗽。咳嗽出现的时间为服药后 3 ~6 周，以卡托普利多见。处理：①必须排除其他原因引起的咳嗽，特别是肺淤血；②如咳嗽不严重，一般可继续应用 ACEI；③如咳嗽持续且困扰患者，则停用 ACEI，可代之以 ARB。咳嗽是导致停药最常见的原因，一般为刺激性干咳，表现为无痰、夜间咳嗽加重、伴有咽部发干和咽痒等咽部刺激症状，国外临床试验中 5% ~10% 的患者发生干咳，国内患者咳嗽的发生率可能更高一些。

3. *肾功能恶化*　肾脏灌注减少时肾小球滤过率明显依赖于 AngⅡ介导的出球小动脉收缩，特别是心衰 NYHA Ⅳ级、低钠血症者，易于发生肾功能恶化。心衰患者肾功能受损发生率高（29% ~63%），且死亡率相应增加 1.5 ~2.3 倍，因而起始治疗后 1 ~2 周应监测肾功能和血钾，以后需定期复查。处理：①ACEI 治疗初期肌酐或血钾可有一定程度增高。如果肌酐增高<30%，为预期反应，不需特殊处理，但应加强监测；如果肌酐增高>30%，为异常反应，ACEI应减量或停用，待肌酐正常后再用。大多数患者停药后肌酐水平趋于稳定或降低到治疗前水平。②考虑停用某些肾毒性药物如非甾体类抗炎药、钾盐和保钾利尿药。无充血征象的患者，可减少利尿药用量。③如果肌酐或血钾水平持续增高，ACEI剂量减半，必要时停用，或请专家会诊。④肾功能异常者以选择经肝肾双通道排泄的ACEI为好。

4. 血管性水肿　虽然发生率较低（<1%），但可出现声带甚至喉头水肿等严重情况，危险性较大，应予注意。多见于首次用药或治疗最初24 h内。因此，一旦疑为血管性水肿后，应立即停药，并告知患者终身避免应用所有的ACEI。发生机制多数认为是由于ACEI刺激了喉部的缓激肽通道，但仍需进一步证实，以卡托普利较为多见。一般停药后症状可减轻或消失，必要时可给予抗组胺药口服。如发生声门和咽喉水肿，应立即停药并皮下注射肾上腺素，以免危及患者生命。

5. 高血钾　ACEI抑制RAAS而减少钾的丢失，可能发生高钾血症；肾功能恶化、补钾、使用保钾利尿药，尤其并发糖尿病时尤易发生高钾血症，严重者可引起心脏传导阻滞。处理：①应用ACEI时应慎合用钾盐或保钾利尿药。②合用醛固酮受体拮抗药时ACEI应减量，并立即应用袢利尿药。③用药后一周应复查血钾，并定期监测，如钾>5.5 mmol/L，应停用ACEI。

6. 其他　ACEI类药物尚有许多少见的不良反应，如：①味觉异常。多发生于剂量较大时，主要表现是味觉改变或丧失，严重者可出现食欲减退和体重下降，轻者用药2～4周可自行消失，重者经服用硒蛋氨酸类药物可缓解。②皮疹、急性痛风和红斑性结节。发生率为4%～6%，可能与机体的免疫反应有关，减量或停药后症状可减轻或消失，必要时可加服抗组胺药物。③可引起血红蛋白及血细胞比容下降、白细胞及粒细胞减少症，一旦发生，可减量或停药，并给予相应的处理。④肝损害。ACEI也可引起肝损害，以服用大剂量卡托普利或依那普利时常见，表现为胆汁淤积性黄疸、肝细胞型黄疸，或两者合并存在。⑤心律失常。以室上性心律失常及房室传导阻滞多见。应用ACEI药物的同一患者可同时存在多种类型的心律失常，且冠状动脉供血不足者更易发生心律失常，因此，对此类患者应慎用ACEI类降压药物，并从小剂量开始。

二、ARB

（一）ARB的药理作用及分类

1. 药理作用　ARB是一类能特异性阻断血管紧张素Ⅱ 1型（AT_1）受体的药物，能够阻滞经ACE和非ACE途径产生的AngⅡ与1型受体的结合，从而阻断或改善因AT_1受体过度兴奋导致的不良作用，如钠水潴留、血管收缩、促进细胞坏死和凋亡及胶原沉积等，这些都在心衰发生发展中起重要作用；同时有效抑制AngⅡ或“醛固酮逃逸”现象。ARB还可能通过加强AngⅡ与AngⅡ2（AT_2）型受体结合发挥有益效应：扩张血管、抑制细胞增殖、对抗心脏和血管重塑。ARB还作用于交感神经突触前膜的AT_1受体，使去甲肾上腺素释放减少，交感神经活性降低，恢复颈动脉窦的敏感性，减轻过高的交感张力，减慢心率。

2. 分类　目前应用于临床的只有 AT_1 受体拮抗药，分为三类：①二苯四咪唑 AT_1 受体拮抗药，以氯沙坦为代表，还包括坎地沙坦、依贝沙坦等；②非二苯四咪唑 AT_1 受体拮抗药，以依普沙坦为代表；③非杂环类 AT_1 受体拮抗药，以缬沙坦为代表。

AT_1 受体拮抗药共同的药理特性包括：①对 AT_1 受体有高度选择性，几乎不与 AT_2 受体结合；②与血浆蛋白的结合力很高；③体外试验表明，AT_1 受体拮抗药与 AT_1 受体结合力很强，非竞争性阻断其他物质与 AT_1 受体的结合。

（二）ARB 治疗心衰的作用机制

ARB 除通过扩张血管、降低心脏负荷等血流动力学作用抗心衰外，更重要的是通过下述机制抑制心室重塑，阻止心衰的发生及发展，改善心衰的症状，降低其死亡率。

1. 改善心脏重构　AngⅡ在心血管系统内可诱导产生还原型烟酰胺腺嘌呤二核苷酸磷酸 NADPH 氧化酶，其超氧化作用可激活基质金属蛋白酶（MMPs）和组织蛋白酶，参与心脏重塑过程，而 ARB 可通过调节 MMPs 改善心脏重塑。此外，Ahmed 等证明 ARB 可阻止心衰大鼠心肌二聚糖的表达，延缓心肌间质的纤维化进程，从而改善心肌重塑。有研究发现，通过用 AT_1 受体抑制剂阻断 G 蛋白信号途径，也可抑制心衰大鼠心肌的异常增生与纤维化，最终改善心功能并延缓心肌重塑。近年来的研究显示，心衰和心肌细胞肥大均与促分裂原活化蛋白激酶（MAPKs）信号途径激活有关，而 ARB 则可通过抑制这一途径发挥改善心肌肥厚及延缓心衰的作用。

2. 调节一氧化氮（NO）的舒血管活性　一氧化氮合酶（NOS）有 3 种亚型：nNOS、iNOS 和 eNOS。其中 eNOS 对心功能的作用尤为显著。心衰发生后，eNOS 减少可致内皮依赖性血管舒张障碍，用 L－硝基精氨酸甲酯（LZ）抑制 NO 后，会导致与心脏间质纤维化有关的炎症反应上调、心肌肥厚和血管平滑肌细胞增生。而 Liu 发现，在 eNOS 基因敲除的小鼠中，ARB 对心脏的保护作用几乎消失，提示 NO 有可能是 AT_1 受体拮抗药发挥保护心功能作用的重要环节。

3. 抑制炎症反应　有研究发现，在心衰患者的循环血中促炎细胞因子普遍增加，如肿瘤坏死因子－α（TNF－α）、白细胞介素－1β（IL－1β）和 IL－6；且增高的程度与心衰的程度呈正相关，提示炎性细胞因子增加和交感神经兴奋可导致严重的室性心律失常。交感神经兴奋可调节中枢 TNF－α 和 IL－1β 的表达增加，刺激活性氧（ROS）的产生，ROS 又加强交感神经兴奋性，形成恶性循环，导致心衰加重。AngⅡ可导致离体心脏标本中 TNF－α 水平升高，经氯沙坦干预后可见 TNF－α 合成下降，提示 AngⅡ与细胞因子在外周存在明显的相互作用，而心衰与 TNF－α 及 IL－β 明显相关。细胞因子和 RAAS 间同样存在交互对话，提示 ARB 可能通过交互对话抑制炎症反应来发挥抗心衰的作用。

（三）ARB 在心衰中的临床应用

1. 适应证　《2013 年 ACCF/AHA 心力衰竭管理指南》和《2012 年 ESC 急慢性心力衰竭诊断与治疗指南》都推荐 ARB 用于当前或既往有症状的心衰和 LVEF 减低又不能耐受 ACEI 者，以降低死亡率（为Ⅰ类推荐），除非有应用 ARB 的禁忌证。对于 HFrEF 患者，因其他适应证已接受 ARB 治疗，选择 ARB 替代 ACEI 作为一线治疗药物是合理的（Ⅱa 类推荐）。

《中国心力衰竭诊断和治疗指南 2014》建议：ARB 基本与 ACEI 相同，推荐用于不能耐受 ACEI 的患者（Ⅰ类，A 级）。也可用于经利尿药、ACEI 和 β 受体阻滞药治疗后临床状况改善仍不满意，又不能耐受醛固酮受体拮抗药的有症状心衰患者（Ⅱb 类，A 级）。

总之，在心衰管理时，在适合应用 RAAS 抑制剂时首选 ACEI，仅在 ACEI 不耐受时才选择 ARB。

2. *应用方法*　ARB 用于心衰时的起始剂量、上调和维持治疗方案与 ACEI 相似。小剂量起用，逐步将剂量增至目标推荐剂量或可耐受的最大剂量（表 2－7）。

表 2－7　慢性收缩性心衰常用的 ARB 及其剂量

药物	起始剂量	目标剂量
坎地沙坦	4 mg，1 次/d	32 mg，1 次/d
缬沙坦	20～40 mg，1 次/d	80～160 mg，2 次/d
氯沙坦	25 mg，1 次/d	100～150 mg，1 次/d
厄贝沙坦	75 mg，1 次/d	300 mg，1 次/d
替米沙坦	40 mg，1 次/d	80 mg，1 次/d
奥美沙坦	10 mg，1 次/d	20～40 mg，1 次/d

注：所列药物中坎地沙坦、缬沙坦和氯沙坦已有临床试验证实可降低心衰患者病死率。

3. *注意事项*　ARB 与 ACEI 相似，如可能引起低血压、肾功能不全和高血钾症等；开始应用及改变剂量的 1～2 周，应监测血压（包括不同体位血压）、肾功能和血钾。ARB 与 ACEI 相比主要优势是很少出现咳嗽，极少数患者也会发生血管性水肿，但发生危险明显低于 ACEI。

4. *ACEI 与 ARB 联用*　现有临床试验的结论不一致，两者能否合用治疗心衰仍有争论。两者联合使用时，不良反应如低血压、高钾血症、血肌酐水平升高，甚至肾功能损害发生率增高（ONTARGET 试验），应谨慎用。AMI 后并发心衰的患者亦不宜合用 ACEI 和 ARB。随着晚近的临床试验结果的公布，醛固酮受体拮抗药应用获得了积极推荐，在 ACEI 和 β 受体阻滞药联合治疗之后优先考虑加用醛固酮受体拮抗药，故一般情况下 ARB 不再考虑加用，尤其禁忌将 ACEI、ARB 和醛固酮受体拮抗药三者常规合用。若 ACEI 联合 β 受体阻滞药后仍持续有心衰症状而患者对醛同酮受体拮抗药不耐受，可考虑加用 ARB（Ⅱb 推荐），此时应密切监测电解质及肾功能。

总而言之，抑制 RAAS 活性的 ACEI 和 ARB 都是治疗心衰的重要药物。ACEI 为治疗心衰的基石及首选药物，在不能耐受 ACEI 或对 ACEI 有禁忌证时才选择 ARB。应该选择有循证证据的药物，而且应该应用指南推荐的靶剂量，若不能耐受靶剂量，则应用患者的最大耐受剂量，以获得最佳的治疗效果。

第五节 β受体阻滞药

β受体阻滞药在慢性心力衰竭中应用的探索至今已经有几十年，初始考虑基于衰竭的心脏处于一种能量“饥饿”状态，能量需求增加而产生供应相对缺乏，应用β受体阻滞药长期治疗可以通过多种机制改善心衰患者的能量平衡，长期治疗可使心肌肥厚趋于消退，改善游离脂肪酸的氧化过程，抑制心室重塑过程。随着对慢性心衰病理生理机制认识的进一步深入及治疗观念的改变（由传统的血流动力学模式向生物学修复模式的转变），基于大量循证医学证据，国内外许多学术组织已将β受体阻滞药作为Ⅰ级推荐写入心衰管理指南，因此奠定了β受体阻滞药在治疗慢性心衰中的基础及主导地位。

一、分类

1. 根据对不同β亚型的选择性分类

（1）非选择性β受体阻滞药：竞争性阻断β_1和β_2受体。

（2）选择性β受体阻滞药：对β_1受体有更强的亲和力，但选择性是相对的，而且是剂量依赖性的；随着剂量的增加，选择性减弱或消失。但有些β受体阻滞药对交感神经系统具有微弱的激活作用，称为内在拟交感活性，因此可同时激动和阻断β受体。而某些β受体阻滞药具有外周扩血管活性，其作用机制为阻断α_1受体（如卡维地洛、阿罗洛尔、拉贝洛尔）或激活β_2受体（如塞利洛尔），或是与肾上腺素受体无关的机制（如布新洛尔、萘比洛尔）。

2. 根据其溶解性分类

（1）脂溶性β受体阻滞药：如美托洛尔、普萘洛尔、噻吗洛尔，可迅速被胃肠道吸收，并在胃肠道和肝脏被广泛代谢（首过效应），口服生物利用度低（10%~30%），当肝血流减少（如老年、心衰、肝硬化）时药物容易蓄积；脂溶性药物较易通过血脑屏障进入中枢神经系统而阻滞中枢交感活性。

（2）水溶性β受体阻滞药：如阿替洛尔，胃肠道吸收不完全，以原形或活性代谢产物从肾脏排泄；与其他肝代谢药物无相互作用，甚少透过血脑屏障，因此对中枢交感活性影响小。当肾小球滤过率下降（老年、肾功能障碍）时，半衰期延长。

二、药理学作用机制

众所周知，传统的心衰治疗是基于强心、利尿及扩血管的血流动力学模式；而β受体阻滞药最主要的药理作用是负性肌力作用（降低心肌收缩力）、负性传导和负性频率作用（减慢心率），表面上看起来这与心衰的治疗原则是矛盾的，起初是禁用于心衰的。随着对心衰病理生理机制的深入理解及大量循证医学研究证据的获得，已经证实β受体阻滞药治疗心衰有效：可抑制心室重塑，减轻症状，降低患者的死亡率。目前认为，应用β受体阻滞药治疗心衰的药理学作用机制有以下几方面。

1. 上调心脏β_1受体密度 心肌细胞上β_1受体密度与血液中儿茶酚胺类物质呈

现负反馈关系。当血液中儿茶酚胺类物质浓度较低时，β_1 受体密度增高，反之则较低。心衰时由于交感神经持续兴奋，可使心肌细胞上 β_1 受体密度下降。正常人心脏 β_1、β_2 受体密度之比为 80∶20，而在心衰时心脏 β_1、β_2 受体密度之比为 60∶40。其结果是交感神经兴奋时心肌收缩力增强不明显，交感神经兴奋所起的代偿作用减弱。应用 β 受体阻滞药后，由于 β 受体阻滞药阻滞了儿茶酚胺类物质与心脏 β_1 受体的结合，可使心肌细胞上 β_1 受体密度上调。这样的结果是心肌收缩力有一个很好的储备。当心衰患者由于劳累、激动、感染等原因发生心衰加重时，交感神经兴奋可发挥更好的代偿作用，使心衰症状不发生或不十分严重。此外，这时如应用外源性非洋地黄类正性肌力药物（如多巴酚丁胺、氨力农等），也能起到较好的治疗作用。有意义的是，心衰患者应用 β 受体阻滞药后 β_1 受体密度上调，LVEF 增加，而且 β_1 受体密度上调发生在 LVEF 增加之前。

2. *延迟心衰时病理过程的进展*　心衰时神经内分泌激活是心衰的一个重要病理特征。心衰时神经内分泌激活主要表现为交感神经的过度兴奋、RAAS 的激活和心房钠尿肽的分泌。心衰时由于各种原因引起心肌收缩力减退，导致心输出量减少，血压下降，心室舒张末期压力和静脉压增高。血压下降刺激主动脉弓和颈动脉窦压力感受器，心室舒张末期压力和静脉压增高刺激心房和大静脉内压力感受器，两者均可反射性地引起交感神经兴奋。另外，由于心输出量减少，肾血流量减少，加上交感神经兴奋使外周血管收缩，肾脏缺血更加严重，由此使肾小球球旁细胞分泌肾素增加，使 RAAS 激活。心房内压力增高则促进了心房钠尿肽的分泌。

（1）心衰时神经内分泌激活不足以充分代偿。交感神经兴奋时可使心肌收缩力增强、心率加快，使心输出量增加。交感神经和 RAAS 激活可使外周血管收缩、血压增高，以保证重要器官的血液供应。血压增高和心室舒张末期压力增高时，可使心肌肥厚、心腔扩大，在一定程度上可使心肌收缩力增强、心输出量增加。RAAS 激活可使钠水潴留、静脉压增高、回心血量增加，在一定范围内有增加心输出量的作用。心房钠尿肽分泌则有促进排钠利尿的作用。在心衰早期这些变化具有一定的代偿作用。当心衰病因是一过性的或能被迅速纠正时，这些代偿性变化具有重要意义。但当心衰病因持续存在时，这些代偿作用又是不完全和不充分的。例如，心率加快到一定程度时，反而可使心输出量减少；血管紧张素Ⅱ分泌增加可使后负荷增加；心肌肥厚和心肌收缩力增加均可导致心肌缺血缺氧加重，到一定程度时反而使心肌收缩力减弱；而回心血量增加是以钠水潴留、静脉压增高和组织水肿为代价得来的。

（2）心衰时神经内分泌激活反映了心衰的严重程度。当心衰病因持续存在时，通过测定体内神经内分泌激活的情况可以了解心衰的严重程度。

（3）心衰时神经内分泌激活是心衰病理过程进展的重要原因。交感神经和 RAAS 的激活可使心肌肥厚、心腔扩大，并进一步使心肌内收缩成分减少，非收缩成分增加。RAAS 激活，使全身和血管壁局部血管紧张素Ⅱ浓度增加，可通过激活各种促生长因子使血管壁增厚、血管壁弹性减弱、血管对舒血管物质的反应性减退。而心脏增大、血管壁增厚及静脉压升高是慢性心衰的重要病理过程。这些重要病理一旦形成，可使心衰的症状更加严重，使各种治疗措施的疗效不显著。因此，积极去除心衰病因及控制心衰症状是抑制这些病理过程进展的重要手段。此外，抑制心衰时神经内分泌系统的激活也是抑制这些病理过程进展的重要手段和β受体阻滞药治疗心衰的重要理论依据。心衰时通过应用β受体阻滞药，减弱交感神经兴奋对心衰病理过程进展的作用，可延迟心衰时病理过程的进展及改变心衰的病程，这一方面可延长心衰患者的存活期，同时也为其他药物治疗心衰争取了时间。

（4）抑制心脏和血管的重塑。心衰时神经内分泌系统的激活，通过各种增殖因子分泌增加，使心脏和血管发生重塑。血管重塑表现为血管壁增厚，血管壁弹性减弱，血管对舒血管物质的反应性减退。心脏重塑不仅使心肌收缩力减弱，心律失常的危险性增加，而且使心脏的几何形状发生变化，心肌收缩时产生的效率减弱，心脏对正性肌力作用药物的反应性减弱。血管重塑则使血管对舒血管物质（内源性和外源性）的反应性减弱。而β受体阻滞药通过抑制神经内分泌激活，使增殖因子分泌减少，可延迟心脏和血管的重塑。HALL等观察到美托洛尔可使心衰患者心脏肥厚逆转，并使心脏几何形状变得较为规则。

3. *减少心脏性猝死危险性* 心衰时由于心肌缺血缺氧，使相邻心肌细胞在复极时产生电位差；同时由于心脏扩大、心肌纤维化，心肌细胞内易发生传导减慢或传导阻滞，产生折返激动。因此，心衰时常易发生严重室性心律失常（如室性心动过速、心室颤动），导致心脏性猝死。心脏性猝死是心衰患者重要的致死原因。β受体阻滞药作为Ⅱ类抗心律失常药物，虽然抗快速型心律失常作用不是很强，但具有提高心室致颤阈值的作用，可使心室颤动发生率降低，从而使心衰时心脏性猝死的危险性降低。

4. *改善心肌缺血* β受体阻滞药作为一种重要的抗心肌缺血药物，通过减慢心率和降低心肌收缩力可明显改善心肌缺血。对于心肌缺血引起的心衰，β受体阻滞药通过改善心肌缺血可明显的改善心肌收缩功能，并可减少因心肌缺血引起的快速型心律失常，从而改善心衰的症状和预后。

5. *其他* β受体阻滞药作为一类药物，具有相同的药理作用，存在一定的“类效应”。但各种药物之间仍具有一定的差别，因此，肯定存在异质性。一些β受体阻滞药由于其分子结构上的特殊性，还可具有扩血管作用、抗氧化作用等。这些特性对其治疗心衰具有额外的辅助作用。

三、药动学及药效学

（一）药动学

β受体阻滞药口服后自小肠吸收，但由于受脂溶性高低及通过肝脏时首过消除的影响，其生物利用度差异较大，如普萘洛尔、美托洛尔等口服容易吸收，生物利用度低；而吲哚洛尔、阿替洛尔生物利用度相对较高。脂溶性高的药物主要在肝脏代谢，少量以原形从尿中排泄。水溶性高的药物，如阿替洛尔，主要以原形从肾脏排泄（表2-8）。

由于本类药物主要由肝代谢、肾排泄，肝肾功能不良者应调整剂量或慎用；而且即使口服相同剂量β受体阻滞药，患者的血药浓度可相差甚大，因此，临床应用β受体阻滞药须注意剂量个体化。

表2-8 部分β受体阻滞药的药代动力学特点

项目	普萘洛尔	噻吗洛尔	吲哚洛尔	阿替洛尔	美托洛尔	拉贝洛尔	比索洛尔	倍他洛尔	卡维地洛	阿罗洛尔
$T_{1/2}$（h）										
静脉注射	2.5		3.1		3.2	3.4~4.5				
口服	2~5	2~5	2~5	6~9	3~4	5.5	10	16~20	14	10~12
首过效应（%）	60~70	25~30	10~13	0~10	50~60	60	<10			
口服生物利用度（%）	30	30~75	87~95	50~60	40~50	33	>90	80-90	30	85
血药浓度达峰时间（h）	1~3	2~3	1.5~2	2~4	0.5~1.5	1~2	1.7~3.0	2~4		
血浆蛋白结合率（%）	80~95	10~80	40~60	3~40	12	50	50	95	91	
主要消除器官	肝	肝	肝、肾	肾	肝	肝	肝、肾	肝	肝	肝、肾

（二）药效学

1. *剂量及用法* 由于长期持续性的交感神经系统过度激活，慢性心衰患者的心肌β受体数量下调和功能受损，用β受体阻滞药治疗可恢复β受体的正常功能，使之数量上调。研究表明，长期应用β受体阻滞药（>3个月时）可改善心功能，提高LVEF；治疗4~12个月，还能降低心室肌重量和容量、改善心室形状，提示心肌重塑延缓或逆转。这是由于β受体阻滞药发挥了改善内源性心肌功能的“生物学效应”。这种有益的生物学效应与此类药的急性药理作用截然不同。三个经典的、针对慢性收缩性心衰的大型临床试验（CIBIS-Ⅱ、MERIT-HF和COPERNICUS）分别应用选择性β受体阻滞药比索洛尔、琥珀酸美托洛尔和非选择性β受体阻滞药卡维地洛，病死率相对危险分别降低34%、34%和35%，同时降低心衰再住院率28%~36%。β受体阻滞药治疗心衰的独特之处就是能显著降低猝死率41%~44%。

（1）射血分数降低的心衰（HFrEF）：

1）目标剂量的确定：应尽量达到临床试验推荐的目标剂量或患者的最大耐受剂量，治疗宜个体化，一般以心率为准：清晨静息心率55~60次/min即为达到目标剂量或最大耐受剂量。

2）起始和维持：《中国心力衰竭诊断和治疗指南2014》明确指出β受体阻滞药适应证为：结构性心脏病，伴LVEF下降的无症状心衰患者，无论有无心肌梗死（MI），均可应用。有症状或曾经有症状的NYHAⅡ~Ⅲ级、LVEF下降、病情稳定的慢性心衰患者必须终身应用，除非有禁忌证或不能耐受。NYHA Ⅳ级心衰患者在严密监护和专科医生指导下也可应用。目前经指南推荐或循证医学证据支持的三种β受体阻滞药分别是琥珀酸美托洛尔或酒石酸美托洛尔（若没有前者才使用），比索洛尔及卡维地洛。

具体使用方法：①推荐使用琥珀酸美托洛尔、比索洛尔或卡维地洛，这三种药物均能改善患者预后。HFrEF一经诊断，症状较轻或病情稳定后应尽快使用β受体阻滞药，除非症状反复或进展。②在起始治疗前和整个治疗期间须无明显液体潴留，有明显液体潴留，需大量利尿者，应先利尿，达到干体重状态或能平卧后再开始应用。③目标剂量是在既往临床试验中采用并证实有效的剂量。值得注意的是，目标剂量不是临床有效剂量，不以临床症状的改善为判断标准。

起始剂量宜小，一般为目标剂量的1/8（表2－9），每隔2周剂量递增1次，滴定的剂量及过程须个体化。这样的用药方法是由β受体阻滞药治疗心衰发挥独特的生物学效应所决定的。这种生物学效应往往需持续用药2～3个月才逐渐产生，而初始用药产生的主要药理作用是抑制心肌收缩力，可能诱发和加重心衰，为避免这种不良影响，起始剂量须小，递增剂量须慢。有的患者因为病情重且复杂，对β受体阻滞药的耐受性差，可能不能达到目标剂量。但应该记住，使用β受体阻滞药肯定比不用效果好，而且能耐受大剂量的比小剂量的效果好。

表2－9　HFrEF常用的β受体阻滞药及其剂量

药物	初始剂量	目标剂量
琥珀酸美托洛尔	23.75 mg，1次/d	142.5～190.0mg，1次/d
比索洛尔	1.25 mg，1次/d	10 mg，1次/d
卡维地洛	3.125～6.25 mg，2次/d	25～50 mg，2次/d
酒石酸美托洛尔	6.25 mg，2～3次/d	50 mg，2～3次/d

3）尽早与ACEI合用：患者在应用β受体阻滞药前，ACEI并不需要用至高剂量；应用低、中剂量ACEI加β受体阻滞药的患者较之单纯增加ACEI剂量者，对改善症状和降低死亡率更为有益。关于ACEI与β受体阻滞药的应用顺序，CIBIS Ⅲ试验比较了先应用比索洛尔或依那普利的效益，结果显示，两组的疗效和安全性均相似。显然，应用ACEI与β受体阻滞药孰先孰后并不重要，关键是两药要尽早联合应用，才能产生最大的益处，发挥β受体阻滞药降低猝死的作用和两药的协同作用。两药合用以后，还可以根据临床情况，分别或交替调整各自的剂量。在ACEI和β受体阻滞药黄金搭档基础上加用醛固酮受体拮抗药，三药合用称为“金三角”，目前已成为HFrEF的基本治疗方案。

（2）射血分数保留的心衰（HFpEF）：HFpEF通常被称为舒张性心衰，其病理生理机制尚不明确。目前认为，本病是由于左室舒张期主动松弛能力受损和心肌顺应性降低，即僵硬度增加（心肌细胞肥大伴间质纤维化），导致左室在舒张期充盈受损，心搏出量减少，左室舒张末期压力增高而发生的心衰。本病可与收缩功能障碍同时出现，也可单独存在。HFpEF约占心衰总数的50%（40%～71%），其预后与HFrEF相仿或稍好。无症状左室舒张功能异常与心衰发生率及病死率相关，来自美国的一项流行病学调查发现，社区人群中无症状轻度左室舒张功能异常占21%，中重度左室舒张功能不全占7%。

1）快速达标：适用于合并心房颤动伴快速心室率的患者。与在收缩性心衰中改善心肌收缩力和心室重塑的目的不同，β 受体阻滞药在 LVEF≥50% 的舒张性心衰中主要应用目的是减慢心室率，延长舒张期心室充盈时间和改善运动时血流动力学效应。为尽快降低心房颤动的心室率，β 受体阻滞药可在较短时间内从小剂量增至中高剂量，其适宜剂量应能控制静息时心室率在 60～80 次/min，运动时 90～110 次/min，且在运动后心率缓慢增长。虽然有研究显示 β 受体阻滞药治疗有利于舒张性心衰，但《2012 年 ESC 急慢性心力衰竭诊断与治疗指南》只推荐对于 HFpEF 患者合并心房颤动时使用 β 受体阻滞药控制心室率。

2）及早用药和长期用药：无心房颤动的 HFpEF 患者应在 ACEI 和利尿药等基础上尽早加用 β 受体阻滞药（Ⅰ类推荐，证据水平 B），初始用量要小（目标量的 1/8～1/4），增加剂量要慢（在 3～4 周逐渐增加到目标量），维持时间要长，避免突然撤药。老年 HFpEF 患者应用 β 受体阻滞药耐受性和疗效良好，不亚于非老年患者。

2. *与其他药物的相互作用*　铝盐、考来烯胺、考来替泊可减少 β 受体阻滞药的吸收；苯妥英钠、利福平、苯巴比妥和吸烟、饮酒均可诱导肝药酶，从而降低脂溶性 β 受体阻滞药的血浆浓度和缩短其半衰期；西咪替丁和肼屈嗪可通过减少肝血流而提高普萘洛尔和美托洛尔的生物利用度。

维拉帕米、地尔硫䓬和各种抗心律失常药物可抑制窦房结功能和房室传导，联合使用 β 受体阻滞药时应谨慎。经常可见到 β 受体阻滞药和其他降压药间的累加效应。吲哚美辛和其他非甾体抗炎药可拮抗 β 受体阻滞药的降压作用。

3. *禁用或慎用的情况*　存在下列情形者禁用或慎用 β 受体阻滞药：支气管痉挛性哮喘、症状性低血压、心动过缓（＜50 次/min）或二度Ⅱ型以上房室传导阻滞、心衰合并显著钠水潴留需要大剂量利尿、血流动力学不稳定需要静脉使用心脏正性肌力药物等。应用过程中须密切监测有无低血压、液体潴留或心衰恶化、心动过缓或房室传导阻滞等，并酌情调整剂量。

对其他的绝大多数心血管病患者 β 受体阻滞药治疗利大于弊。合并无支气管痉挛的 COPD 或外周血管疾病的心血管病患者，仍可从 β 受体阻滞药治疗中显著获益。糖尿病和下肢间歇性跛行并不是 β 受体阻滞药的绝对禁忌证。

4. *应用要点*　所有的慢性 HFrEF、NYHA Ⅱ～Ⅳ级或Ⅰ级伴 LVEF＜40% 患者均需终身应用 β 受体阻滞药，除非有禁忌证或不能耐受。NYHA Ⅳ级患者在病情稳定后，在专科医生指导下也可应用。有液体潴留的患者必须先应用利尿药，待液体潴留清除、处于体重稳定的“干重”状态方可应用。此时可先用 ACEI，也可先用 β 受体阻滞药，重要的是应尽早使两者合用，以改善患者预后。推荐应用美托洛尔缓释片或平片、比索洛尔或卡维地洛。从极小剂量起始：美托洛尔缓释片 12.5 mg/d 或平片 6.25 mg，每日 2～3 次；或比索洛尔 1.25 mg/d；或卡维地洛 3.125 mg，每日 2 次。逐渐增加剂量，每 2～4 周剂量加倍。患者对 β 受体阻滞药耐受剂量的监测指标是清晨静息心率，应在 50～60 次/min，不宜低于 50 次/min。β 受体阻滞药可用于 HFpEF，尤其适用于伴高血压和左室肥厚、MI、有快速性心房颤动而需要控制心室率的患者。

四、不良反应及其处理

β受体阻滞药的不良反应包括心血管的不良反应及心脏以外其他脏器的不良反应，前者是由于心血管系统 $β_1$ 受体阻滞过度所致，而后者主要是其他脏器 $β_2$ 受体阻滞所致。因此，高度选择性 $β_1$ 受体阻滞药的副作用相对较小，而非选择性β受体阻滞药副作用相对多见，但具有α受体阻滞作用的非选择性β受体阻滞药的副作用也相对较小。现详述如下。

1. *低血压* β受体阻滞药具有负性肌力及负性频率作用，可降低心肌耗氧量及心输出量，因此会引起血压降低，但较少见。一般出现于首剂或加量的24～48 h，通常无症状，可自动消失。若出现低血压，应首先考虑停用可影响血压的药物（如血管扩张药），减少利尿药剂量，也可考虑暂时将ACEI减量。如低血压伴有低灌注的症状，则应将β受体阻滞药减量或停用，并重新评定患者的临床情况。

2. *液体潴留和心衰恶化* β受体阻滞药具有明显的负性肌力，抑制心肌收缩力，降低心输出量，因此会引起心衰症状及体征的加重。用药期间如心衰有轻或中度加重，应加大利尿药用量，必要时应用非儿茶酚胺类正性肌力药物。如病情恶化，且与β受体阻滞药应用或加量相关，宜暂时减量或退回至前一次的剂量。如病情恶化与β受体阻滞药应用无关，则无须停用，应积极控制使心衰加重的诱因，并加强各种治疗措施。总之，因心衰症状加重会很少引起停用β受体阻滞药，一般经传统的强心及利尿治疗后均会好转。

3. *心动过缓和房室传导阻滞* β受体阻滞药具有负性频率作用，引起窦性心动过缓；也会阻滞房室传导，引起不同程度的房室传导阻滞。若单纯心动过缓，心率低于50次/min，无症状，可观察，无须停药或减量；如心率低于50次/min，或伴有眩晕等症状，或出现二度Ⅱ型或三度房室传导阻滞，应减量甚至停药。但是，在应用大剂量β受体阻滞药时突然停药，会引起症状反跳的危险，应避免。

4. *增加气道阻力或诱发哮喘* 支气管平滑肌上主要存在 $β_2$ 受体，$β_2$ 受体阻断导致支气管收缩，引起气道阻力增加。在合并呼吸道疾病的患者，接受β受体阻滞药治疗的比例很低。由于β受体阻滞药具有潜在的对呼吸道功能的不良影响，多年来被认为禁用于合并哮喘或COPD的患者，以免引起患者呼吸功能的恶化。由于目前仍缺乏针对呼吸道疾病患者的大规模、前瞻性的临床研究证实β受体阻滞药长期使用的安全性，β受体阻滞药禁用于活动性支气管哮喘患者以及COPD急性发作的患者。但对于一些稳定的COPD患者，同时具有β受体阻滞药治疗的强适应证时，可以考虑小剂量试用选择性 $β_1$ 受体阻滞药，如比索洛尔，用药后应密切观察患者呼吸道症状，如无明显不适，可以逐渐增加药物剂量，并进行长期治疗。必须提出的是，这种对 $β_1$ 受体的高选择性也是相对的，在使用剂量较大（比索洛尔 >10 mg/d）时，仍然可以表现出对 $β_2$ 受体的阻断作用。因此，目前认为，COPD及非活动性哮喘并非是β受体阻滞药应用的绝对禁忌证。但在临床应用时，应选择高选择性的 $β_1$ 受体阻滞药应用于呼吸道疾病相对稳定、无明显气道反应性增高的患者，以降低患者发生心血管事件的危险性。

5. *加重外周动脉阻塞性疾病* β受体阻滞药阻滞了外周动脉的β受体，使α受体相对兴奋，引起血外周血管收缩，导致下肢间歇性跛行。在原来患有闭塞性外周血管病的患者，可以使肢端苍白、疼痛及间歇性跛行症状加重。因此，对这类患者也禁用或慎用 β 受体阻滞药。

6. 脂质代谢异常　一般来说与药物对 β_2 受体的阻滞作用有关，表现为血甘油三酯及胆固醇升高，高密度脂蛋白胆固醇（HDL－C）降低。在大剂量长期用药时可以发生。建议选用高选择性的 β_1 受体阻滞药，以减轻或减少药物治疗带来的脂质代谢紊乱。必要时可以考虑选用调血脂药物治疗。

7. 糖代谢异常及掩盖低血糖症状　长期应用 β 受体阻滞药会引起糖代谢异常，包括葡萄糖耐量受损或糖尿病，因此应注意监测。另外，药物阻滞 β_1 受体可使心率下降，掩盖早期的低血糖症状（心悸），这是 β 受体阻滞药长期以来不用于糖尿病患者的主要原因。但近年来大量的临床研究证实，β 受体阻滞药用于冠心病和心衰患者可以显著改善这些患者的预后，并且英国前瞻性糖尿病研究（UKPDS）也证实了在糖尿病患者应用 β 受体阻滞药的安全性和有效性。β 受体阻滞药给糖尿病患者带来的效益，远远大于这种副作用所引起的后果。因此，在有明确 β 受体阻滞药治疗适应证（如冠心病、心衰）的患者，应常规使用 β 受体阻滞药。

8. 抑郁　这是由于药物对神经突触内 β 受体的阻断影响神经递质的释放或灭活所致。出现明显的症状时，应考虑停药，也可以考虑换用水溶性 β 受体阻滞药，如阿替洛尔。

另外，变异性心绞痛患者禁用 β 受体阻滞药，因为 β 受体阻滞药阻滞了冠状动脉的 β 受体，使 α 受体相对兴奋，引起冠状动脉收缩，冠状动脉阻力增加，诱发或加重变异型心绞痛。

五、应用注意事项

在临床实践中，心衰患者年龄偏大，病情较复杂，合用药物也较多，因此，在应用 β 受体阻滞药时还需注意以下问题。

（1）β 受体阻滞药不用于急性左心衰竭或心衰进行性加重患者，应先用其他药物使临床症状改善后，再加用 β 受体阻滞药。

（2）β 受体阻滞药应从小剂量开始（如美托洛尔可从 6.25 mg/d 开始），逐渐加大剂量。用药期间严密观察患者，一经发现心衰症状加重，应停药或减量。

（3）β 受体阻滞药应与 ACEI/ARB、利尿药及洋地黄制剂合用，β 受体阻滞药与洋地黄制剂合用对减慢心房颤动伴快速心室率患者静息时的心室率效果显著。

（4）应注意 β 受体阻滞药的其他不良反应，如低血压、缓慢型心律失常等。非选择性 β 受体阻滞药不用于中、重度 COPD，选择性 β 受体阻滞药用于中、重度 COPD 时也应密切观察，但是单纯 COPD 或哮喘不是应用 β 受体阻滞药的禁忌证，只有活动性哮喘是 β 受体阻滞药的禁忌证。

（5）β 受体阻滞药一般不与儿茶酚胺类正性肌力作用药物（如多巴胺、多巴酚丁胺）合用，但因慢性心衰急性失代偿时需要拮抗 β 受体阻滞药的作用时可选择米力农或左西孟旦。如心衰症状严重需联合应用儿茶酚胺类正性肌力作用药物时，应先停用 β 受体阻滞药，等临床症状改善后，且停用这类药物 2～3 个半衰期后，再使用 β 受体阻滞药。

(6) β受体阻滞药治疗心衰的有利作用需较长时间(至少3~6个月)才开始体现出来,治疗时间越长效果越好。因此,在心衰治疗中应积极、谨慎、稳妥地使用β受体阻滞药。如遇患者不能耐受、心衰加重或有其他不良反应,应立即停药。如无上述情况,一般应坚持用药。

(7) β受体阻滞药治疗心衰的有利作用主要体现在降低心衰患者的死亡率,而不是体现在临床症状、运动耐量等方面。应用β受体阻滞药治疗心衰后临床症状改善不明显,不应认为β受体阻滞药治疗无效,因为β受体阻滞药的有效性需通过以死亡率为终点、随访期长的大型研究才能体现出来。

(8) 在治疗心衰时应选用经循证医学研究证实且被指南推荐的β受体阻滞药,国外指南推荐的有三种:卡维地洛、琥珀酸美托洛尔、比索洛尔等。而我国的最新指南考虑到我国的具体情况,将酒石酸美托洛尔也作为推荐。

综上所述,β受体阻滞药在心衰治疗中的重要性是毋庸置疑。因此,我们应该把握好β受体阻滞药应用的时机,尽早开始应用,并尽量争取剂量达标且长期应用,最大限度地发挥其生物学效应,改善或逆转心脏重塑,改善症状,降低死亡率。

第六节　醛固酮受体拮抗药

近年来,人们对醛固酮及其拮抗药的生理和病理生理作用展开了深入研究,并取得了重要发现。在发生心衰的心肌组织中,盐皮质激素呈过度表达,醛固酮在心衰的病理生理过程中扮演着重要角色。研究发现,短期使用ACEI治疗慢性心衰时醛固酮水平下降,但长期应用ACEI时,常出现“醛固酮逃逸”现象及醛固酮水平不能保持稳定持续的降低。尽管目前治疗慢性心衰有ACEI、β受体阻滞药和ARB类药物,近期也有报道联合ACEI和ARB类药物治疗可持续降低醛固酮水平,但心衰患者的血浆醛固酮水平仍较高。因此,就需要应用醛固酮受体拮抗药(MRAs)以更充分抑制激活的RAAS活性,阻止醛固酮对心肌的不良作用,抑制左室重塑,改善患者的心功能及其预后。

一、醛固酮受体拮抗药的药理学

螺内酯及其活性代谢产物坎利酮和坎利酮钾的结构与醛固酮相似,可进入远曲小管及集合管上皮细胞竞争性抑制醛固酮与胞浆盐皮质激素Ⅰ型受体的结合,这种细胞溶质受体是细胞溶质蛋白“超家族”的成员,这种蛋白是配体依赖性转录因子,一旦与配体结合,它们便转位到细胞核,并与特异性的DNA序列结合,抑制醛固酮-受体复合物的核移位,调节许多基因产物,包括管腔膜Na^+通道、H^+,K^+-ATP酶和Na^+,K^+-ATP酶等的转录和合成,抑制螺内酯的重吸收以及K^+和H^+的分泌,发挥拮抗醛固酮的作用。类固醇受体的分子药理学是复杂的,并且人们所知甚少。糖皮质激素似乎在大多数细胞类型中是Ⅰ型盐皮质激素受体的主要配体,但在皮质集合管,11β-羟类固醇脱氢酶可保护受体避免与高循环浓度的糖皮质激素接触,这样可以促进受体与醛固酮的结合。

慢性心衰时 RAAS 激活，肾上腺皮质球状带醛固酮分泌增加，同时肝淤血引起醛固酮降解减少，因此体内醛固酮显著增加。醛固酮促进心肌间质细胞分裂增殖，促进心肌纤维化和心肌重塑，增加钠水潴留，因而使心衰加重。而应用 MRAs 可拮抗醛固酮的作用，直接抗心肌纤维化，抑制左室重塑，改善患者的预后。螺内酯可有效拮抗醛固酮的不利作用，并可有效改善 ACEI 使用中的“醛固酮逃逸”现象，改善心衰患者的症状及预后。因此，在应用 ACEI 的基础上加螺内酯，可降低Ⅲ级和Ⅳ级心衰患者的死亡率。

螺内酯口服易吸收，血浆蛋白结合率高，半衰期为 20 h，起效慢，服药后 2 ~ 3 d 才能达作用高峰。

依普利酮是另一种盐皮质激素受体的竞争性抑制剂，它是由螺内酯上的 17α - 硫酰基团被碳甲氧基团取代而成。由于这个修饰，依普利酮对盐皮质激素受体比对类固醇受体有更大的选择性。依普利酮无与螺内酯有关的性激素副作用。已被证明，在 ACEI 的基础上加用依普利酮治疗心肌梗死后左心功能不全患者，能减低死亡率。依普利酮也是一个有效的抗血压药，能逆转左室肥厚，该作用与 ACEI 有相加作用。依普利酮是选择性醛固酮受体拮抗药，通过肾素和醛固酮的负反馈机制使血浆肾素和血清醛固酮水平持续升高。它对盐皮质激素的亲和力是螺内酯的 15 ~ 20 倍，而对雄激素和黄体酮受体的亲和力极低，因而大大减少了药物相关的男性乳腺增生以及其他性激素相关的副作用。其可应用于原发性高血压和心衰等的治疗。

螺内酯不良反应轻微，长期使用可能导致高钾血症和代谢性酸中毒，特别是合并肾功能不全时；此外，螺内酯和它的代谢物有抗雄激素和促孕活性，可引起男性乳腺发育和勃起障碍、女性月经不规则。

依普利酮的主要不良反应是高钾血症，11.8% 依普利酮组患者及 7.2% 安慰剂组患者的血钾水平超过 5.5 mmol/L（$P < 0.001$），但高钾血症所致肾衰竭发生率和停药率并未升高。有研究者指出，高钾血症是致命性的，在用药过程中必须密切监测血钾水平。而这就像使用华法林需定期监测 INR 一样，可能无形中影响了依普利酮的广泛临床应用。针对此项质疑，研究者认为，高钾血症是可预测、可预防且可管理的，通过调整剂量和终止用药可防治高血钾。相比之下，依普利酮组低钾血症的发生率明显降低，研究者指出这一点也很重要，因为血钾水平低于 4.0 mmol/L 会使死亡风险增加。血钾水平轻度升高是有益的，可减少不规则心律，但是要小心，如果超过 5.5 mmol/L，发生致命性心律失常的概率将增高，因此用药过程中必须监测血钾水平。

药物应用的限制性越多，其临床应用必然减少，高钾血症问题必然会妨碍这类药物的广泛应用，在这种情况下，保持谨慎是非常正确的。高钾血症在多大程度上限制依普利酮的应用仍是目前讨论的焦点。

二、醛固酮受体拮抗药的用法

根据目前的循证医学证据，国内外指南均推荐该药用于 NYHA Ⅱ ~ Ⅳ心功能的心衰患者。《中国心力衰竭诊断和治疗指南 2014》对 MRAs 的描述：对心肌重塑，特别是心肌细胞外基质促进纤维增生的不良影响独立和叠加于 AngⅡ的作用。衰竭心脏心室醛固酮生成及活化增加，且与心衰严重程度成正比。长期应用 ACEI 或 ARB 时，起初醛固酮降低，随后即出现“逃逸”现象。因此加用醛固酮受体拮抗药，可抑制醛固酮的有害作用，对心衰患者有益。

1. *适应证* 临床医生应强烈考虑在已经接受 ACEI/ARB 及 β 受体阻滞药的所有 HFrEF 的患者加用 MRAs。目前推荐的适应证是：LVEF≤35%，NYHA Ⅱ～Ⅳ级的患者；已使用 ACEI（ARB）和 β 受体阻滞药治疗，仍有持续有症状的患者（Ⅰ类，A 级）；AMI 后 LVEF≤40%，有心衰症状或既往有糖尿病者（Ⅰ类，B 级）。

2. *应用方法* 在开始应用 MRAs 时仔细选择患者、密切监测进行危险评估是非常必要的。应从小剂量起始，逐渐加量，尤其螺内酯不推荐用大剂量。依普利酮起始剂量 12.5 mg/d，逐渐增加剂量到 50 mg/d；螺内酯，初始剂量 10～20 mg/d，然后增加剂量到 20 mg/d。若担心高钾血症或肾功能临界状态［eGFR 为 30～49 mL/（min·1.73 m^2）］可建议起始剂量隔日一次应用，表 2－10 所示为不同肾功能状态下剂量的调整。

表 2－10 MRAs 的剂量选择

	依普利酮		螺内酯	
eGFR［mL/（min·1.73 m^2）］	≥50	30～49	≥50	30～49
起始剂量（只有当 K^+≤5 mmol/L）	25 mg，qd	25 mg，qod	12.5～25 mg，qd	12.5 mg，qd 或 qod
维持剂量（K^+≤5 mmol/L 4 周后）*	50 mg，qd	25 mg，qd	25 mg，qd 或 bid	12.5～25mg，qd

* 指起始剂量后 K^+，增加≤6.0 mmol/L 或肾功能恶化，应维持 K^+＜5.0 mmol/L。若证实高血钾或肾功能不全恢复至少持续 72 h 后，考虑从小剂量开始。

3. *禁忌证* 存在威胁生命的高钾血症或肾功能不全，血钾＞5.0 mmol/L、肾功能受损［肌酐＞221 μmol/L，或 eGFR＜30 mL/（min·1.73m^{-2}）］为禁忌证。

4. *注意事项* 使用后定期监测血钾和肾功能：开始治疗后 2～3 d 及 1 周后复查肾功能及电解质，以后根据肾功能及容量的临床稳定状态，在 3 个月内每月检查，以后每 3 个月定期复查；若增加 ACEI/ABR 的剂量，应重新开始监测肾功能及电解质。如血钾＞5.5 mmol/L，应减量或停用，除非有其他适应证。开始应用 MRAs 后建议不再补钾，避免使用含钾高的食物及非甾体类抗炎药物和环氧化酶－2 抑制剂，尤其是老年人。若发生肾功能恶化，应详细评估所有药物对肾功能的影响，考虑停用 MRAs。若患者发生腹泻、脱水或突然停用袢利尿药时，应具体指导患者停用 MRAs。使高钾血症危险最小化的策略如表 2－11 所示。

表 2－11 使 MRAs 治疗的患者高钾血症危险最小化的策略

1. 在 MRAs 治疗时，肾功能受损是高钾血症的一个危险因素，当血肌酐＞1.6 mg/dL 时发生高钾血症的风险明显增加；老年人或其他肌肉质量低患者的肌酐不能准确反映 GFR，因此推荐测定 GFR（或肌酐清除率），确保 GFR＞30 mL/（min·1.73 m^2）。
2. 基线血钾＞5.0 mmol/L 的患者一般不起始 MRAs 治疗。
3. 典型的用法：螺内酯的起始剂量为 12.5 mg/d，此后若合适，剂量可增加到 25 mg/d；依普利酮的起始剂量为 12.5 mg/d，此后若合适，剂量可增加到 50 mg/d。
4. 同时使用大剂量的 ACEI 时，发生高血钾的危险增加。
5. 在大多数情况下，开始 MRAs 治疗后应中断补钾或减少剂量。
6. 要求密切监测血钾，多数情况下在开始治疗后 3 d 及 1 周复查血钾及肾功能，头 3 个月至少每个月查 1 次。

《2013 年 ACCF/AHA 心力衰竭管理指南》对醛固酮受体拮抗药描述：Ⅰ类推荐对于 NYHAⅡ～Ⅳ级和 LVEF≤35%的患者，如无禁忌证，推荐用 MRAs，以降低发病率和死亡率。NYHAⅡ级患者，如考虑用 MRAs，应当获得其既往因心血管病住院或 BNP 水平升高史。肌酐水平男性应＜2.5 mg/dL，女性应＜2.0 mg/dL［或 eGFR＞30 mL/（min·1.73 m^2）］，血钾应＜5.0 mmol/L。严密监测血钾、肾功能，利尿药作用启动后应调整剂量，此后要密切随访，以减少高血钾及肾功能不全的风险。对于 AMI 后 LVEF＜40%、发生了心衰症状或有糖尿病史的患者，如无禁忌证，推荐用醛固酮受体拮抗药。

《2012 年 ESC 急慢性心力衰竭诊断与治疗指南》也扩展 MRAs 的应用范围：MRAs 适用于已接受 ACEI/ARB 及 β 受体阻滞药治疗而仍然持续存在症状（心功能Ⅱ～Ⅳ级）、LVEF≤35%的所有心衰患者（Ⅰ类推荐，证据水平 A 级）。起始剂量为螺内酯 25 mg/d 或依普利酮 25 mg/d，靶剂量为螺内酯 25～50 mg/d 或依普利酮50 mg/d。

因此，醛固酮受体拮抗药已成为有效地治疗心衰的一种方法，选择合适的患者使用，同时监测电解质与肾功能，避免不良反应的发生。

第七节　血管活性药物

起初人们认为，血管活性药物是通过调节血管舒缩状态，改变血管功能及改善微循环血流灌注而达到抗休克目的的药物，包括血管收缩药和血管扩张药。随着对心衰病理生理机制的深入理解及全面认识，人们发现这些药物能通过改善血管（包括动脉及静脉）的舒缩状态，调节心脏的前负荷及后负荷而改善其血流动力学状态，减轻患者的症状。因此，血管活性药物才开始用于心衰的治疗，而且属于对症治疗的范畴，因为目前认为这类药物只是减轻患者的症状，提高患者的生活质量，而不能改善患者的预后。心衰患者在不同的病理生理状态下需要应用不同作用的血管活性药物，以得到满意的治疗效果及良好的病情转归。如果这些药物应用恰当，患者的情况会向好的方向转变；如果应用不当，则不但无益，而且可能造成严重后果。因此，在心衰的不同时机选择合适的血管活性药物就显得尤为重要。

一、血管扩张药

以前对心衰病理生理机制的认识十分局限：心肌收缩力减弱被认为是心衰的唯一机制，虽然也有心脏无法处理过多的血容量而需要利尿的做法，但从理论上没有得到真正的认识。心肌收缩力的降低可采用强心的策略，而对外周血管阻力增加需要减轻血管阻力的策略。根据这些观点，提出了心脏负荷的概念。前负荷是心室收缩前使心室肌延展的力，由心室舒张末期容量决定，临床上使用左室舒张末期压力或其相关参数（如肺动脉楔压）来代表；而后负荷，也称压力负荷，是心肌收缩的反作用力，由平均动脉压和体循环阻力决定。这一理论的提出，使心衰的治疗模式由单纯的强心及利尿发展到扩张血管而减轻心脏负荷，这些治疗措施都是基于血流动力学模式，因此这些治疗方法只能改善患者的症状，而不能改善患者的预后。

（一）概述

在临床实践中，随着血流导向热稀释导管（Swan－Ganz导管）的问世，人们认识到心衰时心脏的前负荷和后负荷均增加，而血管扩张药则通过减轻心脏前后负荷而增加心输出量，使得这一理论有了实践基础。Swan－Ganz导管使得原来无法测定或只能间接测定的一些血流动力学参数变得十分简便易行，通过测定右房压、肺动脉压、肺毛细血管楔压及心输出量，很容易计算出肺循环阻力和体循环阻力等血流动力学的指标，在鉴别不同类型的血流动力学紊乱方面有着不可替代的优势。同时，该项技术把原来的诊断性导管技术发展成监测技术，可以在相当长的一段时间内监测病情的变化，并指导治疗。因此，血管扩张药治疗心衰的方法就应运而生了。

血管扩张药可使所测定的血流动力学指标发生明显的有利改变，并且可以根据监测的指标来调节剂量，避免不良反应的发生，优化治疗效果。Swan－Ganz导管测定的参数至今仍然是血流动力学的金标准，可应用于药物和一些有关心功能不全的研究中。以上这些参数，更多的是描述左室的负荷状态。体循环静脉系统具有容量作用，其返回虽然要经过右心室，但右心室仅作为被动通道，来自静脉系统的回心血量仍然决定着左室的前负荷。在血管扩张药的应用方面，从理论到实践都较为成熟，但也主要是用于治疗左心衰竭。右室本身也有前后负荷，特别是受肺动脉压和肺循环阻力的作用，右室输出量会受到明显的影响。但由于所谓被动管道的理论以及胸腔在呼吸周期中压力变化的影响，右室功能对负荷的依赖程度会受到其他因素的影响，加之解剖学方面的原因，不容易测量右室的前后负荷，所以研究较少。另外，还存在两个心室的相互作用问题，使问题变得更为复杂。在肺动脉高压的治疗中，现在使用的内皮素拮抗药都是作用很强的血管扩张药。从药物发展史上，这类药物与其他一些有血管扩张作用的药（如血管肽酶抑制剂等）都曾首先用于研究对左室衰竭的作用，但都失败了，反而在治疗肺动脉高压中获得成功。这说明左、右心室虽然从理论上都有各自的前后负荷，但从功能不全的整体机制和治疗效果上却又有着明显的不同。

（二）分类

血管扩张药按其作用机制分类如下：①直接作用于血管平滑肌的药物，如硝酸酯、肼屈嗪；②α_1受体阻滞药，如乌拉地尔等；③ACEI，如卡托普利、依那普利、福辛普利等；④ARB，如氯沙坦、缬沙坦、依贝沙坦等；⑤钙通道阻滞药，如硝苯地平、维拉帕米、氨氯地平等。而按照扩张血管的类型又有可分为三类，详见表2－12。现新型的血管扩张药已经问世，我们期待其能发挥有效作用，并能改善预后。

表2－12　血管扩张药的分类

动脉扩张药	静脉扩张药	混合性动静脉扩张药
平滑肌松弛药：肼屈嗪	硝酸酯类：硝酸甘油； 单硝酸异山梨酯	α_1受体阻滞药：酚妥拉明 乌拉地尔
β_2受体激动药：沙丁胺醇		ACEI：卡托普利、依那普利
		ARB：氯沙坦、缬沙坦
		硝普钠
		钙通道阻滞药

现已明确，并非所有具有血管扩张作用的药物都可以用于心衰的治疗。在所有的这类药物中，钙通道阻滞药是第一个出局的，因为它除了对高血压有明确的作用外，在心衰中应用某些钙通道阻滞药非但无益，而且还会出现不良反应，造成不良的后果。目前，除了个别钙通道阻滞药被认为对心衰无害，可用于高血压合并心衰外（如氨氯地平及非洛地平），多数钙通道阻滞药不主张使用，因为其具有明显的负性肌力作用。α受体阻滞药曾广泛用于心衰，如口服的哌唑嗪、静脉使用的酚妥拉明，但后来也发现用药后会出现明显的低血压和反射性心动过速，并且还会出现快速耐受的现象，反而造成血容量增加，不利于心衰的治疗。ACEI 很早就被当作血管扩张药治疗心衰，随着对 RAAS 在心衰中作用的认识的深入以及多个大规模临床试验结果的公布，人们逐渐认识到 ACEI 治疗心衰的机制绝不是简单的血管扩张，其中涉及十分复杂的病理生理学机制，因此该类药物和后来出现的 ARB 被单独作为一类治疗方法，并且作为慢性心衰治疗的基石而单独详谈。目前临床常用的血管扩张药有硝酸酯类及选择性肾上腺素 α_1 受体阻滞药，还有新研发的制剂如新活素等。

（三）在心衰中的应用

1. *在急性心衰治疗中的应用*　当今的急性心衰指南，明确指出血管扩张药应在急性心衰的早期开始使用。收缩压水平是评估此类药是否适宜的重要指标。收缩压 >110 mmHg 的急性心衰患者通常可以安全使用；收缩压在 90～110 mmHg 的患者应谨慎使用；而收缩压 <90 mmHg 的患者则禁忌使用。其血流动力学作用是降低左、右心室充盈压和全身血管阻力，降低收缩压，从而减轻心脏前后负荷，缓解呼吸困难等症状。如舒张压在 60 mmHg 以上，通常冠状动脉血流可维持正常。对于急性心衰，包括合并急性冠状动脉综合征的患者，此类药在缓解肺淤血和肺水肿的同时不会影响心输出量，也不会增加心肌耗氧量。欧洲心脏病学会在 2012 年更新心衰治疗指南时，将急性心衰的内容并入了整个心衰指南中，推荐在急性心衰时使用的血管扩张药为硝酸甘油、硝酸异山梨酯、硝普钠和奈西立肽。虽然现在仍有人将 α 受体阻滞药乌拉地尔用于急性心衰的治疗，但因为循证证据较少，我国《急性心力衰竭诊断和治疗指南（2010）》将其定为Ⅱa 类推荐，C 级证据。

2. *在慢性心衰治疗中的应用*　起初人们把慢性心衰的情况等同于急性心衰，认为前后负荷的增加也是影响慢性心衰病程的主要因素，并使用血管扩张药进行慢性心衰的治疗。硝酸酯类、直接血管扩张药和 α 受体阻滞药都一度广泛用于慢性心衰的治疗，治疗沿用急性心衰的“强心、利尿、扩血管”策略。但在最近 30 年的临床实践中，人们逐渐认识到慢性心衰主要病理生理学机制是神经内分泌、细胞因子系统的过度激活，因此神经内分泌拮抗药成为治疗的主流措施。在当今循证医学年代，血管扩张药缺乏大规模临床试验的证据，所以其地位逐渐下降。目前只有盐酸肼屈嗪和硝酸异山梨酯的联合在心衰治疗中曾经有过临床试验，适用于少数的患者（非裔美国人）。

在射血分数保留的心衰患者，目前尚无明确的证据证实哪一类血管活性药物治疗可以明确地改善预后。从缓解症状角度，血管扩张药可以使用，主要是硝酸酯类。而且在这类心衰患者中，心输出量对前负荷的依赖较大，如果降得过低，将造成心输出量的下降，因此只能适度应用。最近一篇报道研究了单硝酸异山梨酯对射血分数保留的心衰患者运动耐量的影响，结果显示，单硝酸异山梨酯并不能提高患者的运动耐量。因此，目前在射血分数保留的心衰患者应用硝酸酯类药物也没有循证医学证据，应谨慎使用。

（四）常用血管扩张药及其应用

血管扩张药通过扩张容量血管和外周阻力血管而减轻心脏前后负荷，减少心肌耗氧量，改善心室功能。其适应证：①心功能Ⅲ、Ⅳ级的慢性心衰（主要为左心衰竭）患者；②瓣膜反流性心脏病（二尖瓣、主动脉瓣关闭不全）及室间隔缺损患者，可减少反流或分流，增加前向心输出量。主动脉瓣关闭不全患者应注意不能使舒张压过分降低，以免冠状动脉灌注不足，诱发或加重心绞痛；动脉扩张药不宜应用于阻塞性瓣膜疾病，如二尖瓣狭窄、主动脉瓣狭窄及其他左室流出道梗阻的患者，可用静脉扩张药。其禁忌证包括血容量不足、低血压及肾衰竭。

血管扩张药的选择：静脉扩张药减少静脉回流，降低肺毛细血管楔压，减轻肺淤血，但不增加心输出量；小动脉扩张药降低后负荷，增加心输出量；平衡性血管扩张药则兼有减轻肺淤血和增加心输出量的作用。长期应用血管扩张药时，必须顾及对神经内分泌的作用，以免心衰恶化。常用的静脉扩张药是硝酸酯类，动脉扩张药是肼屈嗪，平衡性血管扩张药是硝普钠。

1. *硝酸酯类血管扩张药*　硝酸酯类血管扩张药是应用时间最长的药物，是非内皮依赖的血管扩张药，无论内皮功能是否正常，都能发挥明确的血管舒张作用。但其作用机制与一氧化氮（NO）有关，硝酸酯类通过脱氨作用形成亚硝酸硫醇，在血管床的内皮和平滑肌细胞内与巯基结合，产生一种生物活性因子，过去曾被称为内皮驱动的舒张因子（EDRF），其实就是NO，其主要作用就是使血管扩张。NO可激活鸟苷酸环化酶，使环鸟苷酸（cGMP）增加，后者又可促使平滑肌钙离子内流减少而导致血管扩张。不同种类的硝酸盐的药理活性取决于其在血中和血管组织中生物转化为NO的能力。血管细胞内NO介导cGMP的生成增加，还可抑制凝血酶等而具有抗凝作用；血小板内NO介导cGMP的生成增加，可抑制血小板黏附、聚集和激活，并促进聚集的血小板解聚，具有抗血小板作用。

硝酸酯类药物通过扩张外周静脉，降低心室舒张末期压力，降低前负荷；大剂量时扩张阻力血管，降低后负荷，被广泛用于心衰的治疗。研究显示，对于心衰患者，持续静脉滴注硝酸酯类药物（硝酸甘油、硝酸异山梨酯），可持续稳定降低肺动脉舒张压及肺动脉平均压，显著改善患者的症状。静脉滴注硝酸甘油或硝酸异山梨酯对血流动力学参数的影响是相似的，均能降低右房压、肺动脉楔压、平均动脉压、肺循环阻力及体循环阻力，增加心脏每搏指数、每搏做功指数及心指数。

常用硝酸酯类制剂包括硝酸甘油及其衍生物、硝酸异山梨酯类（硝酸异山梨酯，单硝酸异山梨酯）。

（1）硝酸甘油：硝酸甘油是硝酸酯的代表药物，易从口腔黏膜、胃肠道和皮肤吸收，有舌下含片、注射液、口腔喷剂和透皮贴片等多种剂型。易自口腔黏膜及胃肠道吸收，也可以从皮肤吸收，舌下给药吸收迅速完全，生物利用度80%。而口服因肝脏首过效应，在肝内被有机硝酸酯还原酶降解，生物利用度仅为8%，蛋白结合率60%。舌下给药2~3 min起效，5 min达最大效应，血药浓度峰值为2~3 ng/mL，作用持续10~

30 min。舌下含服半衰期为1～4 min，静脉滴注即刻作用，贴膜剂30 min内起作用，口腔喷雾2～4 min起作用。主要在肝内代谢，迅速而近乎完全，在血浆中酶也能将其分解，代谢后经肾排出。

硝酸甘油含片性质不稳定，有效期约3个月，需避光保存于密闭的棕色小玻璃瓶中，每3个月更换一瓶新药。如舌下黏膜明显干燥需用水或盐水湿润，否则含化无效。含服时应尽可能取坐位，以免加重低血压反应。对心绞痛发作频繁者，可在大便或用力劳动前5～10 min预防性含服。上述制剂主要用于心绞痛防治，很少用于心衰。

硝酸甘油注射液须用5%葡萄糖注射液或生理盐水稀释混匀后静脉滴注，不得直接静脉注射，且不能与其他药物混合。由于普通的聚氯乙烯（PVC）输液器可大量吸附硝酸甘油溶液，使药物浓度损失达40%～50%，因而应选用玻璃瓶或其他非吸附型的特殊输液器，否则需明显增大药物剂量。静脉给药时须避光。静脉滴注硝酸甘油起效迅速，清除代谢快，剂量易于控制和调整，加之直接进入血液循环，避免了肝脏首过效应等优点，在急性心肌缺血发作、急性心衰和肺水肿等治疗中占据重要地位，但大量或连续使用可导致耐药，因而需小剂量、间断给药。长期使用后需停药时，应逐渐减量，以免发生反跳性心绞痛等。因药物过量而导致低血压时，应抬高双下肢，增加静脉回流，必要时可补充血容量和（或）加用β受体激动药等。

（2）硝酸异山梨酯：口服吸收完全，生物利用度口服为22%，舌下含服为59%，蛋白结合率低。本品主要在肝脏代谢，口服首过效应明显，经酶脱硝后生成具有活性的中间代谢物2－单硝基异山梨酯和5－单硝基异山梨酯。口服15～40 min起效，作用持续2～4 h；舌下2～5min起效，15 min达最大效应，作用持续1～2 h；缓释片30 min起效，作用持续12 h。口服血药浓度峰值为3 ng/mL，血药浓度达峰时间在服药后1 h。舌下含服血药浓度峰值为9 ng/mL。静脉、舌下含服及口服的半衰期分别为20 min、1 h和4 h。

（3）单硝酸异山梨酯：口服后由胃肠道迅速吸收，口服常释片剂后于0.5～1 h达到血浆峰浓度；20 min内起效，作用维持8～10 h。与硝酸异山梨酯不同，本品并不经肝脏首过代谢，其生物利用度接近100%，分布广泛，表观分布容积大，其消除半衰期约4.5 h。

硝酸酯类药物常见的不良反应有：①头痛。头痛是硝酸酯类最常见的不良反应，呈剂量和时间依赖性。剂量较大及初始应用时较易出现，与血管扩张作用相关。减少剂量或随着应用时间延长，大多数患者症状可缓解。②低血压。尤其是血容量不足时易出现。用药期间应注意监测血压，注意调整剂量，严重低血压（收缩压<90 mmHg）或血容量不足时应避免使用硝酸酯类药物。③眼压升高。原发性闭角型青光眼未经手术治疗者，应避免使用硝酸酯类药物；如果不得不用，则需密切监测眼压及眼部的症状。对于已经手术治疗的闭角型青光眼或药物控制良好的开角型青光眼患者，则可以使用，注意监测眼压及症状。④颅内压升高。不建议用于出血性或缺血性卒中急性期以及其他原因所致的颅内压高患者。⑤心率加快。硝酸酯类可引起反射性心率增快。当心率>110次/min时，应慎用。⑥高铁血红蛋白水平升高。长期大剂量使用硝酸酯类可致高铁血红蛋白水平升高，重度贫血患者慎用。

应用硝酸酯类药物另外一个需要重视的问题是其耐药性，在持续使用24～48h后就可出现，被迫要增加剂量以达到原有的效果。对硝酸酯的耐药发生机制有各种学说，包括巯基消耗、神经反射、血管活性物质敏感性增高等。但是，在急性心衰或慢性心衰加重期、高血压急症等病情不稳定时，应该关注静脉硝酸酯类药物有益的治疗作用，不应过度担心耐药性的问题而过早停药，以免导致病情反复。因此，在心衰症状还没有完全控制或病情尚不完全稳定的情况下，为防止耐受而突然停药应十分谨慎；但病情已经稳定却持续应用，或无症状而预防性应用是不应该的。

2. 盐酸肼屈嗪　目前在慢性心衰治疗中使用的直接扩张血管药只有盐酸肼屈嗪。盐酸肼屈嗪扩张血管的机制不甚清楚，可能也是通过激活鸟苷酸环化酶而增加血管内cGMP的含量，直接松弛平滑肌，扩张外周血管。主要扩张小动脉，扩张静脉作用较小。但长期应用可反射性激活RAAS，致肾素分泌增加、醛固酮增加、钠水潴留而降低治疗效果。对心肌有直接正性肌力作用，有直接或由于组胺释放而兴奋β受体的作用。盐酸肼屈嗪口服后吸收达90%以上，口服生物利用度为30%～50%，血浆蛋白结合率为87%。本品在肝内经乙酰化产生有活性的代谢产物，口服后12 h血药浓度达高峰。半衰期为3～7 h，肾衰竭时半衰期延长，但不必调整剂量。由于本品持久存在于血管壁内，故其降压作用的半衰期比血药浓度半衰期为长。口服后45 min起作用，持续3～8 h，因此可能需要每日4次服药。经肾排出，2%～4%为原形。

本药可通过降低体循环和肺循环的阻力而降低左室和右室的后负荷。如果不发生低血压，盐酸肼屈嗪降低后负荷并不同时伴有交感神经活性的增加。总体的血流动力学效果是前向每搏输出量增加，室壁张力下降，如果合并主动脉瓣或二尖瓣膜反流，则可减少反流的比例；还可提高肾脏和骨骼肌的血流，有报道盐酸肼屈嗪可减轻患者对硝酸酯的耐药性。

单独应用盐酸肼屈嗪治疗慢性心衰证据较少，而其和硝酸异山梨酯的联合应用得到了一些循证医学证据的支持。根据这样一些证据，《2013年ACCF/AHA心力衰竭管理指南》推荐盐酸肼屈嗪和硝酸异山梨酯的适应证为：①对自报告为非洲裔美国人的心衰患者，经ACEI/ARB、β受体阻滞药及醛固酮受体拮抗药优化治疗后NYHA心功能仍Ⅲ～Ⅳ级，加用盐酸肼屈嗪和硝酸异山梨酯以降低死亡率，除非有禁忌证（Ⅰ级推荐）；②由于低血压、肾功能不全或药物不耐受而不能应用ACEI和ARB时，对目前或既往有心衰症状的患者联合应用盐酸肼屈嗪和硝酸异山梨酯是有用的（Ⅱa推荐），可降低死亡率，除非有禁忌证。症状性低血压、狼疮综合征和严重肾衰竭患者禁用。目标剂量推荐为盐酸肼屈嗪75 mg，每日3次，硝酸异山梨酯40 mg，每日3次，需要由小剂量开始，经2～4周逐渐增加到这一目标。

3. 硝普钠　硝普钠的作用机制与硝酸酯类相似，也是通过NO途径发挥血管扩张作用。但硝普钠是一种对静脉和动脉都有作用的药物，可同时降低前后负荷，减轻肺淤血，从而减小左室的容量和压力。动脉的松弛可以降低周围动脉阻力，增加每搏输出量，减少心肌耗氧量，增加动脉壁的顺应性。可明显降低体循环阻力。硝普钠在静脉滴注后立即达血药浓度峰值，其水平随剂量而定。静脉滴注停止后作用维持1～10 min。肾功能正常者半衰期为7 d（由硫氰酸盐测定），肾功能不良或血钠过低时半衰期延长，经肾排泄。由于其代谢特点，使用时要避光。

硝普钠在体内的起效很快，代谢和消失也十分迅速，因此，能够在短时间内产生理想的血流动力学效应，并且可控性很强。因此，只要血压足以维持脑、冠状动脉和肾脏的灌注，硝普钠常在急性失代偿心衰的加强监护情况下使用，尤其是合并高血压的心衰。硝普钠也可降低肺循环阻力，从而减少右室的后负荷，因此理论上也可改善右心的功能。但在实际临床实践中，该药用于单纯的右心衰竭（如肺动脉高压）时要十分谨慎，因为其广泛的血管扩张作用可能会产生不利的作用，如造成左心的充盈不足、肺内分流使缺氧加重等。

虽然硝普钠的适应证包括急性心肌梗死，但在有活动性缺血的患者中要十分谨慎，最好不用。硝普钠因十分强大的降低后负荷的作用，可以产生所谓的“窃血”现象，特别是从伴有严重病变的心外膜血管的供血区域“窃血”。曾有临床试验表明硝普钠用于急性心肌梗死可增加死亡率，其原因可能在此。

硝普钠的使用应从小剂量开始，成人从 0.5 μg/（kg・min）开始，以后根据治疗反应和血压以 0.5 μg/（kg・min）的速度递增，直至产生理想的血流动力学作用。常用剂量为 3 μg/（kg・min），极量为 10 μg/（kg・min）。血压是临床需要观察的重要指标，在调整剂量时，往往需要调整到较高剂量才能发挥作用，但并非可以长时间停留在这一剂量上。达到有效剂量后有时需要回调一些，以防止出现低血压等不良作用。待病情稳定后可以逐渐下调剂量。从小剂量开始但长时间不调整剂量，始终没有达到理想的效果；或病情已经恢复仍长时间保持着小剂量的维持输注。这两种做法都是不可取的。

硝普钠最主要的不良反应是低血压，有的患者可能还会出现头痛、恶心、呕吐和腹部痉挛性疼痛。硝普钠在体内可迅速代谢为氰化物和硫氰酸盐，氰化物也可以在肝内代谢为硫氰化物，硫氰化物可被肾脏代谢。如果肝肾功能不全或需要量大于 3 μg/（kg・min）并且用药超过 72 h，要注意氰化物或硫氰化物中毒迹象。氰化物中毒可以导致进行性加重的代谢性酸中毒。硫氰化物血清浓度大于 12 mg/dL 时，可以诊断为硫氰化物中毒，其临床表现为神志不清、反射亢进和惊厥。一旦出现中毒，要立即停止静脉滴注硝普钠。如果血中氰化物浓度很高或出现中毒的症状和体征，应静脉滴注亚硝酸钠或硫代硫酸钠治疗。

4. 重组人脑钠肽（recombinant human brain natriuretic peptide，rhBNP）　脑钠肽（B－type natriuretic peptide，BNP）是一种肽类神经激素，1988 年由日本学者 Sudoh 等从猪脑中分离提纯出来，随后被证明大量存在于人类心肌组织中，并主要由心肌细胞分泌。同族的还有心房钠尿肽（ANP）和 C 型利钠肽（CNP）。

许多动物实验、药理学实验及临床研究均显示心衰时内源性或外源性脑钠肽有下列作用。①血流动力学效应。BNP 能均衡地直接扩张血管（包括动脉、静脉和冠状动脉），降低肺毛细血管楔压，降低心脏前后负荷，全面改善血流动力学指标。②心脏作用。BNP 通过综合作用提高心指数，不增加心肌收缩力、不加快心率，不引发心律失常。③肾脏作用。BNP 通过以下机制发挥利尿排钠的作用，对尿肌酐和尿钾排泄无显著影响：a. 对肾入球小动脉的扩张大于对肾出球小动脉的扩张，使肾小球滤过率增高，促进尿钠排泄；b. 抑制醛固酮的分泌，对抗醛固酮引起的钠水潴留效应。④神经内分泌系统作用：抑制交感神经系统及 RAAS 的兴奋性，抑制缩血管活性物质（内皮素－1、垂体后叶素、血管升压素）的分泌释放。⑤抗心肌重塑作用。通过以下两种途径发挥抑制心肌重塑的作用：a. BNP 在循环内分泌的心-肾轴中是RAAS天然的拮抗药，通过对血管紧张素Ⅱ和醛固酮的拮抗作用间接抑制心肌细胞增生和纤维化；b. 心肌受损时激活并释放一些免疫调节因子，其中P-转换生长因子促进存在于正常心脏组织内纤维原细胞的增生和胶原质的生成。BNP直接作用于纤维原细胞，抑制其增生和胶原合成，从而阻滞或延缓受损心脏的肥厚和纤维化。

血管扩张药最近的新进展是与ANP有关的系列物质的出现，其中最重要的是基因重组的rhANP和rhBNP。目前已经得到批准使用的是后者，有两个品种，即国产的冻干重组人脑钠肽（新活素）和美国的奈西立肽。rhBNP是一种通过重组DNA技术合成的，分子量为3 464D的重组人脑钠肽，由于与心室肌产生的内源性多肽有相同的由32个氨基酸组成的序列，因此有相同的作用机制。其循证证据令人鼓舞，持续静脉滴注可在心衰患者中产生扩张血管和增加心输出量作用。

rhBNP的推荐使用剂量是首剂1.5～2 μg/kg，一次静脉注射，再以0.007 5～0.01 μg/（kg·min）的速度静脉滴注。可每3 h增加0.005 μg/（kg·min），最多不超过0.03 μg/（kg·min）。初始剂量不建议超过推荐剂量，以免造成血压过低或肾功能损害。一般静脉滴注时间不超过48 h。rhBNP为静脉滴注或静脉注射药物，无首过效应，分布半衰期为2 min。其血浆浓度与所用剂量呈正相关，在不到90 min的时间内达到稳定状态。在稳定状态下，它的平均分布容积为0.19 L/kg。稳态时，使用剂量由0.01 μg/（kg·min）增加至0.03 μg/（kg·min）时，血药浓度可以升高到内源性基础水平的3～6倍。在静脉注入体内后3～6 h可达到最大血流动力学效应。rhBNP的消除有三种方式：①与利钠肽C型受体相结合，进入细胞内被分解。②在血液循环中被中性内肽酶所水解。③部分从肾脏排出。其终末半衰期为18 min。

rhBNP通过与血管平滑肌细胞、内皮细胞表面的鸟苷酸环化酶受体结合，触发细胞内第二信使环鸟苷酸的激活，导致细胞内钙离子浓度降低，使平滑肌松弛，血管扩张，可使肺毛细血管楔压下降，改善血流动力学，减少钠水潴留，改善心衰的临床症状。在血管扩张的同时并不伴有神经体液方面的激活。通过以下方式实现利钠、利尿作用：①舒张肾入球小动脉和收缩出球小动脉，增加肾小球滤过率，增加 Na^+ 向髓袢集合管转移；②对抗醛固酮和（或）血管紧张素Ⅱ的作用，抑制集合管对 Na^+ 的重吸收；③深部肾单位血流重新分配，使髓袢对 Na^+ 重吸收减少；④抑制抗利尿激素的分泌及其作用。利尿的特点是利钠的同时并不排钾。

rhBNP的不良反应少而轻微，从最明显的不良反应是剂量依赖性的低血压（11%～35%），其中大约50%的患者会出现临床症状。其他不良反应有胸痛、恶心、腹痛、头痛、血浆肌酐增高等。

奈西立肽问世后，进行过一系列的临床研究。最初进行的临床试验结果看来很有希望，可以减少失代偿心衰患者的住院次数，改善血流动力学和临床情况，致心律失常作用较少。因心衰患者多伴有肾功能不全，所以进行了一组肾功能不全患者的荟萃分析，认为奈西立肽使肾功能恶化的事实是明确的，但机制不详，需要进一步研究。这些试验结果公布后，试验厂家征求了美国著名心脏病学家Braunwald的意见，确定了使用奈西立肽的推荐意见：奈西立肽应严格地用于符合临床试验人选标准的患者，即急性失代偿心衰伴有休息时呼吸困难的住院患者。医生在使用奈西立肽时要充分考虑其疗效是减轻呼吸困难，考虑到可能的风险，确定是否有其他替代的心衰治疗方法。奈西立肽不应用来代替利尿药。不应在医院以外间歇使用，不应事先确定重复使用，不应用于改善肾功能和加强利尿。

总之，应根据心衰不同的阶段及状态选择血管扩张药，若使用合适可减轻患者的症状，提高其生活质量。《2013 年 ACCF/AHA 心力衰竭管理指南》推荐，因急性失代偿性心衰而住院的患者，若不合并症状性低血压，可考虑在利尿药的基础上静脉应用硝酸甘油、硝普钠或奈西立肽，以减轻呼吸困难症状（Ⅱb 推荐，A 级证据水平）。

二、血管收缩药

血管收缩药在治疗心衰时显然没有血管扩张药使用概率高，本节简要论述血管收缩药的应用概况及常用药物。

（一）血管收缩药在心衰中的应用概况

具有血管收缩作用的药物主要是儿茶酚胺类，此类药物的作用靶点不甚相同，既可能兴奋 α 受体，也可能兴奋 β_1 受体。不少药物具有多重血管活性作用，或在不同剂量时表现为不同的效应，甚至是相反的效应。这些药物主要是通过改变血管的张力状态而改变组织的灌注。包括盐酸肾上腺素及重酒石酸去甲肾上腺素，同类药物还有盐酸异丙肾上腺素、盐酸去氧肾上腺素（苯福林）、重酒石酸间羟胺及盐酸甲氧明；盐酸多巴胺和盐酸多巴酚丁胺也有类似作用。

血管收缩药主要用于小动脉扩张的低阻抗休克，如神经源性休克、过敏性休克，也以较小剂量用于心源性休克。应用血管收缩药的临床指征为皮肤温暖、无发绀、尿量中等，或血管扩张药无效者。用时以能维持血压而无末梢血管痉挛为宜，过量应用可能加重微循环障碍。多巴胺在中小剂量时作用于多巴胺受体，收缩皮肤黏膜血管而选择性扩张脑、肾、冠状血管，兼有心脏 β_1 受体激动作用，大剂量时则显示 α 受体兴奋作用。而多巴酚丁胺则以心脏正性肌力作用为主，用于心源性休克。β 受体激动药主要指异丙肾上腺素，扩张血管，但使心率加速。肾上腺素同时具有兴奋 α 受体和 β 受体的作用，因此，除了休克的治疗外，目前广泛应用于心肺复苏，但其疗效证据一直有争议。

在心衰治疗中，儿茶酚胺类药物的使用地位较低，几乎没有什么循证医学证据，因此不是第一线的治疗措施。去甲肾上腺素仅在心源性休克，使用正性肌力药物和补充血容量仍无法使收缩压维持在 90 mmHg 以上，有组织灌注不足表现时才可使用。在有诸如败血症合并心衰时可以考虑使用血管收缩药物。心源性休克时一般伴有明显的外周阻力增高，使用血管收缩药应十分谨慎，其中包括多巴胺。此时使用正性肌力药物，配合小剂量的去甲肾上腺素或多巴胺是可以考虑的方法。当心源性休克已经无法逆转，大剂量使用儿茶酚胺类药物将使组织的灌注进一步降低，事实上是雪上加霜。

多巴胺现在仍用于心衰的治疗。小剂量多巴胺可增强利尿，在临床上目前还在使用，但这一做法缺乏证据，属于经验性使用（“非洋地黄类正性肌力药物”一节有详细论述）。

（二）常用血管收缩药

1. 肾上腺素　用于各种原因引起的心搏骤停进行心肺复苏时。该药在休克的治疗中，也可作为二线升压药使用，心衰合并血压低时可联合使用，以维持重要器官的灌注。本品是一种直接作用于肾上腺素 α、β 受体的拟交感胺类药。本品在心血管方面的效应包括：①兴奋心脏。作用于心脏 β_1 受体，使心率增快，心肌收缩力加强。②升高血压。小剂量肾上腺素通过兴奋心脏使心输出量增加，造成收缩压中度升高，同时作用于骨骼肌血管床的 α 受体，使血管扩张，降低周围血管阻力而降低舒张压。较大剂量时作用于骨骼肌血管床 α 受体使血管收缩，增加外周血管阻力，使收缩压及舒张压均升高。③收缩局部血管。作用于皮肤、黏膜、结膜以及内脏的 α 受体，使血管收缩。皮下注射因局部血管收缩而使吸收较慢，6 ~ 15 min 后起效，持续作用 1 ~ 2 h。肌内注射吸收快而完全，持续作用 80 min 左右。在交感神经末梢、肝和其他组织被降解成无活性的物质。经肾排泄，极少量以原形排出。用于心搏骤停，稀释后心内注射或静脉注射，一次 0. 1 ~ 1 mg，必要时可每隔 5 min 重复一次。作为升压的二线治疗措施，稀释后静脉滴注，根据血压及其他各项指标可逐渐加量。

2. 去甲肾上腺素　去甲肾上腺素是肾上腺素去掉 *N* – 甲基后生成的物质，它是一种神经递质，主要由交感节后神经元和脑内肾上腺素能神经末梢合成和分泌，是后者释放的主要递质；也是一种激素，由肾上腺髓质合成和分泌，但含量较少。循环血液中的去甲肾上腺素主要来自肾上腺髓质，是强烈的 α 受体激动药，同时也激动 β 受体。通过激动 α 受体，可引起小动脉和小静脉血管收缩，血管收缩的程度与血管上的 α 受体有关，α 受体激动所致的血管收缩的范围很广，以皮肤、黏膜血管及肾小球为最明显，其次为脑、肝、肠系膜及骨骼肌等，对冠状动脉血管作用不明显，可能与心脏代谢产物腺苷增多（腺苷能促使冠状动脉扩张）有关。

本药在心脏方面作用主要是使心肌收缩力增强，心率加快，心输出量增加；整体情况下由于升压过高，可反射性兴奋迷走神经，使心率减慢，心肌收缩力减弱，应用阿托品可防止这种心率减慢。由于血管强烈收缩，使外周阻力增高，故心输出量不变或下降。通过 β_1 受体的激动，使心肌收缩力增强，心率加快，但作用强度远比肾上腺素弱。大剂量也能引起心律失常，但较少见。外周血管收缩和心肌收缩力增强引起供血量增加，使收缩压及舒张压都升高，脉压略加大。严重低血压（收缩压 <70 mmHg）和周围血管低阻力是其应用的适应证，其应用的相对适应证是低血容量。应该注意，本药可以造成心肌需氧量增加，所以对于缺血性心脏病患者应谨慎应用。使用时间不宜过长，否则可引起血管持续强烈收缩，使组织缺氧情况加重。应用酚妥拉明对抗过分强烈的血管收缩作用，常能改善休克时的组织血液供应。口服后在胃肠道内全部被破坏，皮下注射后吸收差，且易发生局部组织坏死。临床上一般采用静脉滴注。静脉给药后起效迅速，停止滴注后作用维持 1 ~ 2 min。主要在肝内代谢，一部分在各组织内，依靠儿茶酚胺氧位甲基转移酶（COMT）和单胺氧化酶作用，转为无活性的代谢产物。经肾排泄，极大部分为代谢产物，仅微量以原形排泄。成人常用量开始以每分钟 8 ~ 12 μg 速度滴注，调整滴速以使血压升至理想水平。维持量为每分钟 2 ~ 4 μg。在必要时可超越上述的剂量，但须注意保持或补足血容量。

3. 多巴胺　适用于：心肌梗死、创伤、内毒素败血症、心脏手术、肾衰竭及充血性心衰等引起的休克综合征；补充血容量效果不佳的休克，尤其少尿及周围血管阻力正常或较低的休克。由于本品可增加心输出量，也用于洋地黄及利尿药无效的心功能不全。激动交感神经系统肾上腺素受体和位于肾、肠系膜、冠状动脉、脑动脉的多巴胺受体，效应与剂量相关（详见“非洋地黄类正性肌力药物”一节）。静脉滴入后在体内分布广泛，不易通过血脑屏障。静脉注射 5 min 内起效，持续 5 ~ 10 min，作用时间的长短与用量不相关。在体内很快通过单胺氧化酶及儿茶酚氧位甲基转移酶的作用，在肝、肾及血浆中降解成无活性的化合物，一次用量的 25% 左右在肾上腺素神经末梢代谢成去甲肾上腺素。半衰期为 2 min 左右。经肾排泄，约 80% 在 24 h 内排出，尿液内以代谢产物为主，极少部分为原形。不同的剂量及血药浓度产生不同的血流动力学效应：小剂量［1 ~ 2 μg/（kg · min）］主要兴奋多巴胺受体，可以扩张肾动脉，增加肾血流量，产生利尿作用，适用于利尿药抵抗的患者辅助利尿，减轻心脏前负荷；中等剂量［2 ~ 5 μg/（kg · min）］兴奋 β_1 受体的激动，使心肌收缩加强，发挥强心的作用；大剂量［ >5 μg/（kg · min）］兴奋 α 受体，收缩外周动脉，提高外周动脉阻力，发挥其升压作用。因此，宜根据不同的治疗目的选择适合的剂量。

《2012 年 ESC 急慢性心力衰竭诊断与治疗指南》推荐，在急性心衰合并心源性休克的患者，若已经应用了正性肌力药物且效果不佳，可考虑应用血管收缩药多巴胺或肾上腺素以升高血压及改善重要脏器的血液灌注（Ⅱb 推荐，C 级证据水平）。这些药物会引起心肌缺血和（或）心律失常，因此在应用该类药物期间需持续监测心电图，也可考虑动脉内血压监测。

第八节　药物治疗的技巧与进展

药物是心衰治疗的基础，也是心衰最重要的治疗措施。随着对心衰发病机制及病理生理学的深入研究，心衰的药物治疗取得了长足的进展。临床医生对临床上应用成熟的药物也应该全面了解，熟练应用。不仅要知道使用哪些药物，而且还要明白如何使用才能达到最佳效果。例如，对神经内分泌拮抗药的应用，不仅要知道这些药物可以降低心衰患者的死亡率，而且要知道需要达到目标剂量才能获得最大效果；再如，使用血管活性药物时一定要根据患者的反应调整剂量，而不是按照固定剂量进行治疗。总之，使用这些药物存在一定的技巧。本节主要介绍心衰治疗药物的应用技巧和最新进展。

一、神经内分泌抑制剂的应用技巧

心衰的治疗目标不仅是减轻患者症状，改善其运动能力，提高其生活质量，降低因心衰而住院的风险，更重要的是要延长患者的存活期，降低其死亡率。目前心衰的治疗措施已由基于传统血流动力学模式的对症治疗，逐渐转向以抑制过度活化的神经内分泌系统为主要目的的生物学修复治疗模式。强心、利尿、扩血管等措施只是对症治疗，虽能减轻患者的症状，但不能降低甚至会增加患者的死亡率；而基于神经内分泌抑制剂的生物学修复治疗措施不仅能改善心功能，减轻症状，关键是长期治疗会降低患者的死亡率，延长患者的存活期。

目前认为，神经 - 体液 - 内分泌 - 细胞因子系统的过度激活，主要包括交感神经系统（SNS）、肾素 - 血管紧张素 - 醛固酮系统（RAAS）及细胞因子活化，在心衰的发生发展及转归中起着非常重要的作用。这一系统的过度激活可引起左室重塑，促进心衰的进展。而目前已有大量的循证医学研究证实，充分抑制神经 - 体液 - 内分泌 - 细胞因子系统，包括应用 ACEI/ARB、β 受体阻滞药及醛固酮受体拮抗药，可阻止或逆转心室重塑，进而改善心衰患者的症状，提高其生活质量，减少因心衰而住院的次数，降低死亡率。最近的研究又证实，首个 LCZ696（ARNI）：脑啡肽酶抑制剂可抑制心房钠尿肽及脑钠肽的降解，联合 ARB 抑制 RAAS 对心衰效果优于单纯抑制 RAAS 的 ACEI。因此，目前更全面地抑制神经内分泌系统可能仍是心衰的主流治疗措施。总之，神经内分泌抑制剂可以改变心衰的临床进程，阻止其进展。

但这些效果的取得是在完全抑制激活的神经－体液－内分泌－细胞因子系统活性的基础上实现的，应用的药物剂量要足够大才能完全抑制这一系统；而在临床实践中，由于患者病情更复杂，合并用药更多，尤其是老年及女性患者，加之医生对剂量重要性的认识不足或对药物副作用的过度担心，导致这些能改变心衰进程的药物应用不足，因此不足以充分抑制神经－体液－内分泌－细胞因子系统活性，使其疗效不能像临床试验中取得的那么好，患者没有得到最优化治疗。所以，优化这些药物治疗可能是优化心衰管理的重要措施，目前在我国临床常用的神经内分泌抑制剂主要有三类：ACEI/ARB、β 受体阻滞药及醛固酮受体拮抗药螺内酯。ARNi LCZ969 尚未在国内上市。以下结合临床指南与临床实践，介绍一下如何优化这些神经内分泌抑制剂，主要是关于如何达到目标剂量的技巧，以使每个患者都接受最优化的治疗，改善其预后，提高其生存率。

在临床实践中，病情稳定的心衰患者，若无禁忌证，均需要应用 ACEI/ARB、β 受体阻滞药及醛固酮受体拮抗药，而且需要联合应用以全面抑制 SNS 及 RAAS，这些药物的用药时机及用药顺序问题详述如下。

1. *无症状的左室功能不全*　这类患者病情稳定，且无症状，对药物耐受性良好，而且若充分抑制 SNS 及 RAAS 可阻止甚至逆转左室重塑，阻止或延缓出现心衰症状；若治疗及时而且充分，甚至可以使左室功能不全治愈，尤其是非缺血原因所致的左室功能不全更易恢复，因此应该积极应用。一般而言，需要应用 ACEI/ARB 及 β 受体阻滞药，因为患者无症状，系 NYHA Ⅱ级以下，因此不需要醛固酮受体拮抗药。应首选 ACEI，若 ACEI 不耐受可选择 ARB。值得注意的是，偶尔干咳不是 ACEI 不耐受的原因，有时用药开始时出现干咳等症状，但随着时间的延长患者会适应或症状会减轻，只有当严重干咳影响患者睡眠时考虑换药。

在上调 ACEI 剂量前先加用 β 受体阻滞药，然后再根据心率、血压及症状调整剂量，直到达到指南推荐的靶剂量或最大耐受剂量。因为早期联合药物的效果优于单药大剂量应用，即先全面抑制再充分抑制激活的神经内分泌系统。

2. *新发急性心衰*　对该类患者在积极病因治疗时，应及早应用神经内分泌抑制剂。因为心肌已经受到损伤，即使这种初始的损伤因素已经消失或被除去，所造成的心肌结构与功能的损坏仍不会完全恢复；但新发的心衰偶尔也可表现为一过性及可恢复性，但这种情况不可预测。因此，若血流动力学稳定，应尽早开始应用神经内分泌抑制剂；若血流动力学稳定，血压低，症状重，待充血症状消失、血压平稳后再开始应用神经内分泌抑制剂，起始剂量要小，上调剂量的速度要慢。应用的原则是联合应用 ACEI/ARB 及 β 受体阻滞药，若原因为心肌梗死，则应用醛固酮受体拮抗药，因为此时醛固酮受体拮抗药可抗心肌纤维化。使用原则为首选 ACEI，若 ACEI 不耐受可选择 ARB，在上调 ACEI 剂量前先加用 β 受体阻滞药及醛固酮受体拮抗药，然后再根据心率、血压及症状调整剂量，直到达到指南推荐的靶剂量或最大耐受剂量。

3. 稳定性慢性心衰　根据国内外指南的推荐，所有 NYHA Ⅱ～Ⅳ级的慢性心衰患者，都应该联合应用 ACEI/ARB、β 受体阻滞药及醛固酮受体拮抗药，而且在出院前开始上调这些药物的剂量。目标剂量的确定不是根据患者对治疗的反应，而是根据临床试验所使用的剂量或指南推荐的剂量，当然要考虑患者对药物的耐受性及反应性。使用原则为首选 ACEI，若 ACEI 不耐受可选择 ARB，在上调 ACEI 剂量前先加用 β 受体阻滞药及醛固酮受体拮抗药，然后再根据心率、血压及症状调整剂量，每 2 周增加 1 倍剂量，每次调整一种药物，直到达到指南推荐的靶剂量或最大耐受剂量。

4. 新发的稳定性心衰　对于最近出现心衰患者，初始损伤因素已经逐渐造成心肌损害，心功能不可能自行恢复，也应及早使用神经内分泌抑制剂。若 NYHA Ⅰ级，只联合应用 ACEI/ARB 及 β 受体阻滞药即可；若 NYHA Ⅱ～Ⅳ级，则需要联合应用 ACEI/ARB、β 受体阻滞药及醛固酮受体拮抗药。原则为首选 ACEI，若 ACEI 不耐受可选择 ARB，在上调 ACEI 剂量前先加用 β 受体阻滞药及醛固酮受体拮抗药，然后再根据心率、血压及症状调整剂量，直到达到指南推荐的靶剂量或最大耐受剂量。

5. 慢性心衰急性失代偿　慢性心衰急性失代偿是急性心衰的主要表现形式，常常因诱发因素而突然使心衰症状与体征加重，可能会影响神经内分泌抑制药的应用。若血流动力学稳定且无肾功能严重受损或高钾血症，不必停止这些神经内分泌抑制剂，可静脉应用袢利尿药或增加口服袢利尿的剂量；若效果不好可用非儿茶酚胺类正性肌力药物，如左西孟旦或米力农对抗 β 受体阻滞药的作用，病情稳定后再调整剂量；若血流动力学不稳定，可先减少这些药物的剂量，必要时停用，在应用缩血管药物及正性肌力药物的基础上，静脉应用袢利尿药或增加口服袢利尿的剂量，待度过危险期、病情稳定后，再在出院前开始应用神经内分泌抑制剂，且按规范上调剂量，直到达到指南推荐的靶剂量或最大耐受剂量。

总之，大部分患者可能在出院后定期随访时才能达到指南推荐的靶剂量或最大耐受剂量，因为患者住院时间短，而且上调剂量时需要观察的时间长，因此需要对患者及其家属进行教育，增加其依从性。

此外患者应用药物治疗期间，应密切监测患者的症状、体征、心率、血压、电解质及肾功能的变化，起初每天查，稳定后 3～5 d 查一次，在上调剂量或最后一次调整剂量时再检查。出现不良情况时需要如下处理：①低血压。为预防低血压，ACEI 及 β 受体阻滞药不要同时服用，应该分开服用，如早上用 β 受体阻滞药，下午应用 ACEI。若出现低血压（SBP <90 mmHg），无症状则无须停药；有症状，如眩晕、头晕及模糊，先停止不改变心衰病程的硝酸酯类等扩张血管药物。若无明显充血症状，可减少利尿药的剂量，先不停止神经内分泌抑制剂。若停止这些药物后血压仍不回升，再减少这些神经内分泌抑制剂，必要时停用。②心动过缓及心脏阻滞。应用 β 受体阻滞药时要求的目标心率为 50～60 次/min，因此在此范围内为正常。若低于 50 次/min 且心衰症状恶化，则将 β 受体阻滞药减半；若心衰症状显著恶化，则停用 β 受体阻滞药（很少需要停药）。若无充血的症状，可以先停用地高辛及胺碘酮等减慢心率的药物，因为地高辛不降低患者死亡率却会引起心动过缓或 AVB。③血钾升高。血钾 <5.5 mmol/L，尚可以接受，此时可停用其他保钾

利尿药及补钾剂，不用调整神经内分泌抑制剂的剂量；若血钾 5.5 ~ 6.0 mmol/L 或 221 μmol/L (2.5 mg/dL)，可先停止醛固酮受体拮抗药，再观察；若血钾 >6.0 mmol/L 或 >310 μmol/L (3.5 mg/dL)，立即停止 ACEI/ARB 及醛固酮受体拮抗药，同时专科会诊。④肾功能。在应用 ACEI/ARB 后血肌酐轻度升高是药理作用，不需要特殊处理，若升高幅度在 50% 左右或 266 μmol/L（3 mg/dL）也可以接受；若肌酐过度升高则先停止合用的肾毒性药物（如 NSAIDs）、保钾利尿药及补钾剂，若无充血的迹象可减少利尿药的剂量；若经上述处理后肌酐仍持续升高，可将 ACEI/ARB 的剂量减半，1 ~ 2 周再复查血生化，若血肌酐仍不降低，则专科会诊；若较基线肌酐升高幅度超过 100% 左右或310 μmol/L (3.5 mg/dL)。必须停 ACEI/ ARB，并专科会诊。

具体在应用神经内分泌抑制剂优化药物治疗时，应注意如下几点：①逐渐增加剂量以达到指南推荐的靶剂量或患者的最大耐受剂量，但有些患者因基础血压低或心率慢，或易于出现体位综合征而不能耐受指南推荐药物的全剂量。②某些患者，如老年人及慢性肾脏疾病（CKD）患者，在剂量调整期间频繁地进行随诊及化验检查，逐渐适应了剂量的变化，而且这些易损患者可从神经内分泌抑制剂中获得更大益处，不能耐受神经内分泌抑制剂最佳剂量的患者在应用改变病程的措施（如 CRT）后心功能可能好转，因此可耐受最佳剂量；若患者在经过仔细调整后剂量仍不能达标，那么选择患者的最大耐受剂量，应记住，应用神经内分泌抑制剂不用好，大剂量比小剂量好。③在上调剂量之前或上调期间，应密切监测患者的生命体征的变化，包括易于发生体位变化患者的体位性心率及血压的变化［如心动过缓及收缩压偏低（80 ~ 100 mmHg）］。④不同种类的药物应交替调整剂量，而不应该同时调整，以免加重症状或引起低血压。⑤对肌酐升高及高血钾的患者应更严密监测肾功能及电解质。⑥随着剂量的增加患者可能抱怨虚弱及无力，对于生命体征稳定患者，要使他们确信症状是一过性的，几天内可缓解。⑦不鼓励不与经治医生商量，患者或（和）其他医生突然自行中断神经内分泌抑制剂。⑧在剂量上调期间仔细检查其他心衰对症治疗药物的剂量。⑨在非心脏病急性发作期间，考虑临时调整神经内分泌抑制剂的剂量。⑩让患者及其家属以及其他医生了解神经内分泌抑制剂的益处，包括理解逆转左室重塑的潜在好处、提高存活率、改善心功能及生活质量。

总之，通过医生仔细及耐心地观察，密切监测患者的生命体征及肾功能的变化，努力使患者接受最优化的神经内分泌抑制剂，同时对患者及其家属进行健康教育，使其认识到坚持应用神经内分泌抑制剂的重要性及对活动的益处，增加患者的依从性，使患者在整个病程中都能得到最优化的神经内分泌抑制剂治疗，提高其生活质量及生存率。

二、心力衰竭药物治疗的进展

心衰是全球唯一一个发病率和死亡率仍在攀升的心血管疾病，是心血管领域尚未被攻克的堡垒。尽管非药物治疗，如心脏再同步化治疗、心室辅助装置及心脏移植等在心衰治疗上取得了一定的地位，但药物治疗依然是心力衰竭治疗的基石。在沉默了 20 年没有新药问世之后，近年来心衰治疗药物研发有了突破性的进展，下面将心衰治疗中有效或有希望的药物的研究简要综述如下。

1. 血管紧张素受体脑啡肽酶抑制剂 LCZ696（ARNI）——沙库巴曲/缬沙坦共晶化

合物 LCZ696 的分子组成包括血管紧张素受体Ⅱ拮抗剂缬沙坦和脑啡肽酶抑制剂（中性肽链内切酶抑制剂）的前体药 AHU377。这两种抑制剂组成一个超分子结构的药品即 Entresto（LCZ696），现称之为沙库巴曲/缬沙坦共晶化合物。缬沙坦和 AHU377 是以 1∶1的比例存在的。缬沙坦能够抑制 RAAS 系统，前体药物 AHU377 进入人体后转变为有活性的 LBQ657，可抑制中性肽链内切酶（NEP）的活性，从而抑制利钠肽的降解，增强其扩血管、利尿及器官保护的生物学效应。

PARADIGM－HF 研究旨在探讨这种新型药物能否替代传统的 ACEI 或 ARB 用于慢性心衰患者。此试验从 47 个国家的 1 043 个中心筛选 10 521 例患者［纽约心功能分级 NYHA Ⅱ～Ⅳ级；左室射血分数≤40%，后改为 35%；BNP≥150 pg/mL 或 NT－proBNP≥600 pg/mL，12 个月内患者因心衰住院，BNP≥100 pg/mL 或 NT－proBNP≥400 g/mL；能耐受稳定剂量 10 mg/d 的依那普利至少 4 周；使用指南指导的 β 受体阻滞药和醛固酮受体拮抗药；随机化时期收缩压≥95 mmHg，eGFR≥30 mL/（min · 1.73 m^2）以及血钾≤5.4 mmol/L］，所有入选患者先给予依那普利 10 mg bid 2 周，继以 LCZ696 100 mg bid 使用 1～2 周后逐渐递增至 200 mg bid 使用 2～4 周的单盲导入期后，对两种药物均耐受者进入双盲治疗期，1∶1随机分组至 LCZ696 200 mg bid 组（n＝4212）或依那普利 10 mg bid 组（n＝4 187），并加用指南推荐的药物治疗，平均随访 27 个月。此研究的主要终点为心血管死亡或心衰再住院率。但 PARADIGM－HF 研究设计的是一项心血管死亡试验，即试验样本量由心血管死亡而非主要终点决定。数据监察委员会允许当观察到研究对象对心血管死亡有显著影响时终止试验。LCZ696 组和依那普利组在心血管死亡率上有 15% 的差异被认为有临床重要性。次级终点为全因死亡率、第 8 个月时堪萨斯城心肌病调查问卷（KCCQ）的临床总评分自基线的改变、新发心房颤动及首发肾功能下降。研究显示，LCZ696 组和依那普利组分别有 914 例（21.8%）和 1 117 例（26.5%）达主要终点，LCZ696 使主要终点降低 20%（P＝0.000 000 2），其减少 1 例主要终点需治疗的患者数为 21 例（图 2－2）；分别有 558 例和 693 例发生心血管死亡，LCZ696 使心血管死亡降低 20%（P＝0.000 000 4）（图 2－3）；与依那普利相比，LCZ696 在主要终点及其组分心血管死亡和心衰再住院方面均显著优于依那普利，亚组比较中也显示出优势；分别有 711 例和 835 例发生全因死亡，与依那普利相比，LCZ696 组可使全因死亡下降 16%（P＜0.000 1）（图 2－4）。次级终点方面，LCZ696 组 8 个月时的 KCCQ 临床总评分优于依那普利组（P＝0.001），新发心房颤动发生率与依那普利组相同（3.2%），无统计学差异；肾功能下降相似（2.3% vs 2.6%，P＝0.26）。安全性方面，LCZ696 组症状性低血压发生率高于依那普利组，但二者因不良事件（低血压、高钾血症、肾功能损害）中断治疗率相似，LCZ696 因肾功能损害中断治疗率显著低于依那普利组。两组血管性水肿发生率无统计学差异。

2015 年 7 月 7 日，美国 FDA 批准 Entresto（LCZ696）片（沙库巴曲/缬沙坦共晶化学物）用于心衰治疗。2016 年 5 月，美国、欧洲心脏病学会（ESC）心力衰竭诊治指南已对沙库巴曲/缬沙坦共晶化合物均做出Ⅰ类推荐：经过 ACEI、β 受体阻滞剂、醛固酮受体拮抗剂充分治疗后仍有症状的射血分数降低的心衰患者推荐应用血管紧张素受体脑啡肽酶抑制剂（沙库巴曲/缬沙坦共晶化合物）替代 ACEI，以进一步降低因心衰的住院和死亡风险。

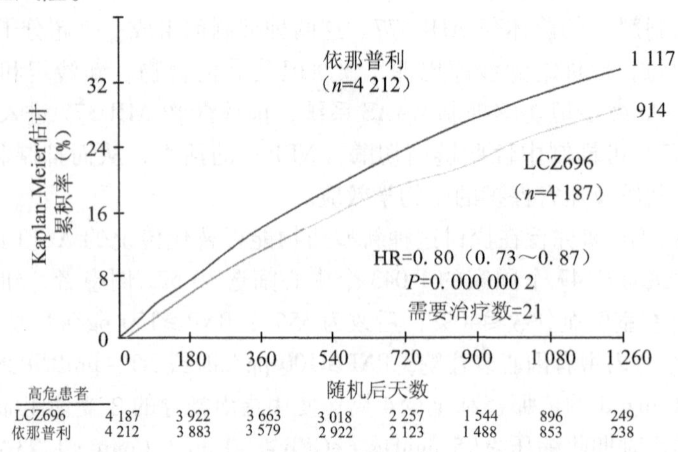

图2－2　Kaplan－Meier曲线分析两组患者发生主要终点事件（心血管死亡或心衰再住院率）比较

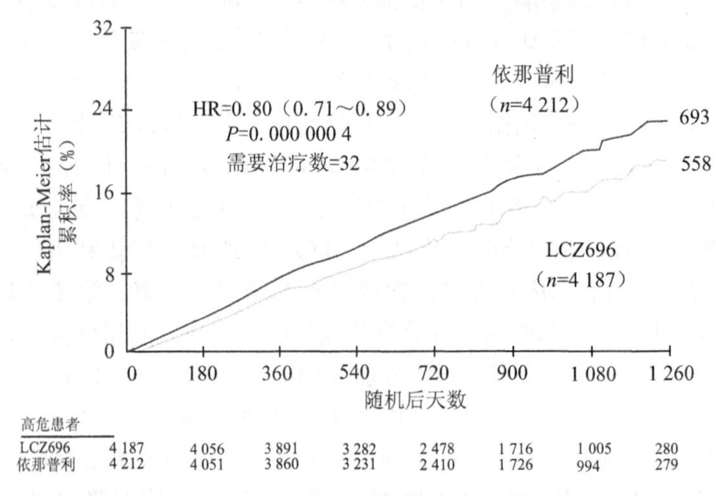

图2－3　Kaplan－Meier曲线两组患者心血管死亡率比较

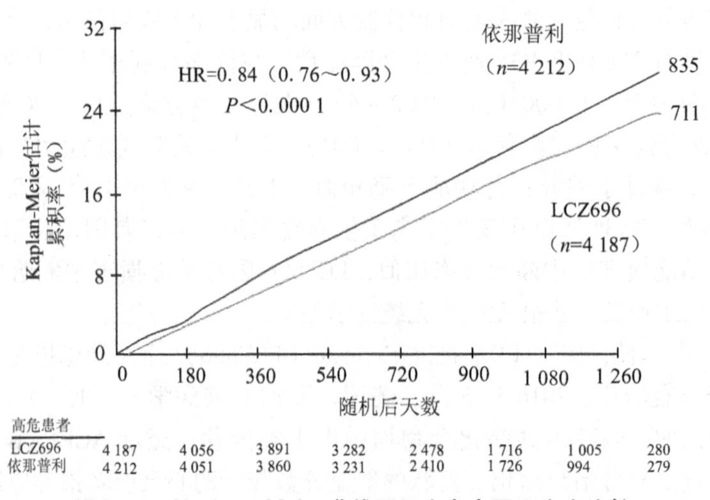

图2－4　Kaplan－Meier曲线两组患者全因死亡率比较

2. 重组人松弛素-2（serelaxin）　松弛素是人体自身产生的一种激肽分子，在男性和女性体内均自然存在。这种激素在女性妊娠期间会上升至药理水平，在此期间，它有助于增加心输出量、肾脏血流量以及动脉顺应性，而这些恰是研究者在急性心衰患者中观察到的变化类型。serelaxin 是一重组人松弛素的化合物。

RELAX-AHF 是一项双盲、安慰剂、对照的国际多中心研究，旨在研究在标准治疗下加用 serelaxin 能否显著改善急性心衰患者呼吸困难症状。研究将 1 161 名发病 16 h 以内的急性心衰患者随机分（按 1∶1 的比例）为常规治疗加静脉滴注 48 h serelaxin 30 μg/（kg · d）组（n=581）或安慰剂组（n=580）。该试验患者的入选标准为：所有患者在静息状态下或轻微活动后均存在呼吸困难；伴有肺充血、轻中度肾功能不全和脑钠肽水平升高（BNP≥350 及 NT-proBNP≥1 400）；虽然在入选试验前刚刚接受了至少 40 mg 的呋塞米静脉给药但收缩压仍然高于 125 mmHg。此研究评价呼吸困难改善的主要终点，包括 5 d 时视觉模拟评分曲线下面积（AUC）较基线的变化以及治疗后 24 h Likert scale（利克特量表）测定的中等或显著呼吸困难改善的患者比例，均采用意向性治疗分析。研究结果显示，serelaxin 可显著改善呼吸困难这一主要终点，5 d 时视觉模拟评分曲线下面积较基线的变化较安慰剂组增加了19%（448 mm ×h，P=0.007）（图2-5），但治疗后 24 h Likert scale 测定的中等或显著呼吸困难改善的患者比例在试验组与安慰剂组间无显著差异（27% vs 26%，P=0.70）。虽然 serelaxin 治疗组的静脉内利尿药或其他血管活性药物的使用率比安慰剂组大约低 25%，但输注后 14 d 内患者出现心衰加重事件的相对风险仍然比安慰剂组低 30%。serelaxin 治疗组的初始住院时间平均为 9.6 d，而安慰剂组约为 10.5 d，几乎延长了一整天。serelaxin 治疗组患者在 ICU 或冠状动脉监护病房的停留时间平均为 3.5 d，较之安慰剂组缩短了 0.4 d。此外，serelaxin 治疗组患者第 2 天出现肌酐或肌钙蛋白 T 显著升高的概率低于安慰剂组，并且出现 NT-proBNP 和肝酶水平明显降低的概率高于安慰剂组。虽然 RELAX-AHF 试验得出了令人鼓舞的结果，但是 FDA 和 CHMP（欧洲药品管理局人用医药产品委员会）指出，serelaxin 的研究结果未证明其具有短期缓解呼吸困难 24 h 以上的收益。此外，还指出虽然用药 5 d 以上显示一些收益，但目前尚不清楚这些收益的临床相关性，所以均不推荐其用于急性心衰的治疗。RELAX-AHF 研究表明虽然在治疗后 60 d 的心血管死亡和因心衰或肾衰竭再住院率上，试验组与安慰剂组无显著差异（13.2% vs 13.0%，P=0.89）（图2-6），但是 serelaxin 治疗可显著减少 180 d 心血管死亡率（6.0% vs 9.5%），风险下降了 37%，全因死亡率也出现了类似程度的下降（7.3% vs 11.3%）（图2-7），这些结果与之前在Ⅱ期 Pre-RELAX-AHF 试

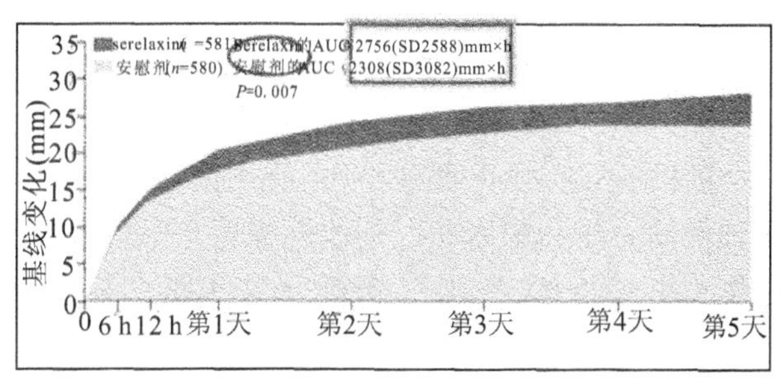

图2-5　5 d 时组视觉模拟评分曲线下面积（VAS AUC）较基线的变化

验中观察到的结果相吻合。Pre - RELAX - AHF 试验显示，在被随机分配至接受Ⅲ期试验所用 serelaxin 剂量的患者亚组中，全因死亡率显著下降。该研究结果足以驱使开展一项针对最终死亡率的试验。RELAX - Ⅱ研究正是如此，目前正在进行中。

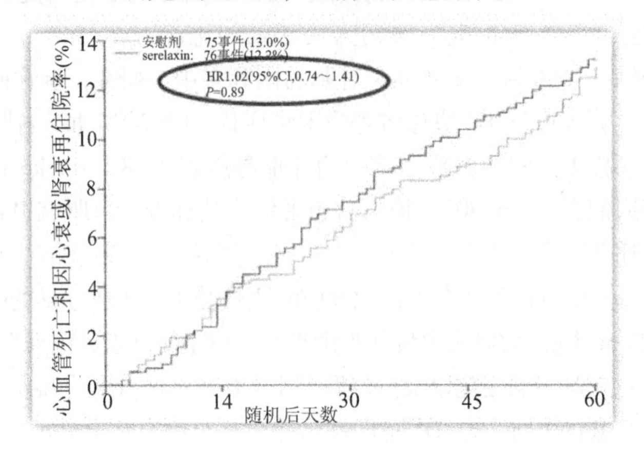

图2 -6　两组治疗后60 d的心血管死亡和因心衰或肾衰再住院率

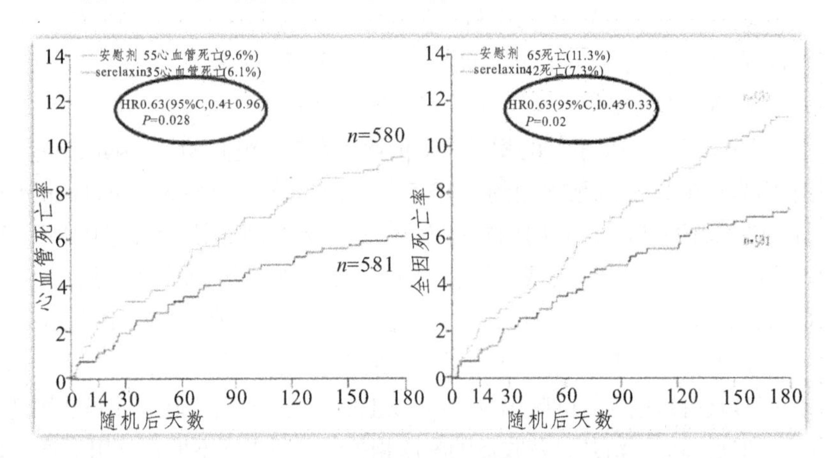

图2 -7　180 d两组心血管死亡和全因死亡率

3. 重组人脑利钠肽（rhBNP）（新活素，奈西立肽）　rhBNP 是采用 DNA 基因重组技术，以大肠杆菌为生成菌种，制成的由 32 个氨基酸构成的分子量为 3464D 的高纯度冻干制剂。rhBNP 与内源性脑钠肽具有相同的氨基酸排序和生物活性，所以其作用机制也与内源性的脑钠肽相同。脑钠肽具有强大的药理作用，包括迅速纠正血流动力学紊乱、利尿排钠而不影响钾离子和肌酐、抑制神经内分泌系统的过度激活以及天然的抗心脏重塑作用。

VMAC 试验是一个随机、双盲、对照的多中心临床试验，旨在比较奈西立肽与硝酸甘油对急性心衰患者血流动力学和临床状况的改善程度。55 个临床研究单位的 489 例急性充血性心衰患者（年龄 >65 岁）被随机分成 3 组：基础治疗上加用脑钠肽（2 μg/kg静脉注射，继而以每分钟0. 01 μg/kg 静脉滴注）组（n =204）、基础治疗上加用硝酸甘油组（n =143）和仅给予基础治疗的对照组（n =142），治疗 3 h 后把安慰剂组患者再随机分配至脑钠肽组 69 例、硝酸甘油组 73 例，治疗总时间 24 h。试验观察的主要指标为用药 3 h 后肺循环血流动力学参数——肺毛细血管楔压（PCWP）的变化及患者自觉呼吸困难改善情况，次要指标为用药 24 h 后脑钠肽组和硝酸甘油两组患者血流动力学参数及全身临床状况改善的比较。试验结果表明，服药后 3 h 脑钠肽降低肺毛细血管楔压幅度明显高于硝酸甘油组（-5.8 mmHg vs -3.8 mmHg，$P=0.03$）和对照组（-5.8 mmHg vs -2 mmHg，$P<0.001$）（图 2-8）；其缓解呼吸困难疗效与硝酸甘油相当，但起效速度更快；用药 24 h 后脑钠肽降低肺毛细血管楔压幅度仍显著高于硝酸甘油（-8.2 mmHg vs -6.3 mmHg），但两组改善呼吸困难症状无显著差异。不良反应方面，脑钠肽组低血压发生率与硝酸甘油相当，头痛的发生率明显低于硝酸甘油组（24 h 8% vs 20%）。基于上述结果，FDA 于 2001 年批准该药用于急性心衰患者。

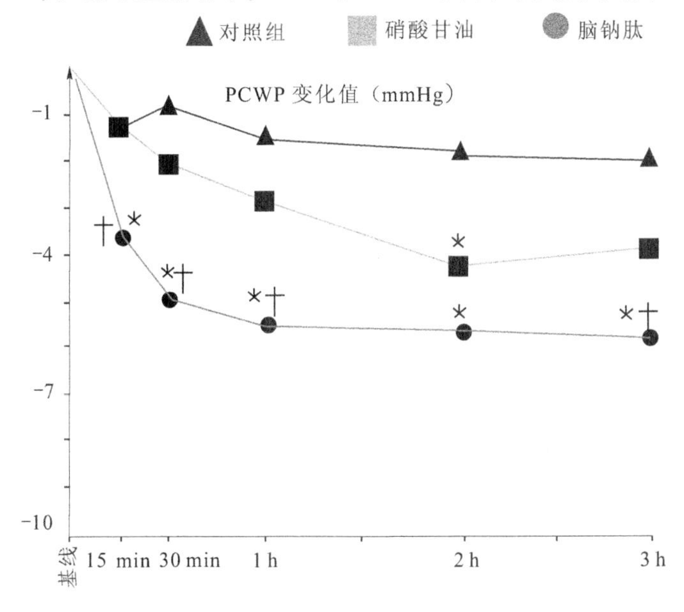

图 2-8　服药 3 h 后三组 PCWP 变化值

我国于 2008 年至 2009 年由胡大一牵头，8 个临床中心开展的研究新活素治疗急性失代偿性心衰、慢性心衰急性发作的安全性和疗效的Ⅳ期临床试验 2 160 例再次表明脑钠肽的临床益处：新活素组患者呼吸困难显著改善（$P<0.01$），PCWP 显著降低（$P<0.05$）；用药 24 h 后尿量较基线增加 76.59%（$P<0.01$），给药后 30 d，患者 LVEF 增加 12.08%；用药 5~7 d，NT-proBNP 较基线显著下降 40.29%（$P<0.01$）；在后续的随访中观察到，30 d 内总体再住院率为 5.6%，低于 2004 年美国 Adhere 报道的心衰患者 30 d 内再住院率 20%；30 d 总体病死率为 9.4%，低于《2007 中国慢性心力衰竭诊断治疗指南》报道的院内病死率 12.3%。但此后研究者发现该药可导致肾功能恶化，并且使患者过早死亡的风险提高近 1 倍。应独立专家小组要求，北卡罗来纳州达杜克大学临床研究所的 Christopher M. O'Connor 博士及其同事完成了一项名为 ASCEND-HF 的 3 年大规模国际临床研究，旨在回答有关奈西立肽有效性和安全性方面的疑问。该试

验纳入全球 398 个医学中心的 7 141 例急性失代偿性心衰患者，受试者在接受利尿药、吗啡和血管活性药物标准治疗的同时，半数患者接受奈西立肽静脉注射治疗［2 μg/kg 静脉注射，0.01 μg/（kg·min）静脉滴注，最长不超过 7 d］，另一半患者静脉注射安慰剂。主要复合终点指标为患者 6 h 和 24 h 报告呼吸困难改善情况，复合终点指标为 30 d 心衰再住院率或全因死亡率。研究结果显示，奈西立肽组呼吸困难改善率略高于安慰剂组（6 h 44.5% vs 42.1%，$P=0.03$；24 h 68.2% vs 66.1%，$P=0.007$），但没达到预设的统计学意义水平（图 2－9）；试验组与安慰剂组 30d 心衰再住院率或全因死亡率也未见显著差异（9.4% vs 10.1%）（图 2－10）。不论是否存在基线肾功能不全，在给药后 30 d 内肾小球滤过率（GFR）降低大于 25% 的比例，脑钠肽组和安慰剂相当（31.4% vs 29.5%），没有统计学意义，说明脑钠肽并未使肾功能恶化。因此，《中国心衰诊断和治疗指南 2014》推荐，对于脑钠肽用于急性心衰的推荐为Ⅱa 类 B 级。

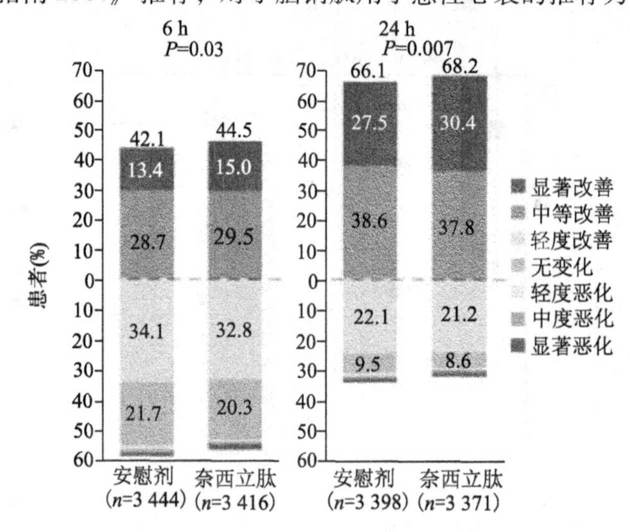

图 2－9　6 h、24 h 两组患者呼吸困难改善率比较

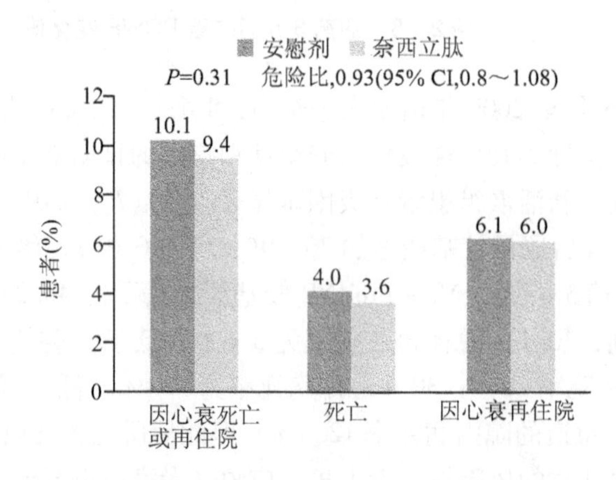

图 2－10　两组患者 30 d 心衰再住院率或全因死亡率比较

4. *托伐普坦*　托伐普坦是精氨酸加压素受体拮抗药，是用于心衰治疗的新型利尿药，可作用于肾集合管 AVP 的 V_2 受体，抑制肾集合管的水分重吸收，排水而不排钠和钾，适用于等容性或高容性低钠血症（心衰、肝硬化腹水及 ADH 分泌异常综合征等）的治疗。托伐普坦可显著升高血浆渗透压，对血浆神经激素没有明显增加作用，改善血流动力学，增加肾血流量，降低心衰患者的肾损伤。

EVEREST 研究是一项在 20 个国家 359 个中心进行的国际多中心前瞻性、随机、双盲、安慰剂、对照研究，包括短期试验和长期试验两项研究，目的是评价口服非肽类血管加压素 V_2 受体阻滞剂托伐普坦治疗对急性失代偿心衰住院患者的有效性（短期症状及远期预后改善）和安全性。短期试验（入院后 1 周或至出院时住院不足 1 周）包含两个完全独立的临床试验 A 和 B，共 4 133 例患者随机分为托伐普坦组（$n=2\ 072$）[其中包括试验 A 组（$n=1\ 018$）、试验 B 组（$n=1\ 054$）] 和安慰剂组（$n=2\ 061$）[其中包括试验 A 组（$n=1\ 030$），试验 B 组（$n=1\ 031$）]。患者在参与试验 48 h 内被随机分配至托伐普坦30 mg/d组及安慰剂对照组，评价指标包括对患者总体临床状况及呼吸困难的自评结果、体重变化和医生判断的肺水肿改善情况。结果显示，托伐普坦组体重减轻幅度高于对照组，第 1 天时试验 A 1.71 kg vs 0.99 kg（$P<0.001$）；试验 B 1.82 kg vs 0.95 kg（$P<0.001$）；第 7 天时试验 A 3.35 kg vs 2.73 kg（$P<0.001$）；试验 B 3.77 kg vs 2.79 kg（$P<0.001$）。试验 A 和试验 B 托伐普坦组中第 1 天呼吸困难症状改善的患者例数均多于安慰剂组，且差异有统计学意义，第 7 天患者水肿的改善在试验 B 托伐普坦组中显示出优于对照组，而试验 A 中托伐普坦组与安慰剂组间则无统计学差异。长期试验中，4 133名患者入院 48 h 内被随机分为试验组（2 072 例）和安慰剂组（2 061 例），在标准化治疗基础上，给予托伐普坦 30 mg/d 或安慰剂至少 60 d，双重主要终点为全因死亡率（优效性和非劣效性）和心血管死亡或因心衰住院（仅优效性），次级终点包括呼吸困难、体重和水肿的变化。结果表明，在中位时间为 9.9 个月的随访期内，托伐普坦组和安慰剂治疗组分别有 537 例（25.9%）和 543 例（26.3%）患者死亡（HR = 0.98，95% CI 0.87 ~ 1.11，$P=0.68$），分别有 871 例（42%）和 829 例（40.2%）患者发生心血管死亡或因心衰住院（HR = 1.04，95% CI 0.95 ~ 1.14，$P=0.55$）。托伐普坦可引起口渴和口干，但两组之间主要不良事件发生率相当。研究结果提示，托伐普坦可以快速显著改善急性心衰合并低钠血症患者的水肿及呼吸困难症状，升高血钠浓度，但长期应用对患者的生存率、心衰住院率、病死率无明显影响。

5. *伊伐布雷定*　选择性窦房结起搏电流（If）抑制剂，以剂量依赖性方式抑制 If 电流，降低窦房结发放冲动的频率，从而减慢心率，适用于窦性心律的心衰患者。

2010 年 ESC 公布的 SHIFT 研究显示：伊伐布雷定可降低心衰死亡恶化再住院和住院风险的复合终点发生率，并可提高心衰患者的左室功能和生存质量，该药对心衰有益。该研究将 6 558 例 NYHA Ⅱ ~ Ⅳ级，EF≤35% 和窦性心率≥70 次/min 的心衰患者随机分为伊伐布雷定组（$n=3\ 268$，实际数据分析 3 241 例）（逐渐加量至最大剂量 7.5 mg bid）和安慰剂组（$n=3\ 290$，实际数据分析 3 264 例），平均随访时间为 22.9 个月。研究将心血管死亡或心衰恶化再住院的复合终点作为主要终点。结果表明，伊伐布雷定组的主要终点发生率明显低于安慰剂组（24% vs 29%），主要是源于心衰恶化再住院和因心衰而死亡的发生率降低（HR = 0.74）。此外，患者的左室功能和生活质量均显著改善。患者心率从基线每增加 1 次/min，主要终点事件风险增加 3%；每增加 5 次/ min，主要终点事件风险增加 16%。28 d 时伊伐布雷定组达到心率 <60 次/min 的患者主要终点事件发生率明显低于未达到此心率的患者（事件率 17.4%，95% CI 15.3 ~ 19.6）。而且，在亚组分析中，基础心率≥75 次/min 的患者中，伊伐布雷定组全因死亡和心血管死亡均显著降低 17%，差异有非常显著的意义。但是，BEAUTIFUL 试验显示伊伐布雷定治疗心衰结果为阴性。伊伐布雷定（商品名：可兰特）于 2015 年 4 月 29 日获得我国食品药品监督管理局批准上市。

《中国心力衰竭诊断和治疗指南 2014》推荐：窦性心律的 HFrEF 患者使用 ACEI 或 ARB、β 受体阻滞药、醛固酮受体拮抗药，已达到推荐剂量或最大耐受剂量，心率仍然≥70 次/min，并持续有症状（NYHA Ⅱ ~ Ⅳ 级），可加用伊伐布雷定（Ⅱa 类，B 级推荐）。不能耐受 β 受体阻滞药、心率≥70 次/min 的有症状患者，也可使用伊伐布雷定（Ⅱb 类，C 级推荐）。

6. 铁剂　近年来，通过治疗心衰合并症从而改善心衰预后的概念越来越受到人们的重视，其中就包括纠正心衰相关贫血和铁缺乏。

促红细胞生成素通常用于治疗贫血，但 RED - HF 研究表明长效促红细胞生成素不能减少 HFrEF 伴轻中度贫血患者的主要临床结局（全因死亡率或心衰恶化住院率）及次要临床结局，且增加了卒中及血栓栓塞事件。

然而，纠正铁缺乏带来了鼓舞人心的结果。FAIR - HF 研究纳入 459 名合并铁缺乏（基于血清铁蛋白或转铁蛋白饱和程度）的心衰患者，随机分为静脉用铁剂羟基麦芽糖铁（FCM）和生理盐水组。结果表明，50% 静脉补铁治疗组获得改善（根据患者整体评估），而安慰剂组仅为 28%。为了进一步确认铁剂在心衰合并缺铁性贫血患者中的疗效，研究人员开展了 CONFIRM - HF 试验，研究目的在于评价给予铁缺乏的心衰患者长期静脉注射铁剂的安全性及疗效。研究表明，静脉铁剂治疗合并铁缺乏的有症状心衰患者 1 年可以显著改善患者心功能、心衰症状以及生活质量，并有可能降低心衰恶化入院率。此试验为多中心双盲安慰剂对照试验，共有 304 名门诊症状性 HFrEF 患者入选，其 EF≤45%、脑钠肽升高和铁缺乏（铁蛋白小于 100 ng/mL 或 100 ~ 300 ng/mL 伴有转铁蛋白饱和度 <20%）患者被随机分配（1∶1）为静脉铁剂组（FCM 500 ~ 2 000 mg，基于体重计算）152 人和安慰剂组（注射生理盐水）152 人，共 52 周，结果表明静脉铁剂治疗组 24 周 6 分钟步行距离显著增加［与安慰剂组相比增加（33 ± 11）m］，并持续至 52 周。从 24 周开始，静脉铁剂治疗 NYHA 心功能分级、患者整体评价、生活质量和疲劳评分均明显改善，心衰恶化住院率也显著降低。另外，静脉铁剂组与安慰剂组死亡人数和不良事件发生率相差无几。

7. 重组人纽兰格林（rhNRG - 1，neucardin）　rhNRG - 1 是我国拥有自主知识产权的一种新药，是通过基因工程表达的特异性多肽，它可以直接靶向作用于患者受损的心肌细胞，提高心功能，缩小心室容积。rhNRG - 1 通过与心肌细胞表面的表皮生长因子受体家族成员 Erb - B4 受体结合，调节下游信号转导通路，改变蛋白的表达和调控。

它通过两条关键途径提高心脏功能：一是它可以增加心脏特异性肌球蛋白轻链激酶（cmLCK）的表达和随后的肌球蛋白轻链磷酸化（MLC－2V），从而促进心脏肌小节重新有序化，增强心肌的收缩能力，同时防止心脏失代偿，而心脏从代偿到失代偿的病理性转变是导致心衰恶化的关键机制；二是它通过调节肌质网上的钙泵和兰尼碱受体来调控钙离子循环，进而提高心脏的收缩和舒张功能。

泽生公司2013年5月23日宣布neucardin 4个完全的Ⅱ期临床试验［包括3个随机、双盲、空白对照试验（在中国和澳大利亚）和1个中期结果（来自美国）］均得出阳性结果，即纽兰格林降低慢性心衰患者全因死亡率，改善心功能，提高生活质量。

重组人纽兰格林neucardin的全球临床Ⅱ期试验共有678名心衰患者参加。各试验结果显示出高度一致性，即LVEF提高均达到3%～5%（$P<0.05$）。中国和澳大利亚的临床研究表明：连续10 d、每天10 h静脉滴注重组人纽兰格林［0.6 μg/（kg·d）］能够改善NYHAⅡ～Ⅲ级心衰患者的心脏功能，逆转心室重塑（同时缩小左室收缩末期容积和舒张末期容积），降低独立预后因子NT－proBNP水平，其疗效可持续3个月以上。中国临床Ⅱ期生存率试验表明：在10 d的重组人纽兰格林治疗期后，进行每周一次为期23周的维持性静脉注射治疗，心衰患者的一年全因死亡率与安慰剂组相比降低了39%。分层分析发现，重组人纽兰格林对NYHA Ⅲ级或NT－proBNP水平低于4 000 pmol/L的心衰患者疗效最为显著，其1年期全因死亡率与安慰剂组相比降低60%以上。美国临床Ⅱ期试验为随机、双盲、平行对照试验，共有11家临床研究中心和67名稳定的NYHA Ⅱ级和Ⅲ级心衰患者参加。患者随机分为3个剂量组：安慰剂组、1.2 μg/（kg·d）和2.0 μg/（kg·d）重组人纽兰格林用药组，通过微量注射泵进行每天8 h、连续10 d皮下注射。主要观测指标是给药后第30 d时，LVEF相对于安慰剂组和基线值的变化情况。中期分析结果表明：通过心脏CT和二维超声心动图对受试者心功能的检查发现，相对于安慰剂组和基线值，重组人纽兰格林两个剂量组均有效地提高LVEF、同时减少心室重塑，疗效至少持续到用药后3个月。同时，重组人纽兰格林也显示出对次要观测指标的改善，包括运动耐受力（6分钟步行距离）和生活质量评分（堪萨斯城心肌病调查问卷）。其中1.2 μg/（kg·d）剂量组的改善更为显著。研究同时还证明了重组人纽兰格林具有较好的安全性和药动学特征。重组人纽兰格林在1.2 μg/（kg·d）剂量时具有很好的耐受性，其不良反应主要限于胃肠道紊乱，如恶心、呕吐、食欲不振，并在停药后自行缓解。这与之前在中国和澳大利亚通过静脉滴注重组人纽兰格林所得到的安全性数据高度一致。而综合747例有效病例的安全数据，整体严重不良事件率（SAE）在重组人纽兰格林组中仅为5.4%，显著低于安慰剂组的11.2%。

8. 雷诺嗪　雷诺嗪可选择性抑制心肌细胞的晚钠电流。现已明确，心衰时增加的晚钠电流可导致心肌细胞的Na^+蓄积，增加的Na^+浓度可通过激活Na^+-Ca^{2+}交换反向途径而使细胞内钙超载，从而导致心肌细胞舒张功能障碍；雷诺嗪通过抑制晚钠电流而减少Na^+在心肌细胞的蓄积，进而通过Na^+-Ca^{2+}交换而增强Ca^{2+}的逐出，从而改善心肌细胞的舒张功能。

动物实验结果表明，雷诺嗪可改善心衰犬的舒张期室壁张力、左室舒张末期压力和左室充盈压，由于雷诺嗪在改善心肌舒张功能时并无负性肌力作用，因此这可能代表着治疗舒张性心衰的一种新策略。

RALI－DHF 试验是评估雷诺嗪改善射血分数保留的心衰患者心室舒张功能有效性的随机、双盲、安慰剂、对照研究，该研究发现静脉滴注雷诺嗪 30 min 后，雷诺嗪组的左室舒张末期压力从 21.3 mmHg 降至 19.1 mmHg（$P = 0.04$），而安慰剂组无变化。雷诺嗪组的肺毛细血管楔压也得到了降低，与安慰剂组比较差异有统计学意义（$P = 0.05$）。该研究未发现雷诺嗪有降低左室收缩末期压力和肺动脉阻力的作用。此外，该研究亦未发现雷诺嗪对超声心动图参数和 NT－ProBNP 有何影响。结论：雷诺嗪可以改善血流动力学参数但不能改善松弛参数。

9. 醛固酮受体拮抗药　在 RALES、EPHESUS、EMPHASIS 三大临床试验奠定了醛固酮受体拮抗药在射血分数降低的心衰治疗中的地位之后，研究者又致力于研究醛固酮受体拮抗药对于射血分数保留的心衰患者的作用。TOPCAT 即是此方面的研究，该研究为随机、双盲、临床试验，选取了 3 445 例存在心衰症状且 LVEF≥45% 的患者随机分为两组，分别接受螺内酯（15～45 mg/d）和安慰剂治疗。观察的主要指标包括心血管死亡、心搏骤停及因心衰入院在内的主要复合终点，研究平均随访时间为 3.3 年。结果显示：治疗组和对照组的主要复合终点（心血管死亡、因心衰住院或心搏骤停复苏）、全因住院率或全因病死率无差异。但是，具体到主要复合终点事件的组成方面，螺内酯组在因心衰住院率方面显著降低，且在高危亚组应用螺内酯显示良好效果，仍值得关注。同时研究结果显示，应用螺内酯治疗与血清肌酐水平升高相关，并且螺内酯组的高血钾比例为对照组的 2 倍。另一方面，螺内酯组的低血钾病例相对较少。根据常规监测的情况来看，两组在严重不良事件、血清肌酐超过 3.0 mg/dL 及透析治疗方面无明显差异。

综上所述，心衰的治疗充满了艰辛与挑战，尤其是舒张性心衰和急性心衰，至今没有改善预后的药物。但心衰是可以预防的，若能将心衰控制在 A 期或 B 期，预后是良好的。未来，将神经激素、蛋白质组学、代谢物组学以及基因组信息等进行综合考虑制订治疗方案的个体化医疗将成为研究的焦点。

第三章 心力衰竭的非药物治疗

第一节 一般治疗及康复治疗

心衰的治疗是一个连续性的过程。一般治疗是心衰治疗的基础，在心衰的管理中起着非常重要的作用。而等到经过药物或非药物治疗后患者症状消失或减轻，病情在一定程度上得到恢复，就需要开始康复治疗，以使患者从整体上更快恢复。既往人们往往重视心衰的治疗，而忽视康复治疗。随着患者生活水平的提高，其对生活质量的要求也进一步提高，因此，必须重视康复治疗在心衰中的重要地位。

一、心力衰竭的一般治疗

有症状的心衰患者往往存在钠水潴留的迹象，存在体循环及肺循环淤血，使心脏的负荷增加，因此某些增加心脏负荷的因素，如感染或液体摄入过量会诱发或加重心衰的症状，而已经控制的心衰患者若这些因素处理不好也会使症状复发，增加心衰住院的危险。所以，一般治疗是保证心衰治疗效果的基础，其内容包括去除诱因、监测体重及限制钠水摄入、调整生活方式、调节心理和精神等。

1. 去除心力衰竭的诱发因素

（1）各种感染，尤其是上呼吸道感染和肺部感染是最常见、最重要的诱因，感染性心内膜炎也不少见，但其发病隐匿，常被漏诊。

（2）肺梗死，增加心脏负荷，诱发急性右心衰竭。

（3）心律失常。心房颤动是器质性心脏病最常见的心律失常之一，也是诱发心衰最重要的因素。其他各种类型的快速型心律失常以及严重缓慢性心律失常均可诱发心衰。

（4）血容量增加，如钠盐摄入过多，静脉液体输入过多、过快等增加心脏的前负荷，诱发心衰。

（5）过度体力消耗或情绪激动，如妊娠后期及分娩过程、暴怒等，增加心脏负荷。

（6）治疗不当，如不恰当停用利尿药或降血压药等。

（7）原有心脏病变加重或并发其他疾病，如冠心病发生心肌梗死，风湿性心脏病出现风湿活动。

（8）甲状腺功能亢进、电解质紊乱和酸碱失衡、贫血、肾功能损害、过量摄盐、过度静脉补液以及应用损害心肌或心功能的药物等，均可引起心衰恶化，应及时纠正。

2. *氧气治疗* 适用于急性心衰，对慢性心衰并无应用指征。无肺水肿的患者给氧可导致血流动力学恶化，对心衰合并睡眠呼吸功能障碍者，无创通气加低流量吸氧可改善睡眠时的低氧血症。

住院心衰患者常常表现为缺氧，给予吸氧可纠正低氧血症及缺氧造成的各种代谢紊乱。一般患者可给予低流量（2～5 L/min）吸氧，急性肺水肿的患者给予高流量（5～10 L/min）吸氧，并加以湿化以避免呼吸道干燥。肺源性心脏病患者则要严格控制氧流量不超过2 L/min，防止吸入高浓度氧抑制呼吸而加重二氧化碳潴留。吸氧过程中，观察患者的神志、缺氧纠正程度和临床症状改善情况，并保证吸氧管道和呼吸道的通畅。对合并二氧化碳潴留者则应予1～2 L/min的低流量吸氧。

对于急性心衰患者一般用鼻导管或面罩给予高流量氧气（5～6 L /min）。并可给患者吸入通过20%～30%乙醇湿化的氧气，以降低肺内泡沫的表面张力，使泡沫破裂，有利于改善肺泡通气。

3. *监测体重* 每日测定体重以早期发现液体潴留非常重要，如在3 d内体重突然增加2 kg以上，应考虑患者有钠水潴留，需用利尿药或加大利尿药用量，保证维持干体重。

4. *限钠* 对控制NYHA Ⅲ～Ⅳ级的心衰患者的充血症状和体征有帮助。心衰发作伴有容量负荷增加的患者，要限制钠摄入（<2 g/d）；一般不主张严格限制钠摄入和将限钠扩大到轻度或稳定期心衰患者，因其对肾功能和神经体液机制具有不利作用，并可能与慢性代偿性心衰患者预后较差相关，关于每日摄钠量和钠的摄入是否随心衰严重程度等做适当变动，尚不确定。

心衰患者的钠排泄减少，钠盐摄入过多可加重心衰症状。对于心衰患者应适当限制钠盐的摄入，但口服和静脉应用利尿药者，对钠盐限制不必过严。对于已经发生低钠血症的患者，则应适当进食咸菜等含盐食品以补钠。饮食方面应防暴饮暴食，避免刺激性食物，应每次少量进食，每日可多次进餐，进食易消化、富有营养、维生素含量丰富的食物，晚餐宜进食少量清淡食物，对于夜间有阵发性呼吸困难的患者，可将晚饭提前。对于血浆蛋白低、发病与营养缺乏有关的患者，每日蛋白摄入应不低于1.5 g/kg。适当限制热量摄入，以减少心脏负担。病情严重的患者每日摄取4 200 kJ热量，病情缓解后每日摄入热量可增至5 000～6 300 kJ。

5. *限水* 水摄入过多使心脏负荷增加，故对于心衰患者应加强对水分的限制，一般患者每日摄入水量限制在1.5 L，若存在大汗、呕吐、腹泻、失血等造成低血容量的情况，应适当增加饮水及补液量，并根据病情调整水分的摄入。严重低钠血症（血钠<130 mmol/L）患者液体摄入量应<2 L/d，严重心衰患者液体量限制在1.5～2 L/d，有助于减轻症状和充血，轻中度患者常规限制液体并无益处。

6. *营养和饮食* 宜低脂饮食，肥胖患者应减轻体重，严重心衰伴明显消瘦患者（恶病质）应加强营养支持治疗。

低钾时可出现恶心、呕吐、腹胀、肌无力及心律失常，低钠时可出现肌无力、下肢痉挛、口干，低钠低氯性碱中毒可出现神志淡漠、呼吸浅慢等。出现低钾时鼓励患者多摄入含钾丰富的食物如橘子、香蕉、苹果、鱼、肉和青菜，必要时口服钾盐。用保钾利尿药的患者应少食含钾丰富的食物。

7. *休息和适度运动*　失代偿期需卧床休息，多做被动运动以预防深部静脉血栓形成；临床情况改善后在不引起症状的情况下，鼓励患者早日活动，以防止肌肉去适应状态（失用性萎缩）心功能 NYHA Ⅱ ~ Ⅲ级患者可在专业人士指导下进行功能锻炼，以早日康复，提高生活质量。

二、心力衰竭的康复治疗概述

心衰的康复治疗最初的发展约始于 50 年前，由于对心衰病理生理认识的局限性，起初建议心衰患者避免剧烈运动，多卧床休息，以最大限度地减轻症状，减少心律失常及肺部感染的发生，并且认为体力活动可加速左室功能不全的进程。随着对心衰认识的提高，目前认为减少体力活动会导致一种体力去适应状态，结果使慢性心衰患者症状加重，不能耐受体力活动。限制运动不仅有损于运动能力，而且也会产生不良的心理影响和损害外周血管的反应。因此，慢性心衰患者的康复治疗越来越受到人们的关注，从开始的初级运动到后来的高级运动都被证明是安全的，而且可以提高患者的运动耐量及活动能力。

世界卫生组织将心脏康复（cardiac rehabilitation）定义为：尽可能确保心脏病患者拥有良好的身体、精神及社会生活状况所必需的行动的总和，从而使患者通过自己的努力尽可能在社会上恢复正常的位置，并能自主生活。心脏康复治疗的目的：①提高心脏的功能水平，调整身体和精神的不适应状态；②预防心衰复发，减少心衰病死率；③提高患者的生活质量。研究证实，通过降低危险因素、改善生活方式和运动训练等综合措施，可以达到心脏康复的目的。

三、心力衰竭患者运动耐量减低的可能机制

慢性心衰患者由于心脏泵功能降低，导致肺淤血，影响肺通气及换气功能，限制患者的运动能力，且由于低心输出量影响骨骼肌血供，也影响患者的运动能力。其具体机制包括如下几方面。

1. *血管内皮功能*　血管内皮释放的血管活性因子在外周血管的调节当中起着非常重要的作用。这些血管活性因子包括一氧化氮（NO）、内皮素、前列腺素等。研究表明，心衰患者血管调节功能的减低主要与 NO 的分泌异常有关。NO 是一个流量依赖型的血管扩张因子，运动可以刺激健康人血管内皮释放 NO，而心衰患者对于该种刺激反应明显减弱。因此，心衰患者运动时外周血管扩张不足，导致组织灌注减少，从而降低了运动能力。

2. *心脏血管因素*　有氧运动能力取决于运动中的心输出量是否能够满足肌肉的需氧量。健康心脏在运动中最多可以增加 4 ~6 倍的心输出量，心率增加 2 ~4 倍，每搏输出量增加 20% ~50%。许多心脏疾病患者，由于心功能降低而明显地限制运动中心输出量的增加。

3. *组织的血流分布*　心输出量对于运动耐量的影响固然重要，但从心脏输出后的

血液在组织中的分布比例更重要。在高强度的运动中，健康个体有85%的血液供应骨骼肌，而心衰患者这一比例明显下降。在进行极量运动时，心衰患者和健康人供给下肢的血量分别占心输出量的51%和76%，两者有明显差异。

4. *骨骼肌因素* 心衰患者运动中无氧代谢出现较早，这也是影响运动耐量的原因之一。在缺氧条件下，心衰患者骨骼肌的代谢情况与健康人相比明显异常。心衰患者的骨骼肌中氧化的Ⅰ型肌纤维明显减少，而糖酵解的Ⅱb型肌纤维较健康人增多。而且在这些患者体内氧化酶水平较健康人低，而糖酵解酶的水平并不低。这些纤维及酶类的异常导致心衰患者运动中骨骼肌的氧代谢、转运及利用的异常，从而影响运动耐量。

5. *血管神经反射* 有报道，由运动中的肌肉释放的某种信号物质在心衰患者体内异常增多，导致骨骼肌的麦角受体作用增强。该受体也称为肌动力感受器，是一类分布于骨骼肌的多巴胺受体，激活后可以直接兴奋交感神经，在运动中引起血管收缩及心率增加，导致心衰患者运动中外周阻力增加，肌肉灌注不足，引起肌肉乏力，运动能力下降。

四、康复治疗对心力衰竭患者的影响

心脏康复治疗的临床效应包括对患者日常运动量、自信心及生活质量的提高。与运动可以减轻心衰相关症状同样重要的是，运动训练至少能够部分地提高心脏的工作效率，也就是说，心脏以较小的工作量（如较低的心率和血压）就能完成相同水平的活。美国心脏协会强调在心脏康复治疗中，运动训练的主要目的超出了运动训练本身获得的功能性增加，而更多的是提高了患者的生物与心理潜能，并且可以提高心脏的生理功能，还可以调整炎症反应。

1. *降低心力衰竭患者血浆儿茶酚胺的浓度* 高水平的血浆儿茶酚胺与心衰患者的不良预后呈正相关，研究者希望寻找证据证明运动训练可以降低心衰患者的血浆儿茶酚胺浓度。然而，有些试验结果却表明经过心脏康复锻炼，心衰患者静息状态下的血浆去甲肾上腺素水平并无明显变化。有的研究者认为经过锻炼，心衰患者不仅在静息状态下血浆肾上腺素水平可以下降，在进行次极量运动当中也有所下降。这些试验结果的不一致可能与试验选择的人群、锻炼的强度、持续的时间以及ACEI、β受体阻滞药等药物的应用有关。目前大多数研究均支持运动锻炼可以降低心衰患者血浆儿茶酚胺的水平。

2. *提高运动耐力* 对于心衰患者运动能力的提高不仅表现在运动时间的延长，而且最重要的是最大摄氧量的提高。一项欧洲心衰训练研究回顾了多个随机对照研究，共入组研究134例患者，平均年龄60岁，男性占94%，平均左室射血分数25%，50%的患者NYHA心功能Ⅱ级，48%的患者NYHA心功能Ⅳ级。运动方式是骑功率自行车，运动频率是每周4～5次，每次20 min，运动强度是依据最初运动心肺功能试验所测定的最大心率的70%～80%，有40%的患者同时进行体操训练，训练共持续了6～16周，大部分患者在家进行锻炼。结果，在排除了年龄和性别的干扰后，所有患者的最大摄氧量及运动时间均有所提高，进行自行车和体操双重锻炼者的最大摄氧量提高更明显，没有发生与运动相关的并发症。2006年，北京大学第三医院对急性心肌梗死后患者进行了为期12周的运动锻炼，结果也提示康复运动组的运动指标、左室射血分数比对照组明显提高，应用BNP评价室壁张力，运动组BNP较对照组明显减低，提示运动训练改善了室壁张力，改善了心室功能。总之，这些研究均提示康复运动组患者的运动能力、运动指标、左室射血分数比对照组明显提高，明显改善心室功能。

3. *改善通气功能*　心衰患者在运动中增加的通气需求使得运动当中产生高的通气反应，增加肺的无效通气，进而产生浅而快的呼吸。而运动锻炼可以改善心衰患者不正常的通气功能，其机制可能是运动减缓了患者体内乳酸的堆积，改善了肺部的通气/血流比值以及调整了患者体内的血管神经反射。有学者曾对平均左室射血分数22%的心衰患者进行了呼吸肌锻炼的研究，结果表明，完成全部训练的患者的最大肺容积、呼吸肌力量以及最大摄氧量均明显增加。这提示有针对性的呼吸肌锻炼也可以增加患者呼吸肌的力量，减少运动中胸闷、憋气等不适症状的发生，提高最大运动耐量。

4. *改善血管内皮功能*　对稳定性心衰患者进行握力训练，并在训练前后分别测量他们休息时的桡动脉直径和血流速度。结果发现，上肢肌肉的训练可以明显改善运动中动脉的弹性，增加肌肉的血供。心衰患者进行4周的功率自行车锻炼，训练组患者的冠状动脉血供较对照组增加29%。

5. *提高心肌的适应性*　对一组缺血性心肌病患者进行运动训练，运动强度为达到60%的最大摄氧量。结果表明，运动训练可以改善心衰患者静息状态下的心室最大充盈率，提高患者运动中的心指数，这种提高并不是指心脏静息状态下射血分数的增加，这些改变可能与外周血管阻力的减低有关，而外周血管阻力是与心衰时心脏扩大密切相关的。

6. *提高生活质量*　慢性心衰对患者生活质量的影响是显而易见的。生活质量是患者在有生之年的每一天精神和躯体都感觉良好的一种状态。现代心衰的治疗目标不仅仅是延长生命，还要减少患者的症状，提高患者的生活质量。所以，近年来人们开始关注慢性心衰患者生活质量的研究。但由于评价的量表种类繁多，所以结果也不尽相同。大部分试验都表明，康复运动对于慢性心衰患者的生活质量有改善，并且这种改善在早期（3个月）出现并持续存在。

7. *降低再入院率*　经过运动训练，心衰患者的病死率及再入院率均较对照组明显下降，生存时间较对照组明显延长。原因可能与运动训练改善内皮功能，从而扩张冠状动脉并刺激新血管的生成，改善心肌灌注，延缓左室重塑的发生及发展等有关。HF-ACTION研究是多中心、随机对照研究，共入选两千多名稳定期心衰患者（LVEF≤35%），中位随访时间30个月，分为常规治疗组与常规治疗加有氧运动训练组，训练组采用有监督的家庭背景下锻炼的方式。结果表明，将发生一级终点的高危因素校正后，运动训练可降低全因死亡或住院率以及心血管死亡或心衰住院率。

五、康复治疗的适应证和禁忌证

康复治疗是心衰管理的重要部分，但是对于高交感活性的心衰患者来说，心脏运动康复存在着一定的风险。心脏康复治疗存在一定的适应证及禁忌证。因此，在运动康复之前，首先根据美国心脏协会心脏康复工作组的指南或专家共识规定的适应证和禁忌证进行筛选，争取以最小风险获最大收益。

1. 适应证 ①代偿性心衰至少4周；②说话时不伴有呼吸困难（呼吸频率<30次/min）；③静息心率<110次/min；④中度以下的乏力。

2. 禁忌证 包括相对禁忌证及绝对禁忌证。相对禁忌证：①1～3 d内体重增加超过1.8 kg；②需要持续或间断进行多巴酚丁胺治疗；③运动中出现血压下降；④NYHA心功能Ⅳ级；⑤静息或运动时出现复杂的室性心律失常；⑥卧位心率超过100次/min；⑦预激综合征。绝对禁忌证：①3～5 d出现进行性运动耐量下降，或者在运动或静息时出现呼吸困难；②运动强度较低时出现显著心肌缺血；③静息时收缩压>200 mmHg或舒张压>110 mmHg；④体位性血压降低>20 mmHg，并有头晕及黑蒙等伴随症状；⑤近期血管栓塞；⑥血栓性静脉炎；⑦活动性心肌炎或心包炎；⑧中重度主动脉瓣狭窄；⑨需要外科手术的反流性心瓣膜病；⑩3周内发生的心肌梗死；⑪新发生的快速型心房颤动；⑫未控制的糖尿病；⑬急性全身疾病或发热；⑭其他代谢问题，如急性甲状腺炎、低钾血症、高钾血症或血容量不足。

六、心脏康复治疗的方法

心脏康复治疗被称作是通过设计联合的、多方面的干预方案，使患者在身体、心理及社会功能方面达到最好的状态。包括：生活方式改变（如戒烟限酒、饮食营养、体重管理、睡眠管理和运动指导）；双心服务；循证药物的使用和个体化调整药物剂量；生活质量评估和职业康复（表3－1）。为了促进我国心脏康复工作的开展，中国康复医学会心脏康复委员会根据心脏康复的内涵，提炼出五大康复处方概念，包括运动处方、营养处方、心理处方、戒烟处方和药物处方，并分别就五大处方撰写了具体操作专家共识，目的是让我国临床医生利用这些指导性工具尽快开展心脏康复工作，使我国患者享受到心脏康复的益处。同时，心脏康复五大处方也是心血管疾病一级预防的重要内容，充分体现了健康管理的内涵。

表3－1 心脏康复的必要组成部分

项目	评价	干预
评定：评价患者及进一步的预防计划	病史：心血管系统症状，危险因素，药物治疗，依从性。 物理检查 实验室检查：ECG，运动试验，生活质量评价问卷，情感问卷，空腹血糖、血脂等	制订患者照顾计划，确定运动的优先地位，体力活动，减少危险因素，教育，提高生活质量，减少生活压力，制订保健人员与患者之间的交流计划，对心脏康复本身及特殊治疗带来生活变化的准备工作的评价，加强对患者的鼓励、教育，以及具有亲和力的协作计划
营养咨询：评价饮食特征及变化目标	每日总的热量摄入的估计。 评价饮食习惯：肉，小吃，外出进餐，饮酒。 评价伴随疾病的营养干预目标（如糖尿病，肾脏疾病等）	按照特殊目标制订个体化的具体饮食调整计划，为达到饮食调整目标对患者及家庭进行教育和咨询，建立行为变化协作模式，制订进食行为计划

续表

项目	评价	干预
血脂水平管理：评价及调整饮食，药物及物理活动	测定空腹低密度脂蛋白（LDL）、高密度脂蛋白（HDL）及甘油三酯（TG）对治疗及依从性进行评价	对于LDL≥70 mg/dL的患者进行饮食咨询及体重管理，对LDL≥100 mg/dL的者进行可能的药物治疗联合应用行为变化模式 总的血脂目标：LDL < 70 mg/dL；HDL > 45 mg/dL；TG < 200 mg/dL
血压的管理：评价及调整饮食，药物及物理活动	测量最近两次访问的血压值，对治疗及依从性进行评价	如果收缩压在130～139 mmHg或舒张压在85～89mmHg，开始生活方式的改变 如果收缩压≥140mmHg或舒张压≥90 mmHg，开始药物治疗 总的血压目标：收缩压 < 130 mmHg；舒张压 < 85 mmHg
停止吸烟：制订戒烟计划，行为支持，药物，运动	记录吸烟的状况及以往控制吸烟的历史 对烟草类似物进行评价（咀嚼烟草，二手烟等） 评价使人困惑的心理问题	当确实准备改变行为时就指定一个确定日期并选择适当的治疗措施 教育和鼓励：制订戒烟计划，对个体或者一组患者进行咨询 药物支持及行为改变模式
体重管理：改变体重的计划，行为支持，运动，药物，其他干预措施	测量体重、身高、腰围，计算BMI	对于BMI > 25 kg/m^2，腰围 > 102 cm（男性）及 >89 cm（女性）的患者，体重减少的目标是体重至少减少10% 制订联合运动、行为、饮食计划，并保持适当营养及纤维的摄入

心脏康复治疗提供了一种把运动训练和其他危险因素降低目标结合起来的机会，在巩固戒烟、减体重、控制血糖及降低血压方面具有潜在的作用，综合危险因素的调整也是心脏康复的重要组成部分，其中运动训练是关键的组成部分。

（一）控制心力衰竭的危险因素

心脏康复运动计划实施的初始阶段是评估患者、评价危险因素、确定治疗目标及策略，并在数周内提供包括生活质量在内的广泛内容的监护。美国心脏协会指南同样提出了减轻心衰危险因素的重要性。尽管运动本身对危险因素有一些影响，但通过调整策略可以提高康复的效果。调整目标是：戒烟、调脂、减轻体重、降压、控制血糖及调整精神压力。危险因素的调整通常与运动训练计划的实施结合在一起。教育在心血管危险因素的调整方面起着关键作用，尤其是在控制血糖、控制血压、减轻体重及戒烟方面。

（二）患者教育

患者健康教育应与运动训练及危险因素调整密切联系在一起。心脏康复为患者提供了一个调整常见错误概念及焦虑情绪的机会，尤其是在康复的初始阶段。许多患者对心脏康复有一种曲解的印象和认识。例如，有人认为“任何活动都是危险的”，当EF值为50%时认为"自己的心脏功能只有正常的50%";"在家庭生活中自己不能做什么来帮助自己";心衰意味着"我已经衰竭了"。

营养教育同样重要,调整摄入高脂、高热量以及过多食盐的饮食习惯。对患者来说,即使是简单的解释也能帮助他们改变不良行为,提高治疗的依从性,同时也减少精神压力。许多教育计划为患者及其家庭成员提供重要的学习机会。

(三)心理干预

在运动训练及危险因素调整的基础上,心理社会干预是心脏康复的基本特征。心内科就诊的患者中大量存在精神心理问题,如情绪低落、生气、社会孤独感等,而这些精神心理因素是加重心血管病情及减少医疗依从性的重要因素。患者在诊断和治疗决策阶段,以及后续治疗和康复阶段,可能经历多种心理变化,鉴于精神心理因素可以诱发和加重心血管疾病,导致患者的预后不良和生活质量下降,心血管医生有责任关注患者的精神心理状态。而心内科患者存在的精神心理问题通常是亚临床或轻中度焦虑抑郁,没有达到精神疾病的诊断标准,这部分患者由心内科医生处理更安全方便。心内科医生主要的帮助手段是认知行为治疗和运动指导,配合随后进行的运动训练、营养咨询及医疗监护,加强这些干预的价值和作用。

(四)运动康复

运动康复是心脏康复的重要组成部分,安全有效的运动能更加显著地提高患者的运动能力,改善症状和心功能。目前我国心血管医生缺乏运动指导经验,我国心脏病患者的运动常处于两极分化状态,大部分患者不敢运动,少部分患者又运动过量。如何为患者开具运动处方,值得临床医生学习。一个完整的运动处方主要要素包括运动方式、运动强度、运动持续时间及运动频率,其中运动强度是制定运动处方的重要内容,直接关系到运动的效果和安全性。因此,心脏康复锻炼应根据每个患者的具体特点,因人而异设计个体化的锻炼计划,循序渐进、严密观察,这样才能取得良好的效果。

运动锻炼分为耐力锻炼、弹力锻炼及阻力锻炼。耐力锻炼为大量肌肉群交替收缩和舒张(与阻力锻炼和等长运动不同),有氧运动为其中的一种运动方式,慢性心衰患者多倾向选择可以改善心肺功能的有氧运动,如医疗步行、踏车、腹式呼吸、太极拳、气功、放松疗法及医疗体操等。因慢性心衰的康复运动缺乏标准方案,目前仍然处于多元化阶段,提倡分期锻炼,避免训练过度,应根据患者的病情和功能情况选定运动方式和运动量。

1. 腹式呼吸训练 腹式呼吸训练是心衰患者康复治疗的一种方法。腹式呼吸运动,可对淤血的肝脏、脾脏起按摩作用,可减轻内脏淤血,改善内脏功能和血液流变学,减少静脉血栓的形成,并可预防肺炎。腹式呼吸时,最大吸气量、最大心输出量和每搏出量明显增高,体循环阻力明显降低,心率变异增大,心率变异的高频成分增加,显示自主神经功能改善。

2. 医疗体操和太极拳 当心功能恢复至Ⅱ级或轻于Ⅱ级者可进行全身的有节律的体操和打太极拳练习。在做医疗体操和打太极拳时,要求运动强度适中,动作不宜过分用力,并应有适度节律,即不宜过快或过分激烈。呼吸要匀畅,不应有闭气现象,以免产生Valsalva效应,加重心脏负荷。

3. 步行运动 步行运动时下肢大肌群交替收缩和松弛,有助于血液回流,从而改善心衰症状。心功能差时，宜先在医护人员监护下步行运动，然后根据心功能情况，逐渐增加运动量。NYHA 心功能Ⅰ级的患者平地步行一般不受限制，距离应从近到远，速度从慢到快，循序渐进，逐步增加。NYHA 心功能Ⅱ～Ⅲ级的患者可做步行运动。NYHA 心功能Ⅳ级的患者一般不宜步行运动。

4. *坐椅子疗法*　由于严重心衰患者在床旁坐椅子，较临床上常规半卧位对心脏负荷小，既可减轻心衰症状，又可减轻精神负担。因此，对严重心衰患者，如 NYHA 心功能Ⅳ级患者，只要病情稳定，就应安排坐椅子。开始每次 10～15 min，每天 2 次，逐步延长时间或增加次数。

七、心脏运动康复训练的注意事项

对于大多数患者来说，开始日常的运动训练有一定困难，即使对那些号称自己已经开始训练的患者来说。引导患者了解如何安全有效地进行训练仍是十分重要的，特别是当患者面临一种新的复杂医疗状态或者运动行为改变时，心脏康复为患者提供了重要的评价、教育、监护手段，并且确保患者的安全性、自信心和最大的舒适感。直接监督下的运动训练可以提供充足的机会使患者学习并实践一些避免骨骼损伤、Valsalva 动作、血流动力学不稳定的技能。同时，当出现任何医学上的不稳定情况时提供干预的机会。这些好处在阻力运动训练的应用及与传统有氧运动结合发展起来的运动模式中更加有用。

1. *运动强度*　在实施运动疗法时运动强度非常重要。强度小，效果不好；强度过大，可引起心功能不全恶化。综述各个临床试验，建议患者进行低到中等强度的有氧运动，临床上一般采用最大运动耐量的 50%～70% 作为日常锻炼的运动强度。患者运动耐量的提高与运动强度并无线性关系。代谢当量是在运动试验中通过运动心肺功能仪直接测定耗氧量而计算出来的。我们用代谢当量表示康复运动方案中运动强度的大小和能量代谢的情况，并用来评定康复时的心脏功能及日常生活活动能力，是一种公认的客观指标。

运动强度可以根据血气分析的最大耗氧量施行。通常耗氧量在 60%～70%，但也有报道耗氧量在 50% 以下的低强度运动也可取得较好效果。在没有运动心肺功能设备条件下，最好是通过运动试验结果（极限量运动试验或症状限制性运动试验的结果）确定该个体的实际最大心率，再根据上述百分比计算出该个体的恰当运动强度（心率指标）。也可以采用最大心率作为指标，最大心率 = 220 − 年龄，运动时的靶心率 = 170（病情轻、体质好者为 180）− 年龄。要求运动后不出现明显呼吸短促，同时应使增快的心率和呼吸在运动后 10～30 min 恢复至安静状态。特别是在第二天清晨时，如心率尚未恢复，即使体征并无加重，仍表明运动强度过大。很多患者应用心率计数自行监测运动强度，但这种方法容易受到 β 受体阻滞药的影响，所以，在运动康复中，患者主观的用力程度也是重要的指标。常用 Borg 自觉劳累分级（rating of perceived exertion，RPE）进行量化，如表 3－2 所示 。

表 3－2　Borg 自觉劳累分级

Borg 计分	6　7	8　9　10	11　12	13　14	15　16	17　18	19　20
主观运动感觉	非常非常轻松	很轻松	轻度用力	有点累	较累	很累	极其累

需要十分重视患者的自觉劳累程度，特别是在缺乏必要的监测设备或不宜用心率作为自我监测指标时，需要十分重视患者的自觉劳累程度，我们推荐患者自己根据 Borg

评分（表3－2）来调整运动量，一般心衰患者运动达无氧阈时的Borg评分是13～15，所以日常运动中评分达12～13即可。同时需要注意切不可盲目按查表所得强制或鼓励患者勉强追求心率“达标”。

2. *每次运动的持续时间* 一般达到运动强度的运动时间是每次20～30 min，每周3～5次。每次运动之前有5～10 min的准备活动，运动之后不要即刻停止运动，而是继续进行调整活动，直到呼吸平稳。运动的持续时间并不是越长越好。研究证明：在达到最大耗氧量75%时，只要20～30 min就可以达到最佳的效果。也就是说，达到个体最大心率80%时维持20～30 min就足够了。有研究表明：运动强度适当减小而持续时间适当延长也可以达到较好的心脏功能改善的效果。例如达到个体最大心率60%，维持45～60 min可以取得同样的康复效果。这种运动强度较低而运动持续时间较长的运动方案，易被老年心脏病患者所接受。

3. *运动频率* 每周至少3 d，最好每周7 d。

4. *选择的运动方式* 运动方式的选择，一定要个别对待并遵循感兴趣的原则。只有患者感兴趣，才可能提高参与的积极性并坚持实施预定的康复计划。推荐应用步行、跑步机步行、骑功率自行车等运动。

5. *锻炼持续时间* 对于规律运动后获益的患者，停止运动后8～10周各种指标与未运动患者相比，差异无显著性，说明慢性心衰患者应该长期坚持规律的有氧运动。

6. *运动中的监护及风险* 对于心衰患者是否应该在运动中进行监护的问题，一直没有大规模的研究报道。目前认为对于明确的运动导致心律失常以及病情尚未稳定的心衰患者，运动中的心电监护是有必要的。如果患者病情稳定，药物治疗规范，在经过运动心肺功能测定后制定了适合的运动处方，那么运动中的风险相对较少，建议患者定期随访，进行评估，以便及时发现潜在的问题，并可以根据患者情况进行运动量的调节。北京大学第三医院的做法是在医院制订运动强度，在医院医生监督下进行1～2次训练，大多数时间里，患者在家里只需要自我监测（如数脉搏和评价自我劳累程度）。只有在调整运动强度和增加运动时间时才需要在医院进行短时间的监测。康复治疗中应注意症状和体征的改变，对左心功能不全者应注意肺部听诊。若出现不良反应如肺部啰音出现或增多，安静时心率增快，均提示该运动方法或强度不合适，应暂停进行。

对于慢性心衰患者，运动锻炼的风险比健康人群及患其他心脏疾病者要高很多，因此目前的运动指南都认为心衰患者是运动锻炼的高危人群。然而，通过对21项慢性心衰患者运动锻炼研究的荟萃分析显示其不良事件的发生率很低。其最常见的不良事件有运动后的低血压、房性或室性心律失常以及心衰症状恶化。虽然如此，但在出现下列情况时须考虑终止运动：明显呼吸困难或乏力、脉压＜10 mmHg、运动中呼吸频率＞40次/min、运动加量时血压下降（＞10 mmHg）、出现第三心音或肺内啰音、运动中室上性或室性期前收缩增加、肺内啰音增加、大汗、面色苍白或者意识不清、第二心音亢进。

总之，心脏康复治疗是将运动训练目标与其他危险因素调整内容相结合的综合预防计划，是防治心衰发生发展的重要措施之一。近年来的研究显示，以运动疗法为基础的心脏康复在慢性心衰的综合管理中发挥着越来越重要的作用。日本、美国、欧洲各国都已认识到心脏康复对心衰患者预后的重要价值，均将心脏康复纳入医疗保险范畴，实现了三级医院－社区－家庭心脏康复体系。国内人们对心脏康复缺乏重视，而且心脏康复专业性强，流程相对复杂，存在一定操作风险；心脏康复模式与肢体康复完全不同，经过30年发展，心脏康复的发展明显滞后于肢体康复，90%的医院没有开展心脏康复治疗。因此，仍需要进一步研究探索其他新的可供选择的模式，将康复治疗整合到心衰综合管理中，以帮助心衰患者康复，提高患者整体健康状况。

第二节　心脏再同步治疗

随着对心衰病理生理机制认识的不断深入，心衰患者的药物治疗日趋科学化、规范化及个体化，患者的生存期和生活质量得到改善，但其病死率改变甚微，心衰的发病率及病死率仍居高不下，5年存活率与恶性肿瘤相仿。因此，除这些药物治疗以外，仍需要一些非药物疗法以改善患者的预后。心脏再同步治疗（cardiac resynchronization therapy，CRT）作为治疗心衰的非药物治疗手段就应运而生了。

慢性心衰患者心室发生重塑，包括结构重塑与心电重塑。显微镜下可以发现心肌细胞凋亡，被纤维组织替代，甚至累及心脏传导系统；电流在纤维组织中的传导速度远慢于正常心肌纤维，心脏扩大及各种心脏传导阻滞形成电重塑，造成心脏的正常泵功能不协调运转，降低心脏的工作效率，换言之，即心脏（包括心房与心室之间、左室与右室之间及左室各部位之间）失同步化。在20世纪90年代初，Hochleitner等在治疗原发性扩张型心肌病患者时，首次提出使用双心室起搏器缩短房室间期及恢复心脏的电机械同步进而改善心功能，开启了起搏治疗心衰的新时代，这种方法被称为CRT，以后发展成左右心室之间的同步治疗。目前的研究认为，CRT不仅能改善心衰患者运动耐量及生活质量，而且能逆转心肌重塑，延长生存，降低死亡率。目前的循证医学证实，在药物治疗基础上，有适应证的心衰患者进行CRT治疗可以将全因死亡率降低35%左右，目前CRT是心衰的非药物治疗中最有效的方法。

一、心脏运动不同步的形式及其对心功能的影响

心脏的同步化运动是指房室间和左右心室间的有序收缩舒张运动。如心脏丧失了房室间、左右心室间甚至左室内的协调有序运动，部分节段提前或延迟收缩，称为心脏不同步运动。按同步化的部位不同而分为房室不同步、心室间不同步和（左）室内不同步。

1. *房室不同步（atrioventricular dyssynchrony）*　在正常传导的心脏，房室传导存在生理性房室延迟，确保心房收缩发生在早期被动充盈之后左室收缩之前，恰当时期的心房收缩可以增加心肌的伸展性并因此增加左室前负荷，使左室收缩强而有力，心房收缩可提供20%心室每搏输出量，因此成为心室的辅助泵。舒张末期心房收缩后随即心室收缩，心室内压力迅速升高超过心房压力，二尖瓣受压力作用关闭，防止血液向左心房内反流。房室不同步是指房室间期过短或过长，使心房辅助泵功能部分或全部丧失。若PR间期过长，意味着心房收缩相对提前至心室舒张的中期甚至早期，左室的充盈时间缩短，充盈量减少。同时左心房舒张也相对提前，左心房腔扩大且房内压下降，造成心室舒张晚期舒张压

高于左房房内压，血流顺压差反向流向心房，使二尖瓣在舒张期提前关闭，并常伴功能性关闭不全而造成舒张期反流。长期反流使左房和左室扩大，易诱发心衰。若 PR 间期过短，左心房的峰压出现在左室收缩开始之后，而此时左室压力明显超过左心房压力，使二尖瓣提前关闭甚至二尖瓣无法开放，左室的充盈时间缩短，充盈量减少。

2. *室间不同步*（interventricular dyssynchrony） 正常情况下，电激动经过房室结生理性传导延迟后，经由希氏束传至左右束支，因为左束支先从间隔发出，左室面比右侧略早激动 5 ~ 10 ms，或基本同步激动，左右心室同步球形收缩将血液向主动脉和肺动脉排出。而心衰患者常合并左右心室间的不同步运动，心电图表现为 QRS 的延长或束支传导阻滞，最常见的为左束支传导阻滞。据统计，约 1/3 心衰患者病情的进展伴随着 QRS 间期的明显延长，而后者与不良事件有关。左束支传导阻滞（left bundle branch block，LBBB）时，窦性或室上性激动经希氏束首先传至右束支、浦肯野纤维，激动右心室，然后通过右心浦肯野纤维及心肌间电激动传导，依次激动室间隔、左心系统，最后激动部位常常是左室侧壁、侧后壁及乳头肌，使右室收缩早于左室收缩。左室机械收缩延迟直接影响左室射血，同时左室舒张期缩短，冠状动脉充盈时间缩短，局部心肌灌注不足，导致心肌的机械性能减低。右室收缩的提早发生导致右室射血发生在左室舒张末期，右室收缩期压力的增高使室间隔两侧压力梯度逆转，因此室间隔向左室侧移位；在收缩晚期左室侧壁收缩，左室内压力迅速上升，室间隔受压力负荷影响向右心室侧膨出，即矛盾运动，血液在左室内形成分流从而减少前向射血。

3. *左室内不同步*（intraventricular dyssynchrony） 心衰时，左室逐渐扩张导致室内传导延迟，引发左室运动不同步。不同部位心肌产生的收缩力，因时间的差异而部分抵消，做无用功，导致收缩力减弱，心输出量下降，同时导致心室舒张末期容量增加，室壁应力增大，舒张功能减低。另外，最后激动部位常常是左室侧壁、侧后壁及乳头肌。乳头肌收缩延迟，收缩早期二尖瓣不能及时有效地关闭，产生不同程度的二尖瓣反流。二尖瓣反流产生无效射血，增加了左心房和肺静脉压力，引起肺淤血，产生呼吸困难和活动耐量下降等临床表现。此外，收缩晚期先激动区域已经舒张，晚激动区域收缩产生的张力使先激动区域心肌桥联分离，进一步减少收缩力量。收缩的不均一导致复极和舒张的延迟和不均一。心室的充盈 2/3 是在舒张早期完成的，而心房主动收缩充盈心室只占 1/3。充血性心衰患者舒张的延迟使得被动充盈和心房收缩几乎同时发生，左室充盈时间缩短，左室充盈减少。这种失同步化还使额外的能量消耗在心室内分流和无效射血中，先激动的室间隔收缩发生在心室压力较低时，能量消耗却不能有效驱动血液射向主动脉，后收缩的左室侧壁收缩时左室压力升高，能量却消耗在对已经舒张的室间隔的牵拉而非射血。

二、CRT 治疗心力衰竭的机制

2001 年，CRT 作为某些慢性心衰的一种治疗措施从临床研究进入了临床实践。CRT 主要通过双心室起搏，用于纠正室间或心室内的不同步，增加心室排空和充盈；通过优化房室传导，增加心室充盈时间，减少二尖瓣反流，提高射血分数。具体而言，CRT 治疗心衰的机制及对心功能的影响包括如下几个方面。

1. *对血流动力学的影响* 心室再同步起搏治疗后，置于左室电极可以按照设置提前激动左室最为延迟收缩的部位，来改变心衰的左室内不同步，通常为左室侧壁或后侧壁，使室间隔和左室游离壁同步球形收缩，恢复室间隔对左室收缩的支持作用，左室压力上升速率加快，左室等容收缩时间缩短，相应地增加了左室的充盈时间，左室充盈的增加相应增加了前负荷，提高了心肌收缩力。通过程控室室（VV）间期，使左右心室收缩同步，消除矛盾运动，减少无效射血，促进心室前向射血。通过程控 AV 或 PV 间期优化房室传导，提高心房收缩对心输出量的作用，减少因为房室延迟造成的舒张期二尖瓣反流，促进前向射血和提高心室射血分数，增加了心室充盈时间。

2. 对心室重塑的作用　除了对心脏血流动力学的作用外，CRT 还存在对心室重塑的改善作用，可使心衰患者长期受益。不同的心脏模型证实电机械不同步导致的异常的负荷和做功分布，会诱导改变心肌能量代谢、基因表达和蛋白合成。这些变化引起收缩和非收缩细胞重新分布、纤维化和细胞凋亡。试验诱导的 LBBB 引起离心性肥厚改变，激酶和钙调蛋白不均一合成，并且使血流再分布，长期负荷轻的区域血流灌注少。这种电机械失同步化促进了心肌重塑进程。

已经公布的一些随机、对照、严格控制的多中心研究，均显示了比较一致的正性结果，所有这些试验均证实了 CRT 可显著降低住院率，提高生活质量评分，改善 NYHA 心功能分级以及用 6 分钟步行距离和运动最大摄氧量（MVO_2）反映的运动耐量，提高左室射血分数及降低左室舒张末期和收缩末期内径，部分逆转左室重塑，且这种作用至少可持续 6 个月至 1 年。

3. 降低心肌耗氧量　慢性心衰心脏失同步化使额外的能量消耗在心室内分流和无效射血中，降低了心肌的工作效率。CRT 由于提高了各个心腔协调工作的效率，减少了室间隔反常运动和血液在心室的分流，减少二尖瓣反流和无效心室射血，进而提高了能量利用的效率，降低了心肌耗氧量。在心衰药物治疗中，β 受体阻滞药可以降低心肌耗氧量并能改善心脏功能，然而由于 β 受体阻滞药的负性肌力作用和负性变时作用，其应用受到了一定限制。CRT 通过心房电极的起搏使患者能耐受最大剂量的 β 受体阻滞药，获得最大的益处。

4. 对心衰的神经内分泌作用　CRT 可以改善心衰导致的神经内分泌紊乱，减轻心肌纤维化，逆转心室重构，减缓心衰进展。CRT 会增加脑钠肽等神经激素的分泌，并且能重建自主神经平衡。部分通过对 BNP 的影响改善心功能。此外，CRT 能显著增加心率变异性，改善心脏收缩协调性。

总之，CRT 能提高心室收缩功能，减轻继发性二尖瓣反流，逆转心室重塑及维持 LVEF 的持续性提高，而且进行 CRT 治疗后可提高患者的血压，允许上调神经内分泌抑制剂的剂量，可进一步改善心功能。因此，可以提高活动耐量，减少因心衰再住院的次数（约 30%），降低全因死亡率（24% ~36%），延长存活时间。

三、CRT 的适应证

在充血性心衰的发展历史上有一系列 CRT 治疗的相关研究。在肯定 CRT 疗效的同时，美国心脏病学会和美国心脏协会（ACC/AHA）对于其适应证也在不断地调整，在 CRT 发展史上主要有三个大的演变：①1998 年将起搏器治疗心衰的适应证从Ⅲ类升为Ⅱb类；②2002 年将其适应证从Ⅱb 类升为Ⅱa 类；③随着 2003 年及 2004 年两项荟萃分析以及2005年“心脏再同步-心力衰竭”研究结果的相继发表，2005年将CRT治疗心衰的适应证从Ⅱa类升为Ⅰ类，证据水平定为A级。2006年，中华医学会心电生理和起搏分会结合国情制订了我国的CRT适应证，加速了我国CRT的应用和推广。2010年，欧洲心脏病学会指南实践委员会基于新近几个临床试验研究结果，对2007年及2008年的指南做出了更改，更进一步拓宽了CRT治疗心衰适应证的范围，主要对五大心衰治疗适应对象进行了进一步的论述，包括传统的心功能Ⅲ~Ⅳ级心衰患者、心功能Ⅰ~Ⅱ级心衰患者、心衰伴有永久性心房颤动患者、具有传统起搏器植入适应证的心衰患者、不适合心脏移植的晚期心衰患者。至此，CRT适应证进一步拓宽。

《2013年ACCF/AHA心力衰竭管理指南》推荐的CRT适应证包括：①窦性心律，经标准和优化的药物治疗至少3~6个月仍持续有症状（NYHA Ⅱ级、Ⅲ级及Ⅳ级但可活动）患者，其LVEF≤35%，ECG呈LBBB且QRS间期≥150 ms，这些患者适合进行CRT治疗（Ⅰ级推荐，Ⅲ级及Ⅳ级心功能，证据水平为A级，Ⅱ级心功能，证据水平为B级）。②窦性心律，经标准和优化的药物治疗至少3~6个月仍持续有症状（ Ⅲ级及Ⅳ级心功能但可活动）患者，其LVEF≤35%，ECG呈非LBBB且QRS间期≥150 ms，这些患者适合进行CRT治疗（Ⅱa级推荐，证据水平为A级）。③窦性心律，经标准和优化的药物治疗至少3~6个月仍持续有症状（NYHA Ⅱ级、Ⅲ级及Ⅳ级但可活动）患者，其LVEF≤35%，ECG呈LBBB且QRS间期120~149 ms，这些患者适合进行CRT治疗（Ⅱa级推荐，证据水平为B级）。④合并心房颤动患者，在经指南推荐的药物治疗后LVEF≤35%，满足下列条件时CRT有用：a. 要求心室起搏或满足CRT治疗其他适应证的患者。b. 行房室结消融或药物控制心率保证在CRT时100%心室起搏（Ⅱa级推荐，证据水平为B级）。⑤合并心房颤动患者，在经指南推荐的药物（GTMD）治疗后LVEF≤35%，需要植入或更换起搏器且预期有>40%的心室起搏，CRT可能有用（Ⅱa级推荐，证据水平为C级）。⑥窦性心律，经标准和优化的药物治疗至少3~6个月仍持续有症状（Ⅲ级及Ⅳ级心功能但可活动）患者，其LVEF≤35%，ECG呈非LBBB且QRS间期120~149 ms，这些患者可考虑进行CRT治疗（Ⅱb级推荐，证据水平为B级）。⑦窦性心律，经标准和优化的药物治疗至少3~6个月仍持续有症状（Ⅱ级）患者，其LVEF≤35%，ECG呈非LBBB且QRS间期≥150 ms，这些患者适合进行CRT治疗（Ⅱb级推荐，证据水平为B级）。⑧窦性心律，LVEF≤30%，ECG呈非LBBB且QRS间期≥150 ms，经标准和优化的药物治疗后NYHA Ⅰ级，心衰是由缺血引起的，可考虑对这些患者进行CRT治疗（Ⅱb级推荐，证据水平为C级）。

另外，不推荐NYHA Ⅰ~Ⅱ级且非LBBB，QRS间期<150ms的患者接受CRT治疗；若患者的合并情况或衰弱限制其以良好的功能状态存活（ <1年）的患者也不推荐CRT。

《中国心力衰竭诊断和治疗指南2014》推荐CRT的适用人群扩大至NYHA Ⅱ级心衰患者。这一推荐主要基于MADIT-CRT、REVERSE、RAFT试验等。这些研究入选对象均为NYHA Ⅰ、Ⅱ级（主要为Ⅱ级）心衰患者。结果显示，CRT应用可显著降低主要心血管事件的复合终点，从而降低心血管死亡率和全因死亡率，可延缓心室重塑和病情的进展。在标准和优化药物治疗基础上，CRT对于有适应证的慢性收缩性心衰患者而言，可使主要复合终点进一步降低约35%。

新指南对CRT适应证的把握提出了较为严格的标准：主要推荐CRT用于有左束支

阻滞并伴显著心室激动不同步现象的患者，最近《2016 年 ESC 急慢性心力衰竭诊断与治疗指南》将 QRS 时限＜130 ms 的患者列为 CRT 治疗的禁忌证，无论其波形呈 LBBB 还是 RBBB（右束支传导阻滞）。因此，临床中严格规范 CRT 适应证是必要的、合理的。新指南指出，医生在决定是否采用 CRT 前，有一段标准和优化药物治疗时间是适宜的、必要的。

1. NYHA Ⅲ或Ⅳa 级患者

（1）LVEF≤35%，且伴 LBBB 及 QRS≥150 ms，推荐植入 CRT 或 CRT－D（Ⅰ类，A 级）。

（2）LVEF≤35%，并伴以下情况之一：①伴 LBBB 且 120 ms≤QRS＜150 ms，可置入 CRT 或 CRT－D（Ⅱa 类，B 级）；②非 LBBB 但 QRS≥150 ms，可植入 CRT/CRT－D（Ⅱa 类，A 级）。

（3）有常规起搏治疗但无 CRT 适应证的患者，如 LVEF≤35%，预计心室起搏比例＞40%，无论 QRS 时限，预期生存超过 1 年，且状态良好，可植入 CRT（Ⅱa 类，C 级）。

2. NYHA Ⅱ级患者

（1）LVEF≤30%，伴 LBBB 及 QRS≥150 ms，推荐植入 CRT，最好是 CRT－D（Ⅰ类，A 级）。

（2）LVEF≤30%，伴 LBBB 且 130 ms≤QRS＜150 ms，可植入 CRT 或 CRT－D（Ⅱa 类，B 级）。

（3）LVEF≤30%，非 LBBB 但 QRS≥150 ms，可植入 CRT 或 CRT－D（Ⅱb 类，B 级）。非 LBBB 且 QRS＜150 ms，不推荐（Ⅲ类，B 级）。

3. NYHA Ⅰ级患者　LVEF≤30%，伴 LBBB 及 QRS≥150 ms，缺血性心肌病，推荐植入 CRT 或 CRT－D（Ⅱb 类，C 级）。

另外，永久性心房颤动、NYHA Ⅲ或Ⅳa 级，QRS≥120 ms，LVEF≤35%，能以良好的功能状态预期生存大于 1 年的患者，以下三种情况可以考虑植入 CRT 或 CRT－D：固有心室率缓慢需要起搏治疗（Ⅱb 类，C 级）；房室结消融后起搏器依赖（Ⅱb 类，B 级）；静息心室率≤60 次/min、运动时心率≤90 次/min（Ⅱb 类，B 级）。但需尽可能保证双心室起搏，否则可考虑房室结消融。图 3－1 显示心衰患者选择 CRT 的流程。

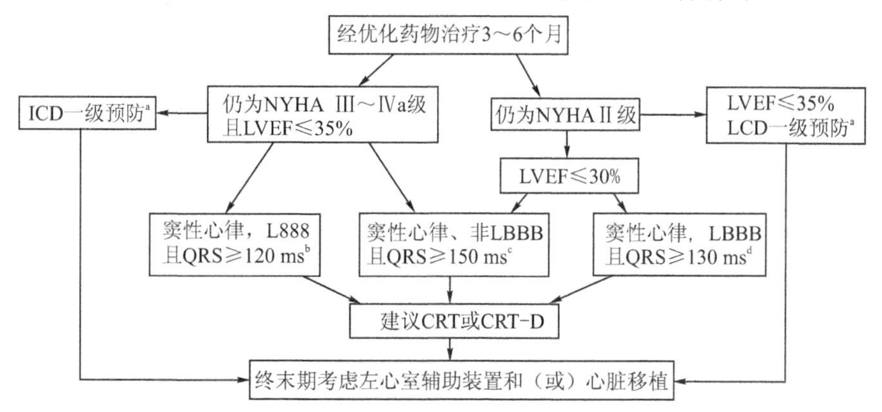

图 3－1　慢性心衰接受 CRT（－D）的流程

四、CRT 疗效的预测指标

大型临床研究显示，即使按现有指南的建议选择患者，仍有约 30% 的患者对 CRT 无反应，这些患者被称为无应答者，对此目前尚无明确的指标或检测方法来鉴别。因此，寻找 CRT 疗效的预测指标，从而更好地选择患者，提高治疗的效果是非常重要的。可能的预测指标有以下几个方面。

1. *QRS 形态与宽度* CRT 只是对有心脏失同步的心衰患者起作用。通常来说，心脏失同步患者心电图上的主要表现为 QRS 波时限 >120 ms，多呈左束支传导阻滞图形。有明确证据支持并发 LBBB 的心衰患者用 CRT 获益最大，对于伴有 RBBB 的心衰患者是否能从 CRT 中获益，目前的研究结果尚不一致。而对 IVCD（室内传导阻滞）组 CRT 效果差，还可能加重不同步。对心电图没有左右心室不同步（心电同步）的证据但影像检查提示患者存在左右心室机械不同步的患者，CRT 的疗效也不确切。

2. *基础疾病* 既往研究显示，缺血性心肌病患者尽管也从 CRT 中获益（改善临床症状、心功能指标和逆转左室重塑），但获益的程度小于非缺血性心肌病，其原因主要是冠状动脉病变导致局部或整体心肌血流减少、局部心肌功能障碍不可逆及 CRT 不能阻止缺血性心肌病病情的进展。

3. *是否并发肺动脉高压* Stern 等的研究提示，术前肺动脉压≥50 mmHg 的患者 CRT 术后的临床疗效较差，主要原因为长期肺动脉高压的患者已由血管痉挛引起的动力性肺动脉高压渐渐发展为血管内膜增厚引起的阻力性肺动脉高压，即使患者左心功能改善，肺动脉压也较难逆转，从而导致 CRT 疗效欠佳。

4. *是否并发心房颤动* CRT 能够逆转心衰患者心房重塑，降低心房颤动的发生。对于并发心房颤动的心衰患者，CRT 能够改善心功能，提高 LVEF，降低住院率和死亡率。但与非心房颤动患者相比，心房颤动伴随高的 CRT 无反应以及高死亡率，主要原因是缺少房室同步以及不充分的双室起搏影响 CRT 的疗效。对合并心房颤动的患者尽量保证 100% CRT 双心室起搏，否则 CRT 效果将大打折扣。

5. *电极植入位置* 很多研究均显示，侧后静脉和后静脉是血流动力学效应最好的部位，因该部位是 LBBB 患者左室最晚激动部位。目前的常规做法是努力将左室电极导线植入该部位。由于心衰患者心腔显著扩张、冠状静脉解剖变异大以及冠状窦口定位困难等因素，往往很难将电极放于理想的部位。

6. *心衰患者病程的长短、是否并发其他脏器功能不全等因素* 这些可能也可影响 CRT 的疗效。有研究认为，女性患者接受 CRT 者疗效更好，其死亡率以及因心衰或主要心血管不良事件的住院率均低于男性患者。

另外，术后房室（AV）、室室（VV）间期设置不当及术后未能实现 100% 的双心室起搏，导致未能达到同步化，就起不到治疗效果；术后患者自行改变和终止抗心衰药物治疗，也是导致 CRT 无反应的重要原因之一。

因此，为使接受 CRT 治疗的患者获得最好的效果，要做到以下几点：①必须严格掌握适应证，选择适当治疗人群，特别是有效药物治疗后仍有症状的患者；②要选择理想的左室电极导线植入部位，通常为左室侧后壁，尽可能消除左右室不同步；③术后优化起搏参数，包括 AV 间期和 VV 间期的优化；④尽量维持窦性心律及减慢心率，尽可能实现 100% 双心室起搏；⑤术后继续规范化药物治疗是保证 CRT 疗效的基础。

第三节 机械循环支持装置

尽管目前许多药物及非药物方法的不断涌现，但仍有许多心衰患者不可避免地发展到终末期，或在某些原因下心功能急剧恶化；而机械循环支持（MCS）装置的应用能为这些患者提供一个有效的措施，可帮助这些患者脱离危险期、过渡到安全期。传统观点认为，MCS 仅仅作为心脏移植的“桥梁”措施，但随着对其机制的研究及认识的深入，发现 MCS 也可作为心衰的长期治疗措施。MCS 的主要或潜在的益处包括如下几个方面：①通过阻止全身休克综合征而维持重要脏器的灌注；②降低心内充盈压，从而减轻充血和（或）肺水肿；③降低左室容量及室壁张力，从而降低心肌氧耗量；④增加冠状动脉灌注；⑤理论上可减少心肌梗死面积。

目前，临床应用较多的 MCS 包括心室辅助装置（VAD）、主动脉内球囊反搏（IABP）、体外膜肺氧合器（ECMO）及 Impella 系统。其中，VAD 占据着最重要的地位。

一、心室辅助装置

按 VAD 的功能可分为左室辅助装置（LVAD）、右室辅助装置（RVAD）、双心室辅助装置（BiVAD）以及全人工心脏（TAH）。LVAD 是一种以驱动血液流动、辅助左室维持全身血液供应为主要功能的血泵，其主要结构包括驱动血液流动的血泵、控制系统和动力系统，是目前最具有发展前途、也是应用最多的心室辅助装置。自 2010 年美国 FDA 批准 LVAD 用于终末期心衰治疗后，LVAD 被临床医生认为是持续、有效、相对安全的心脏移植的替代治疗，目前接受该项治疗者在终末期心衰患者中的比例也逐渐提升。

（一）LVAD 的发展简史

1962 年 DeBakey 和 Liotta 报道了他们研究的气动隔膜血泵，DeBakey 于 1963 年 7 月 18 日应用该血泵行左心辅助，由于神经系统的并发症，术后第 4 天被迫终止辅助循环；DeBakey 对其进行改进后于 1966 年成功应用于抢救 1 例主动脉瓣及二尖瓣双瓣膜置换术后的患者。1979 年用于心室辅助的非搏动旋转血泵首次出现，动物实验证实，这个泵灌注效果很好，在 2 周内没有出现任何凝血障碍，但大多数研究者还不能接受非搏动旋转血泵。因此，LVAD 的研究主要还是集中于搏动型血泵，从此，搏动型 LVAD 广泛地用于临床。我国于 20 世纪 80 年代初开始进行 LVAD 的研究，开发了各种形式的血泵，并使实验动物短期存活。

近年来，作为国家攻关重点项目，由北京安贞医院和广州心血管病研究所合作研制的离心泵和轴流泵，正在进行动物实验；中国协和医科大学与江苏理工大学合作，正开展离心泵的动物实验研究，为使用自己研究的血泵做临床前的准备。终末期心衰患者日益增多，而供体心脏缺乏，出现大量移植等待期人群，间接推动 LVAD 更新并促使其尝试用于长程治疗（MCS 的研发过程见表 3－3）。

表 3－3　MCS 的发展简史

年份	事件
1960	1963 liotta 首次报道植入式 VAD
1964	美国国立卫生院（NIH）启动人工心脏项目
1966	首例胸肺 VAD 成功用于心脏术后患者过渡支持
1970	1970 NIH 启动 VAD 工作组
1978	首例心脏手术后 LVAD 移植前过渡支持
1980	1982 首例 Jarvik 7 永久性人工心脏植入
1984	首例电动 Novacor LVAD 用于心力衰竭移植前过渡
1992	NIH 首次批准 Abiomed 5000 用于移植前过渡治疗
1996	NIH 批准电动胸肺 LVAD（Thoratec XVE）作为移植前过渡
1998	NIH 批准 Novacor 和 Thermocardiosystem 用于移植前过渡
2001	REMATCH 试验，在非移植适应证重度心力衰竭患者，LVAD 优于药物治疗
2003	里程碑：FDA 批准 Thoratec FVE 用于长期支持
2004	SynCardia 全人工心脏用于双心室支持，被 FDA 批准
2006	INTERMACS 试验开展
2007	首次报道恒流泵用于移植前支持
2008	FDA 批准恒流泵
2009	HEART MATE Ⅱ 优于 XVE Ⅱ 用于终点治疗
2010	FDA 批准 Thoratec Heart Mate Ⅱ 用于终点治疗 2010 ADVANCE 研究初步结果
2011	REVIVE－1T 研究启动

（二）LVAD 的分类及其选择

1. *根据血流形式的不同*　可以将 LVAD 分为提供非搏动血流的 LVAD 和提供搏动血流的 LVAD。搏动血流泵较为符合生理特点，发展较成熟，目前 FDA 已批准 5 种搏动性血流泵在临床应用。

2. *根据 LVAD 是否植入体内*　可以将 LVAD 分为体旁型 LVAD 和植入型 LVAD。体旁型 LVAD 是指将血泵安置在患者体外，通过引流管道穿过皮肤与患者的心脏血管相连，由于其不用植入患者体内，因此可用于身材较小的患者（体表面积小至 0.8 m^2），但这种情况下血流量较小，应注意增加抗凝药物的用量，且受到其驱动控制系统的限制，患者活动范围较小。目前已获 FDA 批准的体旁型 LVAD 有 2 种。可植入型 LVAD 是指植入到患者体内（腹膜腔或腹膜外间隙）起心脏辅助作用的装置，可植入型 LVAD 的血泵体积较大，一定程度上受到患者体表面积的限制，目前植入此类装置的患者的最小体表面积为 1.5 m^2，这种安置方式有较好的外观，且患者有较好的自理及活动能力，但仍需要有穿过皮肤的管道供应能量和补偿体内血泵的容积变化。目前已有 3 种被美国 FDA 批准应用于临床。

3. *根据驱动方式的不同*　分为气动式 LVAD 和电动式 LVAD。其中，电动式 LVAD 的机械故障是一个重要问题。目前临床上使用较多的装置如 Heart Mate VE（Thoratec）是一种可植入腹前壁或腹腔内的搏动型血泵，属于电动式（危急时可气动）LVAD；Abiomed BVS5000 是一种置于体外的搏动型血泵，属于气动式 LVAD。

随着持续式 LVAD 的出现，传统的脉动式 LVAD 在临床应用中逐渐被取代，相比之下持续式 LVAD 体积及重量更小，产生的噪声也大大减轻，更为重要的是它对生存率的影响更优于最初的脉动式 LVAD。2013 年发表的 INTERMACS 报告显示，植入连续式 LVAD 的终末期心衰患者的 1 年生存率为 80%，2 年生存率为 70%，显著高于接受药物治疗的患者，也高于植入搏动型 LVAD 患者的生存率。因此，目前植入 LVAD 作为终点治疗的患者全部应用连续式 LVAD。目前，FDA 批准使用的 VAD 种类见表 3－4。

表 3－4　FDA 批准临床使用 VAD

功能	VAD（FDA 批准使用时间）		搏动方式	是否植入体内
	VAD	TAH		
短期过渡支持	Abiomed BVS 5000（1992）	Cardio West TAH（2004）（气动搏动泵）	气动搏动泵	否
	Abiomed AB 5000（2003）		气动搏动泵	否
	Thoratec VAS（1998）		气动搏动泵	否
	Tandem Heart pVAD（2003）		离心泵	是
移植前过渡支持	HeartMate IP（1994）		气动搏动泵	否
	HeartMate VE（1998）		电动搏动泵	否
	Novacor LVAS（1998）		电动搏动泵	否
	Thoratec VAS（1995）		气动搏动泵	否
	Thoratec IVAD（2001）		气动搏动泵	是
	Jarvik 2000（2000）		轴流泵	是
长期支持治疗	HeartMate VE（2002）		电动搏动型	否
	Jarvik 2000（2000）		轴流泵	是
	MicroMed DeBakey VAD（2000）		轴流泵	是

随着科技的发展，各种各样的 LVAD 被应用于临床。一方面增加了选择的范围，另一方面也增加了选择的难度。临床医生应力争为患者选择最合适的 LVAD，选择时应该考虑到以下问题：心脏原发疾病的种类和严重程度、预期患者需要辅助的时间长短、当时当地心脏直视手术（心脏移植）的开展情况、心脏供体的紧缺程度、本单位已有的 LVAD 种类及该类 LVAD 可能引起的并发症、患者的经济情况、术后支持及院外的协作情况等。因此，恰当地选择 LVAD 是一个综合性问题。对于患者而言，合适的装置可能并非只有一种，尽早选择医生所熟悉的 LVAD 是获得良好疗效的关键。

（三）LVAD 的作用机制

1. *血流动力学作用*　应用 LVAD 可增强心衰患者的心功能，降低血管紧张素酶原释放及活动，从而提高肾血流量，降低交感神经兴奋性，降低左房收缩力，减少利钠肽释放，还可降低右房压及收缩力，增加患者活动耐受能力，使心衰患者的自理能力增强。应用 LVAD 的患者在肾功能和活动能力等方面的改善都证明血流动力学得到了有效的恢复。患者在移植前的死亡率降低了 55%，并且移植后 1 年的生存率增加了 26%。Tulio 等在临床观察中证明，长期或永久安置 LVAD 的患者生存率和生活质量优于应用传统药物治疗的患者。应用 LVAD 患者在活动能力上明显优于无 LVAD 的心衰患者，如在3例早期应用了LVAD的患者，安装1个月后的氧消耗、心输出量及踏车运动时的心率等都得到明显的改善。

2. *心肌细胞和细胞外基质的变化* 心衰患者心肌细胞的标志性特点是心肌肥大。很多研究提示，使用LVAD后可以使肥大的心肌细胞向正常心肌细胞的大小转变。Zafeiridis等早期进行的一项研究显示，使用LVAD后心肌细胞的长度、宽度和体积均相应减小，其中细胞长度的变化最显著。另外，有些研究评价了使用LVAD后心肌基质内胶原水平的变化，得到了不同的结论：有的观察到使用LVAD后基质内胶原沉积减少，胶原含量降低；另一些研究则得到相反的结论。Li YY等研究发现胶原形成和降解平衡的改变与基质金属蛋白酶及其抑制剂有关。心衰患者活动能力的改善和心功能的恢复不仅是由于LVAD替代了心脏泵的作用，还在分子层面上对心肌细胞起到了改善作用。

Terracciano等通过观察临床康复的患者发现，在药物治疗的基础上，植入LVAD的终末期心衰患者的心功能得到了恢复，而心功能的改进是由于改善了兴奋-收缩耦联和Ca^{2+}储存及释放，从而改善了心肌细胞的收缩和舒张能力，而不是改变了心肌细胞大小。Emma等的研究发现，使用LVAD后，心肌细胞的细胞骨架蛋白在合成上发生了改变，证明了这种改变是在肌节和非肌节蛋白的转录和翻译上的特殊变化，在临床恢复的患者体内，心肌细胞增加了在恢复过程中的A/C的核纤层蛋白的表达；同时可在恢复中的患者的心肌细胞中见到α_1-肌动蛋白因子增加，α_2-肌动蛋白因子减少。这种变化使心衰患者在应用LVAD后有心肌细胞内部结构发生逆转的可能。Paul等在临床研究中看到，应用LVAD的患者的心肌细胞中IGF-1基因的表达增加，IGF-1的增加可影响心肌细胞的收缩力，某些临床研究表明，心衰患者治疗效果的好坏与其治疗后IGF-1升高的程度有关，虽然这种诱发机制还不明确，但使用LVAD治疗后的这种微观改变是十分明确的。

3. *影响β受体的调节* 在慢性心衰患者体内，β受体发生下调，使用LVAD后可以改善这种不利的变化。Perrino等将使用了LVAD的患者的心肌组织与正常人的心肌组织进行了对比，发现使用LVAD能够抵制磷脂酰肌醇激酶-γ的活性，从而使细胞质膜上的β受体水平正常化，减少胞内膜结构上的β受体。随后的一些研究也证实了这一点。Schnee等还发现使用LVAD后β受体由异常的聚集式分布转向正常的均质式分布。

4. *影响钙离子转运* 肌肉收缩与钙离子有关，在心衰患者体内钙离子转运情况发生改变，这些改变可能导致心衰患者的心肌收缩力减低。Chaudhary等评估了心衰患者和心衰后使用LVAD患者的钙离子转运情况，发现后者心肌细胞的钙离子转运情况更接近于非心衰患者的。相关的一些研究显示，钙离子转运情况的改变可能与肌膜上钙通道介导的钙离子快速内流、肌质网钙容量增加以及动作电位时程缩短等因素有关。

5. *影响基因和微RNA的表达* Blaxall等首先进行了该领域的研究，他们对6位患者的基因进行了研究，发现使用LVAD后可能会引起部分基因表达方式的改变。之后的研究提示，多种基因的上调和下调都参与心衰的发病机制，并与抑制心肌重塑有一定的关系，使用LVAD可能通过影响这部分基因的表达而延缓心衰的进展。Margulies等进行了一项大规模的基因微阵列研究，发现使用LVAD前后3 088种基因的转录水平发生了有统计学意义的变化。Matkovich等从非心衰者、心衰患者以及使用LVAD的心衰患者三组人中分别取心肌组织，对组织中的微RNA进行了微阵列分析，发现在心衰者的心肌组织中有28种微RNA的水平超过非心衰患者的两倍，然而在使用LVAD的心衰患者的心肌组织中，这些微RNA的水平几乎完全恢复正常。

总之，关于使用LVAD后出现临床获益的机制还有很多问题有待研究，其中最关键的是究竟哪种机制在持续抑制左室心肌重塑中起到了最重要的作用。最近的文献指出，应用LVAD的患者肺动脉压力降低，而肺动脉高压是否存在，对于患者进行心脏移植的预后有重要的影响。因此，在患有肺动脉高压且等待心脏移植患者的常规治疗中，应该积极考虑应用LVAD。同样，Gojo等人在临床试验中证明，急性心肌梗死患者在应用LVAD一段时间后，给予移植骨髓干细胞，心功能有了很好的恢复，这种新奇的治疗方法为缺血性心脏病而导致心衰的患者提供了一条心脏移植以外的治疗途径。有实验证明，环氧化酶2阳性的心肌炎患者在使用LVAD后，部分患者的环氧化酶2、p－Akt（Thr 308）和p－Akt（Thr 475）有了明显的下降，应用LVAD的患者的环氧化酶2和p－Akt（Thr 308）在安装前后有了明显的对比和同化区域，指出这两种分子在心肌肥大的过程中有一定作用，而LVAD对于这个作用有可逆的调节，这种作用在心衰患者心功能的改善中可能会起到作用。

（四）LVAD的适应证

1. 用于心脏功能可恢复的短期支持治疗

（1）终末期心力衰竭：患者在等待心脏移植的过程中出现慢性心衰是最标准的应用LVAD的指征。由于供心不足，全球约有29%的终末期心衰患者因等不到合适的供心而死亡，应用LVAD可暂时稳定循环，避免多器官功能衰竭，既可为争取合适的供心赢得时间，又可提高心脏移植的成功率。Meyns等总结了47例患者在等待心脏移植的过程中，用LVAD辅助循环行过渡支持的适应证，包括突然休克（38%）、缺血性疾病（26%）、心脏术后心衰（26%）、慢性心衰恶化（21%）、移植的心脏功能不全（15%）、心肌炎（6%）、其他（6%）。Reiss等报道了7例患者（7～18岁，平均13.5岁）行心脏辅助循环治疗，其中4例患者（3个左室辅助，1个双室辅助）在辅助163（56～258）d后成功进行了心脏移植。Idelchik等分析了18例终末期心衰伴难治性休克患者接受LVAD治疗的情况。其中17例接受了IABP治疗，10例正进行心肺复苏治疗，有14例患者过渡到植入性LVAD治疗或原位心脏移植治疗，1个月和6个月的死亡率分别是27%和33%，无LVAD相关死亡，表明对终末期循环衰竭的患者，LVAD是有效的过渡性治疗。Gregoric等报道9例难治的左心衰竭伴休克及多脏器衰竭的患者（平均年龄37.7岁）接受了LVAD治疗，循环支持时间1～22 d（平均5.9 d），3例过渡到心脏移植，6例过渡到植入性LVAD治疗，1例在587 d后死亡，治疗显示LVAD改善了患者全身状况，降低了手术风险。

（2）心脏手术后发生严重低心排血量综合征或心衰：据报道，心脏直视手术后约有1%的患者因严重的低心排血量综合征而不能脱离体外循环，使用各种药物和IABP亦不能脱离体外循环机，需用LVAD进行心脏辅助，减轻心脏负担，促使心肌功能逐渐恢复，再撤离LVAD。Loisance等报道了11例不能脱离体外循环的患者用左心辅助循环支持，其成功率为67%。

（3）急性心肌梗死并发心源性休克：这些患者行血运重建治疗，虽可以提高生存率，但是仍然有50%～70%患者1个月内死亡，不可逆的泵衰竭引起循环衰竭和重要器官灌注减少是高死亡率的重要原因。由于这类患者冠状动脉病变严重或心肌有不可逆的严重损害，左室心肌至少有40%受损，不能行冠状动脉搭桥手术而血流动力学又极不稳定，LVAD就成为有限的治疗手段之一。它可以暂时稳定血流动力学，促进心肌功能的改善，为进一步采用其他治疗赢得时间或长期支持。Loisance等报道了31例药物治疗无效的心源性休克患者经LVAD支持后，生存率明显改善。最近两个研究随机比较了LVAD和IABP在急性心肌梗死并发心源性休克中的疗效，共83例患者随机接受治疗，LVAD治疗组主要终点心指数及肾功能明显改善，血清乳酸水平降低，但与IABP治疗组的30 d死亡率无明显差别。

（4）心肌炎及心肌病：急性心肌炎及严重的心肌病，由于心肌功能障碍导致血流动力学严重紊乱，可临时应用LVAD进行循环支持，稳定血流动力学，为心肌功能的恢复赢得时间及避免多器官功能的衰竭。Muller等报道了17例非缺血性的自发性扩张型心肌病患者植入了LVAD进行心脏辅助，全部患者的心指数小于1.6 L/(min·m^2)，左室射血分数小于16%，左室舒张末期直径大于68 mm，其中5例成功撤离LVAD。Marelli等报道了3例巨细胞心肌炎患者，1例患者成功脱离LVAD，1例死亡，1例成功进行了心脏移植。Davies等报道了1例患有心肌炎的女孩经68 d左心辅助循环后成功撤离LVAD，期间通过超声心动图和心室插管来评价心脏恢复情况，其辅助时间可作为心肌炎患者辅助时间的参考。由于少数患者的心功能恢复情况很难预料，左心辅助循环应尽早。

（5）室性心律失常：室性心律失常不是应用LVAD的传统标准，因而在实施左心辅助循环之前应先使用药物及电复律等纠正，若室性心律失常仍顽固存在，严重影响血流动力学，才考虑应用心脏辅助循环。由于右心功能往往也较差，宜行双心室辅助。Tatewaki等报道了用Abiomed BVS 5000治疗1例患心肌病引起的药物抵抗的心动过速，辅助循环支持28 d后成功撤离LVAD。

（6）高危心脏手术：有些严重的缺血性或瓣膜性心脏病经过外科手术治疗，纠正其病变后可能不需心脏移植，但手术风险极高，需常规备用LVAD及术前向移植机关登记列入心脏移植的等待计划中，以避免手术失败或不能脱离体外循环机。开胸术后仍有约1%的患者因严重心衰需短期的循环支持。在严重的心源性休克之前早期运用循环支持和选择适当的支持类型，是开胸术后成功循环支持的关键。

2. 心脏移植前的过渡治疗　为中长期辅助，辅助时间1个月至1年以上。用于适合心脏移植的各种终末期心衰患者，他们在获得心脏供体前病情恶化，移植前需要LVAD；约5%的患者在辅助后心室功能恢复，可拔除装置，不需要接受心脏移植。

3. 长期支持治疗　即长期植入MCS装置，从而替代心脏移植。自2001年REMATCH试验证实了LVAD永久植入的可行性之后，美国多家医院开展了长期支持治疗计划。据估计，美国每年有8万~15万名慢性心衰患者可望从左室辅助装置长期支持治疗中获益。

综上所述，LVAD主要应用于心脏术后心功能不全、心脏移植前的临时支持治疗及晚期心衰的永久支持治疗，其中，永久支持治疗仅限于不可逆的心衰终末期，不适合心脏移植的患者（表3-5）。机械辅助治疗充血性心力衰竭的随机评价（REMATCH）研究表明LVAD比常规药物治疗能更显著地改善患者的生活质量。其给出了应用LVAD的初选标准：NYHA分级Ⅳ级已有90 d，给予最大强心药物治疗量后左室射血分数<25%，最大耗氧量<12 mL/（kg·min）。放宽范围为：NYHA分级Ⅳ级已有60 d，最大

耗氧量<12 mL/（kg·min）；或者患者依赖于血管收缩药或通过 IABP 维持循环，NYHA 分级Ⅲ级或Ⅳ级已有 28 d。随着 LVAD 的改进及整体医疗技术的进步，LVAD 的应用越来越广泛。其适应证目前尚无统一的标准，结合上述标准对病例做出恰当的选择，对左室辅助循环具有十分重要的意义。

表 3-5 LVAD 的应用指征和排除标准

项目	标准
应用指征	（1）患者已被选择作为心脏移植的对象 （2）满足下列血流动力学指标： 心指数（CI）<2.0 L/min·m^2 收缩压<80 mmHg（1 mmHg=0.133 kPa） 肺毛细血管楔压>20 mmHg
排除标准	（1）技术性排除指征： 体表面积（BSA）<1.5 m^2 主动脉瓣关闭不全 右向左分流 腹主动脉夹层 接受人工瓣膜置换术者 左室血栓 （2）严重右心功能不全 （3）增加围手术期风险的因素： 右心房压力>16 mmHg 凝血酶时间（PT）>16 m 白细胞计数>15 000/mL 尿量<30 mL/h 呼吸机通气

《2012 年 ESC 急慢性心力衰竭的诊断与治疗指南》具体推荐如下：①LAVD 或双室辅助装置（BiVAD）可用于优化药物和器械辅助治疗基础上的终末期心衰患者，或作为心脏移植前的过渡支持，以期改善症状，降低病死率或避免心脏移植患者在等待手术的过程中发生过早死亡（Ⅰ类推荐，B 级证据）。②优化药物和器械辅助治疗的终末期心衰患者，不符合心脏移植要求，但整体状态较好，预期生存期限 1 年以上者，也可考虑使用 LAVD，以期降低住院率或预防过早死亡（Ⅱa 类推荐，B 级证据）。

《中国心力衰竭诊断和治疗指南 2014》指出，使用优化的药物和器械治疗后仍有严重症状>2 个月，且至少包括以下一项者适合置入 LVAD：①LVEF<25%和最大摄氧量<12 mL/（kg·min）；②近 12 个月内无明显诱因，因心衰住院次数≥3 次；③依赖静脉正性肌力药物治疗；④因灌注下降而非左室充盈压不足［PCWP≥20 mmHg，且收缩压≤80~90 mmHg 或心指数≤2 L/（min·m^2）］导致的进行性终末器官功能不全［肾

功能和（或）肝功能恶化]；⑤有心室功能恶化等。

(五) LVAD 临床应用的影响因素及禁忌证

1. 心脏因素

（1）右室衰竭：右室衰竭是造成围术期死亡的最主要原因。需行心脏移植的心衰患者多伴有较高的肺血管阻力，在左室辅助循环支持及心脏移植早期，该状态可能持续存在并通过心室间的相互作用等诱发右心衰。若存在肺血管及右心的病变等也可出现右心衰，这种情况最好采用双心室辅助。Schenk 等研究了 1991 年至 2002 年间 207 例患者，结果显示右室功能障碍是植入 LVAD 的危险因素，应在术前对右心功能进行评价。Ochiai 对 245 例患者的研究显示，LVAD 植入前对右室衰竭的预判有助于精确的患者选择及最优化的设备选择。右室功能紊乱很大程度上影响 LVAD 植入后的成功率。

（2）心瓣膜损害：慢性心衰伴二尖瓣反流者行左室辅助循环无效，必须予以纠正。慢性心衰伴二尖瓣狭窄、主动脉瓣狭窄或主动脉瓣关闭不全等，虽然不是行左室辅助循环的绝对禁忌，但术前也应对其处理，以减轻其对循环的影响。

（3）冠状动脉病变：对冠状动脉搭桥手术后考虑行左室辅助循环的患者，首先要评估冠状动脉病变程度，要尽量发挥桥血管的功能。

（4）心律失常：心律失常是应用 LVAD 的特殊指征。若是顽固性心律失常，应行双心室辅助。Fasseas 等对 2 例室性心律失常患者行左室辅助循环，1 例死亡，1 例成功进行了心脏移植，显示短期的左室辅助循环对室性心律失常是有效的。

（5）房间隔或室间隔缺损：尽管不是行左室辅助循环的禁忌，但需进行全面评价。因为行左室辅助循环后，左心负荷的减轻可增加右向左分流而导致缺氧。

2. 心脏外因素

（1）中枢神经系统的功能：患者的中枢神经系统功能情况对是否行左室辅助循环非常重要，但评价却非常困难，尤其是临时应用左心辅助循环者。此外，最好对患者耐受左心辅助循环的心理能力进行评价。急性脑损伤瞳孔散大固定者为左心辅助循环的禁忌。

（2）肺功能：成人呼吸窘迫综合征、严重限制性或阻塞性通气功能障碍是行左心辅助循环的禁忌。机械辅助呼吸是危险因素，并非禁忌。行左室辅助循环后，随心输出量的增加，可改善肺功能。

（3）肝功能：心衰可导致肝功能损害，当肝功能严重损害并导致凝血功能障碍时，应为行左室辅助循环的禁忌，但行左室辅助循环前给予维生素 K 及新鲜血浆纠正凝血功能障碍后可显著改善疗效。血清胆红素过高与患者的高死亡率相关。

（4）肾功能：肾功能不全是左室辅助循环的高危因素。透析患者则是左室辅助循环的禁忌。当急性肾衰竭时，尿量小于 20 mL/h 且持续 24 h，血尿素氮（BUN）> 35.7 mmol/L 或肌酐（Cr）>442.0 μmol/L 时，应避免行左室辅助循环。

（5）感染：感染是左室辅助循环期间最常见的不利因素，可明显增加患者的危险性，各种感染在实施左室辅助循环之前都应清除或控制。另外，术后感染也要重视。Ankersmit 等报道，术后 3 个月念珠菌感染率为 28%，而对照组只有 3%。

（6）年龄：年龄与患者存活明显相关。资料表明：大于 60 岁者，左室辅助循环的生存率为 12%；大于 70 岁者为 6%；而小于 65 岁者为 21% ~31%。

（7）再次手术：再次手术不是传统的应用左室辅助循环的指征，但其明显增加了手术的难度和死亡率，尤其是 2 次手术的时间间隔超过 30 d 时。

（8）其他：体表面积的大小决定了某些型号的 LVAD 不能使用。因某些疾病，如恶性肿瘤而不能行心脏移植或预计生存时间小于 2 年者属左室辅助循环的禁忌。糖尿病及外周血管疾病只要是等待心脏移植者就不是左心辅助循环的禁忌。此外，活动性胃肠道出血、颅内出血、长期类固醇治疗者也属左室辅助循环的禁忌。

（六）LVAD 撤离

LVAD 辅助一般至少使用 24 h 以上，以后可结合顿抑心肌心功能恢复情况，逐步减小血泵流量或频率，增加心脏前负荷，监测左、右心压力，当辅助流量减低至 0.5 ~ 0.8 L/（min · m^2），达到下列指标可停机：①EF > 40%；②左房压力 < 20 mmHg；③心指数 > 2.2 L/（min · m^2）；④收缩压 > 100 mmHg；⑤SvO_2 > 65%。

具体脱机方法有：①可每 6 h 减少辅助流量 25%，至辅助流量为 1 L/min 左右时，观察血流动力学稳定达 12 h 以上，可考虑在手术室撤除 LVAD。②调节控制器以改变心电、血泵触发比率，比率从 1∶1 逐步降到 1∶10，做间断同步反搏，增加左室独立搏血功能。③以上两种方法合用直至达到停机指征。试停阶段应全身肝素化以防止血栓形成。

（七）LVAD 并发症

1. *出血*　是最常见的并发症。术前存在凝血功能障碍者，长时间心功能不全可导致肝脏功能下降，同时降低了血小板的数量和功能，而植入 LVAD 后患者需要持续抗血小板和抗凝药物治疗，这些都易导致出血。此外，体外循环的影响以及外科手术的剥离，都是造成术后早期出血的原因。恒流泵因液体切应力较高，凝血因子聚合受限，发生出血概率较高。

2. *肢体缺血*　多见于外周血管粥样硬化患者，尤其是需要较粗导管置入时，如 Tandem Heart 的 17F 鞘管。

3. *血栓栓塞及脑卒中*　血栓栓塞发生率 5% ~ 47%。新式轴流辅助装置可使主动脉瓣间断开放和关闭，使主动脉瓣处于运动中，血栓形成概率减小，少见血栓栓塞。致命性的脑卒中也是最严重的并发症之一，各种装置的脑卒中风险类似。

4. *血流动力学异常*　长期持续心脏辅助可导致主动脉瓣反流和瓣叶融合，严重的主动脉瓣反流可使左室辅助效率下降，并加重心衰，形成恶性循环。Chumnanvej 等的回顾性研究中，33 例置入心脏辅助装置的患者中 7 例有不同程度的主动脉瓣狭窄。

5. *机械故障*　由于辅助装置的机械故障多由输入部分阀门失灵引起，因此一旦发生故障，须及时更换装置。在 REMATCH 和 HM Ⅱ DT 试验中，部分患者因辅助装置部件故障而不得不重新手术，甚至死亡。在 277 例应用 HeartMate 系统患者的回顾性研究中，机械故障的发生率为 7.6%。

6. *感染*　穿皮导线感染发生率较高，多为细菌，病原体来自管路、泵自身或驱动电缆。非接触式充电技术有望改善这一情况。

7. *右室功能不全*　9% ~ 33% LVAD 治疗患者会出现右心衰竭，右室功能不全会导致左心辅助装置输出量减少而常常需双心室辅助。另外，出血后由于大量血液制品的输注，右心负荷加重，肺循环阻力上升，造成右心衰竭，左心回流血减少，LVAD 不能很好地充盈，从而造成了心输出量的下降，所以避免右心衰竭的关键是减少出血的发生、降低肺循环阻力及加强右心收缩力。

8. *LVAD 存在的问题及前景* 近来，随着 LVAD 的不断改进、更好的病例选择标准、临床应用方面的进步以及临床经验的积累，左心辅助循环取得了很大的发展。许多产品已商业化，性能良好，使用安全，治疗效果有了明显的进步，应用范围也有了很大的拓宽，但术后出血、感染、肾衰竭等并发症仍然较高，且价格昂贵等严重影响了左心辅助循环的临床应用。无论是 LVAD 的应用技术、装置本身，还是术后管理等都还有待进一步发展。研制小型化、高功效、少并发症、为患者提供高生活质量的植入式 LVAD 是发展的一个重要方向。在我国，研制短期、非植入式、控制精细、价格低廉的 LVAD 也是一个重要的发展方向。

二、主动脉内球囊反搏

主动脉内球囊反搏（IABP）是通过动脉系统植入一根带气囊的导管到降主动脉内、左锁骨下动脉开口远端，在心脏舒张期气囊充气，在心脏收缩期前气囊排气，从而起到辅助衰竭心脏的作用。这是使用最为普遍的一种心脏辅助装置，主要辅助左室功能。

（一）IABP 的发展历程

1952 年，Kantrowitz 等首次发现在心脏收缩期把血液从动脉抽出，然后在舒张期将血液再注入动脉内，能增加冠状动脉血流。1958 年，Harken 首先提出了主动脉内反搏的概念。1962 年，Moulopoulos 等设计了一种插入主动脉内的气囊导管，利用气囊在主动脉内充气膨胀、排气压缩的体积变化也得到与 Clauss 等应用“用血泵抽注血液”提高舒张压一样的效果，这就是最早利用气囊在主动脉内舒张期膨胀产生反搏作用的原始实验，逐步形成了主动脉内球囊反搏的概念。经不断研究改进，IABP 产品问世，1968 年美国纽约州 Maimonides 医院的 Kanlrowitz 医生首先将这种主动脉内气囊反搏技术用于临床，成功救治了 2 例药物治疗无效的急性心肌梗死合并严重心源性休克的患者。1980 年 Bregman 等首次采用经皮穿刺股动脉方法插入气囊导管成功，不再需要手术切开置入体内，减小了创伤，成为临床上的常规技术。从此，IABP 作为一项新技术得到了临床认同，并应用于临床相关领域。

（二）IABP 的工作原理

球囊在舒张早期主动脉瓣关闭后立即充气，增加峰值舒张压（舒张压增加），这就增加了冠状动脉的灌注压（因为大部分冠状动脉血流的灌注主要发生在舒张期），并改善脑和周围血管的灌注。在等容收缩期主动脉瓣开放前气囊瞬间快速排放，产生“空穴”效应，随后主动脉的舒张末期压力减小以减轻后负荷，降低左室的前负荷和心肌对氧的需求，增加心输出量 10% ~20%，因而提高了左室的工作能力，增加了每搏输出量和射血分数，增加外周灌注（图 3 -2）。IABP 降低主动脉收缩压、主动脉舒张末期压力及左心室舒张末期压力；IABP 除增加冠状动脉血流量外，还增加脑、肾、肠系膜及肺等脏器的血流，同时尿量增多，乳酸的利用提高、生成降低，静脉血氧饱和度提高。

心内膜下活力比率（endocardial viability ratio，EVR）即收缩期压力时间指数（tension - time index，TTI）与舒张期压力时间指数（diastolic pressure time index，DPTI）之

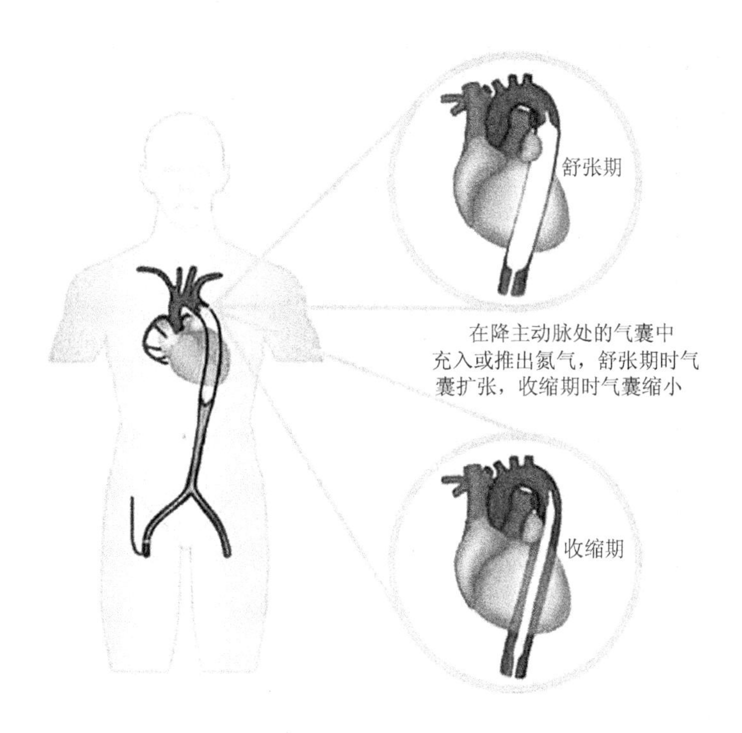

图 3－2　IABP 的装置及工作原理

比。DPTI 是反映心内膜下供血（氧）量的指标，TTI 是心肌耗氧量的反映指标，因此，EVR 是反映心内膜下心肌细胞氧供需关系的指标。实验证明 IABP 辅助可降低 TTI，增加 DPTI，EVR 也相应增加。

（三）IABP 的临床应用时机

补充血容量后心指数（CI）＜2 L/（min・m^2），或左室射血分数（LVEF）＜30%；平均动脉压（MAP）＜50 mm Hg，尿量＜0.5 mL/（kg・h）；周围循环不良，末梢循环差，精神萎靡，组织供氧不足，动脉或静脉血氧饱和度低；联合使用两种以上的升压药物，而多巴胺剂量＞10 μg/（kg・min），血压仍呈下降性趋势；左心房压＞20 mmHg；中心静脉压＞15 cmH_2O，是开始实施 IABP 治疗的指征。在临床实践中，一有指征需尽早应用，以免病情恶化，错过治疗时机。

2012 年《中国经皮冠状动脉介入治疗指南》中指出，对急性 ST 段抬高型心肌梗死（STEMI）合并心源性休克患者经药物治疗后血流动力学不能迅速稳定者应用 IABP 支持（ⅠB）。美国心脏协会在心血管造影和介入指南中对 IABP 的推荐级别为ⅡB 级，欧洲心脏病学会对急性心肌梗死合并血流动力学不稳定，尤其是心源性休克或机械性并发症的患者，进行心肌血运重建时 IABP 使用的推荐级别为Ⅰ级。

（四）IABP 的适应证

IABP 的适应证包括：①高危因素心脏病患者手术中预防性应用；②心脏术后脱离体外循环困难和（或）心脏术后药物难以控制的低心排血量综合征；③急性心肌梗死并发心源性休克、室间隔穿孔、二尖瓣反流；④缺血性心脏病合并顽固性心绞痛、顽固性严重心律失常；⑤高危患者冠状动脉造影、经皮腔内冠状动脉成形术（PTCA）、冠状动脉溶栓或心室辅助装置植入前后的辅助；⑥急性病毒性心肌炎导致心肌功能损伤；⑦心脏移植或心室辅助装置植入前后的辅助；⑧体外循环手术中产生搏动性血流。某些患者甚至在使用ECMO循环辅助的同时运用IABP以降低左室后负荷。

（五）IABP的禁忌证

IABP的禁忌证分为绝对与相对禁忌证。

绝对禁忌证包括：①主动脉瓣反流。IABP可加重反流。②怀疑或确诊为主动脉夹层的患者。IABP会造成主动脉夹层扩大甚至破裂。③腹主动脉瘤患者面积较大。若行IABP，亦可引起主动脉破裂。

相对禁忌证包括：①有严重周围血管病变，且通过外科或介入均无法治疗的患者。禁用于股动脉、腘动脉分流者，但存在主动脉双侧股动脉分流的患者可考虑行经股动脉IABP。②具有出血倾向的患者。③心肌病终末期。

（六）IABP应用的有效标准

IABP应用的有效标准包括临床状况改善，多巴胺、多巴酚丁胺用量减少［一般<15 μg/（kg·min）］，血压回升，舒张压升高，心率、心律恢复正常，尿量增加，末梢循环改善。

（七）IABP的撤除指征

IABP的撤除指征包括：①患者血流动力学状态恢复稳定，心指数>2.5 L/(min·m^2)，多巴胺、多巴酚丁胺≤5 μg/（kg·min），且依赖性小，减量后对血流动力学影响小；②平均动脉压≥80 mmHg，尿量≥1 mL/（kg·h）；③停用呼吸机后，血气分析正常；④神志清楚，末梢循环良好；⑤心电图无心律失常或心肌缺血的表现。

（八）IABP的并发症及处理

1. 下肢缺血　发生下肢缺血最常见的原因是安置IABP后造成该侧股动脉狭窄，自经皮导管应用以来，该症已明显减少；另一原因是血栓形成造成动脉栓塞。在肯定并发症已发生时，用外科方法纠正通常是成功的（常用血栓切除术或局部动脉修补术，或两者联用）。

2. 动脉损伤　插管过程造成的血管内膜剥离可继发血栓形成；插管过程中气囊顶端可造成动脉穿孔；需引起注意的是，因导管顶端扭曲导致降主动脉穿孔发生后不易被一般放射线技术所发现，容易漏诊。

3. 局部感染和出血　严格无菌操作及预防性应用抗生素非常必要。出血包括穿刺部位的血肿以及需要输血或者外科治疗的严重并发症。任何留存于体内的导管都有感染的可能，患者出现不明原因的发热时，须拔出球囊。使用IABP时为防止血栓发生，常联合使用抗凝药物，大大增加了出血风险。Farkash等发现术后PCI患者不使用肝素而单独使用糖蛋白Ⅱb/Ⅲa拮抗药，可减少出血风险，同时血栓事件发生率也很低。由于血小板的机械性破坏及肝素的使用，导致血小板减少。血红蛋白可能在反搏过程中降低，考虑为红细胞机械性损伤而溶血或血管壁的损伤。

4. 器械故障　如气囊破裂、扩张不充分、气囊舒缩时机不当、导管置入位置不当。气囊穿破时可见到血液从导管流至安全室内，反搏波明显变小或消失。此时应立即停止反搏，更换气囊导管。

5. 与IABP相关的死亡　极少有患者直接因球囊的插入而死亡。有研究数据显示，16 909例进行IABP的患者中，有7%至少出现了一项并发症。其中2.6%为主要并发症，如出血（0.8%）、下肢缺血（0.9%）、截肢（0.1%）及IABP相关的死亡（0.05%）。临床工作中应严密监测并观察使用IABP的患者的病情及生命体征等的变化，如血压，血小板及血红蛋白，远端肢体的并发症、体征和位置等。在IABP不用时为保证IABP工作稳定，应定期检修。除此之外，IABP相关的并发症往往与IABP置入较晚、治疗时间较长有一定关系。

预防IABP并发症的最佳方法是在有IABP并发症的高危患者中避免应用IABP；在怀疑有并发症高危因素的病例，主动脉－髂动脉的血管检查或许有帮助。在高危患者需要IABP的插入时，特别是在已知的周围血管疾病或周围动脉搏动消失的患者、糖尿病患者，无鞘的IABP球囊插入对最大限度地降低并发症或许有益。不过，随着相关技术的发展，相信IABP相关并发症发生率会逐年下降。

总之，IABP是临床常用的循环支持装置，因其操作简单及效果明显而被广泛应用，虽然最近SCHOK Ⅱ研究没有证实在ST段抬高型心肌梗死合并心源性休克患者当中获益，但对某些患者仍有益，仍在广泛应用。

三、Impella系统

由于传统的LVAD的安置需体外循环下经胸外科手术植入，对于行冠状动脉介入治疗的心源性休克和严重冠状动脉病变患者，使用LVAD显然不切实际。经皮左室辅助装置（PLVAD）避免了外科开胸手术的风险，操作简便，近年来逐渐应用于临床。PLVAD提供的血液流量没有传统LVAD高，只适用于短期循环支持或者作为长期LVAD的临时过渡措施。目前临床运用比较成熟的轴流型PLVAD有两种，均通过了欧盟食品药品监督管理局和FDA批准，一种是Impella系统，另一种是Tandem Heart系统。Impella系统是一种经皮介入的微型轴流泵，用于左、右心室或双心室短期辅助；易于植入，可在超声引导下经皮穿刺，导管经过主动脉瓣进入左室；所需抗凝药剂量很小。但目前没有被我国食品药品监督管理局批准，因此，国内仍没有开始应用。

（一）Impella系统的组成、发展及辅助原理

1. Impella系统的组成及发展　Impella系统通过其导管经股动脉逆行进入左室，前端有笼状的血液流入口，导管位于升主动脉段，有血液流出口，流入口和流出口之间有一内置微型轴流泵，通过内置的导线和体外控制器连接，从左室抽取的氧合血液，经过微型轴流泵直接泵入升主动脉，建立左室－升主动脉引流途径。与Tandem Heart相比，Impella系统不需要穿刺房间隔，血液亦不流经体外，操作简便，创伤小且并发症少，特别适用于需要临时循环支持的经皮冠状动脉介入治疗（PCI）的高危患者。

Impella系统由入血口、出血口及转子组成，体外控制仪可对Impella转速和功能进行调控（图3－3）。

Impella通过一根小的导管把肝素直接注入设备内，从而避免了全身应用肝素，其放置时间为3～10 d，主要用于PCI及冠状动脉旁路移植术（CABG）的支持以及向长

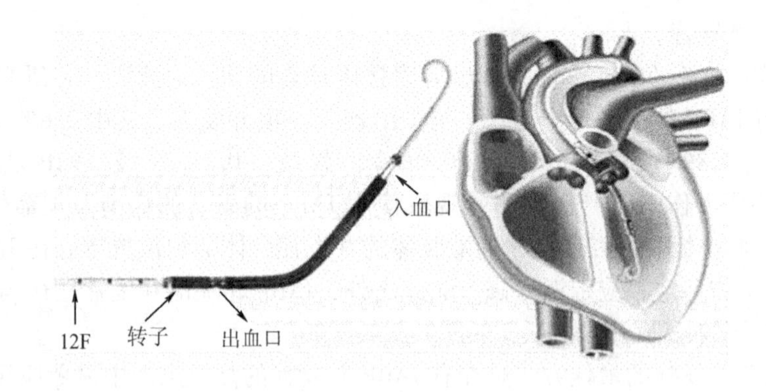

图3－3 Impella 系统各部件组成

期 VAD 或心脏移植的过渡。

Impella 系统第一代产品 Hemopump 曾用于 PCI 时代的循环支持，由于血管损伤、栓塞及溶血等并发症发生率高，已逐渐被淘汰。目前其第二代产品 Impella 2.5（12F 鞘管）、Impella CP（14 F 鞘管）和 Impella 5.0（21F 鞘管）已进入临床应用阶段。Impella 2.5 泵体直径为 6.4 mm（相当于 12F），使留置导管中的血流泵有能力从左室泵出 2.5 L/min 血液通过主动脉瓣进入主动脉根部，是目前能经皮穿刺置入的最小体积的轴流泵（Impella 2.5 及 Impella CP），其用于左心辅助的全部重量仅为 8 g，在临床应用中不会出现主动脉瓣反流现象。该装置不仅能减轻左室负荷，且能提供最大 2.5 L/min 的流量以对抗生理后负荷。Impella 2.5 治疗期间需维持活化凝血时间（ACT）＞160 s。更大流量的 Impella CP 及 Impella 5.0 分别能提供 3～4 L/min 及 5 L/min 的流量，也可经股动脉送入左室，但 Impella 5.0 需要切开股动脉置入。

2. Impella 的辅助原理　Impella 装置的流出部分在主动脉根部，轴流泵能提供主动向前流动的血液，从而增加心脏的输出功率，泵出的血液直接来自左室，它减少了心室收缩末期容积和压力，使心脏做功和心肌收缩力下降，从而减少心肌氧耗。此外，血流压力的增加和室壁张力的下降可以增加心肌供氧，增加冠状动脉血流，从而增加心肌缺血情况下心肌存活的能力。因此，Impella 技术是第一个提供天然的血流从左室流出经过主动脉瓣进入主动脉根部的临床可行的心室辅助技术。它提供了全身稳定的血流灌注并保护心肌免受缺血的损伤，同时安装安全、容易使用，我们可以把它理解成我们所希望达到的理想的心室辅助装置。

（二）Impella 的适应证、禁忌证、并发症及局限性

1. Impella 的适应证　Impella 用于以下 PCI 患者优于 IABP：①合并心房颤动或其他心律失常；②射血分数＜20%；③冠状动脉左主干病变；④应用旋磨或旋切等装置，可能延长 PCI 时间；⑤PCI 时间＞60min，且需要循环支持。FDA 批准 Impella 2.5 在伴发心绞痛的冠状动脉疾病患者和心功能减弱（但稳定）患者经历高风险经皮冠状动脉介入手术时作为一个临时使用的心脏泵，但微型血泵 Impella 2.5 不适用于心脏搭桥手术。

2. Impella 的禁忌证 包括周围血管病变、主动脉机械瓣、主动脉瓣严重钙化及左室血栓等。

3. Impella 的并发症 包括肢体缺血、出血、溶血、弥散性血管内凝血及感染等，欧洲相关的注册研究证实其发生率为4% ~6.2%。

4. Impella 的局限性 Impella 2.5 主要局限是在血流的冲击作用下，泵体有被推入左室或主动脉内的倾向。因此，如何将其维持在跨主动脉瓣的位置上是一个棘手问题。Impella 2.5 仅提供2.5 L/min 的最大血流量，不能满足重度休克患者循环需要，而 Impella 5.0 仍需手术切开股动脉。患者动脉和静脉缺损，包括钙沉积和血管壁硬化，使心脏泵无法进入通畅区域；心脏瓣膜置换使心脏泵无法进入通畅区域；患者的一个心脏瓣膜出现严重狭窄，使心脏泵无法进入通畅区域；患者血管或心脏中连接松散的血块可能会中断心脏泵的使用，对患者产生有害结果；主动脉瓣出现缺陷，使血液从主动脉回流至左室，这将加重心脏的工作量，随着时间的推移会减弱心脏向人体其他部位供给足够血液的能力。

总之，Impella 2.5 正在国外广泛用于日益增长的高风险 PCI、急性心肌梗死等患者当中，也有许多文献证明它在血流动力学稳定方面优于 IABP。在循环支持方面，Impella 是仅有的能安全和有效地支持生理血液运输的辅助装置，它通过把血液从心室通过主动脉瓣送达主动脉根部，提高了全身血液输出量，增加了冠状动脉血流，减少了心室做功。它可以免于收缩药物的不利影响，同时它安全、操作简便，在高风险 PCI 手术中有能力去提供稳定的血流动力学支持，为球囊扩张和支架植入争取了更多时间，扩大了 PCI 的治疗范围，是导管室理想的心室辅助装置。目前 Impella 在我国还远未充分利用，国内仅有关于 Impella 在动物模型方面应用的研究报道。Impella 能在短时间内提供更佳的循环支持，是未来循环辅助装置发展方向。

四、体外膜肺氧合（ECMO）

体外膜肺氧合（ECMO）又称体外生命支持系统（ECLS），发展于20 世纪 70 年代，通过心肺旁路途径将静脉血引流至体外，经膜氧合器氧合后再灌注体内，主要用于心肺功能衰竭患者的循环和呼吸辅助治疗。

（一）ECMO 的发展、组成及工作原理

1. ECMO 的发展 1953 年 5 月，Gibbon 等利用滚轴血泵和鼓泡式氧合器组装出第一台体外循环机，成功地为 1 例 18 岁的年轻女性实施了房间隔修补术，这是人类医学史上首次利用体外循环成功进行开胸心脏手术的记录。1956 年，Clowes 等首先将膜氧合器应用于临床，通过膜材料实现了氧气与血液非接触式氧合。后来的研究者进一步对交换膜材料进行了改进。20 世纪 60 年代末，有学者尝试用体外心肺支持技术治疗呼吸功能衰竭，从而提出了 ECMO 的概念。1970 年 Baffes 等用 ECMO 成功地对先天性心脏病手术患者进行了生命支持。1972 年，Hill 等首次将 ECMO 应用于

临床，成功治愈了1例24岁合并呼吸衰竭的复合伤患者。20世纪70年代中期，欧美各国用ECMO与机械通气进行多中心对照研究，两种方法治疗急性呼吸窘迫综合征（ARDS）的病死率都在90%左右。这些结果使ECMO的研究沉寂多年。1975年，美国密歇根大学医学中心Bartlett等成功对1例因胎粪吸入综合征导致呼吸衰竭的女性弃婴施行ECMO并抢救成功。1979年，Gattinoni等把体外清除CO_2和低频正压通气结合起来，应用于ARDS患者，使疗效从10%提高到50%，重新燃起了人们用ECMO治疗ARDS的希望。

此后在1980年，美国密歇根大学医学中心Bartlett医生领导并建立了第一个ECMO支持中心，随后世界各地相继建立了145个ECMO支持中心。1987年，Mortenson首先制成静脉内血气交换装置，或称血管内膜氧合器（IVOX）或体内膜氧合器。IVOX可替代人体30%摄取O_2和排除CO_2的能力，降低通气治疗参数，减轻肺损伤，从而确定了ECMO的发展方向。1988年，Bindslev等报道了用肝素涂抹新型膜肺建立ECMO，可减少肝素用量并减少出血。1989年，美国建立了体外生命支持组织（ELSO），对世界范围内使用ECMO的病例进行注册登记，便于统计、分析和总结ECMO治疗的病例，进行ECMO技术培训和推广。1993年，Zwisch Enberger等对767例行ECMO治疗的急性呼吸衰竭患者的调查表明，总生存率为81%，如果采用常规治疗，则生存率仅为20%。1994年在英国召开ECMO国际会议，对ECMO技术和临床应用进行总结和探讨，发现ECMO对儿童特别是新生儿有很好的疗效，对成人的效果不理想，之后随着ECMO在成人呼吸循环衰竭的疗效逐渐改善，其临床应用越来越广泛。

ELSO 2005年报告指出：至2004年7月，全世界共有29 000例患者使用了ECMO治疗，新生儿、儿童和成人呼吸衰竭的存活率分别为77%、56%和53%，在心衰患者中则依次为38%、43%和33%。2009年*Lancet*杂志发表英国常规通气支持与ECMO治疗成人重型呼吸衰竭研究报告，通过对180例ARDS患者的随机对照研究发现，ECMO结合传统治疗方法后，治疗组生存率为63%，而单纯传统治疗组为47%，尽管对该研究的方法设计存在争议，但其ECMO的临床应用价值仍得到了承认。美国的统计数据显示，在2006年至2011年，成人ECMO例数增加了4倍（每百万出院患者ECMO例数从11例增加到60例左右）。至2014年1月，世界范围内ELSO登记数据库已达到58 000余例患者。

2. ECMO的组成　ECMO的基本结构包括动静脉插管、连接管、离心泵、膜氧合器、热交换器及各种监测设备（图3-4），最核心的部分是血泵与膜氧合器，分别起人工心和人工肺的作用。

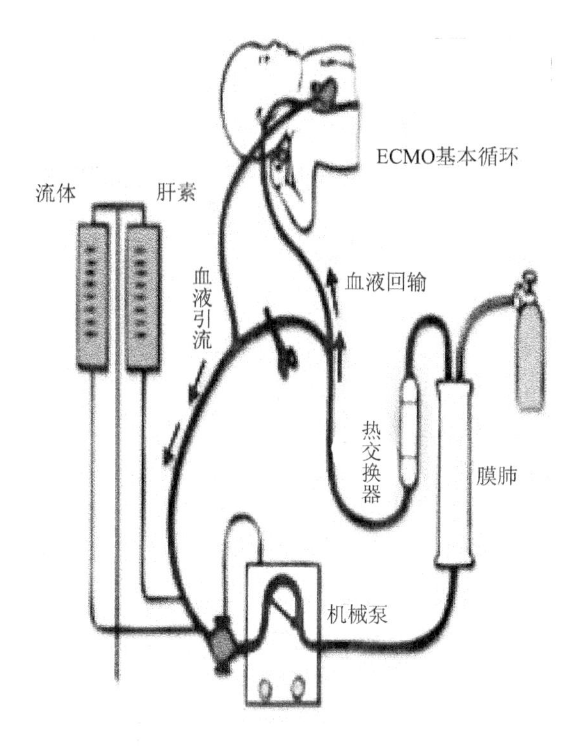

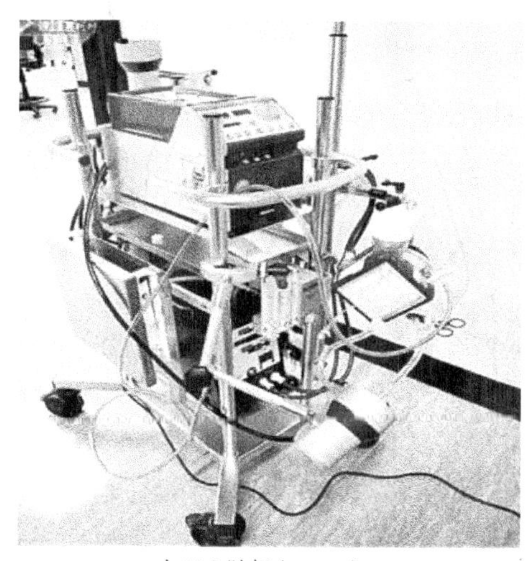

人工心肺机（ECMO）

图 3－4　ECMO 的组成与实体

3. ECMO 的基本原理　ECMO 的基本原理是经导管将静脉血引流到体外，在血泵的驱动下，经膜式氧合器释出 CO_2 并进行氧合，再把血流回输体内，从而在体外完成氧合与 CO_2 的清除。ECMO 的基本回路跟体外循环技术类似，一路导管将体内血液引流至储血罐，然后由机械泵将血泵入氧合器，经膜肺将血液氧合、清除 CO_2 并加温后再通过另一路管道回输体内。引流体外和泵入体内的管道之间有一备用的短路，其作用是一旦回路或机械故障时可迅速将机体与 ECMO 系统脱离，从而确保临床使用安全。常用的治疗模式可分为静脉－静脉 ECMO（VV－ECMO）、静脉－动脉 ECMO（VA－ECMO）

和动脉 – 静脉 ECMO（AV – ECMO）模式三种。

（1）VV – ECMO 模式：静脉血经右心房或颈内静脉引出，氧合后回流至中心静脉，与患者自身静脉血混合进入右心室。VV – ECMO 模式主要用于体外呼吸支持，临床上主要用于成人呼吸窘迫综合征（ARDS）及新生儿呼吸衰竭的治疗。VV – ECMO 模式常规的插管通路有：颈静脉 – 股静脉、股静脉 – 颈静脉或股静脉 – 股静脉等，这取决于患者的个体情况及所用插管的长度与大小等。

（2）VA – ECMO 模式：经静脉置管到达右心房引流静脉血，通过动脉置管到达主动脉弓处将清除了 CO_2 的氧合血输回动脉系统。其病理生理变化与心脏手术体外循环相似，可同时用于心肺功能的支持。

（3）AV – ECMO 模式：即无泵的 CO_2 清除模式，需要患者循环相对稳定，可以耐受大量动静脉分流。AV – ECMO 模式不适合进行完全呼吸功能支持。血液从动脉经过专门用于动脉 – 静脉方式的低阻力体外膜肺回流到静脉，血流直接依靠动静脉之间的压力差推动，因而不需要血泵装置。动脉 – 静脉方式最大的优点在于避免了与机械泵有关的并发症，减少了血液破坏，简化了临床管理。静脉 – 静脉体外 CO_2 清除系统是采用静脉置管连接低速泵驱动的体外氧合器，不存在动静脉分流，避免了血流动力学的影响和动脉置管导致的下肢缺血。体外 CO_2 清除是一种安全、有效、可操作性较强的体外肺辅助技术，能有效降低体内 CO_2 水平，辅助降低呼吸机参数，避免呼吸机相关肺损伤的发生。但目前仍需大规模的临床随机对照研究来进一步证实体外 CO_2 清除系统在肺保护和临床转归等方面的优势。

除了以上转流模式外，还有从 VV – ECMO 模式中衍生出来的 VVdL（VV 双腔管）模式和 VVdL + V 模式。前者是采用单根双腔导管的 VV – ECMO 模式，其原理是经皮穿刺颈内静脉，置单根双腔管入右心房，静脉血经外管引流至体外氧合后再经内管输回体内，由于内管尖端超出外管至右室，从而避免了氧合血重复循环。后者是颈内静脉头侧置入一根引流管连入 VVdL 模式的环路中，可增加静脉引流，降低颈静脉压力，有利于防止颅内压升高，从而降低脑出血、脑梗死等颅内并发症的发生率。

（二）ECMO 的适应证、禁忌证、支持时机及脱机指标

1. *适应证* ①冠心病，严重缺血或坏死使心肌收缩及舒张障碍。ECMO 的目的主要是建立有效循环，使缺血再灌注损伤的心肌得以恢复。②不明原因的心源性休克。紧急行 ECMO 实施体外生命支持下心肺复苏。③心脏手术后严重低心输出量，常规治疗无效。在排除心脏结构畸形后，安装 ECMO，等待手术中缺血再灌注损伤的心肌得以修复。④暴发性心肌炎，继发严重心衰及心律失常，药物治疗无效。ECMO 作用十分明显。⑤心肌病。ECMO 对此类患者仅限于重症难治性心衰，以扩张型心肌病和特异型心肌病的 ECMO 效果较佳。⑥药物难治性肺高压。⑦肺栓塞。⑧心脏移植患者：a. 术前等待心脏移植的患者，血流动力学难以维持，应用 ECMO 可减少血管活性药和正性肌力药的应用，保护其他重要脏器功能。b. 排斥反应致供体心脏功能不全，心脏收缩减弱，ECMO 支持可使心脏功能逐渐恢复。c. 移植后供体右心功能不全，术前肺阻力高，术后肺动脉压在边缘状态，ECMO 辅助心脏，一方面缓解肺血管痉挛，另一方面使右室心肌得到一定训练。d. 供体心脏小，受体体重大，血流动力学难以维持，可用 ECMO

辅助循环并训练心肌。

2. 禁忌证 绝对禁忌证包括不可逆性脑损伤、恶性肿瘤及严重的不可逆性多脏器损害。相对禁忌证如下：①严重出血；②严重心功能不全的孕妇；③心脏术后依然合并不能矫治的先天和后天疾病者；④心肺复苏时间超过 30 min 者；⑤不可恢复性心肺损伤。

3. ECMO 循环支持时机 ①严重心衰，常规治疗效果不佳，预计死亡概率在 50% 以上的患者，可考虑行 ECMO 进行循环支持；②大量正性肌力药物效果不佳，血流动力学仍难以维持；③心指数 < 2 L/（m^2 · min）持续 3 h 以上，成人平均动脉压（MAP）在 60 mmHg 以下持续 > 3 h，乳酸 > 5 mmol/L 并进行性增高，尿量 < 0.5 mL/（kg · h）持续 5 h 以上，可考虑安装 ECMO；④建议尽早考虑安装 ECMO。

4. ECMO 脱机指标 当 ECMO 循环支持流量为患者心输出量的 20%，在小量血管活性药物的条件下，如多巴胺 < 5 μg/（kg · min）、多巴酚丁胺 < 5 μg/（kg · min）、肾上腺素 < 0.02 μg/（kg · min），血流动力学稳定，成人 MAP > 60 mmHg，小儿 MAP > 50 mmHg，脉压 > 20 mmHg，中心静脉压（CVP） < 10 mmHg，左室压（LVP） < 12 mmHg，左室射血分数（EF） > 40%，心电图无恶性心律失常，静脉氧饱和度（SvO_2） > 60%，乳酸 < 2 mmol/L，可考虑脱机。逐步调整正性肌力和血管活性药物的剂量，缓慢减少 ECMO 的流量，当流量减少至仅为患者血流量的 10% 时，可考虑停机。停机前，体内适量加一些肝素。

5. ECMO 终止指标 ①不可逆的脑损伤；②其他重要器官功能严重衰竭；③顽固性出血；④心脏功能无任何恢复迹象且无更佳的治疗方案；⑤不可控感染。

（三）ECMO 并发症及其处理

Mehta 等对 1 279 例 ECMO 病例分析发现 ECMO 应用中发生出血并发症者占 48.3%，肾功能不全者占 30.7%，感染者占 11.3%，神经功能不全者占 11.9%，发生血栓/栓子者占 9.6%，溶血者占 5.1%，ECMO 系统及设备问题者占 3.6%。ECMO 中的并发症以出血最为多见，尤以脑出血最为严重，出血是 ECMO 晚期最常见的并发症。据国内六大医疗中心（广东中山大学附属中山医院、阜外心血管病医院、北京安贞医院、天津市第三中心医院、上海交通大学附属胸科医院和北京朝阳医院）从 2012 年 1 月到 2012 年 5 月收集汇总的 339 例 ECMO 辅助支持治疗患者的临床资料统计显示，ECMO 的并发症主要为出血（呼吸支持 47.7%，循环支持 45.3%）、血栓（呼吸支持 29.2%，循环支持 20.4%）、感染（呼吸支持 15.4%，循环支持 8.0%）、肾功能不全（呼吸支持 29.3%，循环支持 28.9%；包括透析、人工肾及持续动静脉血液透析）、溶血（呼吸支持 10.8%，循环支持 10.2%）、神经系统并发症（呼吸支持 1.5%，循环支持 2.8%）、氧合器故障（呼吸支持 18.5%，循环支持 17.1%）。

1. 出血或血栓 出血是机械辅助早期常见的并发症，ECMO 治疗中由于血液在体外与大量非生理性的异物表面接触，因此必须采用全身肝素化的方法避免血液的凝固，全身肝素化加上长时间 ECMO 支持，血小板大量消耗，容易导致出血并发症的发生，出血是 ECMO 最为普遍的并发症。

手术创面及插管处常是易发生出血的部位，目前对于出血仍缺乏有效预防措施。尽管出血可发生在机体的任何部位，但颅内出血后果更为严重，可致严重的脑损伤，甚至是死亡。应用ECMO中出现血小板数骤减、ACT值异常升高、停用肝素后ACT仍不缩短，均为颅内出血的征兆，此时患者可没有颅内出血的症状，血流动力学亦无异常，脑CT检查将发挥重要作用。

使用肝素涂抹技术的循环装置，可在支持期间减少肝素用量，血小板应维持在5×10^9/L以上，低于该水平应及时补充。应用抑肽酶和6-氨基己酸可使出血明显减轻，如怀疑活动性出血，应积极外科手术止血。出血严重时，如果能在呼吸支持下维持生命体征，可考虑终止ECMO，改为呼吸机支持治疗。ECMO停止1~2 h后，ACT一般可恢复正常。Dominguez等研究表明重组Ⅶa因子对于ECMO支持期间的难以控制的出血有较好的效果，在传统的止血方法难以奏效时，重组Ⅶa因子可作为重要的治疗手段来发挥作用。

血栓的形成主要与全身的抗凝不足有关。近年来，运用肝素涂抹管道及小剂量肝素维持后，血栓的发生率已经大幅下降。但血栓仍然是ECMO常见的并发症。近年来其发生率在国内外文献报道中为20%~30%。主要包括脑血管栓塞、心房血栓（左心房多见）、肢体血管栓塞及肺栓塞等。水蛭素是强效的凝血酶抑制剂，有很强的抗血栓作用。股静脉-动脉模式支持的患者易出现左房压增高，而左室过于膨胀，血流减缓，也易形成血栓和栓塞。左心过于膨胀可采用左房增加引流减压或肺动脉增加引流减压等方法处理。目前，国内外的研究显示，运用低剂量肝素，建议ACT维持在160~200 s，国内有部分学者建议将ACT维持在120~180 s，既可以显著减少出血的风险，同时也不会造成严重的血栓形成。在临床实际操作过程中，ACT常常变化较大，需要密切观察、定时检测。

2. 感染　感染是ECMO支持期间另一种发生率较高的并发症。目前，国内外相关文献报道，感染的发生率为10%~15%。其发生率较高的原因主要包括手术创面大、机械通气时间长、皮肤黏膜屏障功能受损以及深部动静脉置管，同时患者能量摄入不足，机体免疫功能下降。

临床上常见的感染类型有呼吸系统感染、泌尿系统感染、血液感染等。由于ECMO装置多经皮肤行深部动静脉插管，故革兰氏阳性球菌感染可能性较高。ONeill等对EC-MO支持期间的感染进行了研究，141例进行ECMO支持的患者，53%用于循环支持。26%的患者在ECMO支持期间发生感染，其中细菌感染占54%，真菌感染占27%，混合型占14%，病毒感染占5%。血液感染占35%，泌尿系统感染占24%，混合感染占22%，创口感染占14%，肺部感染占5%。78%的感染发生在心脏术后需要ECMO支持的患者，感染与是否开胸有显著的相关性。

患者在ECMO支持治疗期间，由于保温水箱的体温调节作用，感染容易被掩盖。因此，临床上必须密切观测血常规的变化、体温的波动、神志的改变等征象。此外，在各种操作过程中，要严格无菌操作；同时保证患者的营养供给；尽快使患者脱离呼吸机及ECMO。一旦发生感染，应早期运用广谱抗生素，再根据药敏试验结果，及时调整。

3. 肾功能不全　ECMO期间发生的肾衰竭即为多器官功能衰竭的一部分，一般死亡率很高，ECMO联合CRRT（连续肾脏替代疗法）是一种有效的支持方式，可等待脏器功能恢复或过渡到器官移植。其发生原因尚不明了，可能与 ECMO 支持期间溶血、非搏动灌注、儿茶酚胺分泌增加、栓子形成、栓塞、全身炎性反应等因素有关。

肾功能不全的主要病变是急性肾小管坏死，其病理变化为肾小管上皮细胞肿胀、变性或坏死，基底膜断裂，管型形成，阻塞管腔。Golej 等对 5 例 ECMO 支持期间发生肾衰竭的患者使用腹膜透析，所有患者均存活。腹膜透析的安装应选择在患者尿少，但血流动力学平稳时，一般情况下肾衰竭可以逆转，否则可延续使用腹膜透析到进行肾移植。

4. *溶血*　溶血也是常见的 ECMO 并发症，其发生率在 5% ~12%。患者在 ECMO 治疗期间发生溶血，容易造成或者加重肾功能不全、DIC 等严重并发症。因此，及早发现、积极处理尤为重要。临床上，一旦出现血浆游离血红蛋白升高、肉眼血尿等表现，应积找寻找原因，对因处理，如更换管路、离心泵头及减小负压等。此外，同时也要碱化尿液、利尿，必要时可行血浆置换。

5. *神经系统并发症*　采取合适的抗凝强度是预防神经系统并发症最主要的方法。此外，患者如有脑出血倾向或已经出现脑出血，应立即停止 ECMO 辅助，否则会加重脑出血，甚至导致脑疝等严重并发症；相反，如果发现患者有脑梗死表现，应该适当提高 ECMO 辅助流量，进而提高患者的收缩压，加强脑部灌注，防止出现缺血缺氧性脑病。目前，神经系统的并发症考虑主要与全身的凝血功能状态有关。调查显示，ECMO 支持的患者，有 11.9% 出现神经功能不全，尤以婴幼儿发生率较高。

6. *局部缺血*　主要指的是 ECMO 插管远端肢体的缺血。选择合适型号的导管及适合的抗凝强度是避免或减少局部缺血发生的重要预防措施。在 ECMO 治疗期间，应严密观察远端肢体的颜色、皮温以及脉搏等，一旦发生缺血，尽快建立旁路，保证远端血供。

7. *机械并发症*　随着生物工程技术的发展，机械并发症的发生率已经有所下降，但是由于 ECMO 支持时间较长，血液成分的破坏在所难免。因此，定期检测跨膜压，及早发现装置内血栓、血浆渗漏及氧合器氧合不全至关重要。一旦出现氧合器氧合不全、血浆渗漏，应及早更换氧合器。氧合器功能异常主要包括血浆渗漏、气体交换功能下降、血栓形成；气体压力过高有致气栓形成。当气体交换功能下降，影响机体的氧供时，应立即更换氧合器。Meyns 等研究了 ECMO 治疗期间血浆渗漏的原因，从 1996 年到 2002 年，62 例 ECMO 患者使用了 91 个氧合器进行循环呼吸支持，其中 26% 的患者支持期间需要更换氧合器。COX 统计分析显示氧合器类型和患者年龄为独立危险因素，其中 Medos Hilite 氧合器抗血浆渗漏能力最强，年轻患者发生血浆渗漏的程度轻，同时还提示全身炎性反应程度可能与血浆渗漏有关。炎性反应程度可能与血浆渗漏有关。

Motomura 等研究显示，硅树脂橡胶中空纤维由于其无孔的特点对于长期 ECMO 支持来说有很好的气体交换能力，硅树脂橡胶 ECMO 氧合器有极薄的中空纤维膜，更适于儿童使用。Motomura 将这种氧合器和传统氧合器的性能进行了对比，体外研究显示，这种氧合器比传统氧合器的气体交换效率更高，血流阻力更低，溶血发生更少。

总之，对于治疗重症循环功能衰竭，ECMO 是一种重要且有效的方法。相信随着生物工程技术及相关技术的完善和提高，ECMO 的并发症将会进一步减少，其抢救成功率也将进一步增加。

第四节　心脏移植

近年来，心脏移植在终末期心衰患者中的应用已发展为一门成熟的临床学科。最早在20世纪50年代，供体心脏切除和原位心脏移植的最佳术式即已确立。1960年，Shumway研究小组发布了体外循环和供心低温保存技术，从那以后，心脏移植的基础技术已确立。1967年12月，南非医生Barnard首次开展人类心脏移植，立即获得人们的热切关注，同时也激发了外科医生们的极大热情，次年全球即有100多台心脏移植术实施。然而，因为早期的心脏移植术后生存率很低，1年生存率不足15%，使得这一热情迅速降温；到1970年，全球基本上仅剩下斯坦福和弗吉尼亚医学院两个中心在心脏移植领域继续探索。此后10年，心脏移植研究几乎仅单个中心在进行，研究成果包括逐步建立了供体和受体的选择标准、应用心内膜心肌活检来检测排斥反应并评价治疗效果及明确了心脏移植术后可能出现的并发症。20世纪80年代，随着免疫抑制领域的全面发展，特别是神经钙蛋白抑制剂环孢素A的发现，增加了心脏移植患者的成活率，这标志着心脏移植进入了新时代。近年来，全球每年的心脏移植手术数量大致稳定在4 000台左右，美国每年心脏移植的数目大约2 200例，且保持相对恒定。早在1978年4月，上海瑞金医院张世泽医生进行了我国首例心脏移植，开启了我国心脏移植的先河。目前我国有450万心衰患者，而且进入终末期心衰患者也逐渐增多，随着国人在死亡问题上传统思想的逐渐解放及心脏供体的增加，心脏移植也必然成为我国终末期心衰患者有效的治疗方法。

一、心脏移植受体的选择

（一）适合进行心脏移植的疾病类型

（1）各种病因所致的收缩性心衰（射血分数<35%），主要包括缺血性心脏病、扩张型心肌病、瓣膜性心脏病及高血压心脏病，并排除淀粉样变性、艾滋病及心脏肉瘤等继发原因。

（2）有顽固性心绞痛的缺血性心脏病，但不适合进行冠状动脉旁路移植或经皮冠状动脉重建手术，且经最大耐受量药物治疗无效；也不适合做直接心肌血运重建术或经心肌血运重建手术后未成功。

（3）顽固性心律失常，起搏器和心脏除颤器不可控的心律失常；单独电生理治疗或联合药物治疗没有改善的心律失常；不适合射频消融治疗的心律失常。

（4）肥厚型心肌病，经下列各种干预治疗后仍有心功能Ⅳ级症状，包括乙醇室间隔消融术、心肌及肌瘤切除术、最大限度的药物治疗及起搏器治疗。

（5）没有重度固定性肺动脉高压合并症的先天性心脏病。

（二）适合进行心脏移植的患者标准

年龄55～65岁（各中心并不一致）；仅有心脏病，其他脏器功能正常；服从医疗治疗建议；精神状态稳定且有家庭或伴侣支持。

（三）心脏移植的适应证

心脏移植适用于那些药物治疗效果不佳，或不能进行其他外科治疗或介入治疗（如血管重建手术、球囊血管成形术或导管消融技术），若不进行心脏移植手术治疗，其预期1年生存率低于50%的终末期心衰患者。在接受严格的药物治疗后，低射血分数（20%）、低血清钠（<135 mmol/L）、高肺毛细血管楔压（>25 mmHg）、高血浆去甲肾上腺素水平（>600 pg/mL）、心胸比增加及最大氧耗量降低（每分钟<10 mL/kg）等临床指标仍不能得到改善，此类患者预后不良，是心脏移植的适应证。另外，最大氧耗量在10～15 mL/（kg·min）的患者，如果摄氧量持续下降，也应行心脏移植治疗。

（四）心脏移植的禁忌证

心脏移植的禁忌证包括绝对禁忌证和相对禁忌证，现分述如下。

1. 绝对禁忌证　包括：①年龄>70岁；②药物干预治疗无效的固定性肺动脉高压[肺血管阻力（PVR）>6 Wood单位，跨肺压差>15 mmHg]；③限制移植后生存率的系统性疾患，如皮肤癌以外的恶性肿瘤、艾滋病（疾控中心定义$CD4^+$细胞计数<200个/mm^3）、出现多系统损害并处于活动期的系统性红斑狼疮或结节病、移植心脏有高度可能复发的任何系统性疾患及不可逆的肾或肝功能不全。

年龄是最具争议的移植排除标准之一。重点是受体的生物学年龄而不是实际年龄，精心挑选的老年受体的移植术后生存率和生活质量可与年轻受体媲美。尽管老年受体比年轻受体更可能合并全身性隐匿性疾病，术后恢复过程可能更麻烦，但是他们比年轻受体更少发生排斥反应。但是，年龄>70岁仍是接受心脏移植的绝对禁忌证。

PVR增高是原位心脏移植术为数不多的绝对禁忌证之一。固定的PVR>6 Wood单位或跨肺压差>15 mmHg是一个排除心脏移植的标准。心脏移植患者术前评估应行心导管检查，吸氧或使用血管扩张药（米力农、硝普钠或前列腺素E_1）对肺动脉高压进行可逆性评价。如果血流动力学表现没有使PVR减少50%，开始静脉应用正性肌力药物或血管扩张药，48～72 h后重复心导管检查。固定的高PVR定义为通过上述措施PVR不能显著降低，并预期移植术后早期会出现致命的移植物右心衰竭。固定的高PVR患者可能是异位心脏移植或心肺移植的高危候选人。对于中度肺动脉高压（3～6 Wood单位）患者，宜选择一个更大的供心给这些受体以提供额外的右心室储备。

2. 相对禁忌证　包括慢性阻塞性肺疾病、外周血管或脑血管病变、胃溃疡、有终末期器官损害的胰岛素依赖型糖尿病、既往有恶性肿瘤病史、最近的及未解决的肺梗死、目前或最近患有憩室炎、限制患者生存或康复的其他系统性疾患、恶病质、酗酒或药物滥用、有不依从史或干扰远期依从性的精神类疾患及缺乏家庭成员或伴侣的精神心理支持。

具体而言，对于糖尿病患者只有在出现重要靶器官损害（糖尿病肾病、视网膜病变或神经病变）时才是移植禁忌。在环孢素时代，在皮质类固醇减量甚至停用的情况下血糖是可以控制的。活动性感染（包括人类免疫缺陷病毒）、不可逆的肾或肝功能障碍、慢性严重肺疾病、非心脏的严重动脉硬化性血管疾病及恶性肿瘤，通常被认为是移植的禁忌证。恶病质引起的营养不良增加了感染的风险，可能限制术后早期康复。最终的移植成功还取决于受体的社会心理稳定性和依从性。严格的术后多种药物治疗方案，严格的随诊和必要的心内膜心肌活检，是提高心脏移植患者术后生存率的基本保障。如患者有心理疾病、药物滥用或既往治疗（特别是终末期心力衰竭治疗）不依从史，医生就有充分理由拒绝其作为移植候选人。

二、心脏移植受体的管理

（一）终末期心力衰竭的病因及潜在心脏移植受体的评估

初步评估对心脏移植至关重要，大多数患者应符合缺血性心脏病或原发性扩张型心肌病引起的 NYHA 心功能Ⅲ级或Ⅳ级标准。已知感染（病毒）、炎症、中毒、代谢和家族性的病因可以引发扩张型心肌病。少见的移植适应证包括难治性心绞痛、顽固性恶性室性心律失常、移植物闭塞性冠状动脉疾病、瓣膜或先天性心脏病引起的心衰及非常局限性的心脏肿瘤。随着个体化药物治疗、高风险的血运重建技术以及新型抗心律失常药物和设备的日益普及，人们对不可逆性心衰的看法正在改变。潜在心脏移植受体的初步评估包括全面的病史和体格检查、胸部 X 线片、常规血液及生化检查、有限的血清学检查（感染性疾病）及最大氧耗（VO_2）运动试验。虽然多数患者已经接受心脏右心导管及冠状动脉造影检查，但是移植中心需在常规治疗间隔后重复右心导管检查以排除不可逆的肺动脉高压患者。对冠状动脉造影应当再次进行审查，以确认缺血性心肌病者的冠状动脉病变无手术机会。所有病史短于 6 个月的非缺血心肌病患者都应行心内膜心肌活检，以协助治疗决策。选择移植的患者完整常规的术前评估包括甲状腺功能、空腹和餐后血糖、肌酐清除率、脂蛋白电泳、病毒滴度、真菌血清学检查、12 导联心电图、动态心电图、超声心动图、肺功能检查、群体反应性抗体和 HLA 分型。选定的患者应行腹部超声、颈动脉及下肢动静脉血流超声多普勒检查，并进行食管、胃、十二指肠镜检以及恶性肿瘤筛查。

（二）潜在心脏移植受体的管理

1. *个体化药物治疗*　终末期心衰患者的药物治疗的进展提高了患者的生活质量和长期预后。常规门诊治疗充血性心衰的药物包括血管紧张素转化酶抑制药、β 受体阻滞药和利尿药（特别是螺内酯）。中重度充血性心衰的药物治疗也提高了患者的存活率。

2. *药物治疗过渡到心脏移植*　心功能极度受损的患者需要入院，在 ICU 行静脉正性肌力药物（米力农、多巴酚丁胺、多巴胺）治疗。初始药物治疗不佳的难治性心衰患者有必要放置主动脉内球囊反搏。尽管给予大量药物与 IABP 治疗，患者仍持续有肺淤血或全身低灌注表现，可以放置心脏机械辅助装置来改善血流动力学状况以过渡到心脏移植。

3. *机械辅助过渡到心脏移植*　由于心脏移植供体与受体之间的矛盾，一些患者需要进行机械辅助装置以过渡到心脏移植。大量药物支持治疗 24 ~48 h 后血流动力学仍不稳定的潜在心脏移植受体，可以采用心室辅助装置或全人工心脏治疗。由于这些装置很少能够撤除，安置心室辅助装置或全人工心脏前仔细审议患者的移植候选人资格是非常重要的。

（三）影响受体选择的常见因素

确立心脏受体选择标准的目的是在供心资源短缺时，从终末期心衰患者中甄选出心脏移植术后获益最大的患者。随着对影响心脏移植术后生存的多种因素的处理经验和技术的进步，受体选择标准也随之发生了很大变化。然而，受体选择标准中最基本的原则并没有任何改变，受体仍旧应该是那些存在严重心脏疾病，且任何保守治疗都无效的患者。近年来，心衰治疗措施有明显进步，真正意义的终末期心衰的定义不断更新，故恰当的心脏移植应该是针对已慎重使用过较新治疗方案仍无法改善病情的患者。

当前，大多数心脏移植患者术前接受过心衰治疗中心的积极治疗，且反复住院，最终治疗失败。很多患者长期住院是因为需要持续静脉使用正性心肌药物或者需要循环辅助装置。院外患者行心脏移植，筛选的关键是首先要确定谁预后最差。最大运动时的氧耗量峰值（$VO_{2\,max}$）是评估预后的最好手段之一。V_{O_2}低于 15 mL/（kg·min）提示预后不良，低于 14 mL/（kg·min）通常是院外患者行心脏移植的最低要求。

1. *年龄* 以往心脏移植对受体的年龄有严格要求，但实际年龄与生理学上的年龄有明显的差异。多个来自单中心的报道表明，经严格挑选的老年患者行心脏移植，术后生存率同样令人满意。目前大多数中心不特别设置年龄上限，但是对年龄 >65 岁、不合并其他疾病的老年患者更需严格筛选。

2. *严重的外周血管疾病和脑血管疾病* 血管性疾病可因非心脏原因降低患者的生存率，同时降低生活质量。血管性疾病的危险因素也是促发移植心脏血管病变的主要危险因素。因此，严重的非心脏本身的血管疾病是心脏移植的主要禁忌证之一。但血管病变到何种程度即不宜心脏移植，确立标准非常困难。

3. *不可逆的其他脏器功能不全* 指可能明显限制患者存活的其他器官的并存疾病，主要指肺、肝及肾疾病，通常被认为是心脏移植禁忌证。近年来，实体脏器移植水平普遍提高，一些中心已着手对严格筛选的患者行多脏器联合移植。对需要行多器官移植的患者可以推荐到这样的中心治疗。

4. *恶性肿瘤病史* 长期使用免疫抑制剂可增加恶性肿瘤发病率，既往的恶性肿瘤更易复发，现有的恶性肿瘤可进一步恶化。有相当多的报道表明，以往有恶性肿瘤病史且认为基本上无复发可能的患者，心脏移植可获得长期的存活。这类患者移植术前发生终末期心脏病，往往是肿瘤化疗和（或）放疗的后果。恶性肿瘤仅在短期内未见复发，或再次复发的可能性不能确定，这类患者拟行心脏移植，术前与肿瘤病专家一起行预后分析实属必要。

5. *不能或不愿意遵循复杂的治疗程序* 长期以来，社会心理综合评价一直是是否适合行心脏移植需要考虑的因素。评价内容包括既往治疗和医学随访的依从性、家庭条件及来自社会的支持力度。这些评估很难做到量化。重点考虑的还有既往有无服用毒品史及是否拒绝药物治疗。关于社会价值的尺度，包括自闭状态、智力障碍的水平、医疗保险以及家庭支持和和睦程度等都很难精确评价，也不是术前重点考虑的内容。

6. *不可逆的肺动脉高压* 早期的心脏移植研究发现，当受体的肺血管阻力本身就高时，供心植入后右室后负荷突然升高，常发生急性右心功能衰竭，且在手术台上就可出现。此后，受体肺血管阻力 > 4 Wood 即排除心脏移植术。近年来，人们认识到部分慢性心衰患者其肺动脉高压是可逆的；在导管室行介入检查，或在重症监护病房行血流动力学监测，结合药物试验，可立即检测肺动脉高压是否可逆。这种方法证实的可逆性肺动脉高压，行心脏移植通常可以获得较好的预后，因为推测在心脏移植后肺动脉高压也是可逆转的。因此，现在的心血管专家常在导管室联合使用正性肌力药物和扩血管药物，在保证体循环压力下测试肺血管阻力增高是否可逆。大部分移植中心仍旧认为不可逆的肺动脉高压是心脏移植的禁忌证，除非考虑行心肺联合移植。

7. *全身性感染活动期*　通常认为明显的活动性感染也是应用免疫抑制的禁忌证，因为免疫抑制可降低对感染的全身防御反应。因此，全身性感染是心脏移植的禁忌证之一（有时是暂时的）。有些被认为是非暂时性的感染性疾病，如 HIV 感染和播散性肺结核，不能行心脏移植，但 HIV 阳性患者有成功实施脏器移植的报道。

三、供体的选择与处理

（一）供体选择指南

心脏供体的选择标准已经确立。从伦理学角度来说，供体候选者必须是脑死亡患者，年龄最好不超过55岁，偶尔也有>55岁的患者入选供体。既往有心脏病的患者，包括心肌梗死史、明显的瓣膜性疾病或其他器质性心脏病、心律失常患者不能作为供体。此外，既往有严重胸部外伤的患者也不能作为供体，因其可能存在心脏挫伤。供体的早期评价或后面要介绍的经适当复苏处理后的评估，均须满足已经确定的血流动力学标准，即平均动脉压>60 mmHg（8 kPa），中心静脉压8～12 mmHg。长时间的心脏停搏、低氧血症、低血压和（或）使用高剂量正性肌力药物者不能作为供体。患者如果有活动性的恶性肿瘤（皮肤基底细胞癌和鳞状上皮癌以及某些原位的脑肿瘤除外），不能作为供体，因为他很可能将恶性细胞转移给已经受到免疫抑制的受体。男性年龄>45岁，女性>50岁，建议行冠状动脉造影了解有无冠状动脉狭窄。供体的 HIV、乙型和丙型肝炎病毒血清学检查应该是阴性的；有中心采纳肝炎病毒检查阳性的患者作为供体移植给血清学结果相同的受体。

近年来，心脏供体短缺，供体的选择标准有不断降低的趋势。目前心脏供体库已扩大，开始接纳年长或心肌缺血时间较长的供体，某些器质性心脏异常患者，如轻度的左室肥厚、瓣膜异常以及冠心病患者，也被纳入供体库。心脏供体库扩大对移植术后远期疗效的影响目前还不得而知。现有证据表明，某些供体因素，如年长和心肌缺血时间较长，可能增加受体的死亡率。

（二）供体的处理

积极纠正血流动力学紊乱和代谢异常，可使更多的患者符合供体选择标准。脑损伤患者因常合并有神经源性休克、体液丢失过多和心动过缓而导致血流动力学不稳定。应纠正低血容量、代谢紊乱和激素的异常。输注液体使中心静脉压维持在5～10 mmHg，谨慎输血使血细胞比容>30%。输血应优先使用巨细胞病毒阴性和去除白细胞的血液。正性肌力药物应尽可能少用。纠正代谢失衡，如酸中毒、低氧血症和高碳酸血症。脑损害患者常伴有体内激素含量异常，必要时给予激素替代治疗，如补充精氨酸加压素、甲状腺素、甲泼尼龙、胰岛素。

Crystal City 指南是在 2002 年颁布的，其目的是改善心脏供体的处理和器官的利用率。指南推荐对供体候选者采取如下处理策略：首先对候选者采用传统处理方案，包括纠正血容量和纠正酸中毒、低氧血症、贫血，逐步减少正性肌力药物；然后行超声心动图检查，了解患者有无器质性心脏病并评价左心功能。如果 LVEF≥45%，供体心脏符合移植标准；如 LVEF＜45%，建议补充相关激素，如精氨酸加压素、甲状腺素、甲泼尼龙和胰岛素，并置入肺动脉导管以指导治疗血流动力学紊乱。只有达到适当的血流动力学标准［平均动脉压＞60 mmHg，肺毛细血管楔压 8～12 mmHg，中心静脉压 4～12 mmHg，外周血管阻力 800～1 200 dyn·s·cm^{-5}，心指数＞2.4 L/（min·m^2），多巴胺和多巴酚丁胺给药速度＜10 μg/（kg·min）］，供体的心脏方能考虑适合移植。

四、供体和受体匹配及供体的获取

心脏移植供体和受体的匹配包括 ABO 血型匹配和身高体重匹配。

（一）供体和受体的匹配

1. *ABO 血型匹配*　ABO 血型匹配是绝对必要的，因为不匹配可导致移植术后数分钟内即发生超急性排斥反应。人类白细胞相关抗原（HLA）配型检测因实验条件和缺血时间的限制，认为对心脏移植不适合。

2. *身高体重匹配*　身高体重相差不超过 20% 符合匹配要求，但受体如有肺血管阻力升高，供体的身高和体重不能低于受体，这样做的目的是减低急性右心力衰竭的可能性。群体反应抗体（panel reactive antibody，PRA）滴度升高的患者提示对 HLA 的高敏反应（通常因既往输血或妊娠导致），术前行供体和受体的淋巴细胞交叉配型很有必要。受体体内存在供体的 HLA 抗体，可出现交叉配型阳性反应。出现阳性反应说明受体不能接受供体器官，移植后会出现超急性排斥反应。

制订移植器官分配方案有助于保证实际分配时的公平性。美国是由政府授权给 UNOS器官共享联合网络来监督整个器官分配过程。UNOS 的政策是胸部器官分配顺序基于血型、病情的紧急程度以及排队等待时间。首先行当地范围的器官分配，然后再扩大至区域范围调配。分配政策不断改进，并由移植医生、当地器官获取组织的专家、患者组织以及相关领域的专家参与。

（二）供体的获取

随着心脏保存技术的改进，使供体心脏能耐受更长时间的缺血，故能更长距离地运送，导致心脏供体库的扩大。目前，较为安全的供体心脏冷缺血时间为 4～6 h。供体心脏的获取是多器官获取过程的一部分，胸外科医生常和腹部外科医生同时从一名供体中获取器官。

（三）手术方式

供体选择和处理供体心脏的选择分步骤进行，分别由当地器官获取组织、负责移植术的医生、负责切取心脏的医生参与。首先，由当地器官获取组织的专家进行初步的筛选。通过收集供体相关信息，包括病史、死亡原因、身高、体重、ABO 血型、血清学检查（如 HIV、乙型肝炎病毒、丙型肝炎病毒检测）以及临床经过。然后，再由负责移植术的医生根据病史、体检和实验室结果进行进一步的筛选，实验室检查内容包括常规心电图、胸片、化验结果以及超声心动图。最后，负责切取心脏的医生在切取术中可直接行心脏检查。切取心脏的地方常远离移植中心，切取心脏的医生应与切取其他脏器的医生密切配合。

五、术后管理

（一）免疫抑制

心脏移植的术后处理与其他心脏手术比，最突出的不同是前者需要使用免疫抑制剂，抑制机体对同种异源心脏的排斥反应。不同的移植中心其方案也往往不同，且差别很大，这可能就是“治疗艺术”，这一差别似乎随心脏移植术的发展还在扩大。目前使用的免疫抑制剂都不是特异性作用于心脏，而是非特异性抑制机体对所有外源性抗原的反应。所以，目前的免疫抑制方案都可能带来术后感染和恶性肿瘤发生这些并发症。

目前大多数移植中心都在术中即开始免疫抑制治疗，通常是三种药物联合。大多数包括一种神经钙蛋白抑制剂（环孢素 A 或他克莫司）、T 淋巴细胞增殖分化抑制剂（硫唑嘌呤、麦考酚吗乙酯或西罗莫司）以及皮质激素（至少短期使用）。围手术期还常采用“诱导”方案，药物采用抗 T 淋巴细胞多克隆抗体（抗胸腺细胞制剂）或单克隆抗体（小鼠 CD3 单克隆抗体，如 Orthoclone OKT3），目的是减少早期排斥反应的发生，降低早期排斥反应的程度。最近应用的有单克隆抗体如 daclizumab 或 basiliximab，其作用是阻断白细胞介素 - 2 受体，可以预防对移植心脏的排斥反应，无全身性免疫抑制作用。围手术期后逐步减少免疫抑制药物的剂量，这一调整过程须严格个体化，选用方案取决于排斥反应程度、药物耐受程度、药物并发症和原先的免疫抑制方案。

（二）常见术后并发症及其处理

1. *排斥反应* 与其他移植器官一样，植入的心脏会受到机体免疫系统的攻击。这种攻击如不给予处理，最终可导致移植物彻底失去功能。前文提及的免疫抑制剂可不同程度地降低患者的排斥反应。监测排斥反应并由此制订相应的免疫抑制方案在一定程度上是根据临床及超声心动图的检查结果，通常也应用右室心内膜心肌活检，根据国际统一的分级标准，活检标本可行排斥反应评分。根据活检评分结合临床表现和心脏超声检查，可判断是否需要强化免疫抑制治疗。大多数中心在移植术后一年内定期行心肌活检，此后根据临床情况不定期行心肌活检。心内膜心肌活检通常在 X 线指导下经皮穿刺右颈内静脉进行。

2. *感染* 目前使用的免疫抑制剂是非特异性药物，都增加患者发生感染的易感性，尤其提高了条件致病菌的易感性。易感的程度与免疫抑制强度密切相关，故移植术后早期易感性最高。因此，要获得一个好的移植效果，往往需要有感染性疾病方面的专家参与。

3. *恶性肿瘤* 移植术患者中恶性肿瘤的发生率有高于普通人群的倾向，是非特异性免疫抑制剂带来的另一后果，正如该研究领域的元老 Israel Penn 所言，“恶性肿瘤是免疫治疗的代价”。早期发现和及时治疗恶性肿瘤是器官移植术后随访医生的基本技能之一。在 Penn 博士指导下，移植术后临床肿瘤登记已经多年。登记结果足以证实，移植术后在普通人群中常见的癌症发生率并未增加，但是恶性淋巴增生和皮肤癌的发病率增加得尤为显著。术后发生的恶性淋巴增生，通常称为移植术后淋巴增生性障碍，主要表现为B淋巴细胞的异常增殖，大部分由Epstein－Barr病毒感染引发。疾病临床表现多样，与常见的淋巴瘤不同，70%以上的患者有淋巴结外侵犯。减少免疫抑制剂，瘤体可进行性缩小。但对于诸如心脏这类维持生命所必需的移植物而言，停用抑制剂的措施实在是“双刃剑”。传统的细胞毒性药物治疗这类恶性肿瘤有效率低，新兴的靶向抗体治疗，如抗CD20抗体利妥昔单抗，疗效令人振奋。

4. 冠状动脉病变　影响术后远期存活率的最主要的并发症是发生在移植心脏的冠状动脉病变。与普通人相比，移植术后冠状动脉病变的发病年龄提前，病变更为弥漫，且常迅速发展为完全闭塞病变。病变原因很可能是多因素的，涉及免疫反应（HLA和其他抗原不匹配）、炎症（巨细胞病毒和其他病原菌感染）以及多种常见危险因素并存（血脂异常、糖尿病等）。移植术后1年，10%的患者行冠状动脉造影可发现异常；术后第5年，则有50%可见异常。内膜增厚是术后冠状动脉病变的特征之一。血管内超声可灵敏地识别内膜增厚，近年来用于早期发现术后冠状动脉病变。在免疫抑制剂的新药临床试验中，血管内超声测得的内膜增厚常作为替代终点，用来评估改变免疫抑制治疗后冠状动脉病变的发生率。

如前所述，植入心脏缺乏传入和传出神经纤维，心肌缺血时患者通常无心绞痛症状。心肌缺血可引发心律失常，严重的导致猝死；缺血还能引起左室功能下降，严重的出现心衰症状。移植术后的冠状动脉病变多为弥漫性，此时行介入治疗或外科手术的效果常不理想，最终的解决办法是再次心脏植入。术后冠状动脉病变一旦出现心血管事件，提示预后很差。有研究报道，心血管事件出现后1年存活率仅18%～20%。再次心脏移植术患者，其术后存活率仅略低于初次移植术。然而，用有限的供体心脏来治疗移植术后冠状动脉病变，这一治疗措施备受争议。

5. 心律失常　致命性室性心律失常（有症状的室性心动过速或心室颤动）和心搏骤停史是植入性自动转复除颤器（ICD）、长期胺碘酮治疗或导管射频消融治疗的适应证。心脏性猝死是患者等待心脏移植的头3个月中最常见的死亡原因。多项研究显示，无论是有既往史还是有诱导性心动过速或心室颤动史的患者，植入ICD后存活率都提高了。

6. 药物毒性　目前使用的免疫抑制剂都有明显的毒副作用，且药物之间存在相互作用。神经钙蛋白抑制剂（环孢素A和他克莫司）类药物于1980年应用于心脏移植患者，明显提高了心脏移植患者的存活率。此后，神经钙蛋白抑制剂成了各种免疫抑制方案的基石。这类药物都具有较强的肾毒性，很多患者尽管接受了严密的药物监测，最终仍发展为终末期肾病。近20年来，心脏移植术后生存率明显提高，目前1年、5年、10年和20年生存率分别是80%、66%、29%和16%。

患者的半寿期（50%患者存活的时间）是9.3年。20年来术后2年生存率明显提高，但晚期生存率无明显改变。如果把1982年以后的心脏移植，按每4～5年划为一个阶段，可发现术后生存时间与药物应用有密切关系，神经钙蛋白抑制剂很可能最终被肾毒性低的药物取代，但后者也可能带来其他毒副作用的问题。

六、对心脏移植术的综合评价

左室射血分数和最大耗氧量是预测患者存活与否的最强独立危险因素。

ISHLT 登记有全球 6 300 位心脏移植术的患者资料，协会每年公布一次相关信息，如术后生存率、死亡危险因素及移植物的心功能演变。近年来报道的心脏移植病例数逐年减少，主要因为其他国家报道的移植例数减少。接受心脏移植的患者年龄构成比变化也很大，50～64 岁以及 65 岁以上的患者所占比例增高，而 35～49 岁比例减少。相反，供体年龄结构没有多大改变。行心脏移植的主要病因仍旧是特发性心肌病和缺血性心肌病。

ISHLT 列出的影响术后 1 年生存率的主要危险因素有：既往先天性心脏病的类型、术前住院并且（或）有辅助呼吸史、PRA > 10%、透析。其他危险因素还有：供体年龄大、受体年龄大、供心缺血时间长、受体胆红素或肌酐升高。以前曾列为 1 年死亡率的危险因素有：既往冠心病、再次心脏移植、术中使用主动脉球囊反搏或左室辅助装置、恶性肿瘤病史。但是这些并不是目前大多数行心脏移植患者的危险因素。影响 5 年死亡率的危险因素有：术后第 1 年即出现冠状动脉病变、术后住院中即发生感染、术后第 1 年发生感染、术中发生脑血管病、胰岛素依赖性糖尿病、冠心病。移植术后第 1 年，约 40% 的患者因排斥反应或感染需住院治疗。到第 2 年，仅 20% 的患者需住院治疗。据报道，心脏移植患者大多数状态良好，但真正恢复工作的不到 40%。因此，尽管目前心脏供体缺乏和终末期心衰患者应用辅助装置日益重要，心脏移植仍为许多患者提供了独特的治疗方法，并带来较高的生活质量。

七、心肺联合移植及其前景

自 1981 年斯坦福大学的 Reitz 等开展第一例心肺联合移植手术以来，特别是近几年，心肺移植领域迅速发展。心肺联合移植初始主要针对严重肺血管病患者，特别是原发性肺动脉高压以及先天性心脏病引起的艾森曼格综合征。1992 年 1 月至 2002 年 6 月间，全球共进行了 2 190 台心肺移植术。到 2002 年为止，ISHLT 登记的心肺联合移植术病例，排第一位的病因是继发于先天性心脏病的肺动脉高压，共 705 例，占全部手术的 32%；第二位是原发性肺动脉高压伴不可逆的右心力衰竭，共 526 例，占 24%；第三位是囊性纤维化，共 341 例，占 16%。近几年来，心肺联合移植更倾向于治疗那些终末期心肺疾病且不适合行单纯双肺移植和心脏修复的患者。

心肺联合移植术后 1 年、5 年和 10 年生存率分别是 61%、40% 和 25%。艾森曼格综合征患者明显优于其他先天性心脏病和原发性肺动脉高压患者。早期死亡的原因有移植物功能衰竭、非 CMV 病原体感染和手术并发症，占总死亡的 80%。1 年后常见的死亡原因是闭塞性细支气管炎，是一种慢性排斥反应的表现。心肺联合移植后 3 个月约 64% 的患者发生闭塞性细支气管炎，这些患者术后 5 年中随访中总死亡率 > 70%。联合移植术后 5 年约 10% 患者发生冠状动脉病变，与单纯心脏移植比，联合心肺移植后的冠状动脉病变发病率低、严重程度轻。心肺联合移植将继续应用于一些终末期心肺疾病患者。将来的发展方向是恢复术后心肺功能且无明显的长期病残和死亡，这有待于免疫和免疫耐受领域的突破性进展。

第五节　细胞再生治疗——干细胞移植

随着经济水平的不断提高和社会老龄化，心血管疾病的发病率不断攀升，心肌梗死及其继发的缺血性心脏病已成为人类健康的主要杀手之一。虽然传统的药物治疗、介入治疗和搭桥手术等方法的应用改善了缺血性心脏病患者的预后，但无法挽救已经死亡的心肌细胞、逆转心室重塑及后续的心衰。心肌缺血、梗死后心肌修复和功能重建已成为全球性的难题。心肌梗死后 5 年心衰发生率达 31.9%，5 年生存率与恶性肿瘤相似。因此，促进心肌损伤的修复和功能重建及提高缺血性心衰的疗效已成为全球性的难题。干细胞移植可促进缺血坏死局部心肌和血管再生，逐渐成为目前最有潜力的治疗手段之一，具有诱人的应用前景。

干细胞具有分化或转分化为心肌细胞的潜能，颠覆了心脏为终末分化器官的传统理念，并启动了一场旨在修复缺血心脏和衰竭心脏的“干细胞研究风暴”。2002 年德国 StrauerBE 教授首先采用自体骨髓细胞移植治疗急性心肌梗死，2003 年美国 FDA 批准该治疗。10 年来，干细胞试验性治疗缺血性心脏病和心衰取得了较大进展。2010 年干细胞治疗被美国心脏协会（AHA）和《时代周刊》分别评为“心血管领域十大研究进展”和“十大医学突破”，“体细胞重编程技术”更是获得 2012 年诺贝尔生理学或医学奖。干细胞治疗心衰的基础研究方兴未艾，初步临床应用也鼓舞人心。

一、心肌再生的理论基础

心肌细胞曾一度被认为是经典的终末分化细胞，出生后心肌细胞在生理或病理情况下均不可能再生，心肌细胞对损伤的反应是肥厚、扩张而不是增生。但后来发现成人心肌细胞存在分裂现象，老年大鼠心脏的相当一部分心肌细胞随着细胞分裂出现端粒酶活性下降及端粒长度缩短，提示业已存在的心肌细胞在维护正常心脏功能方面扮演关键角色。

从心肌细胞稳态（心肌细胞死亡和细胞更新达成的生理性动态平衡）来分析，心脏是由各个不同成熟阶段的心肌细胞组成的一个生物性群体，心肌细胞也存在生老病死。正常成人心脏心肌细胞凋亡比例至少为 1/100 000，由凋亡持续时间最长为 4 h，可计算出每日心肌细胞凋亡比例为 0.006%，每年凋亡比例为 2.2%。鉴于细胞凋亡与年龄呈正性线性相关，估计 30 年时间内心肌细胞将丧失 95%。最近研究发现健康成人血循环中存在肌钙蛋白，提示除细胞凋亡外还存在细胞坏死。因此，从心肌稳态角度推测，心肌细胞再生速率应高于凋亡速率。

新近研究进而发现，成人和成年大鼠心脏中存在心脏自体干细胞（cardiac stem cells，CSC），心肌缺血性损伤后通过旁分泌信号激活 CSC 并开始分裂。人类心肌梗死后一周，缺血交界区分裂的心肌细胞数量显著增加（占 4% 心肌细胞，增加 3～4 倍），但 CSC 分裂形成的新生心肌细胞太少，无法代偿弥补大量的坏死细胞。

2011 年 Porrello 等的研究更是为哺乳动物心肌再生提供新证据。将刚 1 周龄小鼠 15% 的心脏切除，发现 3 周内受损心脏重新完好地修复。“新生哺乳动物的心脏能够自我修复”的概念为治疗人类心脏病提供新的思路：有可能通过药物、基因或者其他方法以唤醒成年老鼠乃至成人的心肌再生能力。

心肌存在自我更新的发现具有启迪意义，提示我们可以通过刺激干细胞自我修复或补充干细胞等策略促进心肌修复，这就是心肌细胞缺失性疾病进行细胞治疗的理论依据。但目前对于新形成心肌细胞究竟源自何种细胞，是心脏原位细胞、骨髓迁移细胞还是心肌细胞间分化为未成熟细胞进入分裂周期还不得而知。弄清这个根本问题对心肌损伤时采取何种心肌修复策略具有重要意义。

目前细胞治疗策略包括自身干细胞动员（动员自体骨髓干细胞、刺激内源性心脏干细胞）、外源性干细胞移植（干细胞移植和心肌组织工程）、体细胞重编程等，这些措施概括了心衰细胞治疗的基本流程，在每一个研究环节，均存在很多的不确定性，这既是干细胞研究的魅力所在，也是干细胞应用的争议所在。

二、干细胞种类

干细胞（stem cell，SC）的“干”译自英文“stem”，意为“树”“干”和“起源”。顾名思义，干细胞即起源细胞，其两大特性是自我更新和多向分化。胚胎干细胞能分化成三胚层来源的所有细胞，而成体干细胞分化为其组织来源细胞，在特定条件下也能分化为其他组织来源或其他胚层的细胞。祖细胞（或称前体细胞）是指在干细胞和终末分化子细胞之间的中间细胞群，其特征为有限的扩增能力和分化潜能，广义的干细胞也包括祖细胞。1981 年 Martin GR 首先从小鼠的胚胎中分离出胚胎干细胞（embryonicstem cells，ESCs），从此干细胞移植技术在生命科学和医学领域快速发展。干细胞移植已广泛用于各个系统的退行性或细胞坏死性疾病的实验性或试验性治疗。

目前，用于尝试治疗心肌梗死、心衰的常见干细胞类型有骨骼肌成肌细胞（skeletal myoblasts，SMs）、骨髓干细胞（bone marrow stem cells，BMSCs）及胚胎干细胞等。

（一）骨骼肌成肌细胞

SMs 又称骨骼肌卫星细胞，主要位于骨骼肌基底层下，在适当条件下可分化成有收缩能力的肌细胞，移植到心肌梗死区后分化为肌管并保持骨骼肌特性，增强心脏舒缩功能。虽然存在于骨骼肌中的卫星细胞较少，一般只有 3% ~4%，但卫星细胞易于从骨骼肌中分离并能够在体外增殖，因此很容易得到足够数量的细胞用于细胞移植，具有来源广泛、获取简单的特点。

SMs 是首个用于心衰治疗的干细胞类型，研究表明移植 SMs 能分化为成熟肌管，改善受体心脏的功能。有临床试验比较 SMs 和骨髓单个核细胞治疗 AMI 的疗效，发现两者在改善症状、心功能及减少病理性重塑方面作用均相似。问题是，SMs 能否分化为心肌细胞，与心肌细胞能否形成正常的缝隙连接。一般认为，SMs 存活分化的横纹肌样细胞仅表达骨骼肌特异性肌球蛋白重链（而非心肌特异性）；兴奋性低且动作电位幅度小、时程短且不能被钠通道阻滞剂河豚毒素所抑制，为显著的骨骼肌特性；与邻近宿主心肌细胞之间缺乏电机械耦联，具备潜在的致折返性心律失常的危险。因此，其安全性一直备受争议。

Menasche 等对 10 例缺血性心衰患者注射 SMs 后，LVEF 提高了 8%，NYHA 心功能分级亦明显改善，然而，4 例患者发生严重室性心律失常，其中 2 例发生心脏性猝死。通过对以往临床研究的分析发现，临床不良事件的高发人群有两个共同特征：①单纯瘢痕部位移植而未进行瘢痕周围区注射；②未建立良好的血运重建。在没有以上两种设计缺陷的研究中，SMs 移植显示了较好的疗效和安全性。一项入选 12 例严重心衰患者的临床研究，在冠状动脉旁路移植术的同时于梗死及梗死周围区行 SMs 注射治疗的研究显示，LVEF 和室壁运动分数显著改善，且充盈缺损明显缩小，并未见恶性不良事件的发生。同样，Dib 等对 24 例行 SMs 注射治疗的终末期心衰患者随访两年发现，在左室功能显著改善的基础上，仅 1 例患者发生持续性室性心动过速，无心室颤动发生。因此，在良好血运重建基础上慎重合理地选择移植部位，可能是有效改善心衰患者心脏功能和降低临床风险的基础。

（二）骨髓干细胞

骨髓干细胞为多潜能细胞，具有多向分化成为心肌细胞、血管内皮细胞和平滑肌细胞等细胞的潜能，是成分十分复杂的细胞群。目前一般按照形态和生长特性、细胞表面分子的不同进行分类，包括造血干细胞（hematopoietic stem cells，HSCs）、间充质干细胞（mesenechymal stem cells，MSCs）、内皮祖细胞（endothelial progenitor cells，EPCs）、多潜能成体祖细胞（multipotent adult progenitor cells，MAPCs）以及其他功能不明的干细胞。除这五种成分外，由于分离和纯化方法不同，从骨髓液中又可分离得到骨髓单个核细胞群、AC133 阳性细胞、边缘细胞群、Lin－/＋细胞和各种单克隆干细胞等。近年来，动物实验和临床试验结果显示，这些细胞移植后能不同程度地改善缺血性心脏病和衰竭心脏的收缩功能。骨髓干细胞不同于胚胎干细胞，自身的骨髓干细胞用于移植治疗可避免伦理学方面的问题，同时也可降低免疫排斥反应的可能性。干细胞动员是通过向体内注入粒细胞集落刺激因子（G－CSF）或干细胞因子（SCF）等动员骨髓 HSCs 释放到外周血并归巢到相应的部位，从某种意义上可以说是骨髓干细胞移植的特殊类型。因此，将骨髓干细胞移植用于心脏疾病的治疗在很多方面有着其他干细胞移植所没有的优势，是治疗心肌梗死的较为现实的方法。

1. *造血干细胞*　HSCs 是骨髓中最早发现的干细胞群，是一类具有高度自我更新能力和高分化潜能的造血前体。早在 20 世纪 50 年代，临床就开始应用骨髓移植方法来治疗血液系统疾病，在相当长的一段时间里，人们一直认为 HSCs 只能分化成为各系的血细胞，但 Orlic 等通过实验发现包含 HSCs 的 Lin＋细胞群在大鼠体内可转化为心肌细胞，而不包含 HSCs 的 Lin－C－kit－细胞群则不能形成新生的心肌组织，这一结果表明骨髓 HSCs 可分化为心肌细胞，而通过 G－CSF 和 SCF 动员骨髓 HSCs 到循环中可起到相似的作用。Jackson 等认为骨髓来源的 HSC 群可自行迁入心肌缺血灶内进行修复，其中心肌损伤和血循环中的干细胞数量可能是关键因素。但是，Wagers 等利用单一 HSCs（$^{+}$Thyl. 110 Lin^{-}Sca－1^{+}组分）、Tanaka 等采用绿色荧光蛋白（GFP）阳性单一 HSCs（CD34^{+} Sca－1^{+}Lin^{-}组分）重建野生型小鼠骨髓，发现 HSCs 转化成其他细胞系极其罕见，提示高度纯化的 HSCs 极少甚至不可能转分化为血管前体细胞和心肌细胞。目前已经较少采用 HSCs 治疗心肌梗死和心衰。

2. *间充质干细胞*　MSCs 是一种存在于骨髓的非造血干细胞，1968 年，Friedenstein

等首次从骨髓基质中鉴定出 MSCs。MSCs 被定义为体外培养条件下可黏附于塑料表面，表达特异性的表面抗原分子（$CD105^+$/$CD90^+$/$CD73^+$，$CD34^-$/$CD45^-$/$CD11b^-$/$CdL9^-79a^-$/HLA^-DRl^-），在体外特异的条件下具有向骨细胞及软骨细胞、脂肪细胞等多向分化能力的细胞群。由于早期人们认为其只是造血过程中的结构性和功能性的支持细胞，所以又称骨髓基质细胞。在骨髓中，MSCs 的含量很少，仅占单核细胞的 0.001% ~0.01%，需体外分离培养。体外培养时 MSCs 很快贴壁生长，呈梭形，类似于成纤维细胞，细胞可单层生长或聚集成均匀放射状集落。其易贴壁的特性可以区别于造血细胞。MSCs 的生长分化能力受培养瓶的表面特性、培养液中的氧含量、血清浓度、细胞密度及保存方式等影响，分离培养方法间的差异造成 MSCs 的高度异质性。因此，国际细胞治疗学会在 2006 年提出确定 MSCs 的三个标准：①在标准培养基下贴壁；②表达 CD105、CD73 和 CD90，且不表达 CD45、CD34、CD14 或 CD11b 等造血细胞标志物；③体外诱导下能够分化为成骨细胞、脂肪细胞或软骨细胞。

MSCs 具有环境依赖性分化的特点，可在体内外分化为结构与功能较为成熟的心肌样细胞。膜片钳检测诱导分化细胞有窦房结样与心肌细胞样电位，可自动除极与自发跳动；表达 CX43、CX40 和 CX45，与周围宿主心肌细胞可形成缝隙连接，具备电传导功能。Haktmo 等报道骨髓 MSCs 在分化前即存在 a1A、a1B、a1D 受体，5－氮胞苷诱导分化第 1 日即表达 β_1、β_2 受体，诱导出现表型后可检出 M_1、M_2 受体，表明 MSCs 分化心肌细胞具备表面受体功能，可接受神经体液调节。临床研究也表明 MSCs 能改善心肌梗死患者的心脏功能和血流灌注。但 MSCs 是否真的能横向分化为心肌细胞，目前意见尚未最终一致。有研究认为所谓的横向分化只不过是细胞融合或免疫组化假阳性产生的假象而已。

3. *内皮祖细胞* EPCs 是指能增殖并分化为血管内皮细胞但尚未表达成熟血管内皮细胞表型、也未形成血管的前体细胞。该 EPCs 的概念实际上包含了一组从成血－血管前体细胞至向内皮细胞分化成熟前的各个阶段的细胞的总和。循环血 EPCs 可来源于骨髓 HSCs、骨髓非造血性间充质干细胞、外周血单个核细胞和组织残留干细胞等，尚无严格鉴定标准。大多数研究只能根据细胞流式特征（CD34、CdL33 或 VEGFR2）确定 EPCs。有研究表明细胞表达 VEGFR2 是内皮细胞样功能的关键所在。常用的鉴定标志物组合有 $CD34^+$、（$CD34^+$、$CD45^-$）、（$CD34^+$、$VEGFR2^+$）、（$VEGFR2^+$、$AC133^+$）等。当 EPCs 分化为成熟血管内皮细胞后，血小板内皮细胞黏附分子－1（CD31）、血管内皮黏附素（VE－cadherin，又称 CD144）和Ⅷ因子（vWF）表达将上调。

Kawamoto 等将分离培养后的 EPCs 静脉注射到已结扎冠状动脉前降支的雄性小鼠体内以后，通过荧光显微技术发现移植的 EPCs 聚集到梗死部位参与心肌血管再生。进一步研究发现 EPCs 可显著减小瘢痕面积及提高心室功能。Badoff 等则将人的 EPCs 移植到小鼠体内，发现 EPCs 同样可分化为心肌细胞。此后很多研究表明，EPCs 能改善梗死心肌的血流灌注和血管新生。尽管如此，EPCs 移植还存在一些需要解决的问题，如来源较少及鉴定和纯化技术还不成熟，甚至在某些病理情况如糖尿病时会发生表型改变影响疗效等。

EPCs 和 HSCs 有着许多共同抗原，如 Flk－1、Tie－2、c－Kit、Sca－1、CD34、

CdL33 等。现在认为其共同祖先为成血管细胞，后者为胚胎发育过程中血管发生的主要细胞群，在血管发生过程中 EPCs 包绕在 HSCs 周围逐渐分化发育成最原始的血管。现有研究提示 HSCs、MSCs 和 EPCs 之间相互表达有重叠的抗原成分，说明三者在分化上有着密切的联系。

4. *极小胚胎样干细胞*　2006 年美国路易斯维尔大学 Kucia 研究小组从小鼠骨髓和人脐带血中分离出一种具有类似胚胎干细胞生物特性的多能干细胞，由于体积极小（3～6 μm），被命名为极小胚胎样干细胞（very small embryonic-like stem cells, VSELs）。VSELs 可能来自外胚层干细胞，在器官发生时残留在各组织所致。在体外可以被诱导分化为内胚层、中胚层及外胚层细胞。若作为组织工程和临床治疗的种子细胞，可避免伦理争议。在动物实验中，小鼠 MI 和急性 MI 患者均有骨髓的 VSELs 快速动员入外周血，VSELs 富含干细胞标志物和早期心脏的内皮转录因子，提示 VSELs 对梗死心肌具有修复作用。再灌注 MI 小鼠模型直接心肌内注射微量 VSELs（10 000 个细胞）具有某种程度的定向分化潜能，对损伤心肌具有修复作用；移植前 VSELs 体外预分化可显著增强疗效，Neostem 公司甚至宣布计划开展极小胚胎样干细胞的人类骨骼再生临床试验。但另一些实验则报告不能从实验鼠的骨髓或血液中发现这种细胞的存在，得到的多数“小分子细胞”并不是真正的细胞，而是源自死亡细胞的细胞残骸与碎片。因此，目前对于 VSELs 存在与否还存在争议。

5. *骨髓细胞功能的改进*　骨髓细胞临床试验所凸显的一个问题是疗效不够稳定，很多细胞的获益仅仅局限于短期获益或仅仅局限于急性 MI，其原因可能与经离心沉淀分离的骨髓细胞中细胞类型鱼目混珠，其中能真正发挥治疗作用的干细胞数量较少且多变，以及年龄、疾病状态及用药等因素有关。糖尿病、缺血性心肌病、心衰时骨髓干细胞数量和功能均下降，影响移植疗效。为获得优质高效的骨髓细胞，目前采取的方法有同种异基因骨髓细胞、细胞因子或药物预处理骨髓细胞、基因修饰骨髓细胞等。

（1）同种异基因骨髓细胞：由于慢性心衰患者本身的骨髓细胞功能受损，从正常成人分离获得骨髓细胞可成功避免此缺陷。有研究认为 MSC 是该方法的最佳候选细胞，因为 MSC 具有免疫豁免的特性，可通过分泌免疫调节因子和抑制 T 细胞增殖逃避排斥反应。MSC 只占骨髓有核细胞的 0.001%～0.01%，脂肪组织中含量较高，每 100 mL 脂肪组织含 10^6 个 MSC。但能体外扩增和生存，对急性 MI 和心衰患者能实现与普通药物一样的“off—shelf”治疗，而不再需要等待。Osiris 公司的细胞商品 Prochyreal 正在进行相关临床试验。

（2）细胞因子或药物预处理骨髓细胞：研究发现，间质细胞衍生因子－1 α（SDF－1 α）、成纤维细胞生长因子（FGF）、胰岛素样生长因子－1（IGF－1）、硫化氢（H_2S）预处理，能促进骨髓细胞的存活和分化。Robey 等发现甲酰化促红细胞生成素能提高人 ESCs 衍生心肌样细胞的存活率，并独立于热休克效应。国内有学者发现他汀类药物可改善梗死微环境从而提高移植效率，但 Leone AM 研究发现心肌梗死患者 PCI 后强化降脂治疗虽可进一步动员骨髓细胞并增加循环血 EPCs 数量，但并不能改善左室功能。虽然越来越多的证据显示，骨髓干细胞并不具有横向分化为心肌细胞的可能，但仍有人心存希望，最大胆的设想莫过于“预处理诱导骨髓间充质干细胞心肌定向分化”。通过对内胚层 secretome 进行基因组学和蛋白组学对比分析，确定信号分子。信号因子预处理干细胞，模拟心脏胚胎发育早期阶段的局部微环境理化特性，使干细胞分化定向为心脏方向。现已应用于缺血性心肌病的Ⅱ～Ⅲ期临床试验，该试验共纳入 240 例有心肌梗死史、NYHAⅡ～Ⅲ级、LVEF 15%～40%的心衰患者，自体骨髓 MSC 移植前用“诱导心脏生成的鸡尾酒”预处理。

（3）骨髓细胞基因修饰：基因修饰能改善细胞的功能状态，使其表达新生血管生成所需要的生长因子或保护性物质，从而有利于坏死区及周围血管的生成，这对于移植细胞存活和心脏功能改善都有重要意义。基因修饰也可增强信号通路转导，改善干细胞的存活、归巢和植入，如内皮一氧化氮合酶（eNOS）基因修饰后可增强骨髓细胞的迁移能力；eNOS 基因修饰可增强 EPS 的血管新生作用，探讨 eNOS 治疗急性心肌梗死的6个月疗效的 ENACT－AMI 临床试验已在加拿大渥太华进行。当然，基因治疗联合干细胞移植也存在如选择载体的有效的转染率、治疗的安全性和准确性、移植后远期效率等问题。

目前认为，骨髓细胞移植修复梗死心肌的作用机制主要是促血管生成、抗心肌细胞凋亡等，移植细胞直接横向分化所起作用甚小。这种解释难免有些令人气馁，相对“再生医学”的原义似有跑题之虞。没有细胞分化，何谈细胞移植？何谈心肌再生？而其他成体干细胞如源自脐带血、羊膜、脂肪组织和外周血的干细胞直接注入心脏或归巢心脏后，作用机制和疗效基本类似骨髓源性干细胞，从本质上并未超越骨髓干细胞的特性。因此，寻找更有效、更安全的细胞类型一直是干细胞基础研究最活跃的领域之一，近期研究比较活跃的细胞类型主要有心脏干细胞、ESCs 和 iPS 等。

6. *心脏干细胞* 2003 年中国台湾和美国的研究人员在实验鼠和人类心肌组织中先后发现了心脏自体干细胞（resident cardiac stem cells，CSC），颠覆了传统的“心肌不可再生”理论。CSC 是指存在于胚胎和成体组织中提交心肌谱系的多能干细胞。在心脏发育过程中，原始心脏干细胞位于内胚层上方呈立方形的体腔脏壁上皮，最早出现于胚盘头端的中胚层，然后包绕心内膜管分化形成心肌膜和心外膜。成体每克心肌组织中约含有 2 000 万个心脏细胞，每 3 万到 4 万个心脏细胞中有一个 CSC。心脏衰竭和血流动力学负荷增加时，心肌有丝分裂象增多，心脏内 CSC 数量增多。多数情况下 CSC 非对称分裂为一个自我更新的子干细胞和一个定向分化的祖细胞。这种分裂既能够在成人心脏中保留 CSC 的数量，也能分化成为功能性心肌细胞。CSC 的定向分化首先分化为心肌祖细胞（CSC 表型和内皮细胞、心肌细胞、平滑肌细胞表型在细胞膜上共存）、前体细胞（细胞内表达内皮细胞、心肌细胞、平滑肌细胞特异蛋白），进一步分化为心肌细胞等。多数 CSC 位于心房和心尖部的 CSC 壁龛内，心室肌内仅有少量 CSC 存在。壁龛成分（壁龛细胞、细胞外基质和来源于壁龛细胞的可溶性因子）可以通过与 CSC 发生直接或间接的作用，从而调控 CSC，壁龛信号的变化可引起 CSC 命运的改变。在壁龛内，CSC 一旦被周期性地激活，即分化为心脏祖细胞、心脏前体细胞和心肌细胞等。CSC 表面标记物现在被认为是心肌祖细胞分类的标志，并且能够作为 SC 因子受体，通过改变微环境对细胞迁移、定植和分化起调节作用。但不同祖细胞信号通路调节的机制和其在组织中分布的特异性仍需进一步研究。心脏自身干细胞筛选标记常采用 c－

Kit$^+$、Sca–1$^+$、Islet–1$^+$等，但至今还不清楚是否不同的 CSC 表型代表不同的功能，也没有针对 CSC 各亚群再生能力的比较试验结果发表。

（1）c–Kit$^+$细胞：Beltrami 等首先报道了细胞膜上表达干细胞因子受体 c–Kit 的 CSC，成年大鼠（20～23 月龄）心肌中 c–Kit$^+$的细胞体积仅为正常心肌细胞的 1/10。c–Kit$^+$细胞有自我更新、克隆性和多向分化潜能。通过荧光激活细胞分选术分离 c–Kit$^+$细胞，其中 7%～10% 表达 NKx215、GATA24 和 Mef2，0.5% 表达心肌蛋白。Anversa等用手术标本培养心房肌和心室肌细胞，分选出 c–Kit$^+$细胞，在 SC 培养基上 c–Kit$^+$细胞增殖迅速，倍增时间约 28 h；在分化培养基上可以分化为心肌细胞、内皮细胞和血管平滑肌细胞，但未观察到心肌纤维的收缩活动。c–Kit$^+$细胞被标记并移植入 MI 模型大鼠体内，能够分化为成熟的心肌细胞。人心脏 c–Kit$^+$祖细胞通过冠状动脉移植入免疫缺陷的大鼠和小鼠 MI 模型，分化为人的心肌细胞和冠状血管内皮细胞。在大动物猪的动物实验中，c–Kit$^+$细胞经冠状动脉注射后，显著改善慢性缺血性心肌病猪动物模型的心脏功能。目前已有 c–Kit$^+$CSC 临床试验的初步结果。

（2）Sca–1$^+$细胞：Schneider 等首先分离纯化得到一种 Sca–1 阳性的心脏祖细胞。Sca–1$^+$细胞表达早期心脏标志物 GATA24、Mef2 和 Tef1，但不表达心肌细胞特异蛋白 Nkx2.5 和肌纤维蛋白。体外试验用 5–氮杂胞苷和九肽催产素诱导 Sca–1$^+$细胞，分化为表达肌纤维蛋白、a2 肌动蛋白、cTnT、Nkx2.5 和肌球蛋白重链（MHC）的心肌细胞。将分离得到的 Sca–1$^+$细胞经血管移植入小鼠 MI 模型的心脏后，观察到移植细胞集中在梗死边缘区并分化为心肌细胞，表达肌纤维蛋白、a2 肌动蛋白、cTnT 和连接蛋白 43。体内外试验均证明 Sca–1$^+$细胞的分化细胞能够表达心肌细胞特异性蛋白：Sca–1$^+$细胞可向缺血区迁移。小鼠心肌梗死后 7dSca–1$^+$和 CD31$^-$细胞明显增加，Sca–1$^+$和 CD31$^-$细胞移植后明显改善 AM1 小鼠的心脏重塑、心脏功能、血管新生和新生心肌形成。

（3）Abcg$^+$2 侧群（side populating，SP）细胞：用 DNA 染料 Hoechst33342 为 CSC 染色并进行流式细胞仪分析时，发现了一个和其他大部分细胞不一样的染色偏低的细胞群体，称为侧群细胞。SP 外排罗丹明和 Hoechst33342（一种细胞 DNA 的荧光染料）的功能主要依赖 Abcg2 的表达。Abcg2 为 ATP 结合体转运蛋白中的一种成分，是一种膜转运蛋白，在 CSC 分化中起到调节作用，被作为 SC 表面特殊的标记物。SP 细胞外排荧光物质的特性可以用来分离纯化细胞，但 Abcg2 转运并不是 SP 细胞表面荧光物质唯一的外排途径。心肌梗死模型小鼠，梗死区域边缘表达 Abcg2 的 SP 细胞数量明显增加。成年小鼠心脏中仍存在 Abcg$^+$2 SP 细胞，这些前体细胞能够增殖和分化。

（4）衍生心球的心脏干细胞：由 Messina 等首先从小鼠身上及人类心脏活检标本中发现。这些细胞在特殊环境条件下能形成细胞球，称为心球。免疫表型分析显示心球是由不同种的细胞群组成的，表达许多内皮细胞标记（如 KDR、flk^{-1}和 CD31）和干细胞标记（如 c–Kit、Sca–1 和 CD34）。与其他的心脏干祖细胞群相似，这些心球细胞也显示了所有心脏干细胞的本质特性，因为它们能自我更新，能分化为心脏系统内皮系细胞。而且，植入心球细胞能改善心肌梗死后小鼠的心脏功能并生成心肌细胞和内皮细胞。

（5）ISI–1$^+$细胞：在新生的啮齿类和人类心脏中，发现心脏干细胞并不表达 c–

Kit 和 Sca-1，而是通过表达转录因子 Islet-1 来辨别。它们也表达那些在心脏发生早期出现的因子，如 Nkx2.5、GATA4。当与新生的心肌细胞共培养时，这些细胞将分化并接受心肌细胞表型，包括电活性和收缩性。ISI-1^{+}细胞的临床应用似乎是有限的，因为它们稀少，到目前为止只有在新生儿的组织中才能被检测到。

（6）心外膜衍生细胞：在心肌、心肌血管和传导系统发育过程中，心外膜来源的细胞发挥着重要作用，在心肌损伤后修复过程中，心外膜干细胞也参与心肌修复。成人心房组织分离出心外膜衍生细胞后，移植到小鼠心肌梗死区，能上调心脏特异性蛋白，保护心脏功能，减轻心脏重塑，说明心外膜衍生细胞可能有潜在的临床应用价值。MI 区域无法进行完全修复而是生成瘢痕组织，除缺乏 CSC 外，与损伤后 CSC 不能够迅速动员进入细胞分裂周期有关。相比其他组织来源的成体干细胞，CSC 的心脏组织分化能力无疑更加令人信服。另外，CSC 只需在损伤部位激活及迁移即可，不需要许多中间环节，部分克服了其他干细胞移植前因需要采集、扩增而不能用于急性心肌梗死的弊端。基于使用促红细胞生成素可以促进骨髓前体细胞向红细胞分化的事实，研究者相信，最大限度地增加自我修复潜力是未来研究的一个重要方向。如何通过改变微环境，如利用药物和旁分泌因子迅速动员 CSC 尽早参与修复，成为再生心脏病学的重要研究内容。

已有不少研究表明，通过生长因子［IGF-1、肝细胞生长因子（HGF）、血管内皮生长因子（VEGF）、FGF 等］可以动员原位 CSC 通过迁移、增殖、分化为心肌细胞及血管，修复心肌损伤。另外，有研究发现使用 Urantide 阻断 UrotensinⅡ受体能够通过增加心脏侧群细胞（SP），提高心脏修复能力，改善损伤后小鼠心脏功能。但还需要解决很多问题：①是什么抑制了 CSC 的功能发挥，使其在心脏体内处于休眠状态，以及如何激活原位心脏干细胞，是以后临床干预手段的起点。②各种因子是通过怎样的信号途径把 CSC 激活迁移到损伤区修复心肌损伤，其具体机制以及影响因素是什么？只有进一步对机制性的问题进行研究，才能为临床实践扫清理论上的障碍。③细胞因子在体内的生物作用极为复杂，各种细胞因子在 CSC 修复心肌损伤过程中具体发挥怎样的作用？

综上所述，体内体外试验都证明了外源性和内源性 CSC 可以通过谱系分化或终末分化成为心肌细胞，CSC 移植被认为是一种可以用于修复损伤组织的细胞疗法，对于缺血性心脏病和非缺血性心衰的治疗具有重要意义。目前正在进行的心脏自身干细胞治疗心力衰竭的研究有 TICAP 研究和 CADIA 研究；刚完成的两项Ⅰ期临床试验为 SCIPIO 研究和 CADUCEUS 研究。

（三）胚胎干细胞

ESCs 来源于种植前囊胚内细胞群，是一种高度未分化细胞，具有分化的全能性，在移植宿主组织或体外适当培养条件下能够自发分化为内、中、外三个胚层的多种类型细胞，可为再生医学提供新的、无限的组织细胞来源。在生物学方面，可广泛应用于研究细胞分化、基因打靶以及通过基因捕捉技术来寻找新的发育调控基因。在医学应用方面，可作为基因治疗和药物筛选的载体，进行胚胎发育机制及影响因子的研究、制造人类疾病的转基因模型等；将 ESCs 定向分化后的功能细胞用于疾病的治疗及机体损伤的修复，是 ESCs 最具有前景的潜在用途。已有动物研究证明，ESCs 经定向分化后，可用于治疗心肌梗死、糖尿病、脊髓损伤和帕金森病、视网膜黄斑变性和角膜损伤等。因此，ESCs 在再生医学和转化医学领域广阔的应用前景，可作为修复损伤或衰竭组织的重要手段之一。截至目前，全球已有 4 项有关 ESCs 的临床试验，应用领域包括脊髓损伤和视网膜黄斑变性，开创了 ESCs 治疗临床疾病的先河。但令人遗憾的是，2010 年年底美国批准实施的首例人类 ESCs 疗法临床试验（治疗急性脊髓损伤）被迫于次年终止。

ESCs 在移植宿主组织内或体外适当培养条件下能够自发分化为内、中、外三个胚层的多种类型细胞，包括心肌细胞。体外试验表明，ESCs 不仅可分化为具有早期心肌细胞表型、心肌超微结构、心肌基因表达并能自发搏动的单个心肌细胞，而且心肌细胞边界表达缝隙连接蛋白 43（CX43）和 CX45，可以形成能同步传播动作电位的功能性合胞体，具有稳定的起搏和传导能力，并且对肾上腺素和乙酰胆碱刺激有反应。ESCs 在体外可以分化为具有起搏细胞、心房细胞、心室细胞或浦肯野细胞样动作电位表型的细胞。所以从理论上，ESCs 细胞可重建心肌结构，甚至在起搏和传导组织的修复治疗中也具有极大的价值。

一些学者尝试在动物模型上应用 ESCs 源性心肌细胞治疗心肌梗死。结果发现，将含有 GFP 基因的 ESCs 源性心肌细胞移植到大鼠梗死的心脏，6 周后大鼠的心功能有显著改善。免疫荧光证实 GFP 基因在心脏表达，说明移植的心肌细胞能够在体内存活。GFP 和心肌特异的肌钙蛋白 I 双染色阳性提示移植的细胞已分化为成熟的心肌细胞。动物实验中，ESCs 移植可促进心功能的恢复。但有人根据体外试验结果认为 ESCs 来源的心肌细胞其动作电位与正常心肌细胞有所差异，最大上升速率下降，动作电位间歇期延长，容易触发心律失常，并不适合于细胞移植。另有研究发现，将 ESC - CMs 注入免疫缺陷大鼠或小鼠的正常心肌组织可以存活，但成熟至少需要 12 周时间；虽然植入细胞相互之间形成合胞体，但植入细胞和受体啮齿动物心肌细胞之间有一层纤维组织相分隔，诚如骨骼肌成肌细胞移植时不能和受体心肌细胞偶联。失偶联是骨骼肌成肌细胞移植致心律失常的潜在原因。由于 ESC - CMs 等细胞还具有内在起搏活性，可能比 SMs 更具致心律失常的可能性，因此 CPCs 临床试验可能需要 ICD 植入保驾。但来自华盛顿的研究人员将胚胎干细胞生成的人类心肌细胞移植到豚鼠心脏中，证实其在移植后与宿主心肌电耦合和同步收缩，不仅不增加，反而减少了心肌梗死豚鼠模型心律失常的发生率。

迄今为止，ESCs 移植治疗心肌梗死还未用于临床研究。主要原因包括：①ESCs 定向分化心肌细胞的效率低，难以纯化得到足够数量的心肌细胞；②ESCs 移植后产生免疫排斥反应；③ESCs 来源于囊胚期胚胎，对其进行研究和应用涉及伦理学问题；④ESCs 存在致瘤性，其安全性需进一步研究。

另一种有 ESCs 等效的分化全能性细胞是精原干细胞，位于雄性哺乳动物的曲细精管生精上皮基膜内侧，体外适当培养条件下（而不需要转导基因）可自然转化为 ESCs 样细胞，可分化为包括心肌细胞和血管细胞在内的多种细胞，因此理论上可用于多种疾病的细胞再生治疗。

（四）诱导式多能性干细胞

2007 年 11 月美国和日本科学家分别独立宣布，将成体组织皮肤成纤维细胞经过病毒载体直接转导 4 个干细胞相关基因（如 Oct3/4，Sox2，Klf4，c－Myc）后可以转化成为具有 ESCs 特性的多能干细胞，称为诱导式多能性干细胞（iPSC）。iPSC 的诱导成功是干细胞研究里程碑式的进展，被《自然》和《科学》杂志分别评为 2007 年第一和第二大科学进展。iPSC 比 ESCs 更原始，具有 ESCs 特性，但从根本上避免了 ESCs 的道德争议，也使得干细胞来源更不受限，为再生医学提供了无限的想象空间。目前 iPSC 俨然成为干细胞领域的研究最热点。

iPSC 是一种类似于 ESC 的多潜能细胞，可诱导分化为心房、心室和房室结样细胞。通过对 iPSC 分化的心肌细胞（iPSC－CMs）和胚胎干细胞源性心肌细胞（ES－CMs）的基因谱进行全面对比，发现两者在转录水平上有着高度的相似性，仅有 1.9% 的 mRNA 表达差异。除了相似的表型，iPSC 与 ESC 分化的心肌细胞特性在收缩功能、细胞间连接、离子通道以及受儿茶酚胺激素调节等方面几乎完全一致。基于以上研究，能否利用 iPSC 修复缺血损伤的心肌引起了人们极大的关注。

Nsair 等培养绿色荧光蛋白（GFP）标记的 iPSC，将其移植到活鼠心脏中，4 周后观察到绿色荧光的细胞已经发展成为跳动的心脏肌肉细胞和心肌组织。Nelson 等人将干细胞相关基因 OcT3/4、sOX2、KLF4 和 c－MYc 导入小鼠成纤维细胞，使其去分化形成 iPSC；然后利用悬滴法将 iPSC 分化为胚胎体。在小鼠子宫内，iPSC 源嵌合体执行分化程序发育形成正常的心脏心态，通过微创手术结扎小鼠的左冠状动脉构建心肌梗死动物模型，将鼠源未分化的 iPSC 注射移植到动物模型的心肌内，心脏彩超及组织活检显示 iPSC 组心脏射血分数明显高于对照组，且室壁基本正常，未出现对照组心室变薄、室壁瘤形成等病理改变。这证实成纤维细胞重编程形成的 iPSC 具有修复缺血心肌损伤的潜能。iPSC 来源的 $Flk-1^{+}$ 细胞在体内外都可以分化为心肌细胞，将 $Flk-1^{+}$＋iPSC 移植到急性心肌梗死的小鼠动物模型内，同样观察到心脏功能得到明显改善，并出现室壁重塑。iPSC 注射改善 AMI 大动物猪的心脏功能、血流灌注，缩小心肌梗死面积。iPSC 在细胞类型的选择、诱导因子的筛选、安全的介导载体体系的建立、重编程过程中的表观遗传学的研究以及疾病特异性的 iPSC 系的建立等的研究技术方面，极大地促进了本领域乃至整个再生医学领域研究的发展，已在移植治疗、药物筛查和疾病模型建造方面表现出的优势，其在心血管组织工程、先天性心脏病基因探测等领域必将有诱人的前景。但临床应用前，还有许多理论问题亟待解决，比如重编程是如何被这些重编程因子所启动、如何终止，相关的分子机制如何。所以只有深入了解细胞分化、去分化、转分化的重编程机制及整个过程，才有可能利用自身各种体细胞，通过高效而特异的诱导分化方案实现自身细胞的重建和组织修复。

理想的供体细胞应该能在体内或体外分化为成熟的心肌细胞，并在心肌坏死区长期存活，且与宿主心肌细胞建立起电机械耦联，形成同步收缩，恢复受损的心功能。尽管初步研究表明干细胞治疗冠心病心衰是有效的，但目前常用的每一种细胞类型均不完美，如 SMs 移植到梗死区后不能和宿主细胞构建有效的电机械耦联，有潜在的致心律失常特性。从实用和方便的角度出发，目前大部分临床研究采用非分选骨髓有核细胞，但输注未过滤的白细胞会导致注射局部炎症反应，另外也存在细胞停留率、存活率和分化能力低下等诸多方面的局限。ESCs 理论上具有最佳的分化特性，但其致瘤可能性和伦理学问题妨碍了临床应用。必须指出，细胞类型的筛选仅仅是分化潜能的筛选，如何建立定向分化环境可能是更艰巨的历史使命，这在很大程度上有赖于胚胎发育学的研究进展。另外，虽然实验研究表明不少细胞类型能促进心肌再生，增强收缩功能，但临床应用后能否产生类似疗效尚不清楚。

三、移植途径与作用机制

（一）移植途径

1. *自体骨髓细胞动员*　在 AMI 时，骨髓干细胞能够自发地动员、归巢、分化修复心肌组织和血管，而细胞因子可大大促进这一作用。因此，通过向体内注入 G－CSF 或 SCF 进行骨髓细胞动员是一种简便、非侵入性的方法。但对于动员剂所引发的白细胞的剧增是否会使冠心病患者的动脉粥样斑块更加不稳定，这一问题仍在探讨之中。

2. *外周静脉注射*　外周静脉注射是细胞移植中最简单的方法，移植细胞经外周血管植入后随血流定位于缺血心肌组织，无须过多的人为干预。但是冠状动脉血流仅占每次心搏血量的一小部分，且肺、脾、肝等器官也会发出归巢信号，势必导致相当数量的移植细胞到达病变以外的组织器官，必须多次循环注射增加干细胞的数量才能发挥其应有的作用。Freyman 等分别经冠状动脉、心肌、外周静脉三种途径进行铱标记 SMCs 移植治疗猪急性心肌梗死，14 d 后依心肌铱含量推断梗死区内移植细胞量分别为 6%、3% 和 0。极低的归巢率严重制约了外周静脉途径的应用，采用磁导向等技术有望改善归巢效率。

3. *心外膜心肌内注射*　最初的临床试验采用最无创的静脉通路移植干细胞，随后，动物实验发现直接心肌内注射比外周静脉注射的疗效更佳。因此，人类临床试验也采用了经心外膜多点穿刺直接将干细胞注射到病变心肌的方法，适于同时行冠状动脉旁路移植术（CABG）的患者，将体外分离纯化得到的骨髓细胞连同培养液一同注射到心肌细胞功能丧失区域，能够保证植入部位的准确性和植入细胞的数量。缺点是创伤大，阻碍了临床应用的推广；容易灶状聚集而不能广泛地分布，且有引起室性心律失常危险的报道。另一潜在的移植方法是通过视频辅助胸腔镜手术，在直视下注射细胞，减少外科开胸手术的风险，目前已在猪动物实验中成功应用。

4. *冠状动脉内移植*　经心导管将移植细胞有针对地注入支配需要补充心肌细胞区域的冠状动脉内。这种方法的优点是梗死区以及梗死周围区组织能最大限度地接触移植细胞，实现充分和高度选择性的移植，由于其创伤小、疗效优于静脉注射，逐渐成为最常用的移植途径，但有引起微栓塞进而导致新的心肌梗死的风险。

5. *经心内膜注射*　依靠左室心内膜电机械标测（NOGA）技术明确缺血的部位、程度及心肌存活的情况，然后通过一根尖端能够弯曲的导管经主动脉瓣深入梗死的部位心内膜做多点注射。其近期安全性已得到证实，但该方法对技术和设备要求较高，较难普及。

6. *组织工程介导法*　是指在人工材料携带下将细胞植入体内，以达到准确、高效及长期的治疗目的。最新动物研究表明在心外膜植入嵌有 MSCs 的胶原基质心脏补片，也能有效改善心脏重塑。

（二）作用机制

1. *细胞分化* 有很多研究表明，多种成体干细胞均可能向心肌细胞方向分化。心肌微环境改变后，G - CSF、jagged - 1 蛋白等信号机制通过 notch 信号通路刺激干细胞分化；细胞 - 细胞接触也发挥重要作用；成体干细胞微环境改变，如细胞外基质硬化、液体剪切力和机械张力等也影响其增殖和分化。但成体干细胞到底能在多大程度上接近成熟的心肌细胞尚难下结论。迄今为止，确切的在体分化证据并不充分。组织学检查发现这些细胞和自身宿主心肌细胞之间有纤维组织分割，因此能否真正整合入宿主心肌、形成有效的电机械耦联并主动协调收缩依然是个疑问。因此，目前人们对 ESC 和 iPS 细胞研究热情高涨，部分原因源自于这两种细胞类型向心肌细胞分化的可能性最大。心肌细胞分化能力从大到小排序，依次为 ESC > iPS > CSC > 其他成体干细胞。

2. *细胞融合* 越来越多的证据提示，目前细胞移植的主要机制并非细胞分化。一些研究认为，缺血损伤过程中宿主细胞核丢失遗传物质，供体细胞基因可能加以代偿，但细胞依然表现为残存心肌细胞的表型。小鼠骨髓细胞能在体外含 IL - 3 的培养基中自发地和 ESCs 融合，并表现为受体细胞的表型。Alvarez - Dolado 等利用简单的 Cre/lox 重组技术，证明骨髓细胞能在体外和神经前体细胞融合，而且在体实验证明骨髓细胞能在肝脏与肝细胞融合，在脑与浦肯野神经元融合，在心脏与心肌细胞融合，形成多核细胞。这些研究表明，细胞融合可能是心肌梗死后“心肌再生”和成功电机械耦联的重要机制。

3. *旁分泌作用* 一般认为，干细胞治疗心肌梗死的即刻获益的机制是旁分泌效应。尽管大部分移植细胞能成功植入宿主心脏，但随着时间推移，大量细胞发生非凋亡性细胞死亡。移植细胞寿命短，因此，其旁分泌效应持续时间也短。即使少量干细胞植入，也能使移植心肌细胞凋亡，增加血管生成，挽救损伤心肌细胞，抑制病理性重塑，其主要机制是植入细胞本身释放或促进宿主细胞通过旁分泌或自分泌方式释放局部细胞因子及生长因子，如 TNF - α 保护心肌细胞免受缺氧损伤；VEGF 促进梗死边缘区血管形成；心营养素 - 1 保护非缺血细胞免死亡；IGF - 1、制瘤素、IL - 1α 和IL - 6 延长受损心肌细胞的存活时间。植入干细胞可减少细胞外基质的Ⅰ型和Ⅲ型胶原、组织金属蛋白酶抑制剂 - 1 水平，拮抗心脏成纤维细胞过表达胶原、基质蛋白和金属蛋白酶的作用，从而改变细胞外基质组成，减少反应性胶原沉积，使梗死区延展和非梗死区心肌肥厚减轻，最终促进良性重塑。旁分泌作用还能激活残存心脏干细胞，挽救梗死交界区功能异常的心肌细胞。移植干细胞能上调促 DNA 修复基因的表达，上调抗氧化酶，增强解毒系统活性。

BOOST Ⅱ研究共入选了 200 例心衰患者，观察两种不同干细胞的治疗效果：①正常干细胞，既可以增殖也具有旁分泌作用；②经过辐射处理的干细胞，不能增殖，但具有旁分泌作用。结果证实干细胞的旁分泌机制比干细胞分化机制更加重要。

四、骨髓干细胞移植的临床试验

（一）骨髓干细胞治疗心肌梗死的短期疗效

干细胞治疗 AMI 的多数动物实验结果非常理想，极大地推动了早期非随机临床试验的进行。大多数临床试验采用自体未分选骨髓细胞，只有少数报道采用分选骨髓细胞或间充质干细胞。2001 年，Strauer 等首先报道了 1 例 46 岁男性患者接受自体骨髓经单个核细胞经皮下冠状动脉导管输入心肌梗死区；10 周后梗死区面积占左室面积的比例从 24.6% 降低至 15.7%，射血分数/心指数均增加 20% ~30%。迄今公布的非随机临床试验达 40 个之多，绝大多数疗效“神奇”，获益不分细胞类型、自体或异体、移植计量、移植时机、心衰原因及移植途径。随后又有 30 来个自体骨髓细胞移植的小型临床试验公布，其中包括复旦大学附属中山医院的 TCT - STAMI 研究，共计超过 1 000 个患者接受了干细胞治疗，但临床试验结果大相径庭。由于不同研究使用的设计方案、细胞分离和保存方法、细胞类型、细胞数量和功能、移植时间等均有相当的不同，加上样本量小，存在患者选择性偏倚，不同试验之间难以进行简单的比较，这可能也是研究结果不同的原因。

细胞移植究竟有效抑或无效？2007 年以来，有数个骨髓、外周血干细胞移植治疗心肌梗死的临床试验荟萃分析公布，得出结论基本相同：①骨髓细胞治疗心脏病是安全的。②骨髓细胞治疗 AMI 可轻度提高 LVEF 3% ~4%，并可改善心肌重塑，减小左室容积。③尽管有研究表明心肌梗死后极早输注骨髓细胞或使用大量纯化的骨髓细胞疗效更佳，但荟萃分析未能进一步提供移植时机、细胞纯度、细胞剂量与疗效相关联的信息。④尽管 REPAIR - AMI 研究 1 年随访发现细胞治疗能降低主要心脏不良事件，但荟萃分析未能证明细胞治疗能改善硬终点心脏事件。

2012 年国际循证医学协作组发表迄今为止最大规模的关于骨髓细胞治疗急性心肌梗死的 Meta 分析，共纳入 2004—2011 年 17 个国家 33 项随机临床试验（1 765 例患者）。所有研究受试者接受 PCI 和（或）溶栓治疗作为 MI 的初步治疗。汇总结果显示，急性心肌梗死再血管化后自体骨髓细胞是安全的，可中度改善心脏功能，并且获益持续。因此，总体上来讲，心脏内骨髓来源干细胞治疗可能产生超出常规治疗（如 PCI）之外的益处。主要结果如下：①除与两项小型研究中使用的 G - CSF 刺激相关的少数事件外，与干细胞治疗相关的不良事件无增加，无证据提示这种治疗有害。②干细胞能改善左室射血分数，降低左室收缩末期和舒张末期容积，减少梗死面积并改善左室重塑。③在长期随访（12 ~61 个月）中，这些获益均可持续。④心功能改善与输注的细胞数量相关，因此增加剂量可获益更多。⑤干细胞治疗并不能降低 AMI 后死亡率以及致残率［再次梗死、再次住院、支架内再狭窄和靶血管血运重建（TVR）］。

究竟 LVEF 提高多少才有临床意义？对此业内有两种完全不同的解读。①乐观解读：从左室功能和形态学参数的改善效果来看，细胞移植已经接近于目前临床上具有充分循证医学证据、业内已成熟的 AMI 治疗策略，包括溶栓、经皮腔内冠状动脉介入治疗、肾素 - 血管素张素系统抑制药或 β 受体阻滞药等药物治疗。因为 AMI 的成熟治疗策略改善心脏功能也不过是中轻度而已。②悲观解读：临床研究初步显示，细胞移植后心脏功能虽然改善，但最具说服力的临床终点事件如死亡、靶血管血运重建、因心衰再住院率等并无显著差别。而且细胞治疗的不同临床试验结果存在较大变异。因此，即使有更多的临床试验和荟萃分析证明细胞治疗能改善心脏收缩功能，即使 LVEF 的提高超过业已成熟的治疗策略，倘若没有硬终点的直接证据，细胞治疗依然没法真正走进临床一线。因此，我们认为，骨髓细胞移植亟待细胞产品、细胞数量、移植方法、移植时机和患者选择等各个移植链条环节的标准化和优化。

（二）骨髓细胞治疗心肌梗死的长期疗效

细胞移植的长期疗效是一个有争议的话题。在 BOOST 随机对照研究 18 个月的长期随访中，对照组和移植组 LVEF 分别升高 3.4% 和 6.4%，差异不显著（$P=0.27$），提示急性心肌梗死后单次移植骨髓细胞并不能持久地改善心功能。但近年来更多的研究对此提出挑战：①TOPCARE—AMI 研究 5 年随访发现，骨髓细胞移植组患者磁共振 LVEF 改善依然保持甚至有进一步提高，血浆 NT - proBNP 水平持续降低，提示细胞移植对左室重塑有长期疗效。②BALANCE 研究于 2009 年 6 月正式公布，随访长达 5 年，发现急性心肌梗死患者经细胞治疗可以长期有效地改善急性心肌梗死患者的 LVEF、生活质量并降低死亡率：62 例急性心肌梗死患者接受冠状动脉内自体骨髓细胞移植。BMC 治疗 3 个月后梗死区域收缩性明显改善，左室短轴缩短速率增加 31%，LVEF 和心室功能曲线有明显的改善，梗死面积减少 8%。治疗后 12 个月及 60 个月，收缩性、血流动力学状态和左室形状均稳定；晚电位、心率变异性和异位搏动等异常活动在植入 BMC 后明显减少；细胞治疗患者活动量明显增大，死亡率也有所下降。③2010 年 1 月公布的一项来自德国的双盲对照多中心研究临床试验也显示，在 2 年随访时间里，冠状内移植自体骨髓细胞显著减少主要不良心血管事件，心功能也持续改善。④2012 年发表的一项外周血干细胞治疗心肌梗死临床试验表明，治疗后 6 个月和 24 个月 LVEF 有明显改善，5 年主要心血管事件（MACE）（心性死亡、非致死性 MI、因心衰和心绞痛住院、靶血管血运重建）显著降低。⑤2012 年国际循证医学协作组 Meta 分析也表明骨髓细胞获益可持续。

因此，虽然细胞移植长期疗效尚未定论，但显然目前的临床证据倾向于有效，BOOST 研究的阴性结果可能与样本量较小（每组 30 例）有关。另外，复旦大学附属中山医院证实二次移植心脏功能的改善明显优于单次移植，“重复细胞移植”为 MI 患者提供了便捷的细胞疗效优化策略。

（三）骨髓细胞移植治疗慢性心力衰竭和终末期心力衰竭

等待心脏移植、需要心室辅助装置支持（移植前过渡措施或最终治疗）或需要外科心肌成形术的终末期心衰患者，预后均极差，人们希望细胞治疗可在一定程度上改善症状或预后。但心衰终末期，心脏的基本病理改变为广泛纤维化，“大漠无边”的恶劣环境可能制约细胞移植的疗效，对于耐缺氧特性较差的骨髓细胞影响更大。

对慢性缺血性心脏病引起的心衰患者，有一些小规模的 I 期临床试验公布，结果表明自体骨髓细胞移植疗效不一，但趋向有效。复旦大学附属中山医院在 TCT - STAMI - 1 临床试验的基础上，开展了最佳移植时机的临床研究，发现 MI 后 24 h 至 2 周骨髓干细胞治疗均可提高梗死心脏功能，而 MI 后 3 个月后进行自体骨髓干细胞移植，并不能改善患者心肌梗死面积和左室收缩功能，只可能对心脏舒张功能有益。TOPCARE - CHD 研究为较大规模的随机交叉临床试验，共有 75 例患者随机分配到骨髓细胞治疗组、外周血细胞治疗组和对照组，结果表明只有骨髓细胞组能改善 LVEF 和局部室壁收缩性。最近的一项随机试验表明，自体骨髓 MSCs 移植治疗慢性心衰和心绞痛，虽然心脏功能没有明显提升，但胸痛有显著减少。2012 年公布的 FOCUS - CCTRN 研究为经心内膜注射自体骨髓单个核细胞治疗缺血性心肌病的Ⅱ期随机双盲对照临床试验，共纳入 NYHAⅡ ~ Ⅲ级、LVEF≤45%慢性缺血性心肌病患者 153 例，经 6 个月观察，结果发现细胞移植并不能改善患者左室收缩末期容积（LVESV）指数、最大氧耗量、可逆性心肌灌注缺损区面积、局部室壁运动和临床情况。目前正在进行的 REGENER - ATE - IHD 研究是最大规模的骨髓细胞移植治疗慢性缺血性心衰的随机对照临床试验，计划纳入 300 例患者，将为该问题提供更权威的结论。

关于非缺血性终末期心衰的细胞治疗报道较为零星。2010 年 Benetti F 等将 10 例扩张型心肌患者开胸后直接心肌内注射人胎儿源性干细胞（hFDSCs），有效改善了 40 个月时患者的心脏功能。但样本量过小，说服力不强。ESC 于 2010 年公布的 STAR - HS 入选 391 例缺血性心脏病（心肌梗死后）所致的慢性心衰患者（LVEF≤35%），191 例冠状动脉内骨髓干细胞治疗，200 例为对照组。骨髓细胞治疗后 3 个月至 5 年期间对患者进行血流动力学评估，发现 LVEF、心指数、运动能力、氧摄取量和左室收缩力都有显著改善，有益作用持续到 60 个月，而对照组在同一时间有左室功能恶化；长期死亡率有显著下降。2013 年报道的“$CD34^+$移植可改善扩张型心肌病的长期预后”，共纳入 110 例扩张型心肌病患者，$CD34^+$细胞经 G - CSF 动员收集后经冠状动脉注射到扩张型心肌病灌注缺损最明显的区域，随访 5 年后发现，LVEF 从（24.3 ± 6.5）% 升高到（30.0 ± 5.1）%（P = 0.02），6 分钟步行距离从（344 ± 90）m 增加到（477 ± 130）m（P < 0.001），NT - proBNP 从（2 322 ± 1 234）pg/mL 降低到（1 011 ± 893）pg/mL（P < 0.01）。5 年总死亡率低于对照组（14% 比 35%，P = 0.01）。

总之，干细胞移植治疗心肌梗死的安全性和概念验证研究已有初步的结论，下一步的任务是组织大型的随机对照研究，关注细胞治疗修复心肌在改善心脏功能的同时是否减少致死率和致残率。这是这项新兴治疗能否最终走向临床常规实践的金指标，也就是前面论述的硬指标。在分析临床试验结果时，应注意到积极的再灌注策略本身已经促进了急性心肌梗死患者心脏收缩功能的恢复，极大地改善了患者的预后，但仍有大约 20% 的 ST 段抬高型心肌梗死患者，再灌注治疗无法改善心脏功能，对这部分患者而言，致死率和致残率仍然居高不下，过去 15 年来经皮冠状动脉介入的进展也没有改变此现状。这部分人群应该成为细胞治疗的主要对象。而另一种主要干细胞移植适应对象应该是终末期心衰患者。

五、心脏干细胞移植的临床试验

目前正在进行的心脏自身干细胞治疗心衰的研究有 TICAP 研究和 ALCAD 研究；刚完成的两项Ⅰ期临床试验为 SCIPIO 研究和 CADUCEUS 研究。

SCIPIO 试验为 2011 年 Lancet 杂志公布的全球首个心脏干细胞临床试验。Bolli 等将心肌梗死后左室功能不全（射血分数≤40%）的患者于 CABG 术前随机分入细胞组或对照组，细胞组患者于手术后 113 d 接受经冠状动脉输注 100 万自体 c - Kit 阳性、谱系阴性的 CSC；而对照组未接受细胞治疗。结果显示如下。①主要终点结果：未见 CSC 相关的不良反应。②次要终点结果：4 个月后 CSC 组患者（n = 14）LVEF 明显改善，而对照组患者（$n=7$）LVEF 无明显变化。1 年后 CSC 组患者（$n=8$）获益更加明显［LVEF 较基线升高（12.3±2.1）%］。MRI 证实治疗组患者（$n=7$）4 个月和 1 年时梗死面积显著降低。SCIPIO 试验 1 年中期报道，CMR 显示 CSC 输注后 1 年左室功能显著改善，梗死面缩小，活性组织增加。

CADUCEUS 试验为 2012 年 Lancet 杂志新近公布的全球第二个心脏干细胞临床试验。Makkar 等纳入心肌梗死后 2～4 周（射血分数 25%～45%）的患者，按 2：1 随机分配到心球衍生细胞（CDC）组（$n=17$）和标准治疗组（$n=8$）。对心肌梗死 1.5～3 个月的患者进行了心内膜心肌活检，培养得到 CDC 后输注到梗死相关动脉。6 个月后结果显示如下。①主要终点结果：未见心脏肿瘤，6 个月 MACE 事件 CDC 组 4 例（24%），对照组 1 例（13%）（$P=1.00$）；12 个月 MACE 事件 CDC 组 2 例，对照组 0 例（$P=0.36$）。②次要终点结果：6 个月 CMR 评估心脏功能，CDC 治疗组与对照组的舒张末期容积、收缩末期容积和 LVEF 无明显差异；但 CDC 治疗组患者心脏瘢痕面积减小，活力心脏面积增加，局部心肌收缩功能改善，局部收缩期室壁增厚。

心脏自身干细胞可从活检心肌组织中分离扩增，具有较大自身移植潜力。在胚胎干细胞临床试验意外终止、诱导多能干细胞（iPS）分化效能有待提升、骨髓细胞临床试验结果不尽如人意的背景下，业内人士对心脏自身干细胞寄予厚望。这两个临床试验的意义在于：①SCIPIO 和 CADUCEUS 研究均属于Ⅰ期临床试验，目的在于评估心脏自身干细胞移植治疗心肌梗死的安全性，结果也如愿地证明心脏自身干细胞临床应用的安全性，为下一步开展更大规模的Ⅱ期临床研究提供了基础。②SCIPIO 和 CADUCEUS 研究虽然细胞类型不一，但均来源于心肌组织，这为自体细胞移植提供了新的干细胞来源。③尽管这两个试验结果不尽相同，但毕竟为近期低迷的干细胞心肌修复领域注入一剂强心药。但需要更多的样本量和更长时间的随访，以验证心脏自身干细胞的真正疗效。

六、细胞动员和归巢

心肌梗死或心衰的内源性细胞动员包括骨髓细胞动员和心脏原位 CSC 动员两大部分。关于 CSC 动员的内容在前面干细胞类型中已经有所介绍，此处着重介绍前者。

在稳态下，骨髓干细胞大多处于静息状态，栖息在由骨髓基质细胞、成骨细胞、破骨细胞及胶原、层粘连蛋白、纤粘连蛋白等细胞外基质蛋白组成的微环境中。干细胞所在的特定的微环境称为“龛”（niche），组成“龛”的细胞、细胞外基质及各种因子影响了干细胞命运。通过某些细胞因子和药物的刺激，引发一系列细胞信号通路转导，使此类干细胞或祖细胞脱离其骨髓微环境，迁移进入外周血循环系统，称为干细胞动员。研究发现，急性心肌梗死患者外周血 $CD34^+$ 骨髓单个核细胞和骨髓成血管细胞升高，其峰值出现在心肌梗死后第 7 日，第 28 日后仍维持在较高水平。动物实验也有类似发现，提示急性心肌梗死后存在外周血干细胞增加，即急性心肌梗死本身存在骨髓动员作用。缺血时骨髓干细胞自我动员，可能是机体对缺血后组织血管再生的一个自我修复功能，其机制可能是缺血后局部分泌某些细胞因子（如粒细胞集落刺激因子、白细胞介素、内皮细胞生长因子等）所造成。然而，这种自我修复的作用较弱，远达不到修复坏死心肌所需要的浓度。因此，可采用骨髓干细胞动员剂将骨髓干细胞“驱赶”到外周血，增加外周血干细胞数量，使其分化成心肌和血管内皮细胞，达到再生和修复作用。

根据血液发生学，干细胞动员剂可分为三种：①作用于干细胞和早期祖细胞的造血细胞生长因子，如干细胞因子（SCF）、碱性成纤维细胞生长因子、白细胞介素 -6 及白细胞介素 -11 等。②多系祖细胞刺激因子，如白细胞介素 -3 及粒细胞巨噬细胞集落刺激因子（GM - CSF）。③作用于晚期祖细胞的生长因子，如促红细胞生成素、重组人粒细胞集落刺激因子（rhG - CSF）、单核细胞集落刺激因子、白细胞介素 -5 及血小板生成素。目前仅有 rhG - CSF 和 GM - CSF 被批准可应用于临床。

目前小样本临床试验并未充分证实骨髓干细胞动员治疗心衰的有效性。Kang 等对 14 个 RCT 的 364 例患者进行 Meta 分析，发现 G - CSF 治疗急性心肌梗死（随访 3 ~ 12 个月），LVEF 较治疗前显著增加（3.46%，$P=0.018$）。但也有报道 G - CSF 并不能显著改善慢性缺血性心肌病心衰患者的心脏功能、NT - proBNP 和 NYHA 分级。

细胞靶向归巢是再生医学发挥疗效的前提。干细胞的归巢是由黏附分子、趋化分子及大量的炎性因子共同介导的，该过程由骨髓内皮细胞、造血干细胞、骨髓造血微环境及其分泌或表达的分子共同参与。目前已知免疫球蛋白超家族、选择素家族、整合素家族、CD44 四大类黏附分子均参与了该过程：炎症时白细胞趋化因子和黏附分子也精确地控制着炎症细胞的趋向运动。心肌梗死后缺血区存在炎症反应，各种炎症介质的释放、粒细胞和单核细胞浸润、肥大细胞的激活、细胞外基质蛋白的降解、内皮细胞和心肌细胞黏附分子的表达，被认为是骨髓干细胞归巢的重要条件。虽诚如前述，干细胞具有优先“募集”至缺血损伤心肌的特性——“归巢”，但分子影像学和病理学研究表明，不管采用何种移植途径，真正分布到心脏的移植细胞数量都极其有限，仅占 0 ~ 6%。急性心肌梗死后，心肌组织局部细胞因子增加，包括干细胞趋化因子，如间质细胞衍生因子（SDF - 1）、单细胞趋化蛋白 - 3（MCP - 3）、生长分化因子 - 15（GDF - 15）、碱性成纤维细胞生长因子（Bf - GF）、生长相关性癌基因 - 1（GRO - 1）等，诱导干细胞向心脏归巢。但许多归巢因子表达时间窗短暂，如研究最多的归巢因子 SDF - 1，损伤心肌表达仅有 1 周时间，MCP - 3 不足 10 d。在动物实验中，将归巢因子通过转基因手段整合入移植细胞可增加细胞归巢。譬如，通过以细胞为基础的基因治疗、基因转导或直接使用 SDF - 1 蛋白均可促进干细胞归巢，进而改善血管新生和心脏功能，增加干细胞表面 SDF - 1 受体 CX - CR4 的表达并在心肌梗死后 24 h 内移植也能达成类似效果。归巢涉及的“细胞 - 细胞外基质 - 细胞因子”网络极其复杂，其中的调控机制仍不清楚。尽管近年来以归巢细胞因子为靶点的相关研究获得了一些进展，但短期内尚无应用于临床试验的可能性。寻找新的有效的促进归巢方法是当前干细胞移植的难点和热点之一。

七、干细胞治疗的安全性

一种治疗方法在要求其有效性时必须考虑其安全性，干细胞治疗也不例外。干细胞移植在治疗缺血性心脏病和心衰时虽然有效，但可能存在以下几个方面的潜在隐患。

1. 致心律失常性　干细胞移植时，电生理不均一性和耦联不良被认为是心律失常的主要原因，存活细胞不能形成有效的电机械耦联、存活细胞与宿主细胞之间的电生理特性差异、植入细胞分化不完全、存活心肌细胞解剖排列紊乱及其与宿主细胞之间的不协调，均可能使存活细胞与宿主细胞形成复极离散并引起折返。早期无对照的临床试验报道，SMs可能具有潜在致命性致心律失常危险性。据此，有人认为预防性应用口服抗心律失常药如胺碘酮可减少室性心律失常的发生率，更多人建议植入ICD，为干细胞治疗患者提供最安全可靠的监测方式。但也有部分非随机对照双盲研究的小样本量研究并未观察到SMs移植后心律失常发生率增加。关于SMs的前瞻性CRT研究（MAGIC研究）提早终止唯一的理由并非是其致心律失常风险，而是预计不能达到设定的疗效终点。所以，虽然理论上SMs具有致心律失常的较高风险，但是二者是否真正相关或关联性究竟有多大，尚无最后结论。与SMs不同，迄今为止还很少有报道人或动物进行自体骨髓细胞移植后出现恶性心律失常。据复旦大学附属中山医院经冠状动脉移植自身骨髓单个核细胞治疗心肌梗死近300例患者的资料，恶性心律失常的发生率较对照组无增加。对于iPSC及ESC移植的致心律失常的相关资料比较矛盾，尚无一致性结论。

2. 成瘤性　迄今未发现其他成体干细胞在心脏中形成肿瘤。对于成瘤性的考虑主要是针对ESC和iPSC。但是目前尚未在实验条件下发现ESC移植后在心脏中形成肿瘤或瘤样组织。由于在iPSC建立过程中导入了致瘤基因c－myc，使得iPSC暴露于致瘤风险下，但后来研究发现c－myc并非生成iPSC的必需因子，仅利用编码Oct4、Sox2、Klf4的病毒进行转染也会得到iPSC。除了c－myc，病毒载体的随机永久整合也有可能引起基因突变。对此研究人员利用小分子化合物代替转录因子基因，用转座子代替病毒转染，提高了安全性。目前虽然有研究发现将iPSC诱导分化生成的次级神经球细胞植入小鼠大脑后，会促使畸胎瘤的形成，但是在心血管动物模型的iPSC自体移植实验研究中均未发现心肌肿瘤形成，考虑这可能是由心脏不断收缩产生电活动及机械活化作用所致。另外，心肌处于高分化的细胞环境中，也不易形成肿瘤。因此，就目前的动物实验来看，自体移植一定数量的iPSC细胞是相对安全的。

3. 免疫排斥　机体对异体干细胞的免疫排斥反应一直受到人们重视，相关研究也较为深入。而对于来自自身组织的iPSC，既往普遍认为能够被安全地移植到同一个体体内并能避免排斥反应。然而通过病毒载体或非病毒载体方法从胎儿成纤维细胞重编程而来的自体iPSC，在基因完全相同的小鼠中则产生了意想不到的排斥反应。iPSC的免疫原性通过病毒载体替代方法可以部分避免，另外利用microRNA干扰小鼠皮肤细胞被诱导为iPS，为获得更加安全和更低免疫原性的iPSC提供了希望。

4. 微栓塞　Vulliet等将狗骨髓MSCs经冠状动脉注射后发现有微梗死形成，首度对干细胞经冠状动脉移植的安全性提出质疑。但是，其他大多数动物实验和临床试验均未发现类似情况。微栓塞发生不仅与细胞大小和可变形性有关，还与细胞数量、病变部位血流速度等相关。

5. 增加支架内再狭窄发生率　对于移植干细胞引发支架内再狭窄率增加的担心主要来源于以下机制：不适当的介入操作、高剂量G－CSF作为动员剂吸引外周血白细胞黏附于支架处内膜、单个核细胞中含有大量炎性细胞等。2008年一项纳入106例患者的荟萃分析表明，在标准治疗方案下，尚无证据表明AMI患者支架术后G－CSF治疗增加冠状动脉再狭窄风险。

近期多个关于成体干细胞移植治疗心肌梗死的荟萃分析结果显示，与对照组相比，成体干细胞移植不增加患者 MACE、支架内再狭窄、靶病变血运重建（TLR）、TVR 再住院率及肿瘤等不良事件发生率。但据此下结论为时尚早，因为不能排除因随访时间太短造成的假象。医学史告诉我们，一种新的药物或疗法的实际疗效常逊色于开始应用时的“理想效果”。实践是检验真理的唯一标准，长时间随访的大型随机对照双盲临床试验将告诉我们最有效且安全的细胞类型和移植策略。

总之，在干细胞治疗领域里，细胞类型的筛选仅仅是分化潜能的筛选，如何建立定向分化环境可能是更艰巨的使命，这在很大程度上有赖于胚胎发育学的研究进展。心肌修复不只是细胞再生，而是关系整个配套设施（如支持细胞、血管、神经、细胞因子等）的系统工程。但随着研究视角的拓展，基础实验和临床试验交相深入，我们期待现阶段“波澜壮阔”的干细胞研究将会有较为理想的临床应用前景。干细胞研究属于转化医学的典型代表。转化医学的核心是要将医学生物学基础研究成果迅速有效地转化为可在临床实际应用的理论、技术、方法和药物。片面地强调“待彻底阐明机制后再应用到临床”的观点不符合转化医学和循证医学的理念，在药物治疗史上，阿司匹林防治血栓性疾病、β 受体阻滞药治疗慢性心衰均是发现临床疗效在先，阐明具体机制在后。在干细胞治疗方面，也提倡实验室与临床研究双向互动转化的医学研究模式：基础研究需要尽量清楚干细胞来源、定向分化机制等根本性问题，为临床试验提供理论支撑；临床研究需要避免低层次的简单重复，提高研究等级，将死亡率或致残率作为研究硬终点，提供更可靠的循证价值。在现阶段，要慎防过度解读临床试验结果，要严格区分干细胞科研和临床应用，临床试验不等于临床治疗。

跨学科合作对干细胞研究至关重要，这些学科涵盖了遗传学、干细胞生物学、移植学、移植术学、组织工程学、排斥生物学、临床心血管医学和仪器技术学等。细胞疗法临床试验不仅仅是科学问题，还牵涉企业经济、政府管理范畴。干细胞是一种特殊的生物－器械整合商品，良好的临床试验需要研究机构、企业和政府管理部门的制度创新和密切配合。损伤心肌的细胞修复是心脏病学领域的一个圣杯，是未来心脏病学发展的重要方向，终将跻身心肌梗死和心衰的常规治疗方阵。

第四章　心力衰竭特殊情况的处理

第一节　急性心力衰竭的评估与治疗

急性心力衰竭（acute heart failure，AHF）是心内科常见的急症，需要立即处理并急诊住院，目前已成为年龄 >65 岁患者住院的主要原因之一。无论既往有无心脏病史，均可发生 AHF：一部分是新发生的（占 15% ~20%）AHF，大部分则为原有慢性心力衰竭的急性加重，即急性失代偿性心力衰竭；既可以是收缩功能异常，亦可以是舒张功能异常。在 AHF 中，射血分数降低的心力衰竭与射血分数保留的心力衰竭各占一半；且因其病因学、疾病的严重程度和范围改变不同，诱发因素不同，临床表现也有所不同。AHF 的急性程度及病程变化很大，短者数分钟到数小时［如急性冠状动脉综合征（ACS）所引起］，长者几天甚至几周（如慢性心力衰竭急性失代偿，呼吸困难和水肿等）。一旦发生，需要紧急评估与处理，若处理不当，通常会危及生命。因此，对于急性心力衰竭需及早识别、早期评估及紧急处理，以降低死亡率，改善患者的预后。

一、AHF 的早期评估及监测

在患者初始的评估中，有三个同等重要的内容要进行评估：①患者的症状与体征是由 AHF 引起的还是另有其他原因（如慢性肺病、肺栓塞、贫血或肾功能不全）；②若患者的症状与体征是由 AHF 引起的，评估是否有加重的诱因或（和）合并症（表 4 - 1），这些诱因或（和）合并症是否需要立即治疗或纠正（如心律失常或 ACS）；③患者是否因低氧血症或低血压所导致重要器官（如心、脑及肾）低灌注，会立即危及生命。另外，还应该评估患者的容量状态。

表 4 -1　AHF 的原因及诱因

常常引起突然加重的事件	常常引起非突然加重的事件
快速型心律失常、严重的心动过缓或传导阻滞	感染（包括心内膜感染）

续表

常常引起突然加重的事件	常常引起非突然加重的事件
ACS	COPD 加重或哮喘
ACS 的机械并发症（室间隔穿孔、二尖瓣腱索断裂及右室梗死）	贫血
高血压危象	肾功能不全
心包压塞	对饮食（钠及水的限制）或药物依从性差
主动脉夹层	医源性因素（使用 NSAIDs 或激素，药物相互作用，最近增加负性肌力药物如 β 受体阻滞药及维拉帕米等）
手术及围手术期问题	不会引起心率突然严重变化的心律失常、心动过缓或传导阻滞
产后心肌病	未被控制的高血压、甲状腺功能减退或亢进及糖尿病
急性重症心肌炎	酒精及毒品滥用

每个 AHF 患者均须应用床边监护仪，持续测量心率、呼吸频率、血压及血氧饱和度等，监测体温、动脉血气及心电图等。因此，其早期评估应包括如下内容：①呼吸困难的严重程度（呼吸频率及端坐呼吸）。②肺部啰音。③心率、心律及收缩压。④胸片。⑤BNP 或 NT－proBNP，可反映心力衰竭的严重程度；肌钙蛋白，反映心肌坏死的范围；D－dimer，排除肺栓塞。⑥ECG。⑦心脏超声，在严重肺水肿的情况下可做胸部超声，评价肺水肿程度。与初始的评估同等重要的是密切监测患者的生命体征，尤其是血流动力学不稳定的患者，此时患者最好在冠心病监护病房（CCU）救治，便于监测及治疗。应持续监测心律、心率、呼吸频率、血压及脉搏、血氧饱和度（SaO_2）至少至入院 24 h，以后也应频繁监测；稳定后至少每天评价心力衰竭的症状（如呼吸困难）及与治疗相关的副作用（如头晕），每天记录 24 h 出入水量，评价体重、颈静脉充盈情况、肺及外周水肿情况，在静脉应用利尿药期间，开始 ACEI 治疗或改变其剂量时，应每天监测电解质与肾功能。图 4－1 总结了怀疑 AHF 患者早期评估及急救，而图 4－2 则总结了 AHF 整个救治期间的流程。

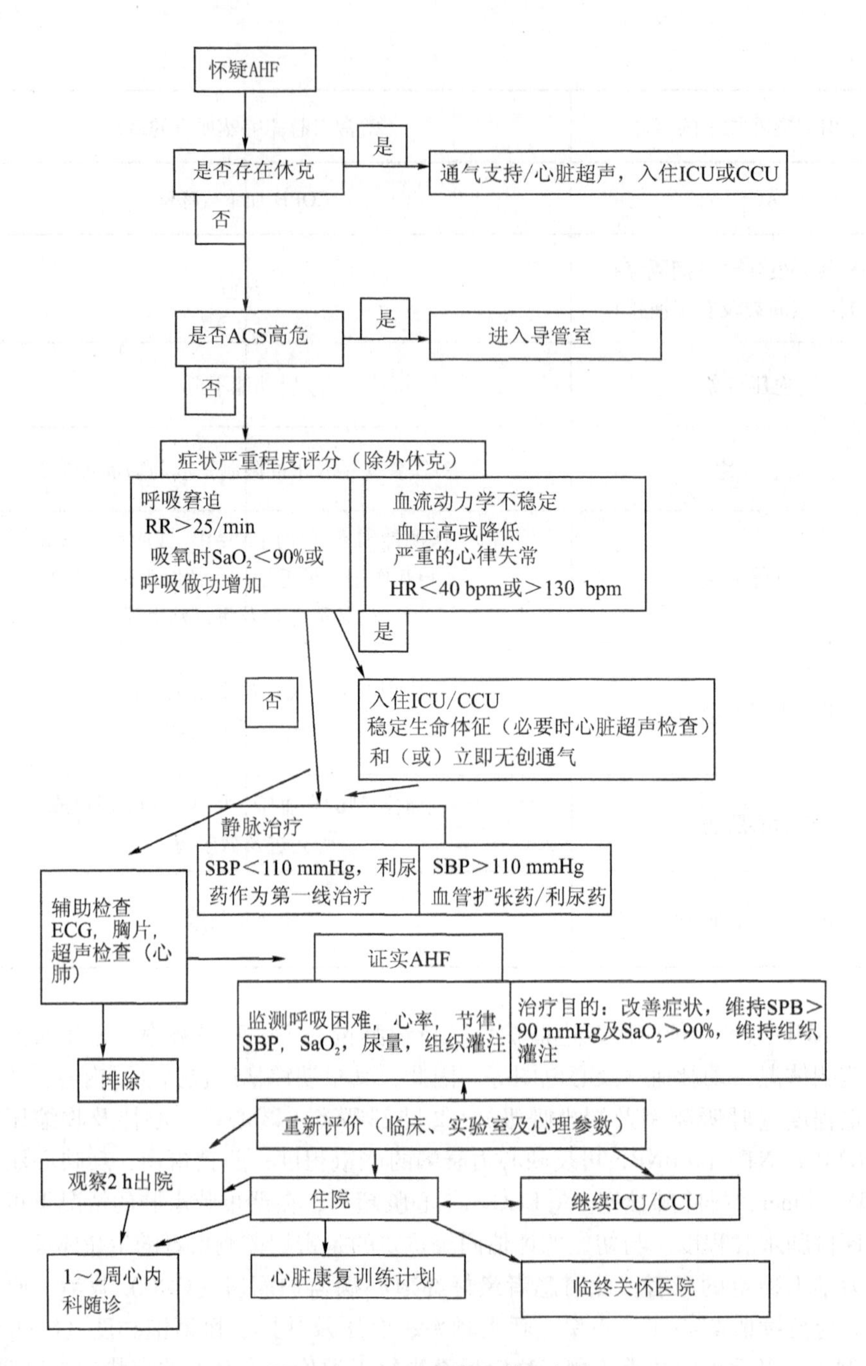

图 4－1　AHF 早期评估与急救

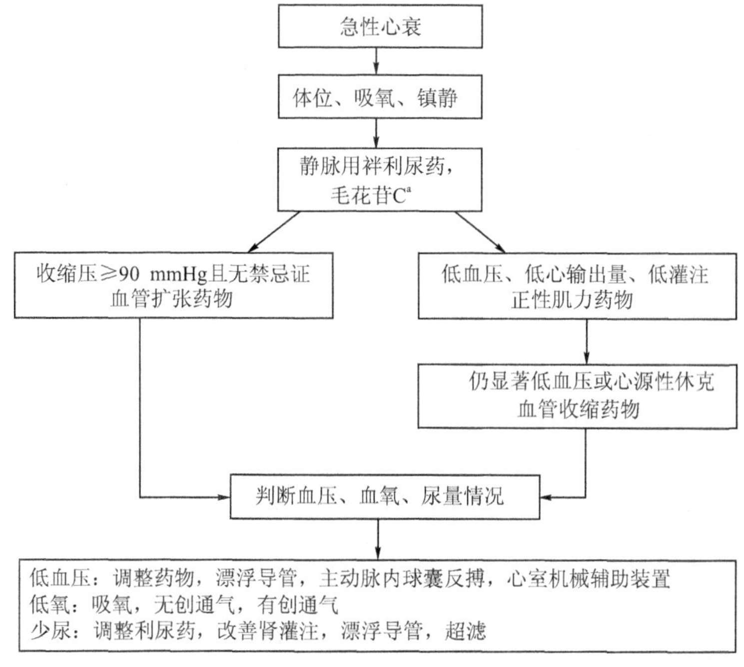

图4－2　AHF处理流程

a表示适用于心房颤动伴快速心室率者及严重收缩期心功能不全者

二、AHF的治疗措施

AHF的治疗目标是改善急性心衰症状，稳定血流动力学状态，维护重要脏器功能，避免急性心衰复发，改善远期预后。

（一）一般处理

1. 体位　静息时明显呼吸困难者应半卧位或端坐位，双腿下垂以减少回心血量，降低心脏前负荷。

2. 四肢交换加压　四肢轮流绑扎止血带或血压计袖带，通常同一时间只绑扎三肢，每隔15～20 min轮流放松一肢。血压计袖带的充气压力应较舒张压低10 mmHg，使动脉血流仍可顺利通过，而静脉血回流受阻。此法可降低前负荷、减轻肺淤血和肺水肿。

3. 吸氧　适用于低氧血症和呼吸困难明显（尤其指端血氧饱和度<90%）的患者。应尽早采用，使患者SaO_2≥95%（伴COPD者SaO_2>90%）。可采用不同的方式：

（1）鼻导管吸氧：从低氧流量（1～2 L/min）开始，如仅为低氧血症，动脉血气分析未见CO_2潴留，可采用高流量给氧（6～8 L/min）。乙醇湿化吸氧可使肺泡内的泡沫表面张力降低而破裂，改善肺泡的通气。方法是在氧气通过的湿化瓶中加50%～70%乙醇（有机硅消泡剂亦可），用于肺水肿患者。

（2）面罩吸氧：适用于伴呼吸性碱中毒患者，必要时还可采用无创性或气管插管呼吸机辅助通气。若没有低氧血症，则不必常规吸氧，因为氧气会引起血管收缩，导致心输出量下降，影响心功能。

4. 做好救治的准备工作　至少开放两根静脉通道，并保持通畅。必要时可采用深静脉穿刺置管，以随时满足用药的需要。血管活性药物一般应用微量泵泵入，以维持稳定的速度和正确的剂量。固定和维护好漂浮导管、深静脉置管、心电监护仪的电极和导联线、鼻导管或面罩、导尿管以及指端无创血氧仪测定电极等，保持室内适宜的温度及湿度，灯光柔和，环境幽静。

5. 饮食　进易消化食物，避免一次大量进食，不要饱餐。在总量控制下，可少量多餐（6～8 次/d）。应用袢利尿药情况下，不要过分限制钠盐摄入量，以避免低钠血症，导致低血压。利尿药应用时间较长的患者要补充多种维生素和微量元素。

6. 出入量管理　肺淤血、体循环淤血及水肿明显者应严格限制饮水量和静脉输液速度，无明显低血容量因素（大出血、严重脱水、大汗淋漓等）的患者每天摄入液体量一般宜在 1 500 mL 以内，不要超过 2 000 mL。保持水出入量负平衡约 500 mL/d，严重肺水肿者水负平衡为 1 000～2 000 mL/d，甚至可达 3 000～5 000 mL/d，以减少钠水潴留和缓解症状。3～5 d 后，如淤血、水肿明显消退，应减少水负平衡，逐渐过渡到出入水量平衡。在水负平衡的状态下，应注意防止低血容量、低血钾和低血钠等。同时限制钠摄入（<2 g/d）。

（二）药物治疗

1. 镇静药　AHF 时不推荐常规使用阿片类药物，但在某些患者可以应用。目前临床上应用的阿片类药物主要是吗啡，其用于 AHF 的原因包括：①缓解急性肺水肿患者的焦虑及呼吸窘迫；②扩张静脉，降低心脏的前负荷；③抑制交感神经活性。其用法为 2.5～5.0 mg 静脉缓慢注射，亦可皮下或肌内注射。其不良反应有恶心、呕吐（可用止吐药对抗）及呼吸抑制（需要增加有创通气的机会），因此应密切观察疗效和呼吸抑制的不良反应。对伴 CO_2 潴留者则不宜应用，因可产生呼吸抑制而加重 CO_2 潴留；也不宜应用大剂量，因可促使内源性组胺释放，使外周血管扩张，导致血压下降。伴明显和持续低血压、休克、意识障碍、COPD 等患者禁忌使用，老年患者慎用或减量。另外，目前的研究认为，吗啡会减弱 ADP 受体抑制剂的抗血小板作用。因此，在 ACS 合并 AHF 时应用吗啡时应注意，若不降低其抗血小板作用，应该增加抗血小板药物的剂量。亦可应用哌替啶 50～100 mg 肌内注射。

2. 支气管解痉药　一般应用氨茶碱 0.125～0.25 g 以葡萄糖注射液稀释后缓慢静脉注射（10 min），4～6 h 后可重复一次；或以 0.25～0.5 mg/（kg·h）静脉滴注。亦可应用二羟丙茶碱 0.25～0.5 g 静脉滴注，速度为 25～50 mg/h。此类药物不宜用于冠心病，如急性心肌梗死或不稳定型心绞痛所致的 AHF 患者，不可用于伴心动过速或心律失常的患者。

3. 利尿药

（1）应用指征和作用机制：适用于 AHF 伴肺循环和（或）体循环明显淤血以及容量负荷过重的患者，可快速缓解患者的症状。作用于肾小管髓袢的利尿药如呋塞米、托拉塞米及布美他尼，静脉应用可以在短时间里迅速降低容量负荷，而且还可以立即扩张外周静脉，降低心脏前负荷，因此应列为首选。噻嗪类利尿药、保钾利尿药（阿米洛利、螺内酯）等仅作为袢利尿药的辅助或替代药物，或在需要时作为联合用药。临床上，利尿药应用十分普遍，但目前并无大样本随机对照试验评估其效果。

（2）药物种类和用法：应采用静脉利尿制剂，首选呋塞米，先静脉注射 20～

40 mg，继以静脉滴注 5 ~ 40 mg/h，其总剂量在起初 6 h 不超过 80 mg，起初 24 h 不超过 200 mg。若患者既往一直在应用袢利尿药，急性加重时静脉应用的剂量等于或大于平时的剂量，而且分次负荷剂量与连续静脉应用对临床终点事件的作用类似；大剂量与普通剂量相比可减轻患者的充血症状，对临床终点事件的作用类似。近期 DOSE 研究发现，利尿药每 12 h 静脉注射或持续静脉滴注，低剂量（与之前口服剂量相等）或高剂量（为口服剂量的 2.5 倍）之间主要复合终点（患者的症状评价和血清肌酐变化）无明显差异；高剂量组可更好地改善包括呼吸困难等在内的一些次要终点，但同时会出现更多的一过性肾功能不全。对应用利尿药效果不佳、加大剂量仍未见良好反应以及容量负荷过重的 AHF 患者可采用利尿药联合治疗，应加用噻嗪类和（或）醛固酮受体拮抗药：氢氯噻嗪 25 ~ 50 mg，每日 2 次；或螺内酯 20 ~ 40 mg/d。临床研究表明，利尿药联合应用，其疗效优于大剂量单一利尿药，且不良反应也更少。也可以选择小剂量多巴胺以扩张肾动脉，增加肾流量而起利尿的作用。

（3）注意事项：①伴低血压（收缩压 < 90 mmHg）、严重低钾血症或酸中毒患者不宜应用，且其对利尿药反应甚差。②大剂量和较长时间应用利尿药及采取利尿药联合治疗时更容易发生低血容量和低钾血症、低钠血症，因此应每天监测电解质及肾功能，避免发生低血容量、低钾血症及肾功能不全；且增加其他药物，如血管紧张素转化酶抑制药（ACEI）、血管紧张素Ⅱ受体拮抗药（ARB）或血管扩张药，有引起低血压的可能性。③应用过程中应监测尿量，并根据尿量和症状的改善状况调整剂量。

4. *血管扩张药物*

（1）应用指征：此类药可应用于 AHF 早期阶段。收缩压水平是评估此类药是否适宜的重要指标。收缩压 > 110 mmHg 的 AHF 患者通常可以安全使用，收缩压在 90 ~ 110 mmHg的患者应谨慎使用，而收缩压 < 90 mmHg 的患者则禁忌使用，因可能增加 AHF 患者的病死率。而舒张压在 60 mmHg 以上，通常冠状动脉血流可维持正常。

（2）主要作用机制：可降低左、右心室充盈压和全身血管阻力，也使收缩压降低，从而减轻心脏负荷，缓解呼吸困难。对于 AHF，包括合并 ACS 的患者，此类药在缓解肺淤血和肺水肿的同时不会影响心输出量，也不会增加心肌耗氧量。尽管如此，目前仍没有证据表明血管扩张药可改善预后，因此仅作为对症治疗的手段。

（3）药物种类和用法：主要有硝酸酯类、硝普钠、重组人 BNP（rhBNP）、乌拉地尔及酚妥拉明等，但钙拮抗药不推荐用于 AHF 的治疗。在血管扩张药应用过程中要密切监测血压，根据血压调整合适的维持剂量。

1）硝酸酯类药物：此类药可扩张外周静脉，减少回心血量，降低心脏的前负荷；在减少每搏心输出量而不增加心肌氧耗的情况下，能减轻肺淤血，缓解呼吸困难等症状，特别适用于 AHF 伴高血压、ACS 及二尖瓣反流的患者。临床研究已证实，硝酸酯类静脉制剂与呋塞米合用治疗 AHF 有效；还证实应用血流动力学可耐受的最大剂量并联合小剂量呋塞米的疗效优于单纯大剂量的利尿药。静脉应用硝酸酯类药物应十分小心滴定剂量，经常测量血压，防止血压过度下降。还应注意的是，本类药物在 24 h 内可产生快速耐受性，而且有 20% 的患者对大剂量硝酸酯类抵抗。因此，需间断应用以恢复患者对硝酸酯类的敏感性。硝酸甘油静脉滴注起始剂量 5 ~ 10 μg/min，每5～10 min递增5～10 μg/min，最大剂量200 μg/min；亦可每10～15 min喷雾一次（400 μg），或舌下含服0.3～0.6 mg/次。硝酸异山梨酯静脉滴注剂量5～10 mg/h，亦可舌下含服2.5 mg/次。

2）硝普钠：可平衡扩张动脉及静脉，降低心脏前后负荷，而且还可以扩张肺动脉，减轻心脏的后负荷。尤其适用于高血压伴严重充血的心衰患者或左室功能不全并发的严重二尖瓣反流的患者，对有严重心衰伴心源性休克患者可联合应用收缩血管的药物。临床应用宜从小剂量0.3 μg/（kg·min）开始，可酌情逐渐增加至5 μg/（kg·min），静脉滴注，通常疗程不要超过72 h。由于硝普钠具有强效降压作用，应用过程中要密切监测血压，根据血压调整合适的维持剂量。停药应逐渐减量，并加用口服血管扩张药，以避免反跳现象。

3）rhBNP：该药近几年刚应用于临床，属内源性激素物质，与人体内产生的BNP完全相同。国内制剂商品名为新活素，国外同种药名为奈西立肽。其主要药理作用是扩张静脉和动脉（包括冠状动脉），从而降低心脏前后负荷，在无直接正性肌力作用的情况下增加心输出量，故将其归类为血管扩张药。实际该药并非单纯的血管扩张药，而是一种兼具多重作用的治疗药物：可以促进钠的排泄，有一定的利尿作用；还可抑制RAAS和交感神经系统活性，阻滞AHF演变中的恶性循环。该药临床试验的结果尚不一致。最近国外的两项研究（VMAC和PROACTION）及国内一项Ⅱ期临床研究均表明，rhBNP较硝酸甘油静脉制剂可改善临床状态和血流动力学指标（显著降低PCWP），缓解患者的呼吸困难，推荐应用于急性失代偿心衰。ASCEND－HF研究也表明该药在AHF患者中应用安全，但不改善预后：对死亡率、再住院率及肾功能无影响，而且可能增加低血压发生的危险，因此应权衡利弊，谨慎应用。应用方法：先给予负荷剂量1.5～2 μg/kg，缓慢静脉注射，然后0.01 μg/（kg·min）静脉滴注，若血压低于100 mmHg也可不用负荷剂量而直接静脉滴注。疗程一般为3 d，不超过7 d。

4）乌拉地尔：该药具有外周和中枢双重扩血管作用，可有效降低血管阻力，降低后负荷，增加心输出量，但不影响心率，从而减少心肌耗氧量。适用于高血压心脏病、缺血性心肌病（包括急性心肌梗死）和扩张型心肌病引起的急性左心衰竭；可用于心输出量降低、PCWP＞18 mmHg的患者。通常静脉滴注100～400 μg/min，可逐渐增加剂量，并根据血压和临床状况予以调整。伴严重高血压者可缓慢静脉注射12.5～25.0 mg。

5）ACEI：该药在AHF中的应用仍有诸多争议。AHF急性期、病情尚未稳定的患者不宜应用。急性心肌梗死后的AHF可以试用，但须避免静脉应用，口服起始剂量宜小。在急性期病情稳定48 h后逐渐加量，疗程至少6周，不能耐受ACEI者可以应用ARB。表4－2列举了临床常用血管扩张药的用法。

6）正在研究的药物：重组人松弛素－2是一种血管活性肽激素，具有多种生物学和血流动力学效应。RELAX－AHF研究表明，该药治疗AHF可缓解患者的呼吸困难症状，降低心衰恶化病死率，耐受性和安全性良好，但对心衰再住院率无影响。

表 4-2　AHF 中血管扩张药的应用

血管扩张药	剂量及用法	主要不良反应	其他
硝酸甘油	1~20 μg/min 起始，逐渐增加到 200 μg/min，静脉泵入	低血压，头疼	连续使用耐药
硝酸异山梨酯	1 mg/h 起始，逐渐增加到 10 mg/h，静脉泵入	低血压，头疼	连续使用耐药
硝普钠	0.3 μg/（kg·min）起始，逐渐增加到 5 μg/（kg·min），静脉泵入	低血压，氰化物中毒	光敏感
新活素	负荷量 2 μg/kg，随后 0.01 μg/（kg·min），静脉泵入	低血压	

（4）注意事项：下列情况下禁用血管扩张药物：①收缩压 <90 mmHg，或持续低血压并伴症状，尤其是有肾功能不全的患者，以避免重要脏器灌注减少。②严重阻塞性心瓣膜疾病患者，如主动脉瓣狭窄，有可能出现显著的低血压；二尖瓣狭窄患者也不宜应用，有可能造成心输出量明显降低。③梗阻性肥厚型心肌病患者。

5. 正性肌力药物

（1）应用指征和作用机制：此类药物适用于严重低心输出量综合征及重要脏器低灌注，如伴症状性低血压或心输出量降低伴有循环淤血的患者，可缓解组织低灌注所致的症状，保证重要脏器的血流供应。用于血压较低和对血管扩张药物及利尿药不耐受或反应不佳的患者尤其有效。

（2）药物种类和用法：

1）洋地黄类：此类药物能轻度增加心输出量和降低左室充盈压，改善严重收缩性心衰急性失代偿患者的症状，减少因心衰再住院的次数，尤其适合伴快速心室率的心房颤动患者；一般应用毛花苷 C0.2~0.4 mg 缓慢静脉注射，2~4 h 后可以再用 0.2 mg，伴快速心室率的心房颤动患者可酌情适当增加剂量。

2）多巴胺：小剂量［<3 μg/（kg·min）］应用有选择性扩张肾动脉、促进利尿的作用；大剂量［>5 μg/（kg·min）］应用有正性肌力作用和血管收缩作用。此药应用个体差异较大，一般从小剂量开始，逐渐增加剂量，短期应用。另外，多巴胺会引起低氧血症，因此应密切监测动脉血气分析，一旦出现低氧血症，应及时给氧。

3）多巴酚丁胺：该药短期应用可增加心输出量，改善外周灌注，缓解症状，但并无临床证据表明对降低病死率有益。而且对于重症心衰患者，连续静脉应用会增加死亡风险。用法：2~20 μg/（kg·min）静脉滴注。使用时注意监测血压。常见不良反应有心律失常、心动过速，偶尔可因加重心肌缺血而出现胸痛。正在应用 β 受体阻滞药的患者或逆转 β 受体阻滞药作用时不推荐应用多巴酚丁胺和多巴胺，可选择磷酸二酯酶抑制剂或左西孟旦。

4）磷酸二酯酶抑制剂：这类药物有氨力农及米力农，目前国内主要应用的是米力农，首剂 25~75 μg/kg 静脉注射（大于 10 min），继以 0.375~0.750 μg/（kg·min）静脉滴注。常见不良反应有低血压和心律失常。OPTIME-CHF 研究表明米力农可能增加不良反应事件和病死率。

5）左西孟旦：是一种钙增敏剂，通过结合于心肌细胞上的肌钙蛋白 C 促进心肌收缩，还通过介导对 ATP 敏感的钾通道而发挥血管舒张作用和轻度抑制磷酸二酯酶的效应。其正性肌力作用独立于 β 肾上腺素能刺激，可用于正接受 β 受体阻滞药治疗的患者。临床研究表明，AHF 患者应用本药静脉滴注可明显增加心输出量和每搏输出量，降低 PCWP、全身血管阻力和肺血管阻力；冠心病患者不会增加病死率。用法：首剂 12～24 μg/kg 静脉注射（>10 min），继以 0.1 μg/（kg·min）静脉滴注，可酌情减半或加倍。对于收缩压<100 mmHg 的患者，不需要负荷剂量，可直接用维持剂量，以防止发生低血压。应用时需监测血压和心电图，避免血压过低和心律失常的发生。表 4－3 总结了 AHF 时正性肌力药物及血管收缩药物的应用。

表 4－3　用于治疗 AHF 的正性肌力药物及血管收缩药物

药物	负荷量	维持量［μg/（kg·min）］
多巴酚丁胺	无	5～20（β+）
多巴胺	无	<3（扩张肾动脉，兴奋多巴胺受体）
	无	3～5（正性肌力作用，β+）
	无	>5（β+，升压作用，α+）
米力农	10～20 min 给药 25～75 μg/kg	0.375～0.75
氨力农	5～10 min 给药 0.5～1.0 mg/kg	5～20
左西孟旦	10 min 内 12 μg/kg	0.1，可增加到 0.2，也可减少到 0.05
去甲肾上腺素	无	0.2～1.0
肾上腺素	心肺复苏时静脉注射 1 mg，以后每 3～5 min 重复	0.05～0.5

（3）注意事项：AHF 患者应用此类药须全面权衡，因为所有的正性肌力药物会引起心肌缺血及心律失常，长期应用会增加死亡率，因此应权衡利弊，谨慎应用，并考虑如下因素：①是否用药不能仅依赖一两次血压测量的数值，必须综合评价临床状况，如是否伴组织低灌注的表现；②血压降低伴低心输出量或低灌注时应尽早使用，而当器官灌注恢复和（或）循环淤血减轻时则应尽快停用；③药物的剂量和静脉滴注速度应根据患者的临床反应做调整，强调个体化的治疗；④此类药可即刻改善 AHF 患者的血流动力学和临床状态，但也有可能促进和诱发一些不良的病理生理反应，甚至导致心肌损伤和靶器官损害，必须警惕；⑤应用时需监测血压和心电图，避免血压过低和心律失常的发生；⑥血压正常且无器官和组织灌注不足的 AHF 患者不宜使用。

6. *血管收缩药物*　即对外周动脉有显著缩血管作用的药物，如去甲肾上腺素及肾上腺素等，多用于应用了正性肌力药物仍出现心源性休克或合并显著低血压状态时。这些药物可以使血液重新分配至重要脏器，收缩外周血管并提高血压，但以增加左室后负荷为代价。这些药物具有正性肌力活性，也有类似于正性肌力药的不良反应。

7. *改变心力衰竭病程药物的应用*　以上药物治疗仅是对症治疗，只能缓解患者急性期的症状，而不能降低（有时甚至增加）心衰患者的死亡率。因此，对于新发生的AHF患者，当症状被控制，病情稳定时开始应用改变心衰病程的药物，主要是神经内分泌抑制剂，如ACEI或ARB、β受体阻滞药及醛固酮受体拮抗药，应在出院前开始应用并上调其剂量，逐渐增加到指南推荐的靶剂量或最大耐受剂量（详见有关章节），以提高患者的存活率。

对于慢性心衰急性失代偿所致的AHF患者，在入院时应评估改变心力衰竭病程的药物的使用情况，能不停止的尽量不停止，若因肾功能不全需要停用ACEI或ARB及醛固酮受体拮抗药时，等到肾功能恢复时需重新应用；因容量负荷过重或组织低灌注需要减量或停止β受体阻滞药时，待病情稳定后再增加剂量或重新应用。有研究显示，若因AHF而停用ACEI或ARB及β受体阻滞药会增加随后死亡的风险，因此度过急性期后应及时加上这些药物。

（三）非药物治疗

1. IABP　临床研究表明，这是一种有效改善心肌灌注同时又降低心肌耗氧量和增加心输出量的治疗手段。

（1）IABP的适应证：对AHF合并心源性休克的患者不推荐常规应用IABP。但在下列情况下可考虑应用：①急性心肌梗死或严重心肌缺血并发心源性休克，且不能由药物治疗纠正；②伴血流动力学障碍的严重冠心病（如急性心肌梗死伴机械并发症）；③某些急性严重心肌缺血或心肌梗死在外科手术及PCI期间；④急性重症心肌炎。目前没有证据证实IABP对其他原因引起的心源性休克有益处。总之，IABP可作为过渡到心脏移植或植入性左室辅助装置的桥梁治疗。

（2）IABP的禁忌证：①存在严重的外周血管疾病；②主动脉瘤；③主动脉瓣关闭不全；④活动性出血或其他抗凝禁忌证；⑤严重血小板缺乏。

（3）IABP的撤除：AHF患者的血流动力学稳定后可撤除IABP，撤除的参考指征为：①CI >2.5 L/（min・m^2）；②尿量 >1 mL/（kg・h）；③血管活性药物用量逐渐减少，而同时血压恢复较好；④呼吸稳定，动脉血气分析各项指标正常；⑤降低反搏频率时血流动力学参数仍然稳定。

2. 机械通气

（1）适应证：①出现心搏、呼吸骤停而进行心肺复苏时；②合并Ⅰ型或Ⅱ型呼吸衰竭。

（2）方式：

1）无创呼吸机辅助通气：这是一种无须气管插管、经口或鼻面罩给患者供氧，由患者自主呼吸触发的机械通气治疗。分为持续气道正压通气（CPAP）和双相间歇气道正压通气（BiPAP）两种模式。其作用机制是通过气道正压通气，改善患者的通气状况，减轻肺水肿，纠正缺氧和CO_2潴留，从而缓解Ⅰ型或Ⅱ型呼吸衰竭。Ⅰ型或Ⅱ型呼吸衰竭患者经常规吸氧和药物治疗仍不能纠正时应及早应用。主要用于呼吸频率≤25次/min、能配合呼吸机通气的早期呼吸衰竭患者。以下患者应用受限：不能耐受和合作的患者，有严重认知障碍和焦虑的患者，呼吸急促（频率 >25次/min）、呼吸微弱和呼吸道分泌物多的患者。禁忌证包括低血压、呕吐及气胸。但是，最近一项RCT研究证实，与传统的标准治疗相比，这些无创通气方法既不能降低死亡率，也不能降低气管插管率。

2）气管插管和人工机械通气：主要应用指征是引起低氧血症、高碳酸血症及酸中毒的呼吸困难，尤其是心肺复苏时，严重呼吸衰竭经常规治疗不能改善者及影响到意识状态的患者。呼吸肌疲劳也是考虑气管插管和人工机械通气的理由。

3. 血液净化治疗

（1）机制：不仅可维持水、电解质和酸碱平衡，稳定内环境，还可清除尿毒症毒素（肌酐、尿素、尿酸等）、细胞因子、炎症介质以及心脏抑制因子等。治疗中的物质交换可通过血液滤过（超滤）、血液透析、连续血液净化和血液灌流等来完成。

（2）适应证：本法对 AHF 有益，但并非常规应用的手段，当所有利尿措施均无效时可考虑应用该方法。具体而言，出现下列情况之一可以考虑采用：①高容量负荷，如肺水肿或严重的外周组织水肿，且对袢利尿药和噻嗪类利尿药抵抗；②低钠血症（血钠 <110 mmol/L）且有相应的临床症状，如认知障碍、肌张力减退、腱反射减弱或消失、呕吐以及肺水肿等，上述两种情况应用单纯超滤即可；③肾功能进行性减退，血肌酐 >500 μmol/L 或符合急性血液透析指征的其他情况。UNLOAD 研究证实，对于心衰患者，超滤治疗和静脉连续应用利尿药相比，排水量无明显差异，但超滤治疗能更有效地移除体内过剩的钠，并可降低因心衰再住院率。但 CARRESS－HF 研究表明在急性失代偿性心衰合并持续循环淤血和肾功能恶化的患者中，在保护 96 h 肾功能方面，阶梯式药物治疗方案优于超滤治疗，两种治疗方法体重减轻类似，超滤治疗不良反应较重。

（3）不良反应及其处理：建立体外循环的血液净化均存在与体外循环相关的不良反应，如生物不相容、出血、凝血、血管通路相关并发症、感染、机器相关并发症等。应避免出现新的内环境紊乱，连续血液净化治疗时应注意热量及蛋白的丢失。采取此方法之前需要与肾内科专家协商，避免不必要的副作用。

（4）心室机械辅助装置：AHF 经常规药物治疗无明显改善时，有条件的可应用此种技术。此类装置有 ECMO、心室辅助泵（如可置入式电动左心辅助泵、全人工心脏）。根据 AHF 的不同类型，可选择应用心室辅助装置，在积极纠治基础心脏病的前提下，短期辅助心脏功能，可作为心脏移植或心肺移植的过渡。ECMO 可以部分或全部代替心肺功能。临床研究表明，短期循环呼吸支持（如应用 ECMO）可以明显改善预后。详见有关章节。

4. 外科手术　在 AHF 发生中，存在一些需要手术治疗纠正的诱因。这些诱因或加重因素一旦去除，患者的症状会明显缓解或消失。因此，手术治疗在某些 AHF 的治疗中有重要的作用。

（1）冠心病：

1）不稳定型心绞痛或心肌梗死并发心源性休克：经冠状动脉造影证实为严重左主干或多支血管病变，并在确认冠状动脉支架术和溶栓治疗无效的情况下，可进行冠状动脉旁路移植术，能够明显改善 AHF 症状。经积极的抗 AHF 药物治疗后，在机械通气、IABP 等辅助下，甚至在体外循环支持下急诊手术。

2）心肌梗死后机械合并症：①心室游离壁破裂。心肌梗死后游离壁破裂的发生率为0.8%～6.2%，可导致心脏压塞和电机械分离，猝死在数分钟内即出现；亚急性破裂并发心源性休克则为手术提供了机会，确诊后经心包穿刺减压、补液和应用药物维持下，宜立即手术。②室间隔穿孔。心肌梗死后本病发生率为1%～2%，多在心肌梗死后1～5 d。最常见前壁心肌梗死，多见于老年和女性患者，院内病死率81%（SHOCK研究）。直接的诊断依据主要依靠超声心动图、心导管及左室造影检查，可证实穿孔部位、分流量以及是否合并二尖瓣关闭不全。在药物和非药物积极治疗下行冠状动脉造影。确诊后若经药物治疗可使病情稳定，尽量争取4周后手术治疗；若药物治疗（包括IABP）不能使病情稳定，应早期手术修补，同期进行冠状动脉旁路移植术。对不合并休克的患者，血管扩张药如硝酸甘油和硝普钠可使病情有所改善；对合并心源性休克的患者，IABP对造影和手术准备可提供最有效的血流动力学支持。急诊手术对大的室间隔穿孔合并心源性休克的患者来说是存活的唯一方法，但手术病死率很高。对血流动力学稳定的患者（除非症状不显著的小缺损）也多主张早期手术治疗，因破裂缺损可能扩大。但最佳手术时机目前并未达成共识。在急性期，因坏死心肌松脆，手术有技术困难。近年来，经皮室间隔缺损封堵术用于部分经选择的患者，但尚有待进一步积累经验，以确定其应用价值。③重度二尖瓣关闭不全。本病在急性心肌梗死伴心源性休克患者中约占10%，多出现在2～7 d。完全性乳头肌断裂者多在24 d内死亡，而乳头肌功能不全者较为多见，且预后较好。超声心动图可确诊并测反流量和左室功能。应在IABP支持下行冠状动脉造影。出现肺水肿者应立即做瓣膜修补术或瓣膜置换术，并同期行冠状动脉旁路移植术。

（2）心瓣膜疾病：除缺血性乳头肌功能不全外，因黏液性腱索断裂、心内膜炎、创伤等所致的急性二尖瓣关闭不全，以及因感染性心内膜炎、主动脉夹层、胸部闭合伤等所致的急性主动脉瓣关闭不全，均应尽早手术干预。此外，主动脉瓣或二尖瓣严重狭窄以及联合心瓣膜病的心功能失代偿期也需要尽早手术。人工瓣膜血栓形成或瓣膜失功能所致的AHF病死率极高，超声心动图（必要时应用经食管超声心动图）可明确诊断，均应手术，尤其左心系统的血栓应立即手术。

（3）急性主动脉夹层：本病（尤其Ⅰ型）因高血压危象和主动脉瓣反流可出现AHF。超声心动图一旦明确主动脉瓣反流，应立即手术。

（4）其他疾病：主动脉窦瘤破裂、心脏内肿瘤（如左心房黏液瘤）以及心脏内巨大血栓形成（在左心房或肺动脉）等均会造成瓣膜反流或流出道梗阻，可引起AHF，需要立即手术。

另外，心脏外科手术中，心肌保护不良、心脏阻断时间延长或反复多次阻断、心脏畸形纠正不彻底、心脏移植供心缺血时间过长以及术后心包压塞等均可造成严重低心排血量综合征，需要积极给予药物和非药物（包括IABP和ECMO）治疗，甚至再次手术。各种心导管检查和介入治疗并发症亦可导致AHF，其所致的急性心肌梗死、冠状动脉损伤、二尖瓣球囊扩张术后重度反流、封堵器脱落梗阻、心脏破损出血以及心包压塞均需要紧急手术。

总之，AHF发病急，预后很差，住院病死率3%，6个月内再住院率约50%，5年病死率高达60%。需要早期识别，积极处理：及时去除诱因或消除加重因素，适时采取药物及非药物治疗，以迅速缓解症状，改善患者的预后。

第二节　顽固性心力衰竭的原因及治疗

难治性或顽固性心力衰竭（refractory heart failure，RHF）又称进展性心力衰竭（advanced HF）或终末期心力衰竭（end - stage HF），《2013 年 ACCF/AHA 心力衰竭管理指南》将其命名为第四期心力衰竭（stage D）。通常认为，心力衰竭患者经过利尿药与指南规定的最大剂量的抗心力衰竭药物（GDMT）治疗后，仍有严重的心力衰竭症状及体征，且活动明显受限者可称为 RHF。虽然目前心力衰竭的治疗有明显的进步，但是总有一部分患者逐渐进展到终末期，出现严重的症状而发生 RHF。

一、诊断顽固性心力衰竭的先决条件和标准

（一）先决条件

在确立 RHF 诊断前，首先应对患者进行系统检查与评估，以明确 RHF 的诊断是否正确、有无发病诱因、治疗是否合理、有无可用药物或非药物手段矫治的病因或合并症及引起这些严重症状的其他病因等。应注意以下几方面情况。

（1）如为瓣膜性心脏病，应判定是原发性或继发性，是否可用手术矫治，若能手术矫治要尽量手术，即行病因治疗。

（2）慢性瓣膜病出现 RHF 症状时，既要想到隐匿性风湿活动，又应排除合并感染性心内膜炎的可能。

（3）是否为缩窄性心包炎，是否为复发性肺栓塞而误认为 RHF，应仔细鉴别，及时行病因治疗。

（4）是否合并甲状腺功能亢进或减退及是否有快速性心律失常未获控制。

（5）严重呼吸困难应排除肺源性的（包括合并急性肺栓塞或气胸）。

（6）贫血和（或）缺铁亦为 RHF 的重要诱因，一旦发现应积极纠治。

（7）对疑诊“扩张型心肌病”的患者应排除慢性心肌炎，对疑为缺血性心肌病患者应判断有无显性或隐性心肌缺血，因消除心肌缺血，可改善心力衰竭症状。

（8）疑为心源性恶病质者，应排除体重降低的其他原因，尤其是恶性肿瘤。

（9）对水肿或浆膜腔积液患者应排除其他病变，如肝源性、肾源性水肿或低蛋白血症等。

（10）对已确立为 RHF 的患者，应审查治疗方案是否正确合理：①钠盐与液体摄入量限制是否合理；②患者是否已接受足量（最大耐受量）指南规定（指导）的药物治疗（GDMT），特别是患者是否按医嘱坚持用药；③收缩性心力衰竭患者是否已同时接受洋地黄类正性肌力药地高辛治疗，此点十分重要；④是否并用可抑制心肌收缩的药物（钙拮抗药、抗心律失常药等）或非甾体消炎药（引起液体潴留）；⑤患者的心室率是否已获满意控制；⑥高血压、糖尿病或感染等合并症是否已获控制。

（二）诊断标准

欧洲心脏协会于2012年提出了RHF客观诊断标准，非常有用，可作为参考。

（1）轻微活动或静息时出现心力衰竭的严重症状：呼吸困难和（或）乏力（NYHA Ⅲ～Ⅳ级）。

（2）休息时出现体液潴留［肺和（或）全身淤血，外周水肿和（或）静息时心输出量降低（外周低灌注）］。

（3）有严重心功能不全客观证据，符合下述四项之一：①LVEF＜30%；②二尖瓣血流类型为"假性正常化"或"限制性"；③右心导管检查时，平均PCWP＞16 mmHg和（或）右心房压＞12 mmHg；④无其他心外性原因情况下，BNP/NT－proBNP增高。

（4）有运动能力严重受损表现，符合下述三项之一：①不耐受运动；②6分钟步行试验≤300 m；③峰值VO_2＜12～14 mL/（kg·min）。

（5）过去6个月内有1次以上的住院史。

（6）尽管以前"努力优化治疗"（包括利尿药及GDMT，以及适合时CRT，除非耐受不良或有禁忌证），但是仍出现上述所有特征。

另外，也有一些线索能够帮助临床医生识别哪些患者正在进展到RHF阶段，应早识别、早干预。①过去1年因心衰反复（≥2次）住院或看急诊；②肾功能进行性恶化（如BUN及肌酐升高）；③无其他原因出现体重下降（如心脏恶病质）；④由于低血压和（或）肾功能不全不能耐受ACEI；⑤由于低血压和（或）心衰症状恶化不能耐受β受体阻滞药；⑥频繁出现SBP＜90 mmHg；⑦穿衣或洗澡时出现持续的呼吸困难，需要休息；⑧由于呼吸困难和（或）乏力不能在平路上走一个街区；⑨最近需要增加利尿药的剂量维持体液平衡，每天剂量相当于呋塞米≥160 mg和（或）需要联合应用噻嗪类利尿药；⑩血钠进行性降低，常常＜133 mmol/L；⑪ICD频繁放电。

二、治疗顽固性心力衰竭的策略与具体措施

心力衰竭发生发展机制主要与心室重塑和神经－内分泌－细胞因子系统激活有关，而神经内分泌和细胞因子等激活是导致心肌重塑和心力衰竭恶化的重要原因，因此，RHF治疗策略的关键在于阻断神经内分泌系统的激活，防止、延缓甚至逆转心室重塑，纠正血流动力学异常，改善其预后。其治疗原则包括去除诱发因素和基本病因，通过药物、手术和必要的心理治疗来改善临床症状，防止心肌损害进一步加重，延缓病程进展，最终达到降低死亡率和住院率、改善患者生活质量的目的。但当病程进展到RHF时，减轻患者症状，提高其生活质量的治疗措施可能更重要。

（一）一般治疗

1. *休息*　病情不稳定的患者应避免体力活动，避免精神刺激和情绪波动，以减少心脏的负荷，但长期卧床易发生静脉血栓形成甚至肺栓塞，同时也使消化功能降低及肌肉萎缩。因此，应鼓励病情稳定的心力衰竭患者主动运动，从床边小坐开始逐步增加床旁活动。

2. *改善生活方式*　①患者应戒烟、戒酒，肥胖患者应减轻体重；②控制高血压、高血脂及高血糖；③饮食宜低脂、低盐，进易消化食物，在总量控制下，可少量多餐；

④应用袢利尿药情况下不要过分限制钠盐摄入量，以避免低钠血症，导致低血压；⑤利尿药应用时间较长的患者要补充多种维生素和微量元素，维持电解质平衡。

3. 进水量限制　因为 RHF 时交感神经系统及 RAAS 激活，去甲肾上腺素及 AngⅡ增加，减少了钠向远曲小管的排泄，同时精氨酸加压素增加远曲小管水的重吸收；另外，AngⅡ会刺激渴觉中枢，导致饮水增加。因此，在 RHF 时限钠限水是非常重要的措施。但是，RHF 患者推荐限制入水量主要根据临床经验，没有循证医学证据。推荐最好在密切监测体重及心衰症状下维持钠水平衡，早期发现液体潴留：①RHF 患者伴体液潴留，液体摄入量应限制在 1.5～2.0 L/d，并根据症状、体征与体重改变调整进水量；②对利尿药有抵抗和（或）低血钠症者液体摄入量更需严格限制，因为低血钠症在 RHF 中常见，而且是不良预后的指标，限水可提高血钠浓度，尽管单纯限水的效果很难达到及维持；③同时限制钠盐与水分摄入可增强利尿药效果，但低湿度或高温环境下过分限制摄水量易发生中暑。

（二）药物治疗

RHF 患者的基础治疗是按个体化原则进行合理的强化药物治疗。目前药物治疗包括利尿药、ACEI 或 ARB、β 受体阻滞药、醛固酮受体拮抗药、洋地黄类与非洋地黄类正性肌力药物、血管扩张药以及一些新的药物。

1. 利尿药的合理应用　有体液潴留的 RHF 患者常需静脉应用袢利尿药，并与噻嗪类利尿药和（或）醛固酮受体拮抗药合用。依据反应调整利尿药剂量。用药前与用药期间必须定期监测血压、体重、血钾、血镁与肾功能，必须注意，严重低血钾既可诱发恶性心律失常，又可减弱利尿药的利尿效果。利尿药应与 ACE 或 ARB 和 β 受体阻滞药合用，以抵消利尿药反射性激活交感神经系统及 RAAS 引起的不良作用。

袢利尿药有下述三项优点，故属首选药：①为强效利尿药，排水效果好；②肾功能不全时仍保持利尿效果；③剂量与效应呈线性关系，小剂量无效时，增加剂量可有效。静脉使用袢利尿药时应注意，静脉注射呋塞米时速度不应 >4 mg/min，以减轻耳毒性作用。某些肾功能不全和（或）老年严重心力衰竭患者可能需呋塞米 1 000～3 000 mg/d 静脉注射才有利尿反应。静脉分次给药或持续滴注利尿效果相同，但后一给药方法不易发生过度利尿反应。呋塞米一次口服后作用维持 4～5 h，故需多次给药。此外，本药吸收率个体差异大（10%～100%），平均为 50%；而托拉塞米或布美他尼吸收率可达 90%。口服呋塞米常用量为 20～80 mg，2 次/d，最大剂量不应超过 1 000 mg/d，以防止剂量相关性耳毒性反应。

美托拉宗为一长效强效利尿药，属噻嗪类。本药在肾功能不全时仍有利尿效应。常用剂量 5～20 mg/d，常与袢利尿药合用治疗严重心力衰竭合并顽固性水肿患者，但目前国内没有该药供应。

血管升压素 V_2 受体拮抗药为纯排水剂，可促进肾清除游离水，纠正稀释性低钠血症与内脏淤血症状。本类药物总称为 Vaptans，药物名称有托伐普坦（tolvaptan）、考尼伐坦（conivaptan）与利希普坦（lixivaptan）等。本类药物偶可引起低血压与口渴感等。

RHF 患者常常病程长，需要长时间大剂量使用利尿药，因此可能出现利尿药抵抗，下面介绍一下利尿药抵抗及其对策。

当中等剂量袢利尿药应用不能满意地使细胞外液减少时称利尿药抵抗。其机制有：①除托拉塞米以外的袢利尿药为短效类利尿药，故尿钠排泄作用维持一段时间后，其效果降至利尿阈值以下时，肾开始重吸收钠离子；②随心力衰竭进展，患者对内源性利钠肽丧失反应；③利尿药增加溶质向肾单位远端释放，引起其上皮细胞增生和肥厚。

利尿药抵抗产生的原因如下。①利尿药应用不当：两种袢利尿药或两种噻嗪类利尿药合用；肾小球滤过率低时用噻嗪类药（美托拉宗例外）；利尿药剂量过大；未坚持按医嘱用药。②电解质紊乱：低钾、低钠血症；低镁血症（如不纠正，则也难以纠正低钾血症）。③利尿药诱发肾灌注不足（低血容量）：心搏出量过低；低血压。④血液中儿茶酚胺水平过高。⑤并用干扰性药物：非甾体消炎药；丙磺舒、锂制剂等。

当产生利尿药抵抗时，可联合应用两类作用于肾单位不同部位的利尿药，即在袢利尿药治疗基础上，加用近端小管或远端小管、集合管利尿药，但袢利尿药仍应使用原有效剂量。远端小管利尿药半衰期长于袢利尿药，故可预防利尿引起的钠潴留；同时它又可抑制 Na^+ 在近端小管转运。此外，噻嗪类利尿药尚可抑制碳酸酐酶而抑制氯化钠在远端小管转运，从而拮抗肥厚增生的远端上皮细胞对溶质的过度重吸收。目前，临床多选用半衰期长的噻嗪类药即美托拉宗，本药另一优点为肾小球滤过率低时仍可有效。剂量为2.5～10 mg/d，对顽固性水肿患者可用呋塞米静脉持续滴注合并美托拉宗治疗。一旦达到预期利尿效果，即可减少静脉用药剂量。本给药方案可避免静脉多次冲击疗法引起的耳毒性与过度利尿的不良反应。

严重心衰常常合并低钠血症，在心源性水肿状态下合并低钠血症称为稀释性低钠血症，其发生机制尚未阐明，一般认为与使用袢利尿药、低盐饮食及心力衰竭的严重程度有关。一旦发生心脏性水肿合并低血钠症，袢利尿药效果将减弱，即使增加剂量亦难产生满意的利尿效应，有时反可加重低钠血症，使心力衰竭进行性恶化，故这一并发症是公认预后不良的指标。传统的治疗方法是在严格控制液体摄入量的基础上，增加静脉利尿药剂量，但作用有限，且可诱发利尿药抵抗。贺丽霞等将 51 例重症心力衰竭合并低血钠症患者按低血钠症程度分为三组进行治疗：①轻度低血钠症（血钠浓度 130～134 mmol/L），消化道补充，患者吃适量咸菜（氯化钠摄入量 >5 g/d）。②中重度低血钠症（血钠浓度分别为 125～129 mmol/L、<125 mmol/L），消化道补充（鼓励患者吃咸菜），同时静脉补充高渗盐水［3% 氯化钠溶液，10 mL/h持续静脉泵入，每日 50～200 mL（1.5～6.0 g氯化钠）］，使血钠浓度升至正常范围低限。51 例患者均同时接受标准抗心力衰竭药物治疗，且静脉给予袢利尿药。结果显示：51 例患者中 50 例病情好转，无一例发生心力衰竭加重或高钠血症。

RHF 患者常合并继发性肾功能不全——心肾综合征。心肾综合征可形成恶性循环，最终导致 RHF。实验与临床研究证实高渗盐水溶液静脉注射可迅速升高血浆钠浓度与渗透压，使体液向血管床转移并增加心搏出量与肾血流量。在此同时，心脏、大脑、骨骼肌、肾上腺与肠道血流亦增加。意大利 Tuttolomond 等提倡用高剂量呋塞米与小剂量高渗盐水静脉注入治疗合并有腹水或胸腔积液的 RHF 患者取得了显著效果，并随后开展了系列性研究。方法：呋塞米 250～2 000 mg/d 与 1.4%～4.6% 高渗盐水 150 mL，2 次/d 静脉注射，共 6～12 d，治疗期间，患者每日液体摄入量 1 000 mL，基础治疗维持不变。在12个月随访期间，24例（80%）患者存活，心功能维持在出院时级别，患者对本治疗耐受良好。继之，本作者设计了一项随机单盲试验，入选60例RHF患者。试验组接受呋塞米500～1 000 mg加高渗盐水150 mL，静脉输注30 min，2次/d，共6～12 d；对照组单独接受冲击量呋塞米注射500～1 000 mg/d，共6～12 d。高渗盐水浓度根据患者血钠水平决定：血钠≤125 mmol/L→4.6%氯化钠溶液；血钠126～135 mmol/L→3.5%氯化钠溶液；血钠≥135 mmol/L→1.4 %～2.1%氯化钠溶液。此外，每日同时补充2.98 g氯化钾。结果：试验组患者症状改善，尿量与体重降低均优于对照组，再住院率亦减少。长期随访观察显示，高渗盐水组死亡率为45.3%，而单纯高剂量呋塞米组死亡率为87%。

2. *神经内分泌抑制剂* 这类治疗措施包括ACEI或ARB、β受体阻滞药及醛固酮受体拮抗药，系心力衰竭的生物学修复治疗，可提高患者的生存率。但进展到RHF阶段，患者血压偏低，水肿明显，患者对这类治疗措施较敏感，医生存在过度的担心，因此该措施普遍应用不佳。

但要注意，收缩压90 mmHg但不伴低血压症状且无明显体液潴留的稳定性心力衰竭患者不是ACEI或ARB和（或）β受体阻滞药禁忌证，但需静脉使用正性肌力药维持血压和（或）需静脉应用利尿药者应减量或停用ACEI/ARB和（或）β受体阻滞药。已接受低剂量ACEI/ARB治疗者，如无低血压可加用β受体阻滞药，并逐渐增量，因两者尽早合用改善症状与降低死亡率的效果优于单纯增加ACEI/ARB剂量。应选用长效β受体阻滞药。β受体阻滞药起始剂量应小，递增剂量应慢，尽量达到目标剂量或最大耐受量，静息时的目标心率应为50～60次/min，无症状的血压偏低（≥80 mmHg）一般无须停药。

多数学者经验显示，合并非急性期呼吸道反应性疾病患者可耐受一定剂量的选择性β_1受体阻滞药如琥珀酸美托洛尔治疗，从而获益。

ACEI与ARB合用，尤其是与醛固酮受体拮抗药三者联用可增加低血压、高钾血症的发生率，故属禁忌；而小剂量地高辛与ACEI/ARB和β受体阻滞药合用可提高抗心力衰竭疗效，尤适用于血压偏低合并快速性心房颤动患者。

另外，过去对ACEI/ARB和（或）β受体阻滞药不耐受者，并不提示今后不能再使用该类药物，为减少ACEI/ARB与β受体阻滞药合用引起的低血压反应，每天可在不同时间分别服药，并酌情减少利尿药用量。神经内分泌抑制剂剂量不足是心力衰竭不断进展的原因之一，应严密观察，谨慎调整剂量，力争达到目标剂量，以发挥最大疗效。

ACEI为治疗心力衰竭的首选药物，但在出现不良反应（主要是干咳）时可换用ARB；已用ARB的患者可继续使用，不应换用ACEI。

为安全使用醛固酮受体拮抗药，需严密监测血清K^+和肾功能，只有当患者利尿药、ACEI/ARB用量恒定时才能加用醛固酮拮抗药。初始用小剂量如血清K^+ > 5 mmol/L，应将剂量减半；如K^+ >5.5 mmol/L，则应停用。第4周时如患者对依普利酮25 mg/d耐受良好，可将剂量增加至50 mg/d。

医生应告知患者药物的效果、用法与可能的不良反应。特别是本类药物起效较慢，需坚持服用数周至数月方能发挥最大疗效并延长生命。（该部分详细内容请参看

有关章节）

3. *伊伐布雷定*　本药为窦房结 If 电流选择性抑制剂，除减慢窦性心律外，对心肌收缩力、血压、末梢血管阻力与传导系统均无直接作用。大量研究证实，静息时心率持续性增快是各种心血管病预后不良的标志。心率增快可增加心肌耗氧量，降低冠状动脉血流量，减弱心肌收缩力，并诱发与加重心力衰竭。最近随机双盲研究（BEAUTIFUL 与 SHIFT 试验）均证实，本药通过减慢窦性心律，可改善慢性收缩性心力衰竭患者症状，减少再住院率，并降低死亡率。但本药对舒张性心力衰竭有无作用尚无研究报道。《2012 年 ESC 急慢性心力衰竭诊断与治疗指南》建议：窦性心律、LVEF≤35%、心率≥70 次/min 且持续存在症状（NYHA Ⅱ ~ Ⅳ级）的心力衰竭患者，即使已应用循证剂量（或低于循证剂量的最大耐受剂量）的 β 受体阻滞药、ACEI/ARB 以及醛固酮受体拮抗药，也应考虑用伊伐布雷定，以降低因心力衰竭再住院的风险。推荐剂量 5 mg/次，2 次/d，口服；用药 2 ~4 周后，如心率下降不明显，可增加为7. 5 mg，2 次/d，本药无明显不良反应。我国心力衰竭诊治指南 2014 也推荐使用该药。

4. *洋地黄类正性肌力药*　详见“洋地黄强心苷类药物”一章。

5. *非洋地黄类正性肌力药*　在 RHF 时，《2013 年 ACCF/AHA 心力衰竭管理指南》推荐的应用正性肌力药物的适应证如下：①RHF 合并心源性休克时可短期临时应用静脉正性肌力药物支持，以维持外周组织灌注及保护重要脏器功能，直到应用明确的治疗方法（如冠状动脉血运重建或心脏移植）或急性加重因素解除（Ⅰ类推荐）；②在等待或者适合 MCS 或心脏移植的 RHF 患者，持续静脉给予正性肌力药物作为桥梁过渡到该治疗是合理的（Ⅱa 类推荐）；③在收缩功能严重受损且血压低、心输出量显著降低的患者可考虑短期持续静脉给予正性肌力药物支持以维持外周组织灌注及保护重要脏器功能（Ⅱb 类推荐）；④对不适合植入 MCS 或心脏移植的 RHF 患者，尽管接受了 GDMT 及其他器械治疗，但是持续静脉给予正性肌力药物支持仍可作为一种姑息治疗改善患者的症状（Ⅱb 类推荐）。但是，在没有具体适应证或作为姑息治疗外，持续或间断静脉给予正性肌力药物支持有潜在损害作用，不推荐使用。另外，在没有收缩功能严重受损、血压低或灌注降低及心输出量显著降低的 RHF 患者，无论有无充血的症状，使用非口服正性肌力药物有潜在损害作用，也不推荐应用。具体应用详见“非洋地黄类正性肌力药物”一章。

6. *血管扩张药的应用*　具体应用详见“血管活性药物”一章。

7. *肌凝蛋白选择性激活药 SR33805*　为一强力钙通道阻滞药，它兼可增加肌丝对钙离子的敏感性。兰尼碱受体 2（RyR2）稳定剂——rycael 正在积极研究开发中。动物实验已证实其可减少心律失常及增强心肌收缩力。rycael 已有口服制剂（S107）供应。通过延长射血时间与心肌分数缩短率可增加心脏每搏输出量。本药优点是不增加心肌缩短或力量发生的速率，故不增加耗氧量。目前正在进行的Ⅰ期与Ⅱ期试验显示患者耐受性良好。

8. *抗凝血药*　慢性收缩性心力衰竭患者因心脏活动减弱，血液淤积于心腔与血管内，可能同时存在的凝血因子过度激活，故血栓栓塞危险性增加。但几项大型试验显示，稳定性心力衰竭患者虽然射血分数很低且心腔内存在血栓，但血栓栓塞的发生率仅

10% ~30%，故对该类患者的抗凝疗法的效益难以评价。几项回顾性对比分析未能显示华法林预防性应用可减少主要心血管事件或死亡率；阿司匹林与华法林对比研究亦未显示窦性心律且无心源性栓塞的心力衰竭患者Ⅰ级与Ⅱ级终点事件有显著差异。相反，华法林治疗组严重出血事件有显著增加。基于上述表现，临床无特殊适应证的窦性心律合并心力衰竭患者不宜常规预防性使用华法林或阿司匹林。此外，目前，亦无充分资料支持低剂量阿司匹林用于无冠心病和无其他危险素的心力衰竭患者作为一级预防。

心力衰竭患者的心房颤动发生率高于普通人群，心功能级别越高，其心房颤动发生率也越高。另一方面，心房颤动也是心力衰竭发病的独立危险因子。总之，心房颤动与心力衰竭互为因果，共同促进心脏病的发展。心房颤动合并心力衰竭患者治疗的主要目的是预防血栓栓塞与控制症状。除非心力衰竭病因已明，否则快速型心房颤动患者新发生心力衰竭应考虑是心率依赖性心肌病：对发病时间不详的心房颤动患者，通常先试用胺碘酮治疗1个月，继之实施电复律；持续性心房颤动伴心房显著扩大者可联合应用地高辛与β受体阻滞药，以控制心室率；少数稳定性心力衰竭患者可施行导管消融根治心房颤动，某些选择性患者可行房室结消融与双心室同步起搏治疗。

心房颤动合并心力衰竭患者，应根据CHADS2评分确定是否行抗凝治疗。若≥2分考虑华法林抗凝，监测INR在2.0~3.0；也可使用新型的口服抗凝药，如达比加群等。对低危患者是否行抗凝治疗，应评估抗凝药治疗的风险/效益比与出血的风险，按个体化原则处理，《2013年ACCF/AHA心力衰竭管理指南》列为Ⅱa类推荐。对不伴心房颤动、血栓栓塞事件亦无心腔内血栓的慢性心力衰竭患者不推荐使用抗凝药。

9. *贫血和缺铁的诊断与治疗* 贫血为RHF的重要原因之一，很多慢性心力衰竭患者合并贫血，且其发病率随心力衰竭加重而升高。WHO制定的贫血诊断标准：血红蛋白<13 g/dL（男性）；<12 g/dL（女性）。一项对15万名心力衰竭患者的研究证实，伴贫血的心力衰竭患者死亡率为不伴贫血心力衰竭患者的两倍。心力衰竭患者的贫血常为正细胞性且伴网织细胞减少。贫血主要原因为缺铁。多项回顾性分析与单盲试验证实，红细胞刺激剂（ESA）治疗可升高该类患者血红蛋白、最大摄氧量与运动耐量。心力衰竭合并缺铁目前尚无统一诊断标准。2010年一个大样本研究应用普遍公认的标准诊断缺铁，即血清铁蛋白<100 μg/L或血清铁蛋白100~300 μg/L伴转铁蛋白饱和度<20%，在546例心力衰竭患者中诊断缺铁者占37%（贫血伴缺铁占37%，无贫血单纯缺铁占32%）。随访3年缺铁组存活率为53.6%，而无缺铁组为66.7%。此说明单纯缺铁对心力衰竭是否有严重影响，与是否合并贫血无关。

心力衰竭患者铁吸收减少，铁聚积在单核巨噬细胞中，减少了在靶器官中的储存和利用。故心力衰竭患者是一种功能性缺铁，即体内铁储备并不减少。2007年，Toblli报道了第一个随机对照心力衰竭合并贫血的研究，40例患者分为两组，即接受静脉注射蔗糖铁组与生理盐水对照组，每周治疗1次，随访6个月，观察结束时试验组血红蛋白升高(103 g/L→118 g/L)、心肾功能均好转、NT-proBNP下降；而对照组中5例心力衰竭加重而住院。其他几项同类研究亦初步证实了静脉补铁的有效性和安全性。目前ESA（Darbepoetin alfa，DA）治疗心力衰竭合并贫血患者的Ⅲ期临床试验（RED-HF）正在进行中，以进一步阐明ESA的安全性与减少不良事件的有效性。

（三）非药物治疗

1. *心脏再同步化治疗*（cardiac resynchronization therapy，CRT） 详见有关章节。

2. *机械性循环支持装置*（mechanical circulatory support，MCS） 详见有关章节。

3. *心脏收缩调节器* 心脏收缩调节（cardiac contractility modulation，CCM）是一种新型植入性心脏电子装置，其原理是在心肌绝对不应期给予强刺激以增强心肌收缩力，以此改善临床症状，并逆转心肌重塑。动物研究与初步临床研究均提示，其治疗心力衰竭安全有效，且不增加心肌耗氧量和新发心律失常，尤其适用于不符合 CRT 适应证或 CRT 无反应的难治性心力衰竭。对 RHF 患者 QRS 时限正常者，可应用 CCM 治疗。目前小规模临床试验发现，采用 CCM 治疗能够显著提高合并左室收缩功能不良的心力衰竭患者的生活质量和运动耐量，但仍需大规模临床试验证实。

4. *机械辅助通气* 对于部分严重 RHF 患者，氧疗和呼吸支持是心力衰竭的治疗中极其关键的措施。尤其针对急性肺水肿患者，可以迅速扭转疾病的进展，降低病死率。《2012 年 ESC 急慢性心力衰竭诊断与治疗指南》指出，吸氧及药物治疗不能完全纠正低氧时，应及早应用无创呼吸辅助通气。合理应用无创机械通气可使患者短期内 SaO_2 升至生理水平，纠正低氧血症，避免气管内插管，缩短住院时间及降低死亡率。呼气末正压的恰当应用可改善通气血流比值，促进氧的弥散，有利于纠正组织缺氧；在心源性肺水肿时，合理的正压通气通过增加胸膜腔内压，会在一定程度上减少静脉回流，从而减轻心脏前负荷。合理地降低心脏前负荷会使心室壁张力减低，心肌氧耗减少，从而纠正心肌缺血，改善心脏功能，这类似于利尿药或血管扩张药的作用。

5. *血液超滤治疗* RHF 患者多伴有严重的肾衰竭及心肌损伤，而血液净化治疗不仅可维持水、电解质和酸碱平衡，稳定内环境，还可清除尿毒症毒素（肌酐、尿素、尿酸等）、细胞因子、炎症介质以及心脏抑制因子。血液净化治疗包括血液透析和低流量单纯血液超滤，其中低流量单纯血液超滤对于心肌受损患者在保护心功能方面效果颇为明显。具体适应证如下：①高容量负荷，如肺水肿或严重的外周组织水肿，且对袢利尿药和噻嗪类利尿药抵抗。②纠正利尿药抵抗患者的低钠血症（血钠 <110 mmol/L 且有相应的临床症状，如神志障碍、肌张力减退、腱反射减弱或消失、呕吐以及肺水肿等）。上述两种情况应用单纯血液超滤即可。③肾功能进行性减退或符合急性血液透析指征的其他情况。血液超滤的不良反应有生物不相容、出血、血栓形成、血管通路相关并发症、感染等。

充血性心力衰竭患者超滤治疗与静脉注射利尿药治疗的对比研究（UNLOAD）表明，床旁超滤治疗能迅速缓解 RHF 患者的呼吸困难和外周水肿症状以及降低再住院率。

6. *干细胞治疗* 详见干细胞治疗相关内容。

7. *肾脏去神经术* 治疗 RHF 时，交感神经系统长期过度激活是导致心功能进行性恶化的主要机制。在肾脏去神经术成功地应用于治疗难治性高血压的基础上，近年来国外与国内个别医院已开展了肾脏去神经术治疗 RHF 的试验性应用。在全球已有总数约 100 例药物治疗后仍有心力衰竭症状的患者接受了肾脏交感神经消融术治疗，初步结果令人鼓舞，且安全性良好，为此已设计了 REACH 双盲对照试验（治疗组与对照组），以客观评价其疗效与安全性。此外，全球范围内尚有更多同类研究正在开展中。

8. *康复治疗* 对经治疗后病情已稳定的心力衰竭患者，循序渐进、有规律地进行有氧运动可改善心功能并缓解心力衰竭症状。这需要与康复科医生协作制定个体化的运动处方。与此同时，要加强对患者的教育，使其了解病因、治疗方法的效果与不良反应以及适度运动的益处。

9. *心脏移植* 心脏移植被认为是 RHF 或终末期心衰治疗的金标准。随着手术技术的进步及免疫抑制治疗的进展，心脏移植患者的长期预后得到了提高。有报道成人心脏移植术后1年、3年及5年存活率分别达到87.8%、78.5%及71.7%，患者的运动能力改善，生活质量得到提高。《2013年 ACCF/AHA 心力衰竭管理指南》对心脏移植做如下推荐：尽管已接受指南规定的药物治疗、器械装置和（或）外科干预，但仍处于严重心力衰竭状态者可考虑接受心脏移植治疗（Ⅰ类推荐，C级证据）。

总之，RHF 是各种结构性心脏病发展的最终结局，其发病率在我国急剧上升，已成为一个严峻的公共健康问题。在确立 RHF 诊断前必须对患者进行系统评估，很多“RHF”患者在消除可逆性诱因或疾病加重因素后心力衰竭表现可明显好转，实质上这一部分患者并非真性 RHF 患者。对认真评估后确属 RHF 的患者，目前临床处理虽已有较大进展，但按指南规定坚持正规的抗心力衰竭药物治疗仍是 RHF 治疗的最基本措施。近年来，学者们强调对本病患者进行精神与躯体的整体治疗策略，使合适的患者进行有规则的有氧运动，以改善其心功能与生活质量。RHF 的非药物治疗近年获得了较大进展，长期 MCS 装置的推广应用延长了部分患者的寿命。预计全人工心脏的研究在不久的将来将有重大突破，使无法获得心脏移植的广大 RHF 患者重获生机。

第三节 左室射血分数保留的心力衰竭

左室射血分数（LVEF）保留的心力衰竭（heart failure with presened ejection fraction，HFpEF）是指在心室收缩功能正常（LVEF >50%）的情况下，由于 LV 舒张功能异常、心室松弛性和顺应性降低，使心室充盈减少和充盈压升高而导致的肺循环或体循环淤血的临床综合征。因此，LV 舒张功能异常被认为是 HFpEF 患者最基本的病理生理异常，评估 LV 舒张功能及识别 LV 舒张功能异常是诊断 HFpEF 的基础。研究表明，在所有心力衰竭患者中，大约50%（40%～71%）的患者表现为 HFpEF，其余则表现为 HFrEF 合并 HFpEF，且 HFpEF 发病率有逐年升高趋势，在因心衰而住院的患者中，更多的患者表现为 HFpEF。

一、HFpEF 的病因和发病机制

（一）病因

HFpEF 的病因可分为如下三类。

1. *影响左室松弛功能的疾病* 如高血压性心脏病、缺血性心脏病、主动脉瓣狭窄和糖尿病等。

2. *影响左室僵硬度的疾病* 如心肌淀粉样变性、血色素沉着症、心肌间质纤维化

和心内膜纤维化。

3. 影响心室间相互作用的疾病　如右室容量负荷增加（房间隔缺损）、右室压力负荷增加及急性右室扩张，如急性三尖瓣反流、右室梗死、急性肺动脉栓塞等。

（二）发病机制

具体发病机制尚不明确，目前多认为本病是由于左室舒张期主动松弛能力受损和心肌顺应性降低，亦即僵硬度增加（心肌细胞肥大伴间质纤维化），导致左室在舒张期充盈受损，心搏出量减少，左室舒张末期压增高而发生的心力衰竭。详见有关章节。

二、HFpEF 的临床表现

HFpEF 的临床表现与 HFrEF 近似，主要表现为肺循环和体循环淤血的症状与体征，如运动耐力下降、劳力性呼吸困难、夜间阵发性呼吸困难、腹胀、食欲不振、颈静脉怒张、淤血性肝大和下肢水肿等。从临床表现上无法鉴别 HFpEF 与 HFrEF，但对 HFpEF 的流行病学研究提示，HFpEF 大多见于老年患者、女性患者，心力衰竭的病因为高血压或既往有长期高血压史，部分患者可伴糖尿病、肥胖、慢性心房颤动等，较少合并冠心病。体征上 HFpEF 较少出现舒张期奔马律。这些对 HFpEF 的诊断有一定的提示作用。

三、HFpEF 的辅助检查

1. 生化检查　可发现患者血色素是否正常，有无尿本周蛋白，有无高血脂、高血糖及高黏滞血症等。

2. BNP/NT－proBNP　BNP/NT－proBNP 轻至中度升高。一般而言，升高水平 HFpEF 低于 HFrEF，老年患者低于较年轻患者。但 HFpEF 患者绝大多数的升高水平应超过“灰色区域”，如 BNP/NT－proBNP 水平正常，一般不做出 HFpEF 的诊断。《2012 年 ESC 急慢性心力衰竭诊断与治疗指南》以 NT－proBNP >220 pg/mL 或 BNP >200 pg/mL 作为 HFpEF 的诊断依据。

3. X 线检查　单纯 HFpEF 的患者 X 线检查可发现肺淤血或肺水肿表现，如肺纹理增多增粗、间质水肿等。但在鉴别 HFpEF 与 HFrEF 上一般无帮助。单纯 HFpEF 患者心脏影像学一般正常，如与 HFrEF 并存，则可有原发心脏病与心腔扩大的 X 线征象。

4. 心电图　心电图无特异性改变，HFpEF 多见的改变为 P 波增高、增宽及左室肥厚的表现。

5. 超声心动图　综合超声心动图为评价 HFpEF 最有价值的检查。结构上，可发现左室形态异常，如高血压所致的向心性肥厚；老年患者可呈现小心腔、室壁中度增厚，即室间隔上部突入左室流出道，甚至构成狭窄；右室压或容量负荷过重可致室间隔左移和右心室呈几何形态改变。HFpEF 患者尽管左室腔正常或变小，但左心房常有不同程度的增大。功能上，HFpEF 患者的收缩功能一般良好，LVEF 大多正常。

过去用 M 型超声心动图检测二尖瓣前叶曲线的 E 峰及 A 峰峰值，是评价舒张功能的简单易行的常用方法，可揭示左室舒张功能异常及其进展过程。早期松弛受损型代表轻度舒张功能异常，表现为 E 峰下降和 A 峰增高，E/A <1；晚期限制型充盈异常代表重度舒张功能异常，表现为 E 峰升高，E 峰减速时间缩短，E/A 显著增大；中期假性

正常化充盈介于以上两者之间，代表中度舒张功能异常，表现为 E/A 和 E 峰减速时间正常，呈伪正常化。可以看出，测定 E/A 的方法对早期轻度舒张功能障碍的诊断价值大，敏感性高，而在 HFpEF 中晚期的诊断中有假性正常化和超正常化出现的可能性，降低了其诊断的特异性和应用价值。除此，HFpEF 患者合并心房颤动的概率很高，发生时 A 峰消失而不能进行 E/A 的测定，这是该方法的另一重大缺憾。

为克服血流多普勒测定 E/A 诊断 HFpEF 的致命性不足，现今已改用组织多普勒的方法，测定 E/E′替代 E/A 指标。组织多普勒运动速度成像技术的滤波频率和幅度与血流多普勒技术不同，因而能测量心肌组织位移变化的实际速率。测定 E/E′时，E 仍然指血流多普勒测定的舒张早期 E 峰值，而 E′峰则是经组织多普勒技术测定的二尖瓣环的运动速度（m/s），测定时的采样容积位于二尖瓣环。该方法测定的二尖瓣环运动速度肯定与左室舒张期的充盈直接相关，能反映左室舒张早期充盈容积的变化，可评价患者心肌的松弛性。正常时，该值较高，幅度较大；随着左室舒张功能障碍的加重，E′峰值呈稳定的进行性下降，结果使 E/E′随左室舒张功能的下降呈稳定性升高，而 E/E′反映 LV 的充盈压力。一般认为，E/E′ >15 是 HFpEF 的肯定诊断指标，E/E′ <8 时提示舒张功能正常，而 8 < E/E′ <15 时为可疑舒张功能障碍，还需增加其他诊断指标。研究认为，E/E′是十分理想的左室舒张功能的评价指标。但 LV 舒张功能异常的超声指标的正常值也因患者的年龄、心率及体重不同而有所不同，而且在评价 LV 舒张功能时没有哪一个指标最准确而且可重复性高，因此应结合患者的一般情况及多个心脏超声指标综合判断。表 4 -4 总结了心脏超声评价 LV 舒张功能常用指标及其临床意义。

表 4 -4　心脏超声评价 LV 舒张功能常用的指标及其意义

测量指标	异常值	临床意义
E′	降低（间隔 <8 cm/s，侧壁 <10 cm/s 或平均 <9 cm/s）	LV 松弛延迟
E/E′	高（ >15）	LV 充盈压增高
	低（ <8）	LV 充盈压正常
	中间（8 ~15）	灰色区（必要时加其他指标）
二尖瓣血流 E/A	限制性（ >2）	LV 充盈压增高 容量负荷增加
	松弛功能受损（ <1）	LV 松弛延迟 LV 充盈压正常
	正常（1 ~2）	不确定（可能是假性正常化）
在 Valsalva 动作期间二尖瓣流入	从假性正常化变到功能受损类型（E/A 比率降低≥0.5）	LV 充盈压增高（通过 Valsalva 表现出来）
肺静脉血流 A 波到二尖瓣血流 A 波时间	>30 ms	LV 充盈压增高

总之，超声心动图参数诊断左室舒张功能不全准确度仍不够高、重复性较差，应结合所有相关的二维超声参数和多普勒参数，综合评估心脏结构和功能。二尖瓣环舒张早期心肌速度（E′）可用于评估心肌的松弛功能，E/E′值则与左室充盈压有关。左室舒

张功能不全的超声心动图证据可能包括 E′减少（E′平均 < 9 cm/s）、E/E′值增加（ > 15）、E/A 异常（ >2 或 <1），或这些参数的组合。至少 2 个指标异常和（或）存在心房颤动，才可增加左室舒张功能不全诊断的可能性。

6. *有创性心腔内压力测定技术*　HFpEF 可出现肺动脉楔压 > 12 mmHg 或左室舒张末压 > 16 mmHg。

7. *冠状动脉造影*　约 90% 的冠状动脉疾病患者存在舒张功能障碍，心肌缺血通过多种机制损害心脏舒张功能及充盈。冠状动脉造影有助于疾病的病因诊断及指导治疗。

8. *放射性核素显影*　主要观察高峰充盈率（PFR）和高峰充盈时间（TPFR）。从左室时间 - 放射活性曲线可以测得 HFpEF 患者的左室舒张期 PFR 降低、TPFR 延长，提示舒张功能障碍。此外，舒张功能异常患者的舒张前 1/3、1/2、2/3 充盈分数（分别为前 1/3、1/2、2/3 充盈时间内的充盈量与总充盈量的比值）下降。

9. *运动试验*　HFpEF 早期可无临床表现，但可有运动耐量减退，程度较收缩性心力衰竭为轻。

10. *心内膜心肌活检*　对怀疑心肌浸润性疾病如心肌淀粉样变及心肌间质纤维化等引起的 HFpEF 患者，可选择心内膜心肌活检以确定患者的病因，采用病因治疗。

四、HFpEF 的诊断与鉴别诊断

1. *HFpEF 的诊断*　HFpEF 的诊断比 HFrEF 更困难、更具有挑战性，因为 HFpEF 的诊断是排他性，当排除了能引起心力衰竭症状的非心源性因素才能诊断 HFpEF。HFpEF 的诊断参考以下几个方面：①有典型心力衰竭的症状和体征；②左室射血分数（LVEF）正常或轻度下降（ ≥45% ），且左室不大；③有相关结构性心脏病存在的证据，如左室肥厚、左房扩大等；④综合超声心动图示存在舒张功能不全的证据，如应用组织多普勒技术测定的 E/ E′（ > 15）或应用 M 型超声心动图检测二尖瓣前叶曲线的 E/A（ <1 或 >2）；⑤综合超声心电图检查有无心脏瓣膜病，并排除肥厚型心肌病、限制型（浸润性）心肌病和心包疾病等。本病的 LVEF 标准尚未统一。LVEF 在 41% ~ 49% 被称为临界 HFpEF，其人群特征、治疗及预后均与 HFpEF 类似，这提示将 LVEF > 50% 作为临床诊断标准可能更好。此外，有的患者既往出现过 LVEF 下降至 ≤40% ，其临床预后与 LVEF 持续性保留的患者可能也不同。此外，BNP 和（或）NT - proBNP 测定值呈轻至中度升高有助于诊断，但尚有争议，如测定值呈轻至中度升高，或至少在“灰区值”之间，则有助于诊断。总之，BNP 和（或）NT - proBNP 在诊断 HFpEF 中的价值尚需临床研究进一步证实。

2. *鉴别诊断*　本病主要需与收缩性心力衰竭和慢性肺部疾病相鉴别。

（1）收缩性心力衰竭：亦可有静息或劳力性呼吸困难，但它常有体循环淤血症状和体征，心脏房室腔明显扩大，心壁多变薄，射血分数降低，传统抗心力衰竭治疗有效。

（2）慢性肺部疾病：慢性阻塞性肺气肿、弥散性肺纤维化、尘肺等均可有呼吸困难症状，但这些疾病既往常有呼吸系统疾病病史，后期可有右心系统改变，而左室多无异常。

五、HFpEF的治疗及预后

对HFpEF有效的药物治疗方法尚未肯定，可以参考的资料仍然有限，因为HFpEF的临床研究（PEP-CHF、CHARM-Preserved、I-Preserve、J-DHF等研究）均未能证实对HFrEF有效的药物如ACEI、ARB、β受体阻滞药等可改善HFpEF患者的预后和降低病死率；只有VALIDD试验提示上述药物对伴有高血压的心力衰竭患者降压治疗有益。因此，现时提出肯定的推荐意见尚有困难。

目前，HFpEF的治疗仍以经验为主，针对HFpEF的症状、并存疾病及危险因素，采用综合性治疗方法。现有的循证证据仍没有证实哪一种治疗措施可降低HFpEF患者的死亡率及发病率，仅仅可控制患者的症状，提高患者的生活质量，属于对症治疗的范畴。具体措施包括如下几个方面。

（一）一般治疗

限盐和限水，适当进行有氧运动，增加运动耐力。肥胖患者需要减轻体重。

（二）药物治疗

1. *利尿药* 主要用于缓解由于容量负荷过重而引起的HFpEF症状。可选择的剂型包括噻嗪类和袢利尿药。利尿药可通过减少循环血量、降低右房血容量而使左室的压力-容量曲线下移及左室腔僵硬度改善，从而有效减少肺静脉淤血。此外，循环血量和右房血的减小可减少心包对心肌舒张的限制，间接改善心室的舒张功能。但临床应用利尿药时，应从小剂量开始，根据病情需要逐渐增加剂量，但不宜过度利尿，以免前负荷过度降低引起心输出量降低而致低血压。

2. *硝酸盐类药物* 降低左室舒张末压，降低心脏的前负荷，改善心肌缺血。也应从小剂量开始，根据需要逐渐增加剂量。理论上，该类药物可以减轻HFpEF患者的症状。但最近的一项研究并没有证实该类药物可以提高HFpEF患者的运动耐量，改善其症状。因此，目前的证据不推荐它应用于HFpEF的治疗。

3. *β受体阻滞药* 近20年来，有关β受体阻滞药对舒张功能的影响已被深入地研究。现在认为β受体阻滞药可用于HFpEF的治疗，特别是在高血压、冠心病和房性或室性心律失常时。但是应注意，治疗HFpEF时，应用β受体阻滞药的目的是控制基础心率，勿大剂量应用。

4. *钙通道阻滞药（CCB）* 现已证明CCB可减少胞浆内Ca^{2+}的浓度，改善心肌的舒张功能和舒张期充盈，并能减少后负荷，减轻心肌肥厚，改善心肌缺血。也已证明减慢心率的非二氢吡啶类CCB，如维拉帕米和地尔硫䓬可通过减慢心率而改善心肌的舒张功能，可改善患者的症状，提高其运动能力。因此，临床可应用非二氢吡啶类CCB治疗HFpEF，尤其适合于合并心房颤动快心室率的患者，而禁用于HFrEF，因为非二氢吡啶类CCB有明显的负性肌力作用。

5. *肾素-血管紧张素-醛固酮系统（RAAS）拮抗药* 包括ACEI、ARB和醛固酮受体拮抗药。RAAS拮抗药不但可降低血压，而且对心肌局部的RAAS也有直接的作用，因而可使左室肥厚减轻，心肌弹性改善。应用ACEI/ARB可以治疗HFpEF，尤其是合并高血压的患者，应用ACEI/ARB来控制患者的血压，对改善LV舒张功能作用不明显，因为目前的循证医学证据均不能证实 ACEI 和 ABR 可降低 HFpEF 患者的死亡率及因心血管病住院的危险；而且醛固酮受体拮抗药治疗 HFpEF 的作用目前也不明确，最近有一个小规模的 RCT 没有证实螺内酯治疗 HFpEF 的有效性。

6. *洋地黄制剂*　除心房颤动的患者外，洋地黄制剂一般不用于 HFpEF 的治疗，因为它不能增加心肌的松弛性。当发生阵发性心房颤动时，HFpEF 患者常很难耐受症状，故应在短时间内将其转复为窦性节律，必要时使用直流电复律。转复后推荐应用 β 受体阻滞药预防心房颤动的发生，也可选择胺碘酮，但需要监测胺碘酮的心脏外副作用。控制慢性心房颤动患者的心室率，可选用 β 受体阻滞药或非二氢吡啶类 CCB。

7. *其他正性肌力药物*　由于 HFpEF 患者左室射血分数通常正常或仅轻度受损，因而正性肌力药物应用的价值有限，临床也少用甚至不用正性肌力药物来治疗。但有学者对此却不认同，他们认为，尽管长期应用正性肌力药物无价值，短期应用还是可以产生一定益处的，如增强线粒体的功能、促进心室快速舒张和舒张完全、增加内脏血流、增加静脉的容量并利于利尿等。但应注意这些药物对能量代谢的不良作用，以及诱发心肌缺血、增加心率和诱发心律失常的潜在不良作用。

（三）血运重建治疗

因为冠心病是 HFpEF 的主要病因之一，而且心肌缺血确实可以引起心肌舒张功能降低。因此，冠心病患者如有心绞痛的症状或证实存在心肌缺血可引起 HFpEF 的症状，则可考虑行冠状动脉血运重建术。但目前没有临床研究证实冠状动脉血运重建术对 HFpEF患者症状或临床结果的有益作用。

（四）伴随疾病的治疗

由于 HFpEF 常伴随心房颤动、高血压及糖尿病等临床情况，因此应积极治疗。

1. *控制血压*　应该按照高血压指南来选择降压药物，优先选择 ACEI/ARB 及 β 受体阻滞药控制 HFpEF 患者的血压，降压可降低因心衰而住院的次数、减少心血管事件及降低死亡率；但对于 HFpEF 患者控制血压的目标值尚未明确，因此应按一般人群的目标值。《中国心力衰竭诊断和治疗指南 2014》推荐目标血压宜低于单纯高血压患者的标准，即血压 < 130/80 mmHg（Ⅰ类，A 级）。

2. *治疗心房颤动*　理论上，HFpEF 患者若合并心房颤动会加重症状，机制为：①心室率快使舒张期缩短，心室充盈时间缩短；②心房辅助泵功能丧失，使 LV 舒张功能受损，减慢心率延长舒张期时间。可选择 β 受体阻滞药及非二氢吡啶类 CCB，但对于心室率不快的患者这些药物则无效。另外，尚没有研究在 HFpEF 合并心房颤动患者中比较节律控制策略及心率控制策略的作用。但《中国心力衰竭诊断和治疗指南 2014》推荐控制慢性心房颤动患者的心室率（Ⅰ类，C 级），可使用 β 受体阻滞药或非二氢吡啶类 CCB（地尔硫䓬或维拉帕米）。如有可能，转复并维持窦性心律，对患者有益（Ⅱb 类，C 级）。

3. *其他伴随疾病的治疗*　对合并糖尿病的患者要按糖尿病管理指南的要求积极治疗糖尿病和控制血糖；肥胖者要减轻体重；伴左室肥厚者，为逆转左室肥厚和改善左室舒张功能，可用 ACEI、ARB、β 受体阻滞药等（Ⅱb 类，C 级）。

HFpEF 的预后与 HFrEF 相仿或比后者稍好，其死亡率略低，而住院率两者持平。

心力衰竭患者的所有医疗费用中，HFpEF 的费用占到 40%。

总之，HFpEF 在临床上越来越多，而且越来越受到重视，但目前对该病的诊断尚有一定的困难，也没有循证医学证实有效的治疗方法，大多数是基于经验治疗，而且其预后也不好。因此，需要关注这一人群，积极探索有效的治疗方法。

第四节　右心衰竭

右心衰竭是指任何原因引起的右心室收缩和（或）舒张功能障碍，不足以提供机体所需要的心输出量时所出现的临床综合征。目前，右心衰竭在人群的发病情况尚不清楚。右心衰竭是一个公共卫生问题，临床上右心衰竭治疗效果远不如左心衰竭。由于对右心衰竭的发病机制缺乏足够的认识，目前很多治疗只是对症性的，不能从根本上纠正右心衰竭。因此，加强对右心衰竭的全面认识对临床医生提高右心衰竭诊治水平尤为重要。

一、右心室解剖学特点

近些年，随着心肌解剖结构方面研究的进展，人们发现了心室肌带的存在，心室肌带（VMB）赋予了心肌解剖结构一个全新的观念，使人们对于左右室功能的理解更加透彻。心室肌带从肺动脉根部呈螺旋形环绕一直绕至主动脉根部，形成的两个螺旋分别称为心底环和心尖环。Torrent – Guasp 曾将不同种类哺乳动物（包括人类）的心脏用水煮沸后进行解剖研究，结果发现展开的 VMB 呈单一的带状结构，而还原成立体结构就构成了两个肌肉环，即心底环和心尖环。心底环是一个水平方向的圆环，包绕左右心室外层；心底环末端移行为斜行的双螺旋结构构成心尖环，包括心尖环降部和升部。心尖环降部和升部肌纤维交叉呈“8”字形或“X”形结构，其在室间隔水平交叉的正常角度为 90°左右。如图 4 – 3 所示。

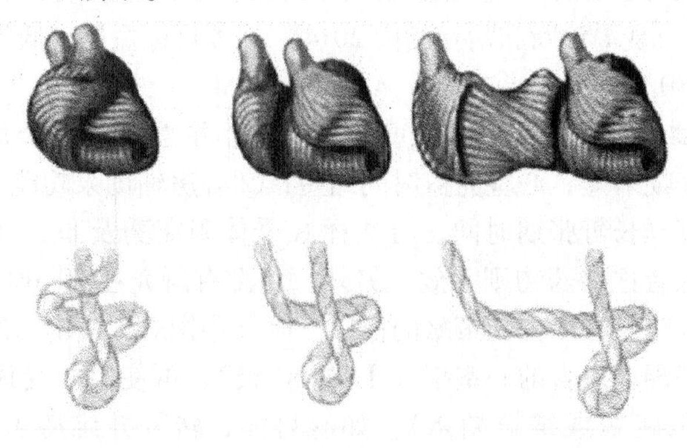

图 4 –3　心室肌带

心室肌层由内、外螺旋肌及环形肌构成。螺旋肌为纵走纤维，呈螺旋状从心室基底部纤维环绕至心尖，而后转入深层内外螺旋肌互相垂直，故收缩时心腔沿长轴（心底至心尖）缩短；环形肌在内外螺旋肌层之间，为环形纤维，它的收缩可使心腔横径缩短。左心室以及室间隔含大量环形肌，故射血收缩时，横径缩短多而纵轴缩短少；而右心室游离壁由横行的肌纤维组成，相对右心室富含螺旋肌，右心室收缩时则是横行纤维的缩短来改变右心腔的大小，沿长轴缩短的程度较大，而游离缘仅轻度向室间隔移动。而 MRI 的研究发现右心室的射血开始于室间隔肌肉的扭曲、增厚，右心室的充盈开始于室间隔肌肉的解旋松弛和变薄。也就是说室间隔的运动是右心室做功重要的一部分。因此人们称室间隔为“the lion of RV function”。

二、右心衰竭的病因

右心衰竭的病因复杂多样，主要病因如下。

1. *压力负荷过重*　如左心衰竭、肺栓塞及其他原因引发的肺动脉高压，右心室流出道阻塞等。为克服增高的阻力，右心室肌代偿性肥厚以保证射血量，持久的负荷过重，心肌必然发生结构和功能改变而终至失代偿，心输出量下降。

2. *容量负荷过重*　如三尖瓣反流、肺动脉瓣反流、房间隔缺损、肺静脉畸形引流、主动脉窦破裂致右心房及风湿性瓣膜炎等。容量负荷增加早期，右心室腔代偿性扩大，心肌收缩功能尚能维持正常，但超过一定限度心肌结构和功能发生改变，即出现失代偿表现。

3. *右心室缺血或梗死*　如右心室心肌梗死、缺血性右心室功能不全等。

4. *原发性心肌病变*　如右心室心肌病、致心律失常右心室发育不良及败血症等。

5. *右心回流受阻*　如三尖瓣狭窄及上腔静脉狭窄。

6. *先天性心脏病*　如三尖瓣下移畸形、法洛四联症、大动脉转位及右心室双出口伴二尖瓣闭锁。

7. *心包疾病*　如缩窄性心包炎。其中以左心疾病包括各种病因所致的左心收缩功能不全、左心舒张功能不全或二尖瓣、主动脉瓣病变导致的肺动脉高压而引起的右心衰竭最为常见。

三、右心衰竭的发病机制

（一）血流动力学机制

1. *容量或压力负荷的增加*　右心室对容量负荷的代偿要比对压力负荷的代偿好，许多房间隔缺损和三尖瓣反流的患者对于容量负荷的增加能很好地代偿，可以在很长时间无右心功能的减退，不出现临床症状；然而对压力负荷的增加反应不一样，随着肺动脉压力升高，右心室很快出现扩大和心功能衰竭，同时右心室压力负荷过重还导致右心室缺血，进一步加重右心衰竭。另外，右心室对压力负荷代偿与否还要看压力负荷增加的速度。例如，临床上急性肺栓塞患者在肺栓塞发生后平均肺动脉压力急剧升高超过 40 mmHg 即会发生右心衰竭；有两种特殊情况，艾森曼格综合征和肺动脉瓣狭窄患者右心压力负荷的慢性增加，右心室能够很好地耐受。Saha 等随访了 201 例右心房压正常的、未接受手术治疗的艾森曼格综合征患者，其 10 年的生存率达 80%，15 年的生存率为 77%，25 年的生存率还有 42%，推测可能是这些患者终生有右心室胎儿表型，使右心室和左心室一样肥厚，能够耐受负荷的明显增高。肺动脉瓣狭窄患者因狭窄梗阻的程度不同，右心室相对不同程度地肥厚，右心室也能很好地耐受。

2. 心室间的相互作用　左右心室间的相互作用在右心衰竭发生发展中也占有重要的地位。研究显示，肺动脉高压患者在右心室最大充盈时，由右心室经室间隔到左心室存在一个压力梯度，这是由于右心室压力超负荷致右心室的游离壁收缩时间延长，而此时左心室已进入舒张早期，右心室的压力超过左心室压力，导致跨间隔压力梯度形成，并出现室间隔的逆向运动，这不仅影响到右心室收缩末期的收缩性，也减少了左心室舒张早期的充盈，使左心室舒张末期容积减小，直接影响到左心室的心输出量，继而导致肺循环压力进一步上升，促进右心衰竭的发生发展。还有研究发现急性右心室心肌梗死导致的右心衰竭发生过程中，右心室扩张压力超负荷导致室间隔偏向左面，使左心室的形态改变，左心室充盈减少，进一步加剧了右心衰竭的发展。心包介导的左右心室相互作用也起了一定的作用，由于左右心室处于共同的心包腔内，左心室的扩张伴随心包的伸展增加，使心包腔内压力增大，直接影响右心室充盈，使右心室心输出量下降，导致右心功能不全。

（二）细胞和分子机制

1. 神经内分泌系统的过度激活　神经内分泌系统的过度激活在左心衰竭的发病机制中占有重要的地位，继发于左心衰竭的右心衰竭，神经内分泌系统必然起了一定的作用。在单纯右心衰竭中，已有证据发现继发于慢性阻塞性肺疾病的右心衰竭患者肾素－血管紧张素－醛固酮系统（RAAS）处于激活状态，激活 RAAS 导致机体钠水潴留，使右心室回流血量减少，导致右心功能进行性下降。Ciarka 等证实肺动脉高压患者的交感神经系统是处于激活状态的，并且是其病情恶化、发展为右心衰竭的独立预测因子。继发于肺动脉高压的右心衰竭患者，其血清内皮素、心房钠尿肽、血清脑钠肽和去甲肾上腺素浓度均升高。上述研究显示交感神经系统、RAAS 系统、利钠肽系统、内皮素系统等神经内分泌系统的过度活化在右心衰竭的发生发展过程中占有举足轻重的地位。目前神经内分泌系统的过度激活导致右心衰竭的具体机制的研究较少，推测类似于左心衰竭的发生机制，各种活化的神经激素因子作用于心血管系统，引起右心室心肌重构、钠水潴留等，继而导致右心功能不全。

2. 心室重塑　心室重塑的过程是心力衰竭发生发展的最主要的代偿性机制。Bogaard 等证实血管增生性肺动脉高压发展为右心衰竭与心肌细胞凋亡、心肌纤维化、右心室毛细血管密度下降有关。Zachariah 等发现金属基质蛋白酶在法洛四联症患者的右心室的重塑中占有重要的地位。研究证实，组织定向干细胞也参与了右心室重塑，在右心室肥厚、右心衰竭的发生发展中起了重要作用。右心室发生重塑，导致心肌收缩功能下降，必然发生右心功能不全。

3. 心肌细胞凋亡　有研究证实右心室心肌细胞凋亡增加是右心衰竭的重要发病机制，急性后负荷诱导的持续性右心室功能不全与心肌细胞凋亡通路的早期活化有关。右心室心肌细胞凋亡使心肌细胞大量丧失，当心肌细胞数量减少到一定程度，必然会导致右心功能进行性恶化。

4. 基因表达的异常　右心衰竭发生时，胚胎基因如胚胎 α 心肌肌球蛋白重链基因表达下调，而 β 心肌肌球蛋白重链基因表达增加。心肌细胞内结构蛋白的异常表达和代谢基因的选择性表达，均参与了右心衰竭的发生发展过程。基因的表达异常涉及心肌细胞结构和功能等方面，调控右心衰竭的整个发展过程。

四、右心衰竭的临床表现

右心衰竭早期的临床表现缺乏特异性。主要症状有活动耐量下降、乏力以及呼吸困难。主要的体征包括颈静脉压增高的征象、肝大、中心性水肿（如胸腔积液、腹水、心包积液）和外周水肿，以及这些体征的组合。但当出现颈静脉怒张、肝淤血肿大、肝颈静脉回流征、下肢水肿及腹水等体征时已至中晚期，此时肘静脉压 > 15 cmH_2O。临床上也用传统的 NYHA 心功能分级方法进行心功能分级；6 分钟步行距离在评估患者运动耐力及转归方面有重要参考价值，已在临床上广泛应用。实验室检查可见蛋白尿、血 BUN 升高、转氨酶和胆红素升高等。

五、右心衰竭的辅助检查与诊断

1. *超声心动图*　由于无创、价格低廉、无电离辐射和放射性物质，超声心动图得到了广泛的应用。但不足之处是空间分辨率低和存在声窗的限制，并且由于不同观察者之间观察结果的变化导致可重复性差。

二维超声是评价右室功能最常用的检查方法。可以通过 Simpson 法和双平面面积－长度法来评价右室容积和射血分数，并且可以直接测量右室流出道的宽度，计算右房面积和右房压。但这两种方法都是基于右室是椭球形或锥形的假设，使用四腔心的右室面积和最大的短轴横径来评估右室容积。由于对右室几何形状假设的局限性，二维超声的准确性差，适合于筛查。

M 型超声心动图使用胸骨旁长轴或短轴切面测量右室舒张末直径（RVEDD）和右室壁厚度。三尖瓣环收缩期位移（TAPSE）是超声心动图里相对比较新的一个有关右室的参数。右室收缩时主要是纵向运动，即三尖瓣在收缩期移向心尖。取样点放置在右室侧壁三尖瓣环处，M 型超声探测其在收缩期的前移幅度，TAPSE > 15 mm 表示右室收缩功能正常，TAPSE < 8 mm 则提示右室功能明显异常。尽管这种方法不受右室的复杂形态所影响，但其忽略了流出道和间隔部分对右室功能的影响，而这些对于维持右室的整体功能是非常重要的。此外，对于心脏手术术后、右室局部功能异常或三尖瓣大量反流的患者，TAPSE 的应用都存在局限性。

组织多普勒可以通过测量心肌的运动速度定量地评价右室的收缩和舒张功能。峰值速度 < 11.5 cm/s 表示右室功能不全，敏感性和特异性分别为 90% 和 85%。有实验表明右室游离壁心肌收缩期的峰值速度与左室射血分数（RVEF）相关。组织多普勒的优点是测量不依赖于右室的几何形态和心内膜的描画；主要不足是它不能区分心室壁的主动运动和被动运动。

应变和应变率成像已经更多地用于整体和局部的右室功能的测量。最近的一项关于右室应变的研究表明，在右室游离壁基底段记录的峰值收缩与其他慢性心脏病的预后影响因素相关。应变率成像可以纵向显示右室每个节段的收缩和舒张功能。斑点追踪是通过追踪二维超声上的每个点来评价心室功能的一种新的无创方法，通过这种方法可以检测每一帧图像心肌的协调性，可以检测任意方向上的心肌应变。

与二维超声不同，三维超声可以忽略右室的不规则形状，不必假设心室的形状而直接测量心室的容积。通过三维超声得到的右室容积和 RVEF 与 MRI 和核素心室显像（RNV）的结果密切相关。但心内膜的描画和容积的计算可能受到肌小梁和调节束的影响。同二维超声低估右室腔相反，实时三维超声（RT3D）会轻度地高估右室收缩末期和舒张末期的容积，而这种高估没有明显的统计学意义。这种检查方法的限制在于患者配合屏气的能力、心律失常、更大的足迹和矩阵阵列转换器的大小、对于声窗质量的依赖性以及操作人员需要接受特殊的训练。

超声心动图及多普勒超声为评估患者心血管病的首选检查，但由于缺少超声技术对右心成像的认识，缺乏超声判断右室大小和功能的正常参考值，目前尚缺乏定量测定右室功能的统一方法和数据。这是因为右室形态复杂，难以获得右室内径正常值。右室的三个部分组成为平滑的肌性流入道（体部）、流出道和充满肌小梁的心尖部，临床医生通常依赖视觉估计来评估右室大小和功能。为此美国超声心动图学会于 2010 年发表了《成人右心超声心动图诊断指南》，并得到了欧洲心脏病学会注册分支机构欧洲超声心动图学会、加拿大超声心动图学会的认可。该指南旨在确定统一的标准获取右心图像，评估右室大小和功能，力求右心正常值数据库的准确性和可靠性。指南中数据来源于文献搜索正常人群右心超声心动图测量值的研究报告的 Meta 分析，数据基于当前能获得的最佳的数据资料。其平均值及上下限参考值是正常人群以 95% 为可信区间的参考值。指南经专家讨论通过，推荐使用本指南提供的正常值来评估和报告右心大小和功能。

指南关于右心结构及功能评价的参数如下：

右心结构评价：

（1）右房：包括右房内径（长径 >53 mm、短径 >44 mm 为异常）和面积（>18 cm^2为异常）；右房压通过下腔静脉（IVC）内径来判断，IVC 内径 >2.1 cm、吸气塌陷率 < 50% 提示右房压升高。

（2）右室：包括右室室壁厚度，舒张期右室壁厚 > 5 mm 提示右室肥厚（RVH）；右室内径（基部短径 >42 mm、中部短径 >35 mm、长径 >86 mm 为异常）、右室流出道内径（长轴切面 >33 mm、短轴切面 >27 mm 为异常）及右室面积变化百分数（FAC），如二维右室 FAC <35% 提示右室收缩功能不全。

（3）肺动脉压及肺血管阻力：三尖瓣反流法估测肺动脉收缩压，肺动脉瓣反流法估测肺动脉平均压和舒张压。

右室收缩功能评价：

（1）右室 dp/dt（右室压力升高速率）：通过三尖瓣反流频谱测定右室 dp/dt。右室 dp/dt <400 mmHg/s 提示右室收缩功能异常。

（2）右室心肌工作指数（right ventricular index of myocardial performance，RIMP）：通过右室流入道和流出道的脉冲式多普勒或三尖瓣环组织多普勒测定三尖瓣关闭开放时间（TCO）。TCO = IVCT + ET + IVRT（IVCT 为等容收缩期，ET 为射血时间，IVRT 为等容舒张期）。RIMP = （TCO - ET）/ ET。如脉冲多普勒 RIMP >0.40 或组织多普勒 RIMP >0.55 提示右室收缩功能不全。

（3）三尖瓣环平面收缩位移（TAPSE）：测量三尖瓣环平面收缩期位移值，如

TAPSE < 16 mm 提示右室收缩功能不全。

（4）组织多普勒三尖瓣环收缩期速度（S'）：如 $S' < 10$ cm/s 提示右室收缩功能不全。

（5）二维右室面积变化百分数（FAC）：FAC < 35% 提示右室收缩功能不全。通常二维超声通过几何假设计算心室容积和射血分数，由于方法不统一，使用的几何假设各式各样，故不建议使用二维超声估测 RVEF。

右室舒张功能评价：

（1）三尖瓣血流脉冲式多普勒速度（E′，A′，E/A 及 E 峰减速度 DT）：三尖瓣 E/A <0.8 为松弛受损；E/A = 0.8 ~2.1，伴 E/E′ >6 提示 E/A 为假性正常，右室舒张功能受损；E/A >2.1，DT <120 ms，为限制性充盈（右室舒张功能严重受损）。

（2）三尖瓣环组织多普勒速度（E′，A′，E′/A′以及 E/E′）：E′/A′ <1 为右室舒张功能受损；E/E′ >6 提示右房压≥10 mmHg。

（3）右房面积：>18 cm^2 为异常。

2. 右心导管检查

（1）右心导管检查常用指标：

1）右房压：当导管抵达右房时可见右房的压力波，由一个 a 波、一个 v 波组成，有时尚可见 c 波（图 4 -4A）。其平均压为 2 ~6 mmHg。心房纤颤患者无 a 波，而房室分离时则出现高大的 a 波。

2）右室压：当导管进一步进入右室时，压力突然升高，出现右室压力波图 4 -4B。心室收缩时，其压力与肺动脉收缩压相等，为 20 ~30 mmHg，但舒张期压力降至 0 ~5 mmHg。

3）肺动脉压：继续向前送入导管，则可记录肺动脉压力波。收缩期压力较高，与右室收缩压相近，为 20 ~30 mmHg；舒张期压力仍保持较高水平，不能回复至零，为 8 ~12 mmHg；常可见重搏波形；一般情况下，均需测定其平均压（10 ~20 mmHg）。

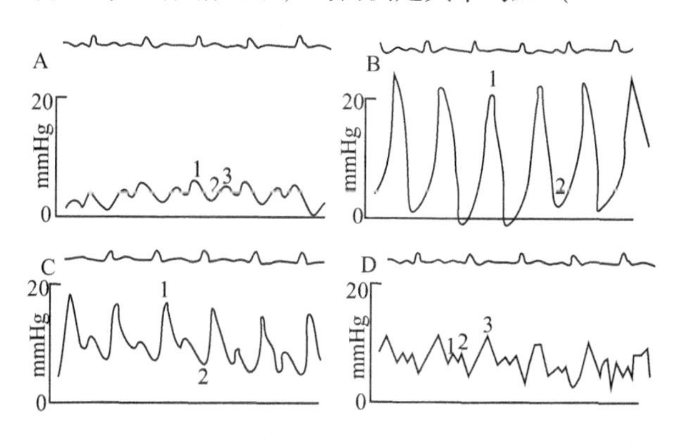

图 4 -4　正常右心导管检查各种压力波形

A. 正常右心房压力波，a 波（1）、c 波（2）和 v 波（3）

B. 正常右心室压力波，示收缩压（1）和舒张压（2）

C. 正常肺动脉压力波，示收缩压（1）和舒张压（2）

D. 正常肺毛细血管压力波，示 a 波（1）、c 波（2）和 v 波（3）

4）肺动脉楔压：保持气囊充气，进一步送入导管，出现肺动脉楔压波形，代表左房逆向形成的压力，包括一个 a 波和 v 波，有时可见 c 波，见图 4 - 4D。其平均压为 4 ~ 12 mmHg。正常情况下，肺动脉楔压与肺动脉舒张末期压力相近，可不必测定肺动脉楔压，以减少并发症的发生；但对于肺动脉高压、肺动脉栓塞、严重低氧血症或心率超过 120 次/min 者，肺动脉舒张末期压力与肺动脉楔压的差异较大，必须测定肺动脉楔压。

（2）心输出量的测定：用温度作为指示剂，根据指示剂稀释原理测定心输出量，由 Fegler 于 1954 年首先报道。测定时需要有热稀释导管、温敏电阻和心输出量计算机。可采用室温或冰温的液体作为指示剂进行测定，方法基本一致，国内多采用冰温测定法，根据指示剂温度的变化，计算机通过以下公式计算心输出量。

$$心输出量 = \frac{V_i\ (T_B - T_i)\ K_1 K_2}{T_B\ (t)\ dt}$$

其中，V_i 为指示剂容量，$(T_B - T_i)$ 为血液温度与指示剂温度之差，K_1 为指示剂与血液比热、比重的比值，K_2 为导管内液体温度变化、导管无效腔、注射速度及转换单位的系数，$T_B\ (t)\ dt$ 为随时间变化的血温积分。

右心导管检测的肺循环指标的正常值见表 4 - 5。

表 4 - 5　肺循环指标的正常值

项目	范围	平均值
肺血液量（L/min）	5 ~ 8	6.0
心指数 [L/（min · m^2）]	2.7 ~ 3.2	3.1
压力（mmHg）		
右心房	9 ~ 15	0.5
右心室	15 ~ 25/0 ~ 5	
肺动脉	15 ~ 25/5 ~ 10	
肺动脉楔压	7 ~ 25	8
左心房	3.5 ~ 8	
肺血管阻力（dyn · s · cm^{-5}）	60 ~ 300	
肺血流量（mL/m^2）	204 ~ 314	271

应用右心导管或漂浮导管进行血流动力学检查，测定上下腔静脉、右房、右室和肺动脉压力及 PCWP；测定心输出量（CO），心指数（CI）、肺循环和体循环阻力。左心衰竭时 PCWP（LVEDP）> 18 mmHg，CI ≤ 2.5 L/（min · m^2）；右心衰竭时 RVEDP（或右房压）> 10 mmHg，中心静脉压 > 15 cmH_2O，肺动脉高压时，平均肺动脉压 ≥25 mmHg。

3. 放射性核素检查　用于测量右室功能的核医学技术包括首次通过放射性核素心血管造影（FPRNA）、平衡放射性核素心血管造影（ERNA）和单光子发射计算机断层成像术（SPECT），其中 FPRNA 应用最为广泛。与另外两种核医学方法比较，它的优点是可以精确地测量右室射血分数而不与其他心腔重叠，而且扫描时间也较短。

最近，病理生理学的研究表明右心衰竭主要是由右室缺血和右室代谢的改变造成的。核医学技术，如SPECT和正电子发射断层扫描（PET）可以测量右室的灌注和代谢情况，用来帮助判断右室射血分数，评估右室功能。肺动脉高压和右室功能不全的患者可能存在右室心肌缺血，是因为在右室收缩压明显升高的条件下，右冠状动脉的灌注梯度在收缩期会明显减小甚至完全消失。应用心电门控SPECT心肌灌注显像可以检测出右室缺血，这与右室功能不全的异常血流动力学明显相关，可以作为衡量疾病严重程度和治疗反应的临床指标。因此，核素成像能更为深入地评估右室功能和生理。但这种检查方法最主要的缺点仍是空间分辨率较低。

4. 多排CT（MDCT）　对于急性肺栓塞患者，右室功能的评估是非常必要的。胸部CT扫描如显示右室增大，可以帮助预测患者30 d死亡率。而右室直径和左室直径的比值如果大于0.9，对于预测主要并发症（心肺复苏、机械通气、溶栓、外科取栓等）的发生和30 d死亡率也是很敏感的。如果需要评价右室功能如容积、射血分数和质量等，CT扫描需要心电门控及在冠心病诊断中那样扫描，只不过是在右心增强时同步扫描。而且由于右室结构的特点，大概没有一个单独的成像平面适于分析右室功能。使用右室流入道的纵行切面（成像平面垂直于从右室心尖到三尖瓣中部的平面）可以获得较为可靠的数据。对于64排MDCT，虽然由于亚毫米的同向性体素和真正的容积扫描，已经可以在任意的理想平面上表现节段，从而测量心腔的大小和心肌体积，但是由于CT的时间分辨率低，不足以把握心室舒张末期和收缩末期，因此评估心功能受限。同时，CT对于儿童来说，使用门控扫描的射线剂量仍然太高。结合使用最新的调节软件和体重适应的扫描方案来解决剂量问题可能是未来的发展方向，能使之应用于儿童。

5. MRI　心血管的MRI具有良好的空间和时间分辨率，其大视野、无死角以及任意平面扫描的特点有助于准确地测量出右室的大小，此外还能进行血流测定，被认为是目前评估右室功能的最有效的方法。使用MRI评估右室功能主要应用以下几个序列。

（1）快速平衡稳态进动序列（FIESTA）电影：稳态自由进动序列（SSFP）被用于组成电影成像，可以在长轴或短轴方向组成一个15 ~ 20帧的电影来涵盖整个心动周期。影像可以包括2个、3个或4个心腔，包括整个的右室和左室，从心尖到基底部和右室流出道。为了评价右室功能，在FIESTA电影序列里通常要在工作站使用特别的软件进行人工描画舒张末期和收缩末期心内膜及心外膜的轮廓（Simpson法）。心脏MRI的电影序列通常作为评价右室容积、射血分数和心肌质量的金标准。

在肺动脉高压患者中，CMR电影表现为右室的收缩功能整体或局部减低，室间隔在舒张充盈早期变平或凸向左室。CMR可以准确、可重复地定量分析右室的功能参数，包括右室容积、射血分数、每搏输出量、心输出量和心肌重量。上述参数都要用体表面积进行标准化。在肺动脉高压患者中，右室舒张末期容积和收缩末期容积均增加。而射血分数、每搏输出量（SV）、心指数（CI）则显著降低。

（2）黑血T1快速自旋回波反转恢复序列（FSE－IR）：是血流信号被压低的MR序列。这个序列有高度的空间分辨率，可以详细显示心腔和心室壁交界的形态细节，主要的瓣膜和心脏结构、心包和纵隔组织。在复杂先天性心脏病患者中可以观察到心内结构；肺动脉高压患者则表现为右室扩大、右室游离壁增厚及肌小梁肥厚、排列紊乱。

相位对比序列是测量心血管中血流的可靠方法。可以测量肺动脉血流速度，CI、SV 和证实存在的右向左或左向右分流时肺循环和体循环之间的血流。在肺动脉高压患者中，使用相位对比序列测得的肺动脉血流速度和肺动脉高压的严重程度明显相关：肺动脉血流速度的降低同肺血管阻力的增加成正比。在右室增大而超声心动图结果未见异常的患者中，MRI 可以通过相位对比序列的血流测量发现分流，如房间隔缺损或部分型肺静脉异位引流。与多普勒超声相比，相位对比的操作不依赖于声窗的质量，因此可以准确地量化瓣膜的反流或判断是否存在分流及计算分流的程度。血液流量可以通过使用平均血流速度乘以血管的横截面积来计算。

舒张功能不全是心室功能不全的早期征象，因此可以作为早期诊断或治疗效果评估的影像学指标。早期和晚期的心室充盈参数（例如 E 波减速时间和等容舒张时间）均可以通过相位对比法获得。

（3）延迟增强：在注射钆剂 10 ~20 min 后使用二维梯度回波反转恢复序列扫描可以显示出亮的瘢痕区域，而正常心肌组织为黑色。复杂先天性心脏病患者在注射造影剂后，晚期增强显像可以看到与临床上心律失常和运动耐量下降相关的心室纤维化。在急性下壁梗死患者中，MRI 发现了越来越多的右室心肌梗死，这是因为它能检测出目前其他检查方法所不能显示的延迟增强。在随访中，右室急性期不可逆损伤造成的晚期增强结果持续了 13 个月。这可以指导临床对治疗方案的选择及对预后的判断。

因此，右心衰竭的诊断至少具备两个特征：与右心衰竭一致的症状与体征；右侧心脏结构和（或）功能异常，或有右侧心内压增加的客观依据。具体诊断标准如下：①存在可能导致右心衰竭的病因。其中，最重要的是存在左心衰竭、肺动脉高压（包括 COPD 所致）、右室心肌病变［包括右室梗死、限制性病变和致心律失常性右室心肌病（ARVC）等］、右侧瓣膜病变以及某些先天性心脏病。②存在右心衰竭的症状和体征。③存在右心结构和（或）功能异常和心腔内压力增高的客观证据。主要来自影像学检查，包括超声心动图、核素、磁共振等。右心导管可提供心腔内压力增高和功能异常的证据。

六、治疗方法

压力、容量和心肌收缩力是决定右心功能的重要因素，也是治疗的中心环节。因此，其治疗原则是首先应考虑积极治疗导致右心衰竭的原发疾病，减轻右心的前后负荷及增强心肌收缩力，维持窦性节律、房室正常顺序和间期以及左右心室收缩同步。

除了原发病的治疗以及诱因的去除，右心衰竭的处理要点是优化右室的前负荷，保证房室传导，维持体循环的灌注压，改善右室的收缩功能，减少肺血管阻力以降低右室的后负荷，改善右室的功能。

1. *一般疗法及去除诱因* 合理应用利尿药，适当限钠盐，减少液体潴留；适当进行锻炼；右心衰竭常见诱因有感染、发热、劳累、情绪激动、妊娠或分娩、长时间乘飞机或高原旅行等，因此应积极去除。

2. *病因治疗*

（1）纠正低温、酸中毒、高碳酸血症及呼吸性酸中毒等一切可能使肺动脉压升高的因素，选择支持右室和左室功能且降低肺动脉压力的正性肌力药物，如磷酸二酯酶抑制剂米力农；吸入 NO 能够降低右室的后负荷，改善右室的收缩功能，保持体循环的灌注压力，可以通过呼吸机管道吸入。

（2）肺部疾病所致的右心衰竭：各种类型的肺部疾病随着病情的进展均可通过缺氧、内皮损伤、局部血栓形成以及炎症机制导致肺动脉高压，最后导致右心衰竭，即慢性肺源性心脏病。治疗包括：①积极治疗原发病。②改善右心功能。使用利尿药要谨慎，快速和大剂量弊多利少。强心苷易发生心律失常和其他毒副作用，需在积极抗感染和利尿治疗的基础上考虑应用。此外，可采用合理的抗凝治疗。肺实质疾病或低氧血症继发肺循环高压患者，吸氧、维持通气畅通以及辅助通气也非常重要。

（3）急性肺血栓栓塞症所致的右心衰竭：高危肺血栓栓塞症所致急性右心衰竭和低心输出量是死亡的主要原因，因此呼吸和循环支持治疗尤其重要。右心衰竭伴血栓性疾病需要抗凝治疗，若血流动力学不稳定，此类患者需要溶栓治疗或进行血栓切除术。若急性大块肺栓塞致急性右心衰竭，其治疗如下：①止痛。应用吗啡或哌替啶。②吸氧。出现低氧血症（$PaO_2 < 60 \sim 65$ mmHg），尤其有心输出量降低者，应予持续吸氧，可采用鼻导管或面罩给氧 6 ~ 8 L/min。③溶栓治疗。心源性休克和（或）持续低血压的高危肺栓塞患者，如无绝对禁忌证，首选溶栓治疗。伴有急性右心衰竭的中危患者不推荐常规溶栓治疗。常用尿激酶或重组人组织型纤溶酶原激活剂（rtPA）。停药后应继续肝素治疗。用药期间监测凝血酶原时间，使之延长至正常对照的 1.5 ~ 2 倍。持续滴注 5 ~ 7 d，停药后改用华法林口服数月。④经内科治疗无效的危重患者（如休克），若经肺动脉造影证实为肺总动脉或其较大分支内栓塞，可做介入治疗，必要时可在体外循环下紧急早期切开肺动脉摘除栓子。⑤急性肺血栓栓塞症伴心源性休克患者不推荐大量补液，低心输出量伴血压正常时可谨慎补液。

（4）先天性心脏病、心脏瓣膜疾病，需要及早行外科手术或介入术。若右侧心瓣膜病致急性右心衰竭，治疗主要应用利尿药，以减轻水肿；但要防止过度利尿造成心输出量减少。此外，对基础心脏病如肺动脉高压、肺动脉狭窄、肺动脉瓣或三尖瓣关闭不全、感染性心内膜炎等，按相应的指南予以治疗。肺源性心脏病合并的心衰属右心衰竭，其急性加重可视为一种特殊类型的急性右心衰竭，亦应按该病的相应指南治疗。

（5）急性右室梗死或伴下壁心肌梗死所致右心衰竭的患者，其治疗原则包括：积极行冠状动脉血运重建；慎用或避免使用利尿药、血管扩张药、吗啡；优化右室前后负荷；若没有左心衰竭和肺水肿，首先扩容治疗。具体措施包括：①及早行冠状动脉血运重建（如急诊 PCI），恢复心肌灌注，挽救濒死心肌，保护心功能。②扩容治疗。如存在心源性休克，在检测中心静脉压的基础上首要治疗是大量补液，可应用 706 代血浆、低分子右旋糖酐或生理盐水 20 mL/min 静脉滴注，快速补液直至右房压升高而心输出量不增加，或 PCWP 上升至 15 ~ 18 mmHg，血压回升和低灌注症状改善。24 h 输液量为 3 500 ~ 5 000 mL。若扩容后仍有低血压者，建议使用正性肌力药物，如给予多巴酚丁胺或多巴胺；对顽固性低血压者，IABP 可增加右冠状动脉灌注和改善右心室收缩功能。如在补液过程中出现左心衰竭，应立即停止补液。此时若动脉血压不低，可小心给予血管扩张药。③禁用利尿药、吗啡和硝酸酯类等血管扩张药，以避免进一步降低右室充盈压。④如右室梗死同时合并广泛左室梗死，则不宜盲目扩容，防止造成急性肺水肿。如存在严重左室功能障碍和 PCWP 升高，不宜使用硝普钠，应考虑主动脉内球囊反搏治疗。

（6）肺动脉高压的靶向药物治疗：①前列环素途径，可使用依前列醇、曲伏前列素、伊洛前列素雾化吸入剂（万他维）及贝前列素。②一氧化氮途径，可使用西地那非、伐地那非及他达那非。③内皮素受体途径，可使用波生坦、西他生坦、安贝生坦及国产阿魏酸钠。CCB 不属于降肺动脉压力的靶向药物，仅用于急性血管反应试验阳性的肺动脉高压患者。靶向治疗中，联合用药较单一用药治疗能更好地降低肺动脉压力，可以综合作用于疾病发病机制的不同方面，改善右心功能。近年来，有研究证明，肺动脉高压靶向药物治疗改善了肺动脉高压所致的右心衰竭患者的预后，但缺乏大样本临床试验评估。但是，应避免应用非选择性血管扩张药，如硝普钠、硝酸酯类、肼屈嗪、酚妥拉明。

目前无证据证实 ACEI 对单纯右心衰竭有益，单纯右心衰竭使用 β 受体阻滞药证据也不足，故不推荐单纯右心衰竭患者常规使用 ACEI 和 β 受体阻滞药。

3. *优化右室前负荷*　容量负荷过重，渐进性应用利尿药获益良多。在急性右心衰竭时必须避免低血压，否则会陷入右室缺血及低血压加重的恶性循环之中。

4. *优化右室后负荷*　肺动脉高压患者应用血管活性药物获得良好效果。急性右室梗死合并心源性休克患者吸入 NO 可改善预后。

5. *增强心肌收缩*　右室梗死时，多巴酚丁胺能维持前负荷，提高心指数及每搏输出量。严重低血压患者可应用多巴胺。肺动脉高压患者若应用利尿效果不佳，可以考虑短期应用正性肌力药物，如多巴酚丁胺 2～5 μg/（kg·min），或磷酸二酯酶抑制剂米力农，也可短期应用地高辛，能够提高心输出量 10%。

6. *节律控制*　右心衰竭患者维持窦性心律以及正常心率非常重要。心房颤动时需要复律；房室传导阻滞时需要安装双腔起搏器恢复房室顺序收缩。

7. *预防猝死*　右心衰竭患者猝死的主要原因是各种致命性心律失常，但其猝死风险的评估仍有困难。致心律失常右室发育异常、先天性心脏病、右室梗死及肺循环高压容易并发室性心动过速。致心律失常右室发育异常及既往存在持续性室性心动过速病史患者，适合植入 ICD。单形性室性心动过速可考虑导管消融治疗。

8. *抗凝治疗*　阵发性、持续性心房扑动，心房颤动及右心衰竭患者建议应用抗凝药物。机械性三尖瓣或肺动脉瓣置换术后需要抗凝治疗。

9. *神经内分泌调节*　全心衰竭时，ACEI 增强右室射血分数；β 受体阻滞药也能提高全心衰竭患者的右室射血分数。

10. *氧疗*　氧疗适用于右心衰竭合并静息或运动时低氧血症的患者，可以改善全身重要脏器缺氧，降低肺动脉阻力，减轻心脏负荷。血氧饱和度低于 90% 的患者建议常规氧疗。肺源性心脏病患者动脉血氧分压小于 60 mmHg 时，每天要持续 15 h 以上的低流量氧疗，维持动脉血氧分压在 60 mmHg 以上。出现肺动脉向主动脉分流患者，吸氧获益不大。

11. *房间隔造口术*　作为严重肺动脉高压患者的姑息疗法，仅能减轻患者的症状，提高其生活质量，不能改善其预后。

12. *右室辅助装置*　急性右心衰竭且药物治疗无效的患者，右室辅助装置可提供短期支持以缓解症状或等待手术治疗，若合并有左心衰竭，可考虑双室辅助装置。

13. *心脏移植*　难治性右心衰竭，对各种治疗措施反应均不敏感，则需要进行心脏移植或心肺联合移植。

总之，右心衰竭根据不同的原因及诱因，采取相应的治疗方法，早期综合治疗，方能取得良好的效果。

第五章　与心力衰竭相关的问题

第一节　心力衰竭的并发症及其治疗

心衰是一种复杂的临床综合征，而不是单纯一个脏器的疾病，不仅累及心脏，随着病程的推进，会累及肺、肾脏、肝脏等多个器官及血液系统，产生一系列临床表现。而且，随着年龄增加，心衰发生率提高，在75岁以上人群中可达10%。同时，心衰有很高的死亡率，在重症患者中1年死亡率可达50%，其中约1/3的患者死于并发症或合并情况引起的心衰恶化。心衰的常见并发症有心律失常、心肾综合征、呼吸道感染、血栓形成和栓塞、心源性肝硬化、电解质紊乱、贫血。因此，重视心衰及其并发症的治疗，将有助于减轻患者的症状，提高其生活质量及降低心衰的死亡率。

一、心律失常

心衰患者可并发各种类型的心律失常，而且心衰死亡主要是由心律失常及泵衰竭共同引起，1/3心衰患者死亡的直接原因是心脏性猝死（SCD）。心衰伴心律失常发病率约40%，而合并室性心律失常易加重病情，引起SCD。以频发室性期前收缩（动态心电图多10次/h）、复杂型室性心律失常（成对出现的或连续3个以上的室性期前收缩，后者又称为非持续性室性心动过速，持续时间常<30 s；多形或多源室性期前收缩）发生率最高；其次是快速室上性心律失常，如频发房性期前收缩、房性心动过速、心房扑动、心房颤动等，其中，以慢性心房颤动尤为常见。致死性室性心律失常，如持续室性心动过速（持续时间>30 s，或虽未持续30 s但出现血流动力学状态恶化）及心室颤动（可发生猝死），性质最严重且常见。缓慢型心律失常，如严重窦性心动过缓、各级房室传导阻滞、交界性或室性自主心律等相对较少见。不同患者临床表现差别极大，既可以是无症状性的，也可以是伴有严重血流动力学异常的症状（如晕厥、心源性休克等），甚至SCD。

（一）发生心律失常的机制

慢性心衰合并心律失常的机制还不是很明确，可能是与基础的器质性心脏病、心脏的前后负荷增加、心肌组织细胞的电生理特性以及神经电生理特性的改变、心肌缺血、药物作用、电解质紊乱及抗心律失常药的使用等诸多方面有关。

1. 神经内分泌系统激活　对于慢性心衰患者而言，由于心输出量降低和左室舒张

末期压力升高，其交感神经系统（SNS）以及肾素－血管紧张素－醛固酮系统（RAAS）等反射性激活，可诱发各种心律失常。SNS 激活产生过高浓度的儿茶酚胺可直接通过提高自律性，引起触发活动；也可通过改变传导性和不应期，导致折返形成。儿茶酚胺也可通过增加钾和镁的排出量而间接诱发心律失常，甚至 SCD。血管紧张素Ⅱ可通过促进醛固酮的合成和释放，增加肾脏对钾、镁的排泄，也可通过中枢或周围 SNS 的作用，加重心律失常。交感神经兴奋可直接激活 RAAS 系统，形成恶性循环。

此外，还有研究表明，RAAS 受到激活之后，血管紧张素Ⅱ以及醛固酮水平的逐渐上升会加剧心血管的重塑，促进心肌间质纤维化、血管平滑肌增生以及管腔狭窄等。心衰患者心肌组织纤维化可改变心肌的传导性和自律性，是形成折返或自律性升高的电生理基础，是室性心动过速、心室颤动及 SCD 发生率上升的独立危险因素。心律失常的发生率和复杂程度更多地取决于纤维化的程度而非纤维化的原因（缺血或炎症）。因此，基础心脏病对复杂型心律失常的发生率一般无显著影响。

2. 电解质紊乱　心衰患者 RAAS 的激活和利尿药的应用，以及心衰患者对水、电解质的调节能力差，导致显著的低钾血症和低镁血症，这在临床上很常见。心衰时发生低钾血症和低镁血症的原因有以下几方面：①利尿药直接促进钾和镁经肾脏排出；②由于利尿药继发的高醛固酮血症和代谢性碱中毒更加促进了钾和镁的排出；③循环中肾上腺素的刺激激活了 β_2 受体，促进钾离子进入细胞内，由此加重低钾血症。而低钾血症和低镁血症有直接导致心律失常作用，并且儿茶酚胺、洋地黄及抗心律失常药物在低钾低镁时更容易诱发心律失常。

3. 抗心衰药物的致心律失常作用

（1）磷酸二酯酶抑制剂：可通过增加细胞内钙浓度，促进环腺苷酸循环，引起后除极，提高自律性，可能引起触发活动，促使心律失常的发生和发展。

（2）拟交感神经药：与磷酸二酯酶抑制剂相似，研究显示拟交感神经药多巴酚丁胺、沙丁胺醇等也有增加室性心律失常和增加死亡率的作用。

（3）洋地黄制剂：大型临床试验显示地高辛并未明显增加心衰患者室性心律失常的发生率，但两个回顾性研究显示在心肌梗死后心衰且伴有复杂室性心律失常的患者中，应用地高辛治疗明显增加死亡率。洋地黄中毒可出现各种房性、室性心律失常及房室传导阻滞。

（二）心衰并发心律失常的评估

对心衰并发心律失常的患者进行评估和危险分层，对于预测恶性心律失常的发生及指导治疗有重要意义，但至今尚缺乏能预示 SCD 发生的十分可靠的方法和指标。心功能状态即左室 EF 可能是预测心衰并发心律失常患者最有价值的指标，而《室性心律失常治疗和心脏性猝死预防指南》仅对下列检查方法进行初步推荐。

心电学及相关检查是心衰并室性心律失常的危险分层的常用手段。常规 12 导联心电图、心电图运动试验及动态心电图用以确定心律失常的诊断，且可以测定 QT 间期的改变、T 波电交替及 ST 段改变。T 波电交替是唯一能判断是否发展到致命性室性心律失常的危险分层指标，信号平均心电图、心率变异及压力反射敏感性仅能作为不可靠的检测技术指标推荐。

（三）心衰合并心律失常的治疗

心衰合并心律失常的治疗，既要考虑心衰的病理生理情况，又要根据心律失常的类型、相关症状及可能导致的严重后果，慎重选择有效的抗心律失常药物，同时还需注意抗心律失常药物的负性变力和致心律失常作用带来的不良反应。治疗首先应着眼于基础心脏病，改善心功能，同时明确并积极去除心律失常的伴随或诱发因素，如感染、电解质紊乱（低血钾、低血镁、高血钾）、心肌缺血、高血压、甲状腺功能亢进或减退症等。解决缺血、炎症、电解质紊乱问题及防止心室重塑等是防治心律失常的根本措施，抑制神经内分泌系统的过度激活可阻止心室重塑，有关神经内分泌抑制剂的临床试验也证实了这类药物可减少心衰患者的死亡率。因此，若无禁忌，应积极使用 ACEI/ARB、β 受体阻滞药和醛固酮受体拮抗药，而且剂量要足，应用患者的最大耐受剂量或指南推荐的目标剂量。不推荐使用决奈达隆及Ⅰa、Ⅰc 和Ⅰb 类抗心律失常药物。

1. 常用的抗心律失常药物　现在广泛使用的是改良的 Vaughan Wilams 分类，药物作用的通道、受体及主要电生理作用详见表 5－1。根据药物不同的电生理作用分为四类：

表 5－1　抗快速型心律失常药物分类

类别	作用通道和受体	APD 或 QT 间期	常用代表药物
Ⅰa	阻滞 I_{Na}（＋＋）	延长（＋）	奎尼丁、普鲁卡因胺
Ⅰb	阻滞 I_{Na}（＋）	缩短（＋）	利多卡因、美西律
Ⅰc	阻滞 I_{Na}（＋＋＋）	不变	普罗帕酮
Ⅱ	阻滞 β_1 阻滞 β_1、β_2	不变 不变	美托洛尔、阿替洛尔 普萘洛尔
Ⅲ	阻滞 I_{kr}、I_{ks} 阻滞 I_{kr}、β_1、β_2 阻滞 I_{kr}、激活 I_{Na}	延长（＋＋＋） 延长（＋＋＋） 延长（＋＋＋）	胺碘酮 索他洛尔、多非利特 伊布利特
Ⅳ	阻滞 I_{Ca-L}	不变	维拉帕米、地尔硫䓬
其他	激活 A，开放钾通道 阻滞钠泵	缩短（＋＋） 缩短（＋＋）	腺苷 地高辛

注：APD 代表动作电位时程；I_{Na}代表 Na^+ 内流；I_{kr}、I_{ks}分别代表快速、缓慢延迟整流性 K^+ 外流；I_{Ca-L}代表 L 型 Ca^{2+} 内流；A 代表腺苷受体；＋代表作用强度。

（1）Ⅰ类抗心律失常药：即钠通道阻滞剂，阻滞快钠通道，降低 0 相上升速率，减慢心肌传导，有效地终止钠通道依赖的折返。包括：Ⅰa 类，如奎尼丁、普鲁卡因胺；Ⅰb 类，如利多卡因、美西律；Ⅰc 类，如普罗帕酮等。此类药物在与钠通道的结合/解离动力学方面有很大差别，结合/解离时间常数 <1 s 者为Ⅰb 类药物；≥12 s 者

为Ⅰc类药物；介于二者之间者为Ⅰa类药物。Ⅰ类药物对病态心肌、重症心功能障碍和缺血心肌特别敏感，都有降低心指数、增高心内充盈压、导致心功能恶化的可能。药物可促发持续性室性心动过速或心室颤动，或使持续性室性心动过速恶化，尤其是当其显著减慢心脏传导时。临床试验证明这类药物可增加心衰猝死危险，除急诊短期应用于难治性、致死性室性心律失常外，通常不宜使用。

（2）Ⅱ类抗心律失常药：即β受体阻滞药，降低交感神经介导的触发活动，减轻由β受体介导的心律失常。此类药能降低 I_{Ca-L}、起搏电流（If），由此减慢窦性心律，抑制心肌自律性，也能减慢房室结的传导。此类药物以普萘洛尔为代表，还包括美托洛尔、阿替洛尔、噻吗洛尔及吲哚洛尔等。大规模随机临床试验已证实，β受体阻滞药能有效地缩短病态心肌细胞的复极时间，降低缺血心肌的复极离散度，并能提高心室颤动阈值，减少猝死的发生，降低总病死率。此外，β受体阻滞药还可以与ACEI、Ⅰ类或Ⅲ类抗心律失常药或ICD合用，减少室性心律失常的复发及减少SCD。因此，β受体阻滞药应该被认为是心衰时抗心律失常的主要药物。

（3）Ⅲ类抗心律失常药物：基本为钾通道阻滞剂，延长心肌细胞动作电位时程，延长复极时间，延长有效不应期，有效地终止各种微折返，因此能有效地预防及治疗心室颤动，降低心衰猝死率。此类药物以阻滞 I_k 为主，也可使动作电位时间延长。钾通道种类很多，与复极有关的有 I_{kr}、I_{ks}、I_{kur}及 I_{to}等，它们各有相应的阻滞剂。选择性 I_{kr}阻滞剂，即纯Ⅲ类药物，如索他洛尔、多非利特及其他新开发的药物如司美利特、阿莫卡兰等。I_{kr}是心动过缓时的主要复极电流，故此类药物在心率减慢时作用最大，表现为逆使用依赖，易诱发尖端扭转型室性心动过速。选择性 I_{ks}阻滞剂，多为混合性或非选择性 I_k 阻滞剂，既阻滞 I_{kr}又阻滞 I_{ks}或其他钾通道，如胺碘酮、阿齐利特。心动过速时 I_{ks}复极电流加大，因此心率加快时此类药物作用加强，而且诱发尖端扭转型室性心动过速的概率极小。胺碘酮是多通道阻滞剂，除阻滞 I_{kr}、I_{ks}、I_{kur}、I_k外，也阻滞 I_{Na}、I_{Ca-L}，因此，它是一种较好的抗心律失常药物，胺碘酮对降低心衰猝死、改善生存有益，对心脏功能的抑制及促心律失常作用小。如无禁忌证，它是严重心衰患者室性或房性心律失常的可选治疗药物。不足之处是其心外不良反应较多，可能与其分子中含碘有关。决奈达隆从胺碘酮结构中除去碘，初步实验证明它保留了胺碘酮的电生理作用，但是否可替代胺碘酮，有待临床实践证明。伊布利特阻滞 I_{kr}，激活 I_{Na-s}，对心房、心室都有作用，现用于近期心房颤动的复律。I_{to}为Ⅰ相复极电流，目前没有选择性 I_{to}阻滞剂，替地沙米为 I_{kr}和 I_{to}阻滞剂，也用于房颤的治疗。I_{kur}只分布于心房肌，对心室肌无影响，开发选择性 I_{kur}阻滞剂用于治疗房性心律失常，是Ⅲ类药物的开发方向之一。胺碘酮、氨巴利特对 I_{kur}有阻滞作用。目前已批准用于临床的Ⅲ类药有胺碘酮、索他洛尔、溴苄胺、多非利特、伊布利特。

（4）Ⅳ类抗心律失常药：为钙通道阻滞药，主要阻滞心肌细胞 I_{Ca-L}介导的兴奋收缩耦联，减慢窦房结和房室结的传导。常用的有维拉帕米和地尔硫䓬，它们延长房室结有效不应期，有效地终止房室结折返性心动过速，减慢心房颤动的心室率，也能终止对维拉帕米敏感的室性心动过速。本类药物负性肌力作用较强，因此在心功能不全时不宜选用。

2. 伴有心衰的心房颤动射血分数治疗

（1）慢性心衰合并心房颤动射血分数：心房颤动射血分数是心衰患者中最常见的心律失常，心衰患者比普通人群更容易发生心房颤动射血分数。据报道 10% ~30% 的慢性心衰患者可并发心房颤动射血分数，且 NYHA 心功能级别与心衰患者中心房颤动射血分数的发生率有直接关系：NYHA 心功能Ⅰ级的患者中，心房颤动射血分数发生率为 4%，随着心功能恶化，心房颤动射血分数的发生率亦显著增加；在心功能Ⅳ级的患者中，有高达 40% 的患者合并心房颤动射血分数，且发生心房颤动射血分数时死亡率也增加。心房颤动射血分数也是发生心衰强烈的独立危险因素，有报道显示，15.6% ~24.0% 的初诊心房颤动射血分数患者随后会被诊断为心衰。因此，心衰和心房颤动射血分数有共同的危险因素和复杂的内在关系，这两种疾病过程常同时存在，相互促进，互为因果及相互转化。心房颤动射血分数通过心率依赖的心功能恶化、心肌纤维化、神经内分泌激活及增加血管收缩因子活性等机制使心功能进一步恶化：一方面心房颤动射血分数加重心衰的症状，另一方面心衰时心功能恶化也会增加心房颤动射血分数心室率（图 5 -1）。

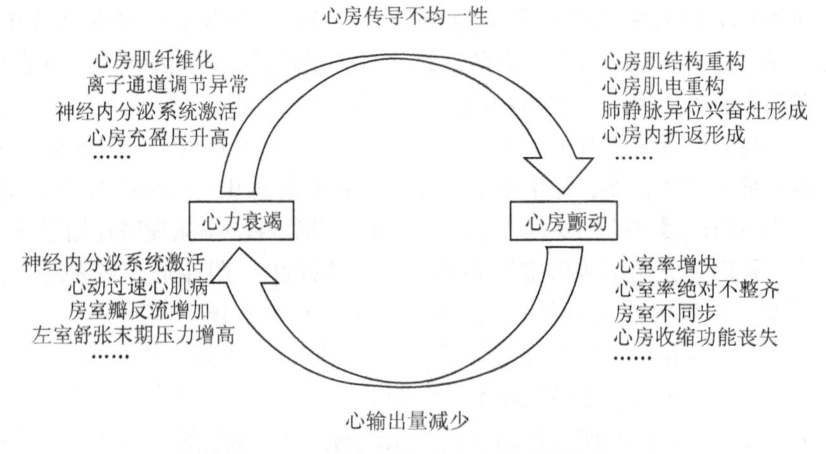

图 5 -1　心房颤动和心力衰竭相互转化

另外，心衰合并心房颤动射血分数患者脑栓塞年发生率达 16%，如合并其他危险因素，发生率更高，必须同时抗凝治疗。因此，对心衰合并心房颤动射血分数的患者的治疗目标与单纯心房颤动射血分数患者类似，即控制症状及预防血栓栓塞事件。其治疗原则包括：①寻找可纠正的诱因，积极治疗原发病；②优化心衰的治疗；③加强心房颤动射血分数的治疗。心房颤动射血分数的治疗主要包括以下三个方面。

a. 心室率控制：AF -CHF 研究表明，心室率控制策略与节律控制策略预后相似。心衰患者合并心房颤动射血分数的最佳心室率控制目标尚不明确，建议休息状态时心室率 <80 次/min，中度运动时 <110 次/min。首选 β 受体阻滞药，因其能更好地控制运动时的心室率，也可改善 HFrEF 的预后。地高辛也是一个有效的选择，但对运动时的心率控制不佳，而且最近研究认为地高辛会增加患者的死亡率，因此其应用逐渐减少。非二氢吡啶类 CCB 因有明显的负性肌力作用而慎用于 HFrEF 的患者，而对 HFpEF 患者，非二氢吡啶类 CCB（如维拉帕米和地尔硫䓬）具有降低心率的作用，可有效地控制心室率，而且与地高辛合用更有效。

慢性心衰合并心房颤动射血分数控制心室率的具体建议如下：慢性 HFrEF、无急性失代偿、症状性心衰患者合并持续性或永久性心房颤动射血分数，单药治疗，首选β受体阻滞药；不能耐受者，推荐地高辛；以上两者均不耐受者，可以考虑胺碘酮。联合两种药物治疗，如β受体阻滞药反应欠佳，加用地高辛；β受体阻滞药和地高辛联合治疗后反应仍欠佳且不能耐受，应在β受体阻滞药或地高辛的基础上加用胺碘酮；β受体阻滞药、地高辛和胺碘酮中的任何两种联合治疗后无效或不能耐受其中任何一种药物，可以行房室结消融、起搏器或 CRT 治疗。

b. 节律控制：与心室率控制相比，节律控制并不能减少慢性心衰患者的病死率和发病率。节律控制策略用于具有复律指征，如有可逆的继发原因或明显诱因的心房颤动射血分数患者以及在得到最佳心室率控制和心衰治疗后仍不能耐受心房颤动射血分数的患者。对于因心房颤动射血分数而引起的心衰也应该选择节律控制策略，因为快速心房颤动射血分数是心衰少数几个潜在可逆的原因。如果心房颤动射血分数持续时间超过 48 h，在节律控制前应予抗凝，或行食道超声检查排除心房内血栓之后才能复律。胺碘酮是唯一可应用于 HFrEF 患者转复心房颤动射血分数心律的抗心律失常药。关于导管消融改善心衰患者的心功能及生活质量方面的资料有限，因此，对于合并心房颤动射血分数的心衰患者，导管消融的价值尚不明确，需要进一步研究。

慢性心衰合并心房颤动射血分数节律控制的具体建议如下：慢性 HFrEF、无急性失代偿心衰及症状性心衰患者合并心房颤动射血分数，经优化药物治疗并充分控制心室率后，仍持续有心衰症状和（或）体征的患者，可以电复律或胺碘酮药物复律。胺碘酮可用于电复律前及成功后，以维持窦性心律。

c. 预防血栓栓塞：心衰合并心房颤动射血分数时血栓栓塞风险显著增加，因此推荐口服华法林，调整剂量，使 INR 在 2.0～3.0。亦可考虑使用新型口服抗凝药因子Ⅱ抑制剂和因子Ⅹa 抑制剂，如达比加群、阿哌沙班和利伐沙班。抗凝药物的选择及服用华法林时 INR 的调整均应遵循个体化原则。

（2）急性心衰合并心房颤动射血分数：急性心衰合并心房颤动射血分数发作的处理宜个体化。依伴发症状的轻重、生命体征的稳定与否、心房颤动射血分数持续的时间及伴发的基础疾病的不同而不同。临床上根据不同的处理原则可将心房颤动射血分数分为血流动力学不稳定的心房颤动射血分数和血流动力学稳定的心房颤动射血分数两类。血流动力学稳定的心房颤动射血分数又根据复律时机和复律前准备的不同分为发作持续时间 <48 h 者和发作持续时间≥48 h 者两类（图 5－2）。如快速心房颤动射血分数使患者出现血流动力学异常，需要紧急恢复窦性心律，首选电复律。如不需紧急恢复窦性心律，且心房颤动射血分数首次发作、持续时间 <48 h 或经食管超声心动图没有左心房血栓证据，应电复律或药物复律。药物复律可采用胺碘酮复律，按 5 mg/kg 静脉滴注（0.5～1 h）或 300 mg 缓慢静脉注射（10 ～15 min），后续按 50 mg/h 或 1 mg/min 维持静脉滴注。或口服胺碘酮每日 3 次，每次 200 mg，7～10 d 后改为每日 2 次，每次200 mg,持续服用 7 d，以后每日 1 次，每次 200 mg，长期口服。不推荐使用决奈达隆和Ⅰ类抗心律失常药，因其有负性肌力作用。如无抗凝治疗禁忌证，应充分抗凝（如普通肝素或低分子肝素），以降低系统动脉栓塞和卒中危险。对于阵发性心房颤动射血分数发作持续时间≥48 h，或心房颤动射血分

数发作持续时间不明的患者，可选择有效抗凝治疗 3 周后，或在抗凝治疗同时经食管超声心动图检查排除心房血栓后再进行复律，复律后继续抗凝至少 4 周；心房颤动射血分数转复后 CHA2DS2 - VASc 评分≥2 者，需长期口服抗凝药治疗。

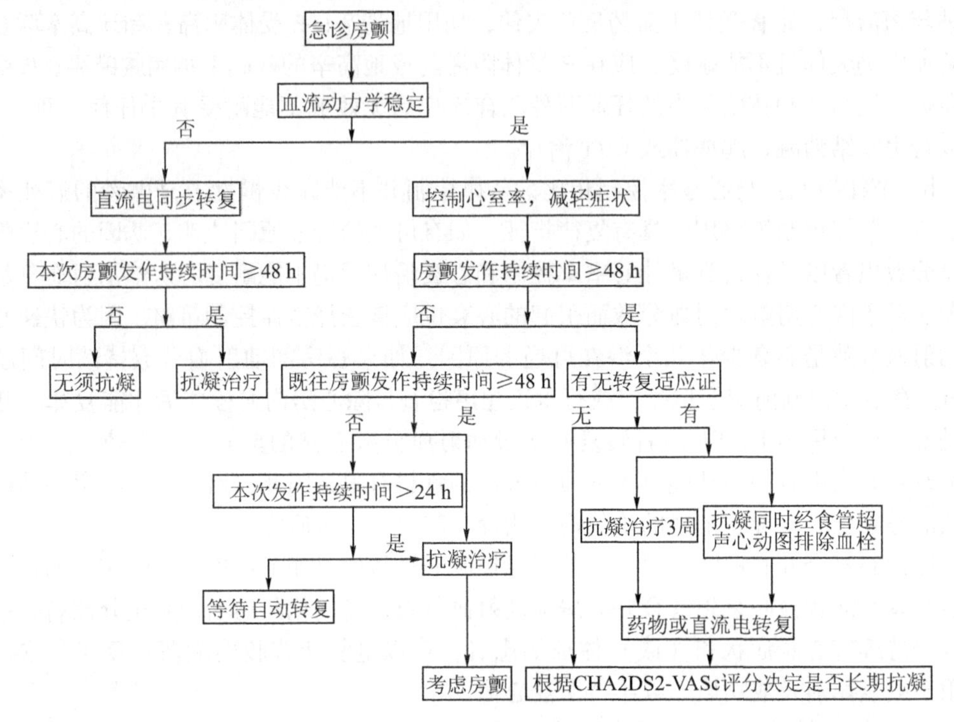

图 5－2　急性心衰合并心房颤动射血分数发作处理流程

急性心衰中，心房颤动射血分数治疗以控制心室率为主。为迅速控制心室率，首先应考虑静脉应用强心苷类药物，如地高辛或毛花苷 C 静脉注射；如心室率控制不满意，也可静脉缓慢注射胺碘酮，10～20 min 内给予 150～300 mg。一般不选用 β 受体阻滞药减慢心室率，因其明显的负性肌力作用，在急性心衰时不宜应用。

3. 心衰室性心律失常的治疗

（1）总的治疗原则：①对于无症状非持续性室性心动过速，不主张积极使用抗心律失常药物治疗。②心室颤动、血流动力学不稳定的持续性室性心动过速应立即电转复；血流动力学稳定的持续性室性心动过速，首选胺碘酮，其次选利多卡因，无效者电复律。③心衰中室性心动过速药物治疗时应注意，Ⅲ类钾通道阻滞剂，以胺碘酮为主，可减少 SCD，对总死亡率降低可能有益；Ⅱ类交感抑制剂使 SCD 率降低，总死亡率降低；Ⅰ类钠通道阻滞剂可能增加心衰猝死的危险，不宜用。

（2）慢性心衰患者室性心律失常的治疗：有症状性或持续性室性心动过速、心室颤动患者，如具有较好的功能状态，治疗目标是改善生存率，推荐 ICD。已植入 ICD 的患者，经优化治疗和程控后仍然有症状或反复放电，推荐给予胺碘酮治疗。已植入 ICD，仍然出现引起反复放电的室性心律失常，经优化治疗、程控和胺碘酮治疗不能预防者，推荐导管消融术。不适合植入 ICD、已经优化药物治疗的患者，可以考虑胺碘酮治疗，以预防持续的症状性室性心律失常复发。

（3）急性心衰患者室性心律失常的治疗：对于血流动力学不稳定的持续性室性心动过速或心室颤动患者，应首选电复律或电除颤，复律或除颤后可加静脉给予胺碘酮预防复发。胺碘酮静脉注射负荷量300 mg（10 min），然后静脉滴注1 mg/min×6 h，继以0.5 mg/min×18 h维持，还可以加用β受体阻滞药。这两种药联合尤其适用于有“交感风暴”的患者。利多卡因静脉应用于心衰患者，剂量不宜过大，一般75～150 mg在3～5 min静脉注射，继以静脉滴注2～4 mg/min，维持时间不宜过长，在24～30 h。发作中止后，按个体化原则治疗。要寻找并纠正心衰恶化和发生严重心律失常的潜在诱因（如电解质紊乱、致心律失常药物的使用、心肌缺血）；要优化心衰的药物治疗，如应用ACEI（或ARB）、β受体阻滞药及醛固酮受体拮抗药等。对于非持续性、无症状的室性心律失常除了β受体阻滞药，不建议应用其他抗心律失常药物；合并冠心病患者如有适应证，可行冠状动脉血运重建术。

4. *心衰合并慢性心律失常的治疗*　心衰患者因缓慢性心律失常安装起搏器的指征与非心衰患者类似，但心衰患者有以下几点需要注意：①对心衰患者维持恰当的变时作用及保证房室顺序型生理起搏的房室全能型（DDD）起搏器优于心室按需型（VVI）起搏器；②心衰患者因房室传导阻滞需要植入起搏器时，应该评价是否有安装ICD、CRT－P及CRT－D的适应证；③单纯右室起搏可以导致左右心室间的不同步，加重心衰的症状；④如不伴有起搏器的适应证，不推荐仅仅为使用或增加β受体阻滞药剂量而安装起搏器。

总之，许多抗心律失常药物有导致或加重原有心律失常的作用，即抗心律失常药物的致心律失常作用。在心衰的治疗过程中，特别是应用了大量的利尿药、正性肌力药物如洋地黄以及合并低钾血症、低镁血症的情况下，应用抗心律失常药物要更加谨慎。许多抗心律失常药物本身有负性肌力的作用，可以加重原有的心衰。现有的随机大规模试验已证实，除了β受体阻滞药外，其他抗心律失常药物都无降低死亡率的作用。因此，在应用抗心律失常药物时必须权衡利弊。而且在充血性心衰时，由于组织灌注低下，药物分布、代谢和清除发生变化，肝、肾血流量减少，肝脏中药物代谢酶活性降低，结果药物代谢清除能力受损，半衰期延长，分布容积减小。因此，在充血性心衰时药物的用量应从小剂量开始，进而根据血浆浓度来调整。

（四）心衰患者猝死的预防

心脏性猝死（SCD）占心衰总死亡率的30%～70%，主要与心衰时快速型室性心律失常有关。SCD主要由恶性室性心律失常即心室颤动和快速或多形室性心动过速引起，其中很小一部分是由预激综合征伴发心房颤动射血分数经房室旁路下传引起心室颤动所致，少数SCD发生于心动过缓。因此，除心肺复苏的常规步骤外，关键是处理快速型室性心律失常或心动过缓。电复律是处理致命性快速型室性心律失常的最迅速有效的方法，对心动过缓所致者应进行临时起搏。在没有条件电复律或临时起搏，或电复律后不能恢复自身心律时需进行人工心肺复苏。对于快速心律失常性SCD，在复苏的同时经静脉应用抗心律失常药，目前主张首选胺碘酮，首次静脉注射300 mg，以后1 mg/min静脉滴注维持，期间若需要可以再追加负荷量150 mg，直到病情稳定；利多卡因仍可使用，但效果不如胺碘酮确切。电复律虽然有效，但对屡除屡发者静脉用胺碘酮尤为重要。在心肺复苏过程中，要注意分析可能存在的诱因如电解质紊乱、药物毒副作用、心肌缺血等并进行针对性处理。

基础疾病和心衰本身的治疗是心衰患者预防 SCD 的基本措施。β 受体阻滞药能直接降低肾上腺素活动的致心律失常作用，具有抗心衰、抗缺血和抗高血压作用，而且也有非直接的抗心律失常作用。许多循证医学研究已证实，β 受体阻滞药可降低心衰患者的 SCD 发生率及全因性死亡率。大规模随机对照临床试验证明了 ACEI 能改善心衰和左室功能不全者的生存率，不管其心衰的病因、症状及严重性如何，ACEI 可预防终末缺血事件及降低心源性死亡。对心肌缺血伴快速型室性心律失常，应积极治疗心肌缺血，包括运用冠状动脉血运重建术。药物不应作为心衰患者预防猝死的唯一治疗措施。非一过性或非可逆性因素引起的室性心动过速或心室颤动所致的心搏骤停是 ICD 应用的明确适应证（I级推荐，A 级证据水平），无论其基础心功能情况如何（不管 LVEF 高低）；无条件置入者可以口服胺碘酮；预防心动过缓所致 SCD 的方法是安装永久起搏器。

由于 SCD 机制的复杂性，预测 SCD 较为困难，预防应该是综合性的，包括基础疾病和心衰本身的治疗、预防性抗心律失常药物治疗及预防性 ICD 植入。SCD－HeFT 试验表明 ICD 可使中度心衰（NYHA Ⅱ～Ⅲ级）患者病死率较未植入 ICD 的对照组降低 23%，而胺碘酮不能改善生存率。MADIT－Ⅱ试验入选 AMI 后 1 个月、LVEF≤30% 的患者，与常规药物治疗相比，ICD 减少 31% 的死亡危险。而另外两项研究入选 AMI 后早期（≤40 d）患者，ICD 治疗未获益，因而推荐 ICD 仅用于 AMI 后 40 d 以上患者。对于非缺血性心衰，应用 ICD 的临床证据不如缺血性心衰充足。植入 ICD 能降低猝死率，可用于心衰患者 SCD 的一级预防，也可降低心脏停搏存活者和有症状的持续性室性心律失常患者的病死率，即用作心衰患者猝死的二级预防。下面介绍 ICD 防治心衰患者 SCD 的适应证。

《2013 年 ACCF/AHA 心力衰竭管理指南》推荐的 ICD 防治 SCD 的一级预防的适应证有：① 非缺血性 DCM 或缺血性心脏病（MI 后至少 40 d）患者，其 LVEF≤35% 且经最佳药物治疗后心功能为 NYHA Ⅱ～Ⅲ级，预期有意义的存活期 >1 年，推荐植入 ICD 治疗以降低全因死亡率（Ⅰ级推荐，A 级证据水平）；②缺血性心脏病（MI 后至少 40 d）患者，其 LVEF≤30% 且经最佳药物治疗后 NYHA Ⅰ级，预期有意义的存活期 > 1 年，推荐植入 ICD 治疗以降低全因死亡率（Ⅰ级推荐，B 级证据水平）。

《中国心力衰竭诊断和治疗指南 2014》推荐的 ICD 防治 SCD 的适应证如下。①二级预防：慢性心衰伴低 LVEF，曾有心脏停搏、心室颤动或室性心动过速伴血流动力学不稳定（Ⅰ类，A 级）。②一级预防：LVEF≤35%，长期优化药物治疗后（至少 3 个月以上）NYHA Ⅱ或Ⅲ级，预期生存期 >1 年，且状态良好。缺血性心衰，MI 后至少 40 d，ICD 可减少心脏性猝死和降低总死亡率（Ⅰ类，A 级）；非缺血性心衰，ICD 可减少心脏性猝死和降低总死亡率（Ⅰ类，B 级）。

总之，心衰可以合并各种心律失常，而且心律失常会加重心衰症状，形成恶性循环，因此需要积极治疗心律失常。对于由于心衰引起或诱发的心律失常，主要进行心衰的综合治疗，应用的抗心律失常药物应以不损害心功能为原则，同时积极去除诱因（如低钾及低镁等）。若 LVEF≤35%，可以考虑植入 ICD 以预防 SCD；若 LVEF≤35% 且有左右心室不同步的证据，可以考虑植入 CRT－D 以改善心功能及预防 SCD。若为快速型心律失常引起或参与的心衰，可考虑导管消融根治或用药物积极控制快速型心律失常，以逆转心室重塑，控制心衰。

二、心肾综合征

心脏和肾脏通过精细调节，控制心输出量、容量状态及血管弹性，以维持血流动力学稳定和各器官的血流灌注。两者间特殊的相互作用和内在联系使某一器官功能减退，极易导致另一器官受损。心肾综合征（cardiorenal syndrome，CRS）即指心脏和肾脏中任一器官损害或功能障碍导致另一器官受损或功能障碍。CRS 是一个由心肾功能障碍结合而成的病理生理情况，发病率和病死率高。心衰并发肾功能衰竭（肾衰竭）导致患者预后不良，而肾功不全或需血液透析者出现心衰时死亡危险也增加。目前对 CRS 的认识还十分有限，亦缺乏针对性强的有效治疗措施，是临床处理的难题，因此，CRS 的相关研究和探讨，对寻求 CRS 有效预防及治疗措施具有重要意义。

（一）概念及分型

CRS 是由 Ledoux 于 1951 年最早提出，起初主要是指心衰导致肾脏损害的病变。2004 年 8 月美国国立卫生研究院国家心肺和血液研究所召开专家会议，首次提出 CRS 的定义（又称狭义 CRS），即充血性心衰并发肾功能恶化且使心衰治疗受限的情况。无论首发疾病是心血管病变还是肾脏疾病，心血管事件的发生率和病死率与肾功能减退都密切相关。2005 年年初，荷兰学者 Bongartz 等针对心衰合并慢性肾功能不全发病率显著增加，两种疾病共存时预后显著恶化的临床及病理生理学改变的特点，首次提出了“严重心肾综合征”的概念。CRS 目前还没有统一的定义。一些定义干脆认为是心脏合并肾脏功能障碍。2007 年世界肾脏学会议上，意大利肾病学家 Ronco 等重新审视了心肾交互关系，提出目前已被大多数人认可的 CRS 定义，即心肾功能在病理生理上的紊乱，其中一个器官的急性或慢性病变可以导致另一器官的急性或慢性病变。该定义突出了心肾之间的双向复杂的相互影响和作用。2010 年 KDIGO/ADQI（改善全球肾脏病预后组织/急性透析质量指导组）发表专家共识，明确地将 CRS 定义为“心脏和肾脏其中一个器官的急性或慢性功能障碍可能导致另一器官的急性或慢性功能损害的临床综合征”。

Ronco 等按病程启动的事件将 CRS 分为五个亚型。

Ⅰ型 CRS（急性心肾综合征）：为心功能急进性恶化（急性心源性休克、失代偿性充血性心衰）导致的急性肾脏损伤。此类患者多数均有肾功能不全病史，易发生肾损害。

Ⅱ型 CRS（慢性心肾综合征）：为慢性心功能异常（慢性充血性心衰）导致的慢性进展性肾脏疾病，约 25% 的慢性心衰患者存在肾功能不全。鉴于高血压、糖尿病、动脉粥样硬化是引发心、肾功能不全的共同危险因素，故在慢性心衰的发生过程中，其致病因素同样可引起肾脏结构和功能变化，最终导致 CRS。

Ⅲ型 CRS（急性肾心综合征）：为肾功能的急进性恶化（急性肾缺血或急性肾小球肾炎）导致的急性心功能不全（心衰、心律失常、心肌缺血）。急性肾损伤可通过多种途径影响心功能。例如，液体摄入量过多易引发肺水肿；高血钾易致室性心律失常，甚至心搏骤停；尿毒症可通过心肌抑制因子影响心肌收缩功能；酸中毒可使肺血管收缩，导致右心衰竭。

Ⅳ型 CRS（慢性肾心综合征）：为慢性肾脏疾病（慢性肾小球疾病）导致的心功能减退、心肌肥厚和（或）不良心血管事件。慢性肾病患者的心血管发病危险极高，研究显示，1～3 期慢性肾病使心血管疾病的发病率及死亡率明显增加，及至 5 期，半数以上患者最终死于心血管疾病。

Ⅴ型 CRS（继发性心肾综合征）：为全身性疾病（脓毒血症、糖尿病、血管炎、淀粉样变）导致的心肾功能不全。严重脓毒血症所致的心肾病变最为常见，系与肿瘤坏死因子（TNF）及某些生物介质有关。

该分类方法不仅能确切地反映疾病病理生理机制的全貌及心肾功能不全的进程，而且有助于临床实施针对性治疗。

（二）流行病学状况

1. *心衰患者合并肾脏疾病的发生率* 在美国急性失代偿性心衰国家登记处（ADHERE）登记的 105 000 位急性失代偿性心衰患者中，30% 有肾功能不全的病史，21% 患者 Scr > 2.0 mg/dL。Mcalister Et 发现 754 名心衰的门诊患者中只有 17% 肌酐清除率 > 90 mL/min，NYHA Ⅳ级患者有 39% 血肌酐清除率 < 30 mL/min；而Ⅲ级患者有 31% 的血肌酐清除率 < 30 mL/min。

2. *肾脏疾病对心衰患者临床疗效的影响* 肾衰竭是心衰患者预后不良和死亡的最重要的独立危险因素之一。基线肾小球滤过率（GFR）似乎比左室射血分数（LVEF）或 NYHA 的功能分级更能预测心衰患者死亡率。入院时或住院期间血肌酐升高，都预示着住院时间延长、再住院率和死亡风险增加，甚至 Scr < 0.3 mg/dL 的轻微变化也与死亡率的增加、住院时间延长相关。

3. *肾脏疾病患者出现心衰的预后* 以美国第三次国家健康和营养调查研究（NHANES Ⅲ）提供的数据为基础，近 800 万美国人 GFR < 60 mL /min。与 GFR 正常的人比较，心肌梗死、收缩性心衰、LVEF 下降及心脏因素导致死亡的风险显著增加。最近的一项荟萃分析提示，原发性肾脏疾病患者，心衰死亡的可能性仍占首位。在 432 名多中心队列研究中，计划血液透析的患者 31% 合并心衰症状，其中 33% 的患者 LVEF < 40%。有心衰的血液透析患者中位生存时间是 36 个月，而没有的是 62 个月；并且，在血液透析初始时没有心衰症状的患者中，近 1/4 在平均随访 15 个月后出现心衰症状。相反，逆转肾衰竭可以改善心脏功能。有研究显示：103 名伴心衰的血液透析患者的 LVEF < 40%，但在肾移植后其 LVEF 从 32% 增加到 52%，70% 患者心功能恢复正常。在终末期肾脏疾病患者中，高血压心脏病和射血分数正常的心衰患者很常见。有数据显示：肌酐清除率 < 24 mL /min 的患者中 45% 超声心动图显示左室肥大，其出现冠状动脉事件和尿毒症的速度更快，发生心衰的比例更高。

（三）病理生理学机制

1. *血流动力学改变* 传统观念认为，心衰患者肾功能逐渐恶化的原因在于心输出量减少导致肾血流量降低，肾灌注量不足可激活肾素－血管紧张素－醛固酮系统（RAAS），导致液体潴留及前负荷增加，进而使泵衰竭恶化。左室功能障碍研究（SOLVD）证实，在心衰情况下，LVEF 和收缩压下降可加重肾功能恶化。但近期研究提示，上述假说只是 CRS 机制中的一小部分。充血性心衰和肺动脉插管疗效评价研究

（ESCAPE）对400例急性失代偿性心衰患者进行了评价，发现基础肾功能和心指数之间并无关联，提高心指数并不能提高肾功能，而唯一有价值的发现是右心房的压力与日益恶化的肾功能有关。此外，已有研究证明，收缩功能正常的急性失代偿性心力衰竭患者也会出现肾功能恶化。以上资料说明，单纯的肾血流量降低并不能完整解释 CRS 的复杂机制。

2. *RAAS 激活*　CHF 时，肾灌注不足可激活 RAAS，可引起血管平滑肌收缩及钠水潴留，促进内皮素分泌，增加血管升压素释放，升高血压，激活交感神经系统，促使心肌肥大，刺激血管和心脏纤维化，增强心肌收缩力及增加心肌氧耗量，可诱发心律失常及激活血浆纤溶酶原激活物抑制剂－1（PAI－1）和刺激过氧化物形成，这些改变导致心血管系统损害。在肾脏方面，RAAS 的过度激活可使周围及肾内血管收缩，肾血流减少，肾小球滤过率下降，引发肾缺氧及炎症，释出细胞因子，造成进行性肾结构及功能损害，临床表现为钠水潴留，最终可导致不可逆性肾脏损害。

近年来研究发现，局部组织器官如心脏、血管壁、肾脏和脑等均具有独立的 RAAS，主要调节局部组织的生长和分化。心肌局部的 RAAS，特别是血管紧张素Ⅱ（AngⅡ）和醛固酮（ALD）与心肌梗死（MI）后心室重塑有密切的关系。AngⅡ可以降低胶原酶的活性，影响胶原的清除，导致心肌细胞外基质成分改变及心肌间质纤维化。MI 后，在应用血管紧张素转化酶抑制药（ACEI）的基础上加用醛固酮受体拮抗药能更显著地减少胶原的合成，缩小左室容积，表明 ALD 在 MI 后心室重塑中起重要作用。肾局部组织中的 RAAS 激活可致肾纤维化，其作用较循环肾素－血管紧张素系统（RAS）更为重要。目前大量实验已证明，RAAS 及相关的细胞因子与肾纤维化关系密切，其中 AngⅡ及转化生长因子－β（TGF－β）可通过直接或间接作用于肾脏促进肾小球硬化和肾小管纤维化。AngⅡ作为 RAAS 中最主要的血管活性肽，可以促进 TGF－β1 合成，导致肾小球系膜细胞增生，细胞外基质合成，抑制金属蛋白酶，减少细胞外基质降解，从而导致肾小球硬化。

3. *交感神经系统活化*　长期的交感神经系统（SNS）过度激活可给心血管和肾脏系统带来诸多负面影响。在心衰和肾衰时，SNS 的过度激活可导致心肌中的β受体的密度降低、敏感性下降，造成压力感受器反射失调，心律失常的可能性增加。SNS 活化可加速心肌细胞凋亡，提高神经肽 Y（NPY）的释放。NPY 是一种血管生长促进因子，可以导致血管新生内膜形成，因此与动脉粥样硬化的形成密切相关，同时可诱导血管收缩和干扰正常的免疫系统功能。有研究显示，肾交感神经去除术可以改善1/4 顽固性高血压患者的肾功能。上述研究均证实，SNS 在 CRS 发病中起着重要的作用。

4. *炎性反应*　炎性反应是心血管疾病和慢性肾脏疾病普遍的病理状态。研究证实，炎症可使缺血性心脏病患者血浆和心肌中 TNF－α 和白细胞介素－6（IL－6）等的含量升高，且与病程进展呈正相关。有学者指出，动脉粥样硬化实质也是一种慢性炎症过程。Zoccali 等研究发现，肾脏病患者血清 C 反应蛋白（CRP）和颈动脉粥样硬化独立相关，其有助于动脉粥样硬化的发生。动物实验证实，心肌缺血或再灌注损伤时，伴随血浆炎性因子白细胞介素－1β（IL－1β）、TNF－α 等含量的升高。TNF－α 可促使细胞间黏附分子－1 和内皮细胞黏附分子－1 表达，从而促进中性粒细胞在心肌内的黏附、聚集并释放可溶性介质，导致心肌微血管阻塞和心肌损伤加重。Wassmann 等研究证明，IL－6 能上调体外培养的小鼠血管平滑肌细胞 Ang Ⅱ受体的水平，介导活性氧簇（ROS）的生成增加，从而加重内皮功能损伤。炎症细胞因子可刺激肾素分泌，参与全身应激反应。急性心肌梗死后，IL－1β 的生成增加，可刺激去甲肾上腺素释放，激活 SNS。另外，RAAS 激活后可通过血管收缩、钠水潴留、平滑肌增生、心肌和肾间质纤维化，进一步加重心肾功能的不全。RAAS 可激活 SNS，诱发炎症反应及氧化应激，从而促使肾损害的发生，这说明炎症反应与 RAAS 激活及氧化应激有关。

5. NO－ROS 失衡　NO 是一种细胞内信使分子，参与了机体多系统的生理和病理调节，具有扩张小血管、增加心肌收缩、调节尿钠排泄、调节细胞外液量、抗炎、抗凋亡等作用，其释放不足或过量会引起一系列的病理反应。ROS 可导致功能性 NO 缺乏、高血压和心血管疾病的发生率增加。CHF 时氧化应激反应增强，体内 ROS 蓄积，使 NO 的生物利用度降低，从而导致内皮功能受损。Kielstein 等发现，在 CHF 患者中，肾灌注不足、NO 介导的血管内皮细胞损伤和高浓度的非对称二甲基精氨酸与患者的心衰相关。

6. 贫血与铁缺乏　Silverberg 等首次对心肾贫血综合征（cardiorenal anemia syndrome，CRAS）进行了描述，CRAS 可以导致多种不良的后果，包括加速终末期肾衰竭的进展及进一步加重充血性心衰等。Silva 等的研究显示，超过 1/3 的 CRS 患者有贫血症。在坎地沙坦减少心衰患者发病率和死亡率的评价研究（CHARM）中，发现贫血是充血性心衰独立的不良预后因素。现广泛认为，慢性肾脏病或充血性心衰患者贫血的病因是多因素的，铁缺乏被认为在两者的发病中起重要作用。

7. 肾脏的病理生理变化

（1）肾小球滤过功能障碍：肾血流量占心输出量的 20%，当血压下降或心功能不全造成心输出量降低时，就会使得肾脏灌注量不足，造成有效滤过压降低而使 GFR 下降。

（2）肾小球滤过膜通透性增加：肾缺血时，肾小球滤过膜细胞的孔隙增大，滤过膜表面的黏多糖减少或消失，带负电荷的白蛋白大量通过通透性增高的滤过膜，出现蛋白尿，造成急性肾损伤。

（3）肾小管的损伤：NO 是一种舒血管因子，会促进肾脏损伤；同时肾缺血时肾组织还原型谷胱甘肽显著减少，使细胞抗氧化能力下降，肾小管细胞的再生和修复能力下降，导致肾小管坏死。

8. 心肾恶性循环　CHF 时心输出量和组织灌注下降，引起有效血容量的下降及 AngⅡ的激活，继而儿茶酚胺、血管升压素及醛固酮释放增加，造成肾小球滤过率下降、肾小管钠重吸收增加，引起钠水潴留、静脉淤血，进一步加重心衰，形成心肾恶性循环。

（四）早期诊断 CRS 的生物标志物

由于 CRS 治疗难度大、预后差，早期发现与诊断心脏和肾脏中某一器官的功能不全，采取及时有效的防治措施可能延缓或避免 CRS 的发生。诊断方面，经典的心肾损伤的标记（如肌钙蛋白、血肌酐）出现异常时，心肾往往已经出现不可逆的损伤。目前已发现，中性粒细胞明胶酶相关载脂蛋白（NGAL）、胱蛋白酶抑制剂 C 可以提示早期肾损伤，均早于血肌酐出现异常的时间。此外，已有研究证明，髓过氧化物酶和肿瘤坏死因子、白细胞介素－1、白细胞介素－6 等细胞因子对心肾综合征有早期诊断意义，早期诊断心肾损害的高灵敏度、高特异性指标目前也正处于研究阶段。

1. 心脏损伤标志物

（1）BNP 与 NT－proBNP：BNP 主要由心室分泌，在心室牵张、室壁压力增高时，心室肌细胞中的前脑钠肽原（pre－proBNP）能被酶解为脑钠肽原（proBNP），并进一步生成 BNP 及 NT－proBNP 释放入血，前者具有生物活性，而后者无活性。两者是反映心室负荷过重及左心功能的心脏标志物，可敏感地反映心衰患者的机体代偿病理生理改变。近年研究显示，CRS 患者血清 BNP 明显升高时，住院时间明显延长，病死率明显升高。因此，血清 BNP 可作为评估 CRS 病情及预后的重要标志物。CRS 患者血清 BNP 明显升高，原因可能为：①肾功能不全患者容量负荷增加，刺激 BNP 分泌；②肾功能不全时，位于人类肾小管上皮刷状缘膜上的非特异性中性内肽酶功能障碍或缺乏，导致 BNP 降解与排泄减少，血中 BNP 上升；③肾功能不全时肾脏结构严重损害，部分 BNP 受体受损，BNP 失活减少。由于此二者在肾功能不全患者中的血浓度均增高，此时其检测结果并不能很好地反映心功能。

（2）肌钙蛋白（cTn）：肌钙蛋白 T（cTnT）及肌钙蛋白 I（cTnI）存在于心肌的收缩装置——肌丝内，心肌细胞受损时其被释放入血，其血浓度的升高与心肌损害程度成正比。血清 cTnT 及 cTnI 测定现已被临床广泛应用于缺血性心肌损害的辅助诊断中，且其特异度及灵敏度均较高。由于 cTn 指标与其他心肌生物标志物如肌红蛋白、肌酸磷酸激酶（CPK）、肌酸磷酸激酶同工酶（CPK－MB）及乳酸脱氢酶（LDH）等在循环中的出现及持续存在的时间不同，这些检查相互配合能进一步提高心肌损害的诊断率。

但在患者出现肾功能损害时，尽管临床上无心肌损害证据，也能发现其存在血清 cTn 增高，故此时检测血清 cTnT 及 cTnI 对缺血性心肌损害的诊断意义受限。肾功能不全患者血清 cTn 增高的机制目前尚不明确，可能不完全因其从肾脏排泄减少导致。

（3）过氧化物酶：过氧化物酶位于中性粒细胞嗜天青颗粒中，在炎症的过程中扮演重要角色，在动脉粥样硬化斑块破裂时大量释放，与炎症密切相关。过氧化物酶在急性炎症时释放，其水平与脑钠肽相关，可作为 CRS 的早期标志物。另外，非对称性二甲基精氨酸、肝型脂肪酸结合蛋白、正五聚蛋白 3、尿蛋白、乳糖凝集素、晚期氧化蛋白产物及钠氢交换体 3 在 CRS 早期诊断领域也可见一些研究，但距临床应用尚有一定的距离。

2. 肾脏损伤的主要标志物

（1）血肌酐和肾小球滤过率（GFR）：CHF 患者应用强效利尿药常会引起低血容量状态，导致肾灌注不足而发生肾前性肾衰竭。测定血肌酐水平可作为 CRS 的临床参数。GFR 在评估肾功能方面比血肌酐更敏感。研究表明，用肌酐清除率、肾脏疾病饮食的改变方程、肾脏疾病饮食的改变方程简化版本和 Cockcroft－Gault 方程估测 GFR，能为心血管疾病提供最好的预后指标。

（2）β_2 微球蛋白：血、尿微球蛋白是 CHF 患者早期肾损伤的敏感指标。临床上无肾脏病变的 CHF 患者，尽管血肌酐、尿素氮水平正常，但反映肾小球滤过功能的尿微量白蛋白、尿免疫球蛋白 G 水平可能已明显升高，提示 CHF 患者早期肾功能异常表现为肾小球滤过功能受损。

（3）中性粒细胞明胶酶相关载脂蛋白（NGAL）：NGAL 是最早在急性肾衰竭患者血

液和尿液中检测到的生物标记物，也是心脏手术或者在ICU发生急性肾衰竭的重要标记物。研究证明，肾脏在顺铂诱导的急性肾脏损伤后约2 h就能在尿中检测到NGAL，而血肌酐明显改变要等到3～4 d后。在肾脏急性缺血再灌注损伤后3 h尿中也能检测到NGAL。一项关于溶血性尿毒症综合征儿童的多中心研究发现，尿NGAL水平能够预测急性肾脏损伤严重程度及透析需求。心脏介入术后发生急性肾脏损伤的患者在手术后1～2 h血、尿NGAL浓度明显升高，比血肌酐要早48～72 h，血中NGAL检测特异度为74%，敏感度达90%，尿中NGAL检测特异度为80%，敏感度达76%，与急性肾脏损伤严重程度密切相关。Kümpers等研究指出NGAL是维持透析的急性肾脏损伤重症患者28 d病死率独立的预测因子。研究表明，动脉粥样斑块内的炎症反应和相关细胞释放的氧自由基等可促使NGAL在转录水平及蛋白水平上升高，NGAL可能是动脉粥样硬化损伤的标志物。Zografos等的研究指出血清NGAL在冠心病患者中显著升高，并与其严重性相关。同样，在心衰患者中，增加的NGAL的心肌表达可能是合并肾损伤的独立的预后价值的机制之一。有研究提出，在慢性充血性心衰患者中NGAL升高，可说明心肾损害之间的联系。Haapio等研究表明，在静息和应激状态下，左室射血分数较低的患者血浆中均能检测到NGAL，同样表明慢性心衰和肾衰之间有着紧密的联系。

（4）胱蛋白酶抑制剂C：是一种蛋白酶抑制剂，体内以相当恒定的速率产生，其不受年龄、性别、种族和肌肉容积的影响，能较血清肌酐更早期发现肾小球功能异常，并能在肾小球自由滤过并被近端肾小管上皮重吸收。已有建议将它作为肾功能指标。此外，在心衰失代偿期但血肌酐正常的患者中，它是一个独立的不良预后的标志物。

（5）肾脏损伤分子1：肾脏损伤分子1是缺血或肾毒性损伤近曲小管后在尿液中测到的蛋白质，出现在急性肾脏损伤早期的尿液中，对缺血性急性肾脏损伤更为特异，并可能有助于区分损伤的类型和部位，与NGAL联合应用的敏感性很高。

（6）端粒：端粒是一种生物龄标记物，端粒损害或过度缩短，导致基因组不稳定或细胞损伤及激活，进而导致细胞衰老和凋亡。端粒形成染色体末端并包括特别的碱基对复制，功能性的端粒保护染色体末端，防止遗传信息遗失并维护细胞稳定。心衰和肾衰常并存于同一个体，心功能障碍时普遍导致肾功能障碍，而肾衰及再生能力下降与端粒缩短有关，肾功能不全也可能导致心脏中端粒缩短，使心衰加重。

（7）氨基葡萄糖苷酶：氨基葡萄糖苷酶是一种溶酶体酶，主要存在于近曲小管，经尿液排泄，是肾小管损伤的一个敏感的标志物。而且氨基葡萄糖苷酶与NT-proBNP的水平、肾小球滤过率和有效的肾血浆流量相关。

（8）白细胞介素-18：白细胞介素-18是一种炎性细胞因子，起源于近端肾小管上皮细胞。在内源性炎症过程中表达上调，是缺血性急性肾小管坏死的媒介，可在尿液中被检测出。Haase等对100例行CPB的患者进行单中心的观察性研究显示，白细胞介素-18为非特异性炎症标志物。Liang等发现白细胞介素-18与急性肾脏损伤的进展有关。

（9）血红素氧化酶-1：血红素氧化酶-1为诱导型血红素氧化酶，是一种急性应激反应蛋白，主要集中在细胞内质网上，具有扩张血管和抗氧化应激损伤等保护作用。急性肾脏损伤可诱导血红素氧化酶-1的表达，而血红素氧化酶-1能保护细胞和调节肾脏对损伤的反应。血红素氧化酶-1在急性肾脏损伤发生后4 h即可被检测到，而目前相关研究尚少，尤其是在预后方面。

（五）治疗

大多数 CRS 患者处于心衰的终末期，临床处理非常棘手。目前，尚缺乏 CRS 治疗方面的临床试验资料，几乎没有确凿的循证医学证据，并且随着肾衰竭程度的进展，应用利尿药、血管紧张素转化酶抑制药和血管紧张素Ⅱ受体拮抗药等药物不良反应也随之增加，使治疗更为棘手，临床要求个体化治疗，大多还是根据临床情况采用经验性治疗。CRS 的防治并非一个独立的过程，需要深入了解患者的临床因素，在每个患者身上寻找一个平衡点，兼顾心脏疾病及肾脏疾病，制订个体化、全面化的治疗措施。而加强慢性心衰的预防和规范化的治疗是预防 CRS 发生的根本措施。

1. ACEI/ARB　ACEI 和 ARB 作为 RAS 拮抗药，目前已成为心衰的标准治疗药物。可改善症状，逆转左室肥厚，改善左室功能，降低致残率，提高存活率。同时在糖尿病肾病和其他形式的慢性肾脏疾病中也可减少蛋白尿，延缓肾功能不全的进展。然而，随着肾衰竭程度的进展，ACEI 的使用更须谨慎。有研究表明，ACEI 的使用与血肌酐水平升高有关。ACEI 会导致 GFR 急性下降、血肌酐上升，重度心衰患者应用后 15%～30% 出现血肌酐显著升高（>0.5 mg/dL）。出球小动脉阻力减小导致肾小囊内压下降，GFR 下降。若同时合用非甾体消炎药（NSAIDs），由于抑制前列环素，会削弱肾小球血流的自我调节作用，所以应避免 NSAIDs 和 ACEI 或 ARB 合用，并应注意监测血钾，尤其对血肌酐 >3 mg/dL 的患者。在肾功能中度不全（血肌酐 <3 mg/dL）时，应用 ACEI 仍有指征，而在恶化的 CRS 中应加以小心。但对于高龄、双侧肾动脉狭窄、应用 ACEI 或 ARB 导致高血钾及血肌酐急剧上升（>30%）的患者不应使用 ACEI 和 ARB。

2. *利尿药*　利尿药是 CRS 治疗的一个主要手段，但也存在争议。随着肾功能恶化，肾脏对利尿药的反应亦下降，将导致液体潴留。对液体潴留严重的患者，应使用静脉利尿药或更换为另一种袢利尿药。但过度使用利尿药会致血容量不足、电解质紊乱、低血压、左心功能恶化，增加血管阻力及升高血浆神经激素如去甲肾上腺素、AngⅡ和血管加压素的活性，从而导致心脏及肾脏的损害加重，增加患者死亡的危险。一些研究发现，治疗心衰时大剂量应用利尿药可发生猝死。

多种因素可致利尿药抵抗的发生。如出现利尿药抵抗，大剂量持续静脉滴注袢利尿药或与作用于近曲肾小管的噻嗪类利尿药合用可以增强利尿效果。另外，袢利尿药与正性肌力药物如小剂量多巴胺或多巴酚丁胺等合用也可增强利尿作用。但在临床应用中，袢利尿药与噻嗪类利尿药合用需要特别注意监测不良反应，如低血钾、肾功能恶化或脱水。在选择利尿药时应综合考虑患者的循环血量、心衰程度、肾功能及血压等多方面的因素，并注意个体化原则及耐受性等，使之既能起到减轻容量负荷的作用，又不增加其他损害。一旦临床状况改善，不建议长期联合用药治疗。

3. *β 受体阻滞药*　目前尚无在伴有肾功能不全的 CHF 患者中应用 β 受体阻滞药的大型临床试验。有研究提示，对于血清肌酐 >2.4 mg/dL 的心肌梗死后 CHF 患者，β 受体阻滞药也可延长其生存时间。有学者认为，β 受体阻滞药一般不会加速肾功能的恶化，但应用时也应严密监测。某些研究显示，用药早期 β 受体阻断药可累及肾功能，但继续给药后，随心功能好转，心输出量增加，肾功能逐渐改善。Khan 等报道，心衰患者经β受体阻断药长期治疗后，可降低心衰死亡率，肾功能及贫血明显改善。临床首选卡维地洛、比索洛尔及美托洛尔。其他长效β受体阻滞药，如阿替洛尔、纳多洛尔和索他洛尔等药物，在心衰治疗中缺乏循证医学的证据，而且主要是通过肾脏排泄，因此 CRS 患者应避免使用。

4. *血管扩张药及利钠肽* 血管扩张药能降低心室充盈压、中心静脉压及心肌耗氧量。静脉注射硝酸甘油可减轻急性失代偿性心衰的肺淤血，根据血压不断调整硝酸甘油剂量可使血流动力学稳定及症状缓解。但是对于静脉注射硝酸甘油是否有益于肾功能及生存目前尚不清楚。奈西立肽（重组人脑钠肽）随着心肌舒张被释放，有抵消 RAAS 和 SNS 激活、对抗醛固酮和利尿的作用。目前有证据表明，非低血压急性失代偿心衰患者低剂量应用脑钠肽可改善患者的肾脏功能，其机制是通过抑制 RAAS 和 SNS 的激活。一些大型的临床试验证实，奈西立肽可改善血流动力学和临床症状，并显著增加尿排出量。

5. *正性肌力药物* 地高辛可提高心衰患者的运动耐量及减少再住院率。小剂量多巴胺通过激活多巴胺受体改善肾脏血流动力学，改善肾功能。有研究表明，给予小剂量多巴胺 2～5 μg/（kg·min）可以增加肾血流量，降低肾血管阻力，产生利尿效果。

6. *重组人促红细胞生成素（rhEPO）* 贫血是 CRS 发生发展的因素之一。一方面右心功能不全时，消化功能下降可出现缺铁性贫血；另一方面，肾功不全患者肾脏促红细胞生成素生成减少又可加重贫血，而贫血又加重心肾损害。促红细胞生成素可增加红细胞生成，增加组织中的氧含量，可改善慢性心衰、肾衰患者组织重塑和纤维化进程。重组人类促红细胞生成素还有抗氧化、抗细胞凋亡、调节炎性反应、减轻心肾组织损伤和促血管新生等功能。对于心衰合并慢性肾衰的患者，在基本治疗的基础上，可予促红细胞生成素治疗。

最近有研究者认为，对于心衰合并慢性肾功能不全的患者，在标准抗心衰和抗慢性肾功能不全治疗的基础上，无论其是否合并显著贫血，只要血红蛋白低于 12 g/dL，均可给予促红细胞生成素治疗，平均剂量为 10 000 U/周，血红蛋白目标值为 13.5 g/dL。

7. *透析或超滤* 心衰的主要原因是钠水潴留，治疗包括限制水、钠的摄入，超滤治疗对伴利尿药抵抗的顽固性心衰更有效。超滤能克服利尿药抵抗，减轻容量过负荷。超滤对血流动力学的改变是适度的，心输出量和每搏输出量无明显改变或仅有轻微上升，不增加肾小管钠吸收，不造成管球反馈机制的激活。超滤不会引起 RAAS 及 SNS 的过度激活，引起低血钾和心律失常的风险也更小。

8. *血管升压素受体拮抗药* 精氨酸加压素或血管升压素是通过激活肾集合管 V_2 受体促进水重吸收，刺激 V_1 受体使血管收缩。在心衰患者中，低血压可使精氨酸加压素分泌增多，致低钠血症。理论上血管升压素受体拮抗药可减轻心脏后负荷，抑制心肌肥大，改善心衰患者的预后。选择性 V_2 受体阻滞剂托伐普坦及考尼伐坦可以有效清除水并使低钠血症患者血钠升高。在充血性心衰研究中，血管升压素拮抗药能在短期内改善心功能而不损伤肾或造成严重的低钾血症，结果分析表明其可降低 60 d 病死率。

9. *腺苷受体拮抗药* 研究发现心衰患者高水平的腺苷能增加利尿药抵抗和加重肾衰竭。腺苷调节使入球小动脉收缩，增加近端肾小管钠的重吸收。活化的腺苷受体 A_1 拮抗药能改善肾血流量，促进利尿，增加钠排泄。然而，腺苷受体 A_1 拮抗药在心衰患者的治疗中仍然值得怀疑。在 REACH UP 试验中一种腺苷受体 A_1 拮抗药在治疗急性失代偿性心衰患者和进行性肾功能恶化的患者的肾功能方面并没有明显的益处，尽管在其治疗患者中 60 d 再住院率及病死率很低，但数据并没有明确的统计学意义。目前仍需大量的试验研究来证明其在心肾功能方面的影响。

10. 他汀类药物 研究提示，无论缺血性和非缺血性心衰患者均可从他汀类药物的治疗中获益。GREACE 研究的亚组分析显示，阿托伐他汀可明显改善 CHF 患者的肾功能，推测与其非调脂作用有关，如改善内皮细胞功能、抑制炎症介质释放、抗氧化、抑制细胞增殖等作用。近年有许多研究证实，他汀类药物可通过降脂作用及降脂以外的清除自由基、抑制自由基的产生、抗炎症、抗血栓和抗氧化作用，改善受损的内皮功能，抑制神经体液系统活性，抗心肌肥厚，改善心衰患者的心室功能和临床症状。此外，还可以通过抗炎、抗纤维化对肾脏起保护作用，降低晚期肾病患者的冠心病发病率和病死率，保护肾小球，延缓肾小球疾病的进展，保护肾小管，减轻肾移植的排斥反应等。鉴于他汀类药物在心肾综合征发生发展过程中的 4 种可能的病理机制，即 RAAS 激活、NO－ROS 失平衡、慢性炎症状态、交感神经系统激活都具有一定的作用，因此，理论上是早期干预防治 CRS 的较为理想的药物。但目前他汀类药物的研究基本没有涉及心脏、肾脏的同时保护作用，最近循证医学研究的证据也不支持在心衰患者中应用他汀类药物治疗，而且相关指南也不推荐在心衰时应用他汀类药物，认为对心衰患者无帮助。因此，他汀类药物防治 CRS 的有效性和治疗时机尚有待进一步的基础实验和临床试验的验证。

综上所述，CRS 是在心和（或）肾功能因原发或继发原因出现异常后机体通过不断激活 RAAS、交感神经系统等调节机制，以代偿心和（或）肾的功能异常，维持有效的血容量和器官灌注，却引发了 RAAS、交感神经系统的过度激活，以及炎性反应、ROS/NO 失平衡，这几种病理机制在失代偿的心肾功能下又交互影响，相互促进，使心肾功能步入不断恶化的恶性循环之中。在发生发展过程中，RAAS 的激活起着决定的作用，但何种机制在何时期处于主导地位仍不明确。因此，目前缺乏针对 CRS 早期防治的临床资料，而其一旦形成，治疗时就充满矛盾，目前大都采用经验治疗。现有的一些治疗策略令人失望，例如，利用利尿药治疗心衰，会引起血容量不足、RAAS 进一步激活和对肾功能的直接损害；应用血管扩张药需严密监测，且安全性和最佳剂量尚有待研究；ACEI 和 ARB 也易引起 GFR 下降、肾功能受损；正性肌力药物会导致肾功能恶化，奈西立肽虽然短期可以改善血流动力学指标，但长期效果并不理想；血液净化、促红细胞生成素、血管升压素受体拮抗药和腺苷拮抗药的疗效也有待进一步临床试验的证实。事实上，目前尚没有直接改善 CRS 患者肾脏功能的药物。此外，CRS 的基础研究也处于起步阶段，动物模型也不成熟。将来还需要进一步加强 CRS 病理生理学机制研究，以便在发病机制下确定靶向治疗策略，同时加强新型治疗药物的研发。

三、电解质紊乱

电解质紊乱是心衰发病及治疗过程中常见的一种并发症。常发生于心衰治疗过程中，尤其见于多次或长期应用利尿药后，它既影响患者的治疗，又可促使病情恶化和产生各种合并症而导致死亡。心衰时电解质改变的可能因素：①全身血流动力学、肾功能及内分泌的改变；②交感神经张力增高与 RAS 活性增高的代偿机制对电解质的影响；③心衰时使 Na^+，K^+－ATP 酶受抑制，使离子交换发生异常改变。同时，心衰药物治疗也可影响电解质，如袢利尿药及噻嗪类可导致低钾血症、低钠血症和低镁血症，ACEI/ABR 及保钾利尿药可导致高钾血症。所以，使用利尿药的患者必须严密监测电解质，其中低血钾和失盐性低钠综合征最为多见。一旦发现，及时纠正。

1. 低钠血症　失盐性低钠综合征是指血清钠浓度降低 <135 mmol/L，但并不表示体内总钠量肯定丢失。低钠血症往往是心衰进展的标志之一，并与预后相关。由大量利尿和限制钠盐摄入所引起，发病较急，出现软弱无力、肌肉抽搐、口渴及食欲不振等症状，严重者可有头痛、烦躁不安及意识不清，甚至昏迷等低钠性脑病表现。患者皮肤干燥，脉细速，尿量减少，甚至血压降低。治疗：①轻度低钠血症（120～135 mmol/L）通常可通过限制入液量（通常 <1 000 mL/d）而得到改善。对无症状者限制入液是最有效的方法。②严重的低钠血症（<120 mmol/L）应该用袢利尿药和静脉滴注 0.9% NaCl（或偶然用 3% NaCl）来快速纠正。补钠量（mmol）＝（预达血清钠值－实测血清钠值）×0.55×体重（kg）。1 g NaCl 含 17 mmol Na^+。过快地纠正低钠可导致中心性脑桥髓鞘破坏，建议每 24 h 纠正不超过 8 mmol/L；症状严重的可给予高张盐水，在几个小时内，每小时纠正 1～2 mmol/L。③ACEI 与利尿药联合治疗常可改善对低钠血症的调节。

2. 低钾血症　推荐心衰患者的血清钾浓度维持在 4.3～5.0 mmol/L。心衰患者有发生恶性心律失常及猝死的危险，同时患者多合并应用地高辛、Ⅲ类抗心律失常药物，在低血钾时，均易致心律失常。

心衰患者低钾血症原因：①胃肠淤血，吸收差；②排钾利尿药的应用。一般是全身钾减少 100 mmol，血清钾减少 0.3 mmol/L。低钾血症常表现为轻度乏力至严重的麻痹性肠梗阻、肌肉麻痹、心电图改变（T 波低平、U 波）、心律失常，并增加地高辛的致心律失常作用。治疗上给予补充钾剂。轻症可口服氯化钾 3～6 g/d，重者可用氯化钾 1～1.5 g 溶于 5% 葡萄糖注射液 500 mL 静脉滴注，必要时可重复给予。

3. 高钾血症　心衰患者高钾血症的原因：①肾功能不全，尿量少；②保钾利尿药及 ACEI 的应用，尤其是在肾功能不全的患者中应用。高钾血症常表现为乏力及心律失常。高钾血症会引起致死性心律失常，出现 ECG 任一改变，如 T 波高尖、PR 间期延长、QRS 波增宽，均应急诊处理。①静脉钙剂可对抗高血钾对心肌传导的作用。这种作用是快速而短暂的，如 ECG 改变持续存在，5 min 后再次应用。②增加钾向细胞内转移，胰岛素 10 U 静脉滴注可在 10～20 min 降低血钾。此作用可持续 4～6 h。③沙丁胺醇喷雾剂 10～20 mg，90～120 min 可减低血钾。④有代谢性酸中毒的患者可给予 $NaHCO_3$。⑤应用袢利尿药增加钾排出。⑥肾功能不全的严重高血钾（>7 mmol/L）患者应给予透析治疗。

4. 低镁血症　镁离子是人体内最重要的离子之一，在细胞内液阳离子中的含量仅次于钾而居第二位，但在细胞外液中的浓度非常低。镁的生理功能相当复杂。镁离子紊乱是比较常见的电解质紊乱，但其临床表现缺乏特异性，容易忽视。低镁血症常见原因：①摄入少，吸收少；②利尿药（噻嗪类与袢利尿药）导致肾排泄增加。临床表现为乏力、头晕、震颤、痉挛、麻痹，严重低镁可导致房性或室性心律失常。心力衰竭患者血清镁值在正常低限就要开始补镁。补镁的过程中应注意，如过快容易超过肾阈值，导致镁从尿液中排出。

四、肺部感染

在心衰患者中，肺部感染是较常见的合并症，特别在老年人群中发病率高。心衰患者的主要表现之一是肺循环淤血，这增加了患者合并发生肺部感染的机会；同时，心衰是决定肺部感染病情严重性及预后的重要因子。肺部感染反过来会加重心衰的症状，是心衰急性加重的诱因。肺部感染可增加机体的代谢率，从而提高心肌耗氧量而加重心脏的负荷，同时由于炎症所致的支气管黏膜分泌增多、支气管痉挛及支气管壁炎性改变都能影响气体交换，使肺部压力增加，右心负荷加重。对于心衰患者，应根据心衰症状的控制情况决定，一般需要 1 周左右。院内获得性肺炎静脉用药 2 ~3 周，对于金黄色葡萄球或铜绿假单胞菌感染，需静脉用药 3 ~4 周。用药过程中应注意菌群失调情况。上呼吸道感染可诱发肺部感染，因此对慢性心衰的患者可考虑注射疫苗预防上呼吸道感染。

五、深静脉血栓形成和栓塞

长期以来，心衰一直被看作静脉血栓栓塞性疾病重要的危险因素。心衰可增加静脉血栓栓塞性疾病发生的危险，而且深静脉血栓形成（DVT）脱落后可引起肺栓塞，严重者致死，因此应积极预防。心衰患者发生 DVT 的病理生理机制包括：①心输出量降低；②周围静脉压升高；③高凝状态促进血栓形成。另外，慢性心衰患者长期卧床会引起血流缓慢甚至淤滞，也会促进 DVT。肺栓塞的临床表现不特异，诊断比较困难，症状与栓子大小有密切关系。小的肺栓塞可无症状，大的肺栓塞可表现为突发呼吸急促、胸痛、心悸、咯血和血压下降，同时肺动脉压升高，右心衰竭加重。相应地如肺部听诊出现浊音，呼吸音降低伴有湿啰音，部分患者有胸膜摩擦音或胸腔积液体征，巩膜可有黄染，或有短阵性心房颤动发作。起病后 12 ~36 h 或数天后在下肺野出现三角形或圆形密度增大的阴影。巨大的肺动脉栓塞可在数分钟内导致心源性休克和心脏性猝死。心衰伴有心房颤动者，易发生心房内血栓，栓子脱落可引起脑、肾、四肢或肠系膜动脉栓塞。

长期卧床的患者应注意及时翻身、按摩肢体、做被动活动，预防血栓形成，对合并慢性心房颤动的患者积极行抗凝治疗，使用华法林者其 INR 控制在 2. 0 ~3. 0。有条件者可用新型口服抗凝药，如利伐沙班等，预防血栓栓塞事件。理论上讲抗凝治疗可预防 DVT，但目前的循证医学证据尚未能一致证实抗凝治疗及逐渐加压的弹力袜对预防 DVT 的效果，结果有矛盾，因此国内外指南都没有把心衰患者抗凝治疗预防 DVT 作为Ⅰ级 A 类推荐。对有栓子脱落引起肢体动脉栓塞者，轻症者可用尿激酶或链激酶进行溶血栓治疗，肢体缺血严重者应做外科治疗。

六、心源性肝硬化

心源性肝硬化又称淤血性肝硬化，系由慢性充血性心衰反复发作或缩窄性心包炎等引起的肝脏长期淤血缺氧导致的肝小叶中央区肝细胞萎缩和结缔组织增生。早期肝脏有淤血性肿大伴压痛，肝颈静脉反流征阳性。有肝细胞明显受损时，可出现轻至中度黄疸。晚期出现门静脉高压，表现为大量腹水、脾脏增大和肝硬化。其治疗主要是改善心功能及利尿，若经大量利尿等治疗后腹水仍不减退，并且影响心肺功能者，可行穿刺适量放液。

七、贫血

越来越多的研究发现，许多慢性心衰患者常常合并不同程度的贫血，且随心衰严重程度的增加，贫血的发生率也增加，尤其见于老年、女性及肾功能不全的患者。在一项大于15万人的研究中，有贫血的心衰患者的死亡率是没有贫血心衰患者的2倍，且经矫正肾功能不全及心衰严重性等因素后这种危险持续存在。慢性心衰患者合并贫血可加重心衰症状，降低运动耐量，降低存活率。因此，近年来，学者们围绕着心衰和贫血这一主题在流行病学、病因及治疗学方面展开了一系列广泛而深入的研究，取得了一定的成果。

《2012年ESC急慢性心力衰竭诊断与治疗指南》就心衰合并缺铁和（或）贫血的情况做了如下阐述：对于慢性心衰患者，推荐常规进行血常规的情况评价，以确定是否存在贫血，其中男性患者血红蛋白 < 130 g/L，女性患者血红蛋白 < 120 g/L，就可诊断贫血，并建议进一步检查评价病因，如血液稀释、铁丢失或失利用、肾衰竭及肿瘤等。对于所有慢性心衰患者均建议进行铁蛋白或总铁蛋白结合力检测，以评价患者是否存在铁缺乏症。

（一）在心衰中贫血的流行病学

心衰患者中贫血的患病率很高，贫血的发生率及程度随慢性心衰程度的加重而升高或加重。但相关文献报道存在很大差异，以色列早期报告提示贫血（血红蛋白 < 120 g/L）发生率由NYHA Ⅰ级患者的9.1%到Ⅳ级的79.1%。Wisniachi报告贫血发生率NYHA Ⅰ级为0.0%，Ⅱ级为36.4%，Ⅲ级为52.0%，Ⅳ级为65.9%。注册研究显示，心衰患者有25%～40%出现贫血，而且贫血增加心衰患者死亡的危险。造成这种差异的原因在于贫血诊断标准及研究对象的心衰严重程度不同。

（二）心衰合并贫血的原因及特点

慢性心衰合并贫血的原因不清楚，许多患者可能没有明确的原因。但某些情况，如肾功能异常、炎性细胞因子激活、右心衰竭引起的营养不良、血液稀释及骨髓灌注下降等均可引起贫血。慢性心衰合并贫血的形态学特点是低色素正常细胞性贫血。

1. *骨髓造血功能下降* 近年来动物模型实验结果显示，TNF－α/Has可干扰骨髓促红细胞生成素（EPO）的合成及活性，而心衰患者体内交感肾上腺髓质系统和RAAS系统被激活，引起大量炎症因子如肿瘤坏死因子TNF－α的释放，导致人群的骨髓造血细胞对体内EPO发生抵抗，从而导致红系细胞分化过程中大量细胞发生凋亡，使心衰患者中红系、粒系和单核细胞系集落形成单位的数量均明显少于健康人群。

2. *铁元素缺乏* 心衰患者常伴有肠道淤血水肿，导致铁元素的吸收障碍，同时炎症因子TNF－α分泌增加也可通过影响下丘脑摄食中枢而加重厌食，严重影响铁离子、叶酸及维生素B_{12}等的吸收；心衰患者常合并冠心病等，需要长期服用抗血小板药物，易致胃肠道长期慢性失血；心衰患者体内铁调素水平升高，抑制转铁蛋白活性和肠道内铁的吸收，并能抑制内皮网状系统中铁元素的释放；另外，大量炎症因子释放可抑制EPO的活性，导致的铁元素利用障碍也是心衰患者易合并贫血的重要原因。

3. 钠水潴留　心衰引起神经内分泌激素过度分泌，RAAS及交感神经过度激活，引起大量钠水潴留，导致血液稀释性贫血的发生。研究发现，约50%慢性心衰合并贫血是由钠水潴留引起血液稀释所致，并非真正的Hb水平下降，慢性心衰合并贫血的患者中钠水潴留引起稀释性贫血者预后明显差于由血红蛋白减少引起的真性贫血。

（三）贫血对心衰的影响

贫血发生后，由于红细胞携氧总量的下降，会造成机体组织缺氧和一氧化氮释放，引起外周血管扩张和外周阻力下降，从而激活交感肾上腺髓质系统和RAAS。这些神经内分泌的激活，一方面增加抗利尿激素的分泌，最终造成钠水潴留及心衰患者临床症状的恶化；另一方面长期的神经内分泌功能亢进，通过参与心室重塑而促进充血性心衰的发生发展。另外，缺铁本身可导致心衰患者肌肉功能异常，引起乏力及活动能力降低。

对慢性心衰患者住院期间的转归研究发现，合并贫血的充血性心衰患者病死率更高。一项纳入150万例心衰患者的荟萃分析显示，心衰合并贫血不仅增加心血管风险，也会使患者活动耐量和生活质量降低，并增加再住院率。ANCHOR研究发现，随着血红蛋白水平的降低，心衰患者的病死风险不断增大。

（四）贫血的治疗

纠正贫血对延缓慢性心衰病理生理进程及改善慢性心衰患者的预后具有重要意义，针对贫血的治疗已成为慢性心衰治疗的新靶点。由于导致心衰患者贫血的主要原因在于铁元素的吸收和利用障碍以及神经内分泌系统的过度激活导致的内源性EPO活性和骨髓功能低下，因此临床对于心衰患者合并的贫血的治疗主要通过补充铁剂和外源性EPO。

1. 铁剂　补充铁剂可通过口服和静脉途径来进行，相比较于静脉补铁，口服补铁更加安全，但由于心衰患者普遍存在不同程度的胃肠道淤血水肿，导致铁元素的吸收障碍，加之部分患者对口服补铁不能耐受，从而使口服补铁在此类患者中的应用受到很大限制，故目前临床上补铁治疗多通过静脉途径进行。2011年发表的一项荟萃分析纳入了14项研究，其中包括2 348例静脉用羧基麦芽糖铁、832例口服铁剂、384例静脉用蔗糖铁的患者，结果显示静脉铁剂治疗在疗效上要优于口服铁剂，而不良反应却无显著区别。

多项研究证实，给予静脉补铁治疗后，可以显著提升患者的血红蛋白水平，改善患者的心衰症状，降低脑钠肽前体水平，提高运动耐量，并大幅降低患者的再住院率和病死率。新近公布的CONFIRM－HF研究是一项使用羧基麦芽糖铁治疗心衰伴铁缺乏患者的多中心、随机、双盲、安慰剂对照研究。共纳入304例慢性稳定性症状性心衰患者，其LVEF＜45%，脑钠肽浓度升高，并且均合并铁缺乏症，其中治疗组接受羧基麦芽糖铁治疗，结果表明，在第24周时羧基麦芽糖铁组的患者6分钟步行试验的步行距离显著增加，治疗组患者整体评价、疲劳评分及健康相关生活质量都获得改善，尤其是心衰恶化入院率下降了61%，而两组的死亡人数和不良事件发生率无明显差异。另一项针对心衰合并贫血的人群进行静脉补铁治疗是否获益的FAIR－HF研究亦得出相似结论，共纳入459例NYHA心功能分级Ⅱ～Ⅲ级的患者，其缺铁性贫血的入选标准为血红蛋白 95～135 g/L，血清铁蛋白＜100 μg/L 或＜300 μg/L 伴转铁蛋白饱和度＜20%，给予补铁治疗并随访，结果显示，虽然两组在病死率方面没有明显差异，但治疗组中 6 分钟步行试验、NYHA 心功能分级和健康生活质量评分较对照组显著提高。

根据 FDA 的报告，一般常见的静脉用铁剂的不良反应包括恶心、腹泻、注射部位疼痛、瘙痒及眩晕等，未发现严重不良反应。2012 年关于心力衰竭患者进行补铁治疗的荟萃分析未发现铁剂治疗增加患者的不良反应发生率。从分子机制上看，铁有抗氧化作用，可以抑制一氧化氮信号。因此，补铁在理论上可能与血管内皮细胞功能障碍相关，因而可能增加冠心病的危险，但在已经发表的研究中，未发现补铁治疗增加冠心病的发病率。

2. EPO　除了静脉补铁之外，研究证实补充外源性 EPO 及其他促红细胞生成制剂（ESA）可提高心衰患者的血红蛋白水平，改善患者的症状，但未能降低病死率。ESA 联合口服或静脉补充铁，可以改善慢性心衰患者的心脏功能和肾功能，降低住院率，并改善患者的生活质量及运动能力。但 RED－HF 研究入选了 2 278 例 NYHA 心功能分级Ⅱ～Ⅳ级，血红蛋白浓度 90～120 g/L 的充血性心衰患者，显示长效促红细胞生成素不能减少全因死亡与因心衰加重而住院的复合发生率，且增加了卒中及血栓栓塞事件。在 2013 年美国内科医师学会的《心脏病患者贫血和铁缺乏治疗指南》中，也汇总了 16 项关于 ESA 治疗的随机对照研究结果，尽管 ESA 治疗使充血性心衰患者的贫血改善，但未能降低患者的病死率，也未能降低主要心血管事件的发生率或减少患者的住院次数，因此，该指南并不推荐充血性心衰患者应用 ESA。

应用促红细胞生成素和铁剂在某些问题还有争议，但是大量研究已经显示了补充铁剂对于心衰合并贫血的患者的良好应用价值。在临床实践中，广大心血管内科医生在心衰常规治疗的基础上，也应该重视心衰患者的血红蛋白水平，适时补充合适剂量的铁剂或促红细胞生成制剂，积极纠正患者的贫血状态，以期进一步改善心衰患者的治疗效果。

第二节　先天性心脏病合并心力衰竭

先天性心脏病（congenital heart disease，CHD）是指生来就有的心脏、心包和（或）大血管结构异常，或在胚胎早期停止发育，解剖缺陷导致血流异常而显著影响已改变的循环系统结构和功能的发展，如胎儿宫内二尖瓣闭锁可妨碍左室、主动脉瓣和升主动脉的正常发育；同样，胎儿动脉导管收缩可直接导致胎儿和新生儿右心室扩张和三尖瓣反流，并在室间隔缺损和无肺动脉瓣存在情况下对动脉瘤的形成发挥重要作用，胎儿动脉导管进一步收缩可导致胎儿和新生儿肺血管阻力、血管数目和直径的改变。若 CHD 没有及时矫正不可避免地会进展到心衰。因此，本节将讨论发生心衰的成人 CHD 患者类型以及现有的治疗策略。

一、病因与发病机制

1. 环境　先天畸形是由于多因素的遗传和环境因素的相互作用，很难用单一原因来解释，很多情况下不能确定原因。母亲在妊娠早期患有风疹、服用沙利度胺等药物，以及母亲的长期酗酒都是干扰胚胎正常心血管发育的不良环境刺激。

风疹综合征包括白内障、耳聋及小头畸形，可合并动脉导管未闭、肺动脉瓣狭窄及房间隔缺损。接触反应可表现为严重的肢体畸形，又可合并心血管畸形，但何种病患不一定。妊娠时输入锂可出现三尖瓣畸形。胎儿乙醇综合征包括小头畸形、下颌过小、小眼、产前生长迟缓、发育延迟和心脏缺陷。受累婴儿45%可出现心脏病变（常为室间隔缺损）。母亲妊娠时患系统性红斑狼疮，胎儿常出现先天性完全性心脏传导阻滞。动物实验表明，缺氧、缺少或摄入过多维生素、摄入某些药物及接受离子化放射线常是引起心脏畸形的原因。但目前动物实验得出的致畸作用和临床心脏畸形之间的确切关系尚不清楚。

2. 基因突变　单个基因的突变可引起家族性房间隔缺损伴房室传导延迟、二尖瓣脱垂、室间隔缺损、先天性心脏传导阻滞、心脏转位、肺动脉高压及Noonan综合征、Leopard综合征、Ellis－van Crevel综合征和Kartagener综合征。近年来，一些致病基因被定位（如长QT综合征），另一些被检出（如马方综合征），如第22对染色体长臂邻近基因缺陷可引起Di George综合征和腭心面综合征。这种异常的多显性可引起心血管异常。小于10%的心脏畸形是由于染色体畸变、遗传突变或传播。除少数病例外，发现同卵双生子中仅一个婴儿有CHD。这个结果表明大多数心血管畸形不是通过简单方式遗传。然而，在过去这个观察导致了对遗传作用的低估。最近研究表明，同卵双生子中一个婴儿患心血管缺陷的发病率为正常人群中的2～10倍，家族研究表明同胞或父母有CHD者其CHD发病率增加2～10倍，因此，在心血管畸形家族中此种表现是一致的或部分一致的。由于CHD患者其同胞和后代CHD的发生率仅为2%～10%，所以已有一个CHD儿童的父母若均无心脏异常，劝其不再要孩子是不理智的。

目前成人较高的CHD患病率主要与其生存期改善有关，而生存期改善缘于外科技术和术后医疗管理的发展和完善。外科治疗的目的是使患者心脏尽可能接近于正常的解剖和血流动力学状态。但只有少数患者能够接受真正的矫正手术，因此，外科修复手术往往是典型的姑息性手术。长期的血流动力学异常通常会在几年或几十年后导致心衰。即使通过矫正手术恢复了正常的心脏结构，依然可能会存在细微的血流动力学紊乱。大多数的复杂性CHD最终会发生某种形式的心衰。心衰发生的时机和类型取决于先天性缺损的程度以及内外科治疗是否成功。因此，部分成人心衰的直接病因即CHD。

二、CHD引起心力衰竭的病理生理机制

CHD心力衰竭的最基本机制是心脏负荷增加，包括前负荷和（或）后负荷增加。早期心肌收缩力多正常，晚期由于长期的前负荷或后负荷过重，导致心室重塑，表现为心脏扩大、心室壁肥厚及纤维化，最终导致心肌收缩力降低而出现或加重心衰。根据先天性畸形种类不同，其引起的血流动力学改变也不同，引起心衰主要的病理生理机制略有差异。

按照是否存在体、肺循环之间的分流，CHD分为无分流型、左向右分流型和右向左分流型三大类；按照临床表现是否有发绀又可分为发绀型和非发绀型两类。需要指出的是，对于左向右分流和右向左分流、发绀型和非发绀型，它们在疾病的不同阶段可以

相互转化，亦可同时存在。常见不同种类 CHD 及其引起心衰的机制如下。

1. *无分流型 CHD* 包括主动脉缩窄、主动脉口狭窄、单纯肺动脉口狭窄、右位心等。其中主动脉口狭窄包括瓣上型、瓣膜型、瓣下型、特发性肥厚性主动脉瓣下狭窄。其主要引起左室流出道梗阻，左室后负荷增加，左室肥厚致心室舒张功能减退，导致左心功能不全。

2. *肺动脉口狭窄* 包括漏斗部狭窄、肺动脉瓣狭窄及外周肺动脉瓣狭窄，其主要引起右心室流出道梗阻，右心室后负荷增加，右室肥厚致心室舒张功能减退，导致右心功能不全。

3. *左向右分流型 CHD* 本病在临床上最常见，其中常见的有室间隔缺损（VSD）、房间隔缺损（ASD）、动脉导管未闭（PDA）、房室隔缺损（部分性和完全性）、部分性肺静脉畸形引流等，少见的有乏氏窦瘤（主动脉窦瘤）破裂入右心室、主动脉肺动脉间隔缺损、左室－右房沟通、冠状动静脉瘘等。此型由于大量动脉血流入静脉，心脏前负荷增加而导致右心功能不全。后期，心肌肥厚，心肌细胞排列不整齐，心肌收缩力减弱也是造成心衰的原因。

4. *右向左分流型 CHD* 常见的有法洛四联症及三联症、三尖瓣下移畸形伴异常房间交通、完全性大血管转位、完全性肺静脉畸形引流、艾森曼格综合征等。少见的有永存动脉干、单心室、右心室双出口、左心发育不良综合征、肺动静脉瘘等。一般情况下法洛四联症不引起心衰，但如果肺动脉狭窄不严重，室间隔缺损很大，缺损处为左向右分流或双向分流，可发生右侧心衰。其机制为手术治疗后：①长期心室肌缺氧纤维化，心肌收缩力减弱；②原来由左室和部分右室（右向分流通过骑跨主动脉流入体循环的血流）共同负担的体循环由左室单独负担；③由于肺动脉狭窄及肺循环缺血，建立了很多侧支循环，如支气管动脉扩张、由主动脉到肺动脉之间的无名小动脉扩张。术后肺动脉狭窄解除，大量血流进入肺动脉，而原来的侧支循环血流仍流入肺循环，右心负荷突然加重，因而手术治疗后常易发生心衰。且手术年龄愈大侧支循环愈多，心衰愈容易发生。

三、临床表现

简单的 CHD 患者早期除心血管杂音外，一般无临床症状，一旦进展到疾病晚期可出现一系列症状，而复杂的 CHD 很早就出现症状。主要包括以下几个方面。

1. *心力衰竭* 成人 CHD 合并心力衰竭的特点可以按两种方式进行分类，即可以分为左心、右心或单心室的收缩性和舒张性心功能不全。其临床严重程度多根据心衰的症状采用 NYHA 分级，NYHA 分级是获得性心脏病患者临床预后的主要决定因素，在先天性心脏病心衰亦是如此。

2. *发绀* 皮肤血管中还原型血红蛋白大约超过 3 g/dL 即产生发绀，外周型发绀常反映组织从正常动脉血中摄取氧气增多，一般由皮肤血管收缩引起。中央型发绀是由于动脉血氧饱和度不够，常见于伴随外周静脉血向动脉分流的 CHD。中央型发绀是肺泡通气不足、通气血流比值不当及氧气弥散功能障碍时常存在的严重功能障碍。

3. *肺动脉高压* 肺动脉高压是许多 CHD 的常见临床表现。肺血管状态常主要决定患者的临床表现、疗程及能否手术治疗，肺血流量或阻力增高引起肺动脉压力增高。肺血管阻力增高原因为血管张力增高、肺血管床发育不良和（或）肺血管床阻塞及管腔闭合的结构改变。肺血管阻力增高，显著右向左分流存在时，患者可发生发绀、红细胞增多和杵状指。颈静脉波上可见 α 波增高，反映了右室顺应性降低引起的右房收缩增强。

4. *感染性心内膜炎*　在 2 岁内少见，常发生于法洛四联症、室间隔缺损、主动脉瓣狭窄及动脉导管未闭的婴儿。

5. *晕厥*　晕厥提示诊断特殊性，常见为心律失常。晕厥常见于长 QT 综合征和完全性房室传导阻滞，后者少见于 CHD，多见于心脏手术后遗症。

6. *猝死*　左室流出道阻塞引起的心律失常、低氧血症、冠状动脉功能不全是死亡的常见原因。心脏手术后或扩张型心肌病常出现猝死，猝死也可见于主动脉瓣狭窄、梗阻性肥厚型心肌病、原发性肺动脉高压、肺血管阻塞引起的艾森曼格综合征、心肌炎、先天性完全性心脏传导阻滞、原发性心内膜纤维化及冠状动脉畸形患者。在主动脉瓣狭窄和阻塞性心肌病患者，剧烈运动与猝死有关。因此，对患有上述疾病的患者应限制体育活动和剧烈的竞争性运动。

7. *体征*　严重原发性心肌病或左心发育不全综合征患者，体循环灌注差。在动脉导管未闭、永存动脉干或主动脉肺动脉间隔缺损诊断的婴儿，脉搏有跳动感，足背和手掌易触及脉搏。婴幼儿上下肢血压明显不同有助于判断主动脉狭窄。心前区视诊和叩诊可对心脏活动做总体估计。对动脉导管未闭、急性主动脉瓣狭窄和主动脉缩窄婴儿，可在胸骨上切迹和（或）心前区扪及震颤。严重心力衰竭患儿对头部和腹部听诊可检测到动静脉异常的杂音。

四、辅助检查

1. *心电图*　心电图对 CHD 诊断不具有特异性，只是一些特殊发现可为心血管异常提供线索。

2. *放射检查*　测定正常心脏、腹部 X 线标志可排除伴随无脾或多脾伴腹部内脏异位和右位心等各种复杂的发绀型心脏异常。肺实质性疾病的独特表现如典型的透明膜病变的网状颗粒状型，有特殊的 X 线表现，可通过 X 线得到诊断。

3. *超声心动图*　通过超声心动图可以获得心脏解剖信息，如心脏位置，心房、心室关系及静脉起源等；也可评价心室功能，发现分流病变，了解瓣膜结构及功能，计算心室容积和每搏输出量；多普勒超声心动图可提供血流动力学信息，如跨瓣膜压力梯度、肺动脉压力等，是 CHD 首选的一线检查手段。

多普勒超声心动图通过测定跨瓣膜压差、心输出量、经心腔和大血管的血流类型及分流大小，可补充二维超声心动图的检查结果。如肺循环和体循环血流量比值可通过将肺动脉直径与主动脉直径比值之平方乘以动脉收缩期最大流速与主动脉收缩期最大流速的比值来计算。结合多普勒超声心动图和二维超声心动图，并用彩色表示血流、容量和方向的异常，大大增强了诊断的准确性。

4. CMR　CMR 可以提供几乎所有超声心动图能提供的有关心衰的心脏信息。且其在心室容积测量、血管评价以及检测心肌纤维化方面较超声心动图更有优势，但是在诊断卵圆孔未闭、瓣膜结构异常、测量肺动脉压力及跨瓣膜压力梯度、发现高速移动的结构如赘生物时不如超声心动图敏感。

（1）CMR 特点：①可以不受限制地获得心血管解剖结构和功能信息，包括体静脉和肺静脉异位引流、右心室和肺血管及整个主动脉，没有电离辐射；②常适合重复、终身随访检查；③功能多样，既可评估双心室的大小和功能而无须考虑心腔的几何形状，又可测量血流量，检测组织特性，评价心肌功能、心肌活性和灌注情况；④在不使用钆造影剂的前提下可用于妊娠期 CHD 的妇女；⑤采集电影成像及流量图时需要屏气，而且不是实时的，因此一些轻微移动的结构可能无法看到；⑥移动，无法在心脏直视手术时应用；⑦如果解释，较其他检查复杂；⑧应用于未安装起搏器或除颤器的患者。

（2）推荐应用：①当超声心动图质量不佳，提供的图像和测量数据不能够为临床疾病管理提供有效的信息时。②当超声心动图获得的关键指标如左室容积、射血分数的值为临界值或模棱两可时。③应用于以下情况更有效：评价全身静脉或肺静脉；定量右室容积和射血分数；评价右室流出道、右室－肺动脉渠道和肺动脉分支；定量测定肺动脉瓣反流；定量测定升主动脉－肺动脉主干分流；评估整个主动脉；利用钆延迟显像检测和定量心室纤维化；测定心肌质量；评价心脏内、外的肿块；描述组织特性；发现主动脉－肺动脉侧支或动静脉畸形（CT 具有更好的空间分辨率）；评价冠状动脉异常或冠心病，包括评价心肌存活和灌注情况（CT 是更好的无创冠状动脉造影检查）。

5. *心血管 CT*　用于 CHD 患者心外膜冠状动脉及邻近结构的显影非常合适。而且，利用心电图－门控电影 CT 也可测量心室容积和功能。另外，CT 具有更好的空间分辨率，图像采集时间更短，及时性更强，对于装有起搏器或除颤器的患者，CT 提供了一种可能的选择。但是 CT 辐射强，有致癌风险，因此不提倡重复检查或用于年轻患者。

6. *心导管检查术*　如果一些心脏异常不能由无创性方法诊断或不能区分心源性和非心源性疾病，须做心导管或心脏血管造影以明确基础疾病。因为有病情迅速恶化的危险，一些发绀型 CHD 患者须迅速做心导管检查。在这些情况下，血流动力学检查和血管造影不仅可以提供紧急手术前所需的解剖异常诊断，而且也提供了治疗性操作的机会。

五、诊断与鉴别诊断

（一）诊断依据

CHD 合并心力衰竭的诊断主要依据心衰症状，CHD 及心衰的体征，以及通过必要的辅助检查获得心脏结构异常的证据，并排除获得性瓣膜性心脏病引起的心衰。

1. *症状*　主要为心衰症状，典型的有气促、端坐呼吸、阵发性夜间呼吸困难、活动耐力降低、疲劳、乏力及踝部肿胀，不典型的有夜间咳嗽、喘息、体重增加（≥2 kg/周）或下降（心衰晚期）、食欲减退等。

2. *心脏检查*　心前区视诊和扪诊可对心脏活动做总体估计。在动脉导管未闭、急性主动脉瓣狭窄和主动脉缩窄的婴儿，可在胸骨上切迹和（或）心前区扪及震颤。严重心衰患儿对头部和腹部听诊可检测到动静脉异常的杂音，因为左心发育不全、肺动脉闭锁伴有（或不伴有）室间隔完整或永存动脉干婴幼儿的第二心音常是单一的。第二心音宽分裂常见于完全性肺静脉回流异常婴儿。收缩期喷射音常见于永存动脉干婴儿，偶见于急性主动脉瓣或肺动脉瓣狭窄婴儿。第三心音出现是正常的，但奔马律可提示心衰的线索。

3. 表现形式　先天性心脏病常以心力衰竭、发绀、肺动脉高压、胸痛等为主要表现，慢性者常以右心衰竭为主，也可表现为左、右心衰竭及全心衰竭的临床表现，并伴相应的体征。

4. 辅助检查　如X线、心电图、超声心动图、MRI、CT、电生理和实验室检查等改变。

5. 排除后天性心脏病　如慢性肺源性心脏病、冠心病、风湿性心脏病等。

根据上述诊断要点，CHD基本可确诊。

（二）鉴别诊断

1. 慢性肺源性心脏病　一般肺源性心脏病患者都有明显的慢性支气管炎、哮喘、支气管扩张、肺结核或阻塞性肺气肿等慢性肺部疾病和（或）胸膜疾病，这些疾病逐渐引起肺动脉高压，进而造成右室肥大，最后导致心衰。患病年龄多在40岁以上，随年龄增长患病率增高，心电图、X线检查有助于诊断。

2. 冠心病　冠心病患者常有易患因素（高血脂、高血压及糖尿病等）及典型的心绞痛和（或）心肌梗死发作史，心电图有心肌缺血的表现，心肌灌注扫描和运动试验阳性，有条件者可做冠状动脉造影予以确诊。

3. 风湿性心脏病　可有风湿病的病史，心脏听诊各受损瓣膜听诊区有相应病变的典型杂音，临床上以二尖瓣狭窄和（或）关闭不全、主动脉瓣狭窄和（或）关闭不全最为常见。超声心动图可显示瓣膜损害的特征性改变。此外，结合瓣膜病的X线表现等，鉴别不困难。

六、治疗与预后

（一）合并心衰的治疗

1. 药物和支持治疗　先天性心脏病合并心衰患者一直采用血流动力学模型来描述。按这种模型所述，心脏由两个连续的正位移泵构成，而心衰便是由其中一个或两个泵的功能障碍所致。该模型所述及的治疗主要着重于改善泵的收缩性能和（或）降低泵做功时必须克服的阻力。药物治疗包括正性肌力药、利尿药和血管扩张药。近年来，对成人心衰模式的理解发生了变化，神经内分泌模式构成了认识和处理心衰的基础。随着多种神经内分泌系统的激活增强，细胞因子释放相应增加。这种变化与心衰的症状和体征以及由其所引起的心脏重塑有关。神经内分泌失衡的程度和心衰相关性死亡、左室功能障碍以及功能储备不良直接相关。心衰治疗的最强有力的药物之一是β受体阻滞药。长期升高的儿茶酚胺水平具有心脏毒性，可引起心肌细胞凋亡，儿茶酚胺同时也是RAAS系统的强激活药；而β受体阻滞药有助于预防和（或）逆转负性心脏重塑。根据从获得性心脏病得到的现有资料，β受体阻滞药亦可考虑用于成人先天性心脏病合并心衰的治疗，在成人先天性心脏病患者应用此类药物的起始剂量及注意事项与获得性心脏病患者相同。支持疗法的目的是增加组织氧供、减少组织氧耗及纠正代谢异常。

2. 非药物治疗

（1）心室辅助装置（VAD）：对于药物不能控制的严重心衰，尤其是先天性心脏病术后及左冠状动脉起源于肺动脉、大血管转位、左室功能不良、完全性肺静脉异位连接、Ebstein 畸形（又称埃布斯坦综合征）、法洛四联症并肺动脉瓣缺如等严重的先天性心脏病患儿可使用 VAD。VAD 有单侧左室辅助装置（由左心房引流出血液经加压泵后再连接到主动脉）和双室辅助装置。详见心脏机械支持相关内容。

（2）主动脉内球囊反搏（IABP）：对于 CHD 患者术后出现低心输出量或心衰药物控制不佳时可用 IABP 治疗。详见心脏机械支持相关内容。

（3）吸氧治疗：对于左向右分流 CHD 并发心衰的患者，若存在低氧血症，吸氧有效；若无低氧血症，则吸氧无效。

（4）心脏移植：当前 CHD 患者发生心衰时可有各种不同的手术选择作为挽救性治疗。对某些患者来说最终的外科治疗选择是心脏移植。根据器官共享联合网络（UNOS）的数据，2007 年施行的心脏移植手术中将近 7% 是由于 CHD 继发的心衰，较 2002 年的 5% 有所增加，但相对于 CHD 晚期心衰患者的数量来说依然不够。此外，有 CHD 病史的患者常常存在很多外科问题，通常会因先天性缺损造成异常或扭曲的解剖结构。很多患者一生中要进行多次心脏手术，承受着组织粘连和出血的高度风险，即使有经验的医疗中心，因 CHD 心脏移植患者的 1 年死亡率仍高于因获得性心肌病心脏移植患者。

（二）特异性心脏畸形的治疗

这是病因治疗，及时的手术矫正可以延缓或避免心衰的发生。

1. 房间隔缺损、室间隔缺损、房室间隔缺损　对于这些简单的 CHD，若解剖适合，均建议介入封堵，因其创伤小、恢复快；若不适合介入治疗，则选择手术矫正。总之，要尽早治疗，防止其进展到心衰。

2. 法洛四联症　使法洛四联症患者治疗变得复杂的因素包括缺铁性贫血、感染性心内膜炎、反向栓塞、红细胞增多症、凝血性疾病、脑梗死或脓肿等，可通过快速吸氧，置患儿于膝胸位、注射吗啡等缓解。大多数对婴幼儿心脏手术有经验的中心目前主张婴儿期即行早期修补。成功的早期修正可防止进行性漏斗部阻塞和获得性肺动脉瓣闭锁、生长发育延迟、缺氧并发症和红细胞增多伴出血倾向。

3. 预防与预后　早期手术或介入矫正先天心血管畸形是预防心衰的关键，因此早期诊断 CHD 非常重要。随着介入技术的发展及心血管成像技术的提高，对简单或适合介入治疗的病变可采取创伤小的介入手术治疗，对复杂的 CHD 或病变不适合介入治疗的患者仍采取外科手术矫正。

临床病史和体格检查仍然是先天性心脏病合并心衰患者随访中最重要的因素，密切随访症状和容量状态是重中之重。心肺负荷试验和运动耐量试验可以增加客观依据，有助于确定患者的心功能状态和心衰的程度。无论左室或右室功能不全均预示比正常心功能预后差。肺动脉压升高亦为不良预后的预测因子。这些指标不仅对预后判断很重要，而且在合理的内、外科治疗决策的制定中也起着至关重要的作用。

第三节 心力衰竭患者的心理问题

心衰为严重的心血管疾病，又属于慢性病，需要长期服用多种类药物，会造成患者生活能力和生活质量的明显降低。越来越多的患者存在负性心理，如焦虑、抑郁、社会孤立以及慢性的生活应激如紧张等，这些又反过来影响患者的生活质量。多年来，心衰患者的心理和社会问题得不到足够的重视。目前，现代医学模式已从单纯的生物学模式转变为生物－心理－社会综合模式，心衰患者的心理问题已经引起了临床一定程度的关注，事实证明通过积极干预也可明显提高患者的生存质量。

一、焦虑与心力衰竭

焦虑是人类或动物在预期即将面临不良处境时的一种紧张情绪。焦虑反应是人们认知世界的一个组成部分，是人们对生活的反应之一，是人们对环境缺乏明显理解而体验到的内心不安或无根据的恐惧。表现为持续性精神紧张（紧张、担忧、不安全感）或发作性惊恐状态（运动性不安、小动作增多、坐卧不宁或激动哭泣），常伴有自主神经功能失调表现（口干、胸闷、心悸、出冷汗、双手震颤、厌食、便秘等）。从内容上看，有现实焦虑（是对于外来的威胁、灾难与危险情况所表现出来的焦虑）、生存焦虑（来源于生物进化过程中与自然相关的、人类生存的普遍性经验）和神经症性焦虑（产生于无法克服的冲突体验，特别是当没有足够的防御可能性时），这三种情况是可以互相转化的，没有很明显的界限。通常认为，焦虑时一定会有不合理的思维存在，正是不合理的思维维持着精神的紧张和身体的不正常反应。然而，从实际情况看，轻度的焦虑反应是具有积极意义的，它常常是人类或动物进取的重要动力。如果过度焦虑，超出了人们可以接受和理解的范畴，则是一种病态，称为“焦虑症”，是精神病学上需要处置的疾病状态。

焦虑能够影响到身体的各个部分，心脏神经症就是一种常见的表现。主要为功能性心脏主诉，如阵发性心动过速、心脏恐惧症等。这时，焦虑不是由心脏功能障碍引起的，心脏的症状被解释为焦虑的结果，这里体现了一种心身联系，即焦虑是一种精神至身体的反应，心脏的症状是这种反应的表达形式。已经在临床实际中发现，在有躯体疾病时，患者出于对疾病的过度担忧、恐惧以及躯体疾病造成的难受不适问题，就会产生焦虑症状，甚至非常严重。焦虑症状能够恶化患者的病情，可能是精神因素加重了躯体的不适感，也可能是通过某种物质基础（如神经内分泌紊乱）导致了疾病加重，目前对后者的研究尚不充分。通常，随着躯体疾病的好转，患者的焦虑症状也会减轻或消失。

（一）焦虑与心衰的关系

关于焦虑和心衰患者预后的关系还是有争议的。虽然焦虑和抑郁肯定是显著相关联的，但是却只有抑郁增加了慢性心衰患者的死亡率，而焦虑与心衰患者1年随访全因死亡率和因心脏事件再入院率无关。Friedmann 等人在 PFOS 研究中发现，抑郁是心衰门诊患者死亡率的独立预报因子，而焦虑却不是，为什么会出现这种现象，现在还不清楚。最近日本的一项研究表明，心衰合并焦虑与患者的再入院率相关。还有研究发现，心肌梗死后焦虑和心肌梗死后院内心脏并发症是相关的，而焦虑可以引起心律失常。恐惧及焦虑时，肾上腺素及去甲肾上腺素分泌相对增加，因此导致血压的神经体液调节机制遭破坏，引起血压升高及心率增快，增加心肌耗氧量，增加心脏负荷，使心衰患者症状加重。焦虑患者的生活行为发生改变，如更多地吸烟及饮酒，不当饮食及锻炼，导致高血压、糖尿病、高血脂等，对医疗的依从性也下降，因此心衰的发生危险性就上升了。焦虑症与额叶、颞叶功能下降有关，由此导致机体存在自主神经的不稳定性，可引起冠状动脉的动力异常、冠状动脉痉挛而使心肌缺血加重，导致心肌收缩力下降，加重心衰。焦虑症可使原有疾病加重或恶化，延缓康复。Piccirillo 等报道焦虑症可使 QT 间期离散度增加，其机制是焦虑患者自主神经的不稳定性引起心脏复极不稳定，这是发生心脏性猝死的一个重要的危险因素。总之，焦虑通过精神 - 神经 - 内分泌轴多种调节机制加重心衰的症状，产生不良影响，故心内科医生及时识别焦虑并对其进行积极的治疗至关重要。

（二）心衰患者焦虑的临床表现

心衰患者焦虑症发病率高，多主诉反复气短、心慌、夜间因担心憋醒而害怕入睡，常伴心动过速、出汗、收缩压升高，希望开窗或吸氧。常见的躯体症状有胸闷、胸痛、心悸、气短及夜间阵发性呼吸困难，易误诊为心绞痛或急性左心衰竭，症状明显时 ECG 检查除窦性心动过速外多无明显异常，此时单纯抗心绞痛及抗心衰治疗往往效果不佳，若同时给予抗焦虑及心理治疗大多有奇效。在临床上，对部分躯体症状明显而客观检查无阳性发现者，应注意是否合并心理障碍。

（三）心衰患者焦虑评估与诊断

研究心衰患者抑郁和焦虑可能的危险因素有助于识别心衰患者中的焦虑和抑郁高危人群，进而开展有目的的筛检、评价和防治，改善心衰的治疗效果，对促进心衰患者的身心健康都具有较为突出的理论意义和实际意义。现在已经有一些心血管疾病如冠心病、高血压合并焦虑的可能危险因素研究，但仅看到极少数心衰合并焦虑的可能的危险因素的研究，且研究的样本量小，结论差别较大。

诊断和评估心衰患者伴有的焦虑时，特别要注意的是，心血管疾病患者的焦虑和抑郁状态不完全等同于精神病学上定义的焦虑症和抑郁症，焦虑和抑郁状态是通过量表的方式来评价的，而焦虑症是精神病学诊断，必须经由具备精神病专业资格的医生才能诊断。

焦虑症是症状严重达到变异水平的焦虑，是一种病态情绪，应按照精神疾病分类、诊断标准进行诊断与处理。焦虑症按照国际疾病分类第十版（ICD - 10）分为两类：一类为恐惧性焦虑障碍，包括广场恐惧、社交恐惧、特定（孤立）恐惧、其他恐惧；二类是其他焦虑障碍，包括惊恐障碍（间歇发作性焦虑）、广泛性焦虑、混合焦虑抑郁障碍、其他特定焦虑障碍。美国《精神障碍诊断统计手册》第四版（DSM - Ⅳ）和国际疾病分类第十版（ICD - 10）对焦虑症的划分不尽相同。根据美国 DSM - Ⅳ，焦虑症主要包括以下几组疾病：广泛性焦虑障碍、惊恐障碍、强迫障碍、各类恐惧（包括场所恐惧、社交恐惧和特殊恐惧）、创伤后应激障碍、急性应激障碍、躯体疾病引起的焦虑障碍以及成瘾物质引起的焦虑障碍等。

普通非精神科临床医生判断一个患者的焦虑或抑郁状态最佳的途径是采用量表工具。在综合医院的临床中方便推广的是患者的自评量表。目前国际上有很多公认的自评量表，最常用的有 Zung 量表、医院焦虑抑郁量表（HADS）量表及贝克情绪量表。但这些量表应用于心衰患者都有其局限性，比较这些量表、探索合适的诊断评分系统是非常有意义的。在使用问卷调查时，无论是自评问卷还是他评问卷，问卷中往往包括许多涉及躯体障碍的条目，而心衰患者的循环系统、呼吸系统等多系统往往存在着严重的症状，这部分症状导致的结果会计入问卷的评分，这是问卷调查应用于心衰患者的一个明显的缺陷，所以评定的结果反映的抑郁情况会比实际情况严重得多，这也是为什么采用问卷法调查研究的心衰患者焦虑和抑郁发生率往往高于其他方法。

（四）心衰患者伴焦虑的干预治疗

心衰患者合并焦虑的干预治疗包括药物治疗和心理及行为干预治疗，而这方面的研究非常少，而且目前还没有随机试验正式评价抗焦虑药物在心衰患者中的安全性和有效性。Tucker 报道抗焦虑治疗使心率变异性提高后，自主神经的稳定性增加，可减少心律失常与猝死的发生。苯二氮䓬类是目前应用较广的抗焦虑药，抗焦虑作用迅速可靠，疗效确切且安全，不良反应小，有利于心衰的恢复。而心理治疗是一项通过教育和心理治疗的途径，影响患者应对疾病行为的一项系统工程，可增加患者对治疗的信心，减少疾病带来的困惑。已经观察到通过心理干预治疗降低焦虑状态后，患者运动耐力增强的现象。但是，还需要开展大规模、随机、双盲的关于心衰伴发焦虑症状治疗的研究。

关于焦虑、抑郁的心衰患者治疗的前瞻性临床试验很少，而现有的这种临床研究结论又比较不明确。所以，对这类患者的有关治疗还远远没有达成共识。例如，是否需要治疗？什么样的患者需要治疗？什么时间开始治疗？什么时间结束治疗？什么样的情况用非药物治疗？什么样的情况用药物治疗及用什么药物治疗？什么治疗对心血管的预后最有益及治疗的强度如何？等等，离标准指南的出台还很遥远。需要在临床实践中进一步探讨，积累临床资料，开展临床研究。

二、抑郁与心力衰竭

抑郁几乎是我们每个人都曾经体会过的感觉，是以情绪低落、思维迟缓和运动抑制为主要表现的情绪反应。情绪低落是指多愁善感，总是高兴不起来，甚至对自身和周围环境感到悲观绝望；思维迟缓是指自觉脑子不好使、健忘逐渐加重及思考问题困难的一种现象；运动抑制是指患者少言寡语、喜好独处、不爱活动、走路缓慢等现象，严重者可表现为不吃不动，生活不能自理。然而，不同的个体表现的症状并不一致。通常，症状的严重程度与患者的心理障碍程度相关，也因人而异。轻者可有心情压抑、情绪低落、焦虑不安（是抑郁的主要症状之一，甚至是抑郁患者的主要临床表现）、兴趣缺乏与乐趣丧失。有时它很难与一般的心情不好区分开来。然而，精神病专科的经验则提示，抑郁的情绪反应多在早晨起来严重，到了下午或晚上有部分缓解，呈现一种昼重夜轻的节律变化。重者则表现为自责、幻觉和妄想、自杀观念、精神运动性迟滞或激越及睡眠障碍等。

抑郁症状会表现为反应性抑郁、抑郁性神经症；严重者则会表现为内源性或循环性抑郁、精神分裂症或器质性精神病时的抑郁综合征等。后三种是需要精神病专科处理的严重问题。抑郁者还经常产生非特异性躯体症状，并以此作为主诉长期在综合医院就诊，其中就包括心血管疾病的症状。心血管专科门诊中部分患者就是由这种人群组成的。有些患者抑郁的躯体症状不单纯是心理的不适反应，他们常伴有明显的自主神经功能紊乱，其悲伤反应确实是通过心理变化作用于器官，心身障碍可以达到真正的器官破坏程度。虽然有些患者在综合医院的门诊中有意无意地假扮了心脏病患者，然而，抑郁症患者本身就是心血管疾病的高发人群。另外，一些患者由于长期受心血管疾病折磨，以及对疾病的恐惧、对治疗的失望、对自己的悲叹和自责，持续不断地产生心理冲突，也会引起反应性抑郁及抑郁性神经症。由此可见，抑郁症状可以渗透和影响心脏病患者的各个方面，是值得我们重视的典型的心身疾病“模型”，应该引起心脏病专家的关注和研究。

一项关于抑郁与心衰关系的荟萃分析显示，有21.6%的心衰患者伴有严重的抑郁，抑郁的发生率是普通人群的2~3倍。然而，已发表的相关研究显示，不同的研究中心衰患者的抑郁发生率差别很大，为9%~60%。心衰合并抑郁症的发病率在门诊患者中是13%~48%，住院患者中是13.9%~77.5%。PFOS研究中发现，心衰门诊患者中抑郁相当普遍，有36%的患者有抑郁状态；在一项对682例住院的慢性心衰患者的调查中发现，20%的患者可以诊断严重抑郁发作，16%的患者有较轻的抑郁发作。

心衰伴发抑郁的患者，其主要心血管病事件发生率、死亡率及因心衰恶化住院时间延长和再住院率明显高于不伴有抑郁的患者，经校正影响预后的其他因素，抑郁仍与随访期间发生的死亡相关，提示抑郁是心衰患者预后较差的独立预测因子。有研究发现，抑郁状态与心衰患者长期死亡率高相关。抑郁影响心衰患者预后的机制尚未完全清楚，推测其可能原因为抑郁可以导致交感神经系统过度刺激，循环中的去甲肾上腺素水平升高，全身的交感神经活性增强，静息心率增加，自主神经功能失调，从而使心率变异性下降，压力反射障碍，还有QT变化。这些患者在应激状态下，血小板受体和（或）反应性也发生异常，迷走神经功能失调，患者的心率变异性降低，而心率变异性降低增加了心血管患者死亡的危险。

细胞因子在抑郁发病机制中也具有重要作用，部分血浆细胞因子水平增高是心衰和抑郁的共同病理生理基础。抑郁可能通过增高血中炎性细胞因子水平而恶化心衰的预后。此外，抑郁对于心衰的影响还存在一定的行为学机制，包括饮食不当、缺少运动、用药依从性差、缺少社会支持以及生活方式不健康等。

（一）心衰患者抑郁的临床表现

心衰患者出现抑郁状态的主要表现有情绪低落、消极悲观、自责悲观、思想迟钝及反应缓慢，对任何事物的兴趣都下降。躯体表现可有睡眠障碍、食欲下降及体重减轻，严重者可出现自杀。

心衰患者抑郁的可能危险因素与NYHA分级显著相关，NYHA心功能Ⅰ级的患者抑郁率只有8%，而Ⅳ级的心衰患者抑郁率却有40%。对抑郁评分有显著统计学意义的其他影响因素主要有性别、相关家族史以及血型。

（二）心衰患者伴抑郁的诊断和评估

和焦虑症一样，抑郁症是精神病学诊断，必须经由具备精神病专业资格的医生才能诊断。而普通非精神科临床医生判断一个患者的抑郁状态则需要借助于抑郁评分量表，如贝克抑郁自评量表、Zung 抑郁自评量表（SDS）、流调中心用抑郁量表及医院焦虑抑郁量表等。

然而，已发表的相关研究显示，不同的研究中心调查的心衰患者的抑郁发生率差别很大。这与研究者所采用的抑郁的评价方法（例如问卷法或是诊断性面谈）、抑郁的分类、心衰的严重程度、门诊或住院患者、种族、年龄及性别有关，其中前三项对于结果的影响是主要的。研究者采用的抑郁评价方法主要包括问卷法、诊断性面谈和精神科医生的诊断。问卷法包括自评和他评量表，贝克抑郁自评量表、Zung 抑郁自评量表（SDS）、流调中心用抑郁量表、医院焦虑抑郁量表等属于自评量表，汉密尔顿抑郁量表属于他评量表。以上各种方法和问卷在国内外不同的研究中都有使用，也各有其优越性和局限性。

（三）心衰患者伴抑郁的干预治疗

目前心衰合并抑郁的治疗类似于抑郁症的治疗，在充分的基础疾病治疗基础上，进行非药物治疗和药物治疗。非药物治疗有很多种，包括针刺治疗、物理治疗、心理治疗等，其中心理治疗有认知行为治疗（cognitive behavioral therapy，CBT）、生物反馈疗法、催眠疗法、森田疗法，以及支持性、分析性、人际性、暗示性心理治疗等。有研究结果显示，CBT 是治疗心脏病患者抑郁症唯一安全有效的方法。在中、重度抑郁症患者中联合应用抗抑郁药和 CBT 优于单一治疗，CBT 的益处甚至可持续至治疗结束以后。这些精神、心理专科的方法是否应该以及如何在心衰患者中使用，还有很大的研究空间。

合并抑郁的患者，药物治疗目前多使用选择性 5 - 羟色胺再摄取抑制剂（SSRI）类药物，这类药物是安全有效的药物，但用于心衰，特别是重症心衰患者的治疗时须十分谨慎，应在病情稳定后使用。目前还没有随机试验正式评价抗抑郁药物在心衰患者中的安全性和有效性。此外，SSRI 存在一定的心血管系统的不良反应，且起效时间比较长，心衰患者选择应用的时机也非常重要；而三环类抗抑郁药则可能引起低血压、心衰恶化和心律失常。迄今为止，国内外的有关研究存在以下局限性：只有非常少的研究比较了抑郁治疗前后症状严重程度，研究随访时间较短，样本量太小，治疗措施不一致。目前还未见到有心衰患者抑郁治疗的方法与目标的相关研究。

SADHART（sertraline antidepressant heart attack randomized trial）是目前评价心脏病合并抑郁症患者使用抗抑郁药物治疗的最大随机试验，共入选 369 例因急性冠状动脉综合征住院的有抑郁症的患者。患者随机分配接受抗抑郁药物选择性 5 - 羟色胺再摄取抑制剂舍曲林（sertraline）或安慰剂。其中，260 例患者完成了 16 周的研究。研究者发现，治疗组与安慰剂组两者在安全性（左室射血分数改变、室性期前收缩增加或 QT 间期延长）方面没有差异。虽然 SADHART 是一项安全性研究，不足以评价心血管事件，但是研究者发现舍曲林组的复合终点（MI 或 CHD 死亡）有降低倾向（相对危险度 0.77）。这些结果很有意义，因为有证据表明 SSRI 可以通过降低血小板活性而产生直接的心血管保护作用。然而，仍需开展大规模试验进一步评价 SSRI 类药物对 CHD 患者心血管预后的潜在益处。

因此，尽管精神和药物治疗可以缓解焦虑和抑郁，但是治疗抑郁症能否改善心血管预后仍不清楚。开展一项大规模随机试验检验抗抑郁治疗对于心脏事件发生或复发的作用将有助于回答这一问题。然而，由于抑郁症患者不能分配到安慰剂组，伦理学方面的考虑使得设计这种试验十分困难，因此需要综合干预。但是这种干预最终能否改善心衰患者的预后尚不清楚。

三、焦虑抑郁共病与心力衰竭

焦虑抑郁共病是临床上一个非常普遍的现象。焦虑抑郁共病是指患者同时存在焦虑和抑郁，且两组症状分别考虑时均符合相应的诊断标准。据 WHO 和美国密歇根大学流行病学调查显示，焦虑抑郁共病率达 50%；Devane 等报道 85% 的抑郁症患者伴有焦虑症状，58% 的患者一生有焦虑症的诊断；国内则报道抑郁症患者中出现焦虑症状者占 67.5%。

焦虑抑郁共病时可加强自主神经的不稳定性及交感神经亢进，可引起冠状动脉的动力异常、冠状动脉痉挛而使心肌缺血加重，导致心肌收缩力下降；同时交感神经亢进，血压升高使心脏后负荷增加，加重心衰（图 5-3），恶化心衰预后，使心血管事件发生率、死亡率升高及因心衰恶化住院时间延长和再住院率增加。因此，对心衰合并焦虑、抑郁的正确识别和有效治疗是非常必要的。

心衰伴发焦虑抑郁共病不等同于焦虑症或抑郁症，它是患者躯体疾病在精神上的反映和表现，是躯体疾病的一个部分。如何对待这些心衰患者的心理疾病还没有定论。对于合并焦虑及抑郁的心衰患者进行干预是必要的，可以缓解患者的焦虑和抑郁状态及改善其生活质量。但是这种干预最终能否改善心衰患者的预后尚不清楚。在焦虑抑郁共病的治疗用药方面，目前以抗抑郁药与抗焦虑药合用的报道居多。合并用药与单用药物的利弊尚有待研究澄清。基于现有的资料，选择性 5-羟色胺再摄取抑制剂类药物可作为治疗焦虑抑郁共病的一线用药。

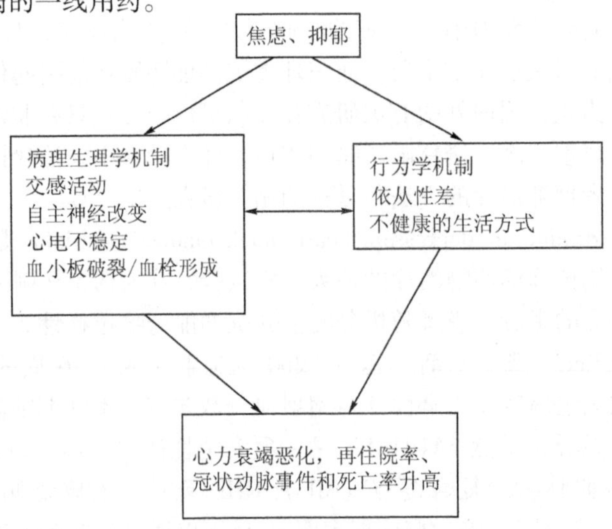

图 5-3 焦虑、抑郁影响心力衰竭患者预后的可能机制

总之，心衰患者存在负性心理及情绪问题非常常见，而这些问题若得不到及时的识别与治疗会降低患者的生活质量，影响长期预后。因此应积极干预，对患者进行健康教育，使其认识到心衰的可治性，并对治疗充满信心，当然还有其他非药物治疗及药物治疗手段。

第四节　甲状腺功能异常与心力衰竭

既往研究提示，在心衰患者中大约有30%合并有甲状腺激素水平低下，且随着心衰程度的加重而降低；并且，甲状腺激素水平低下的心衰患者预后也更差。一项对2 466例心衰患者的回顾性分析发现，患者的NYHA心功能分级和左室收缩功能（LVEF）与其甲状腺激素水平呈正相关，甲状腺激素水平越低者心功能越差，并且动物实验也证明，甲状腺激素水平过低可直接导致心衰的发生及发展。

一、甲状腺功能亢进症与心力衰竭

甲状腺功能亢进（甲亢）多见于30～50岁的女性，70%甲亢患者为Graves（格雷夫斯）病，心血管系统表现为心率加快、心肌收缩力增强、心输出量增加和（或）收缩期高血压、外周阻力降低及脉压增大，也容易发生室上性或室性心律失常，如快速型心房颤动在甲亢患者中非常常见。甲亢可使原有心绞痛的患者因心肌需氧量增加或冠状动脉痉挛而症状加重，容易出现血流动力学改变和心血管事件增加。严重的甲亢应给予积极处理，但是针对亚临床甲亢的处理原则尚需进一步探讨。

甲亢患者可出现心衰表现，称为高动力性心衰。慢性甲亢患者常因窦性心动过速和心房颤动等快速型心律失常导致心室率相关的心功能不全，心肌缺血和高血压都促进心衰的进展。Frost等研究指出，在>60岁人群中，促甲状腺激素（TSH）水平降低与心房颤动的危险性增高有关，后者可以导致充血性心衰。有人推测，肺动脉压升高是甲亢患者发生心衰的前兆，颈静脉怒张、外周水肿可能是右心劳损所致。总之，甲状腺功能亢进合并心衰症状与体征具有多样性，需要结合辅助检查综合诊断，在治疗方面，主要是及早治疗甲亢，方法有药物治疗、手术切除及^{131}I治疗，可预防心衰的发生，一旦合并心衰，除病因治疗外，主要是对症治疗。

二、甲状腺功能减退症与心力衰竭

甲状腺功能减退的诊断主要基于甲状腺素水平降低而TSH水平增高，临床症状有轻有重，有时典型有时不典型，容易误诊及漏诊；而亚临床甲状腺功能减退是指血清TSH水平升高，而游离甲状腺激素（fT_4）水平正常，患者常无明显甲状腺功能减退症状或仅有轻微甲状腺功能减退症状。

甲状腺功能减退可以累及心肌，引起心脏扩大及心衰，有时表现为心包积液。单纯甲状腺功能减退也会出现下肢水肿，但此时无少尿及其他钠水潴留的迹象，而且其水肿为非指凹性。若合并心衰，也可出现心衰的症状及体征，心脏超声可评价心脏结构与功能。

既往人们往往重视有症状的甲状腺功能减退的诊断与治疗，忽视了亚临床甲状腺功能减退的诊治。而在甲状腺功能减退早期，即亚临床甲状腺功能减退阶段也会有心功能的改变，因此需要积极防治。低三碘甲腺原氨酸（T_3）综合征是心血管疾病患者中常见的甲状腺功能异常状态，指的是患者仅出现 T_3 水平降低，而其余甲状腺功能指标均正常。正常人体的 T_3 在循环或者组织中由 T_4 转化而来，但心肌细胞不具备局部将 T_4 转化为 T_3 的能力，更容易受到低 T_3 状态的影响。低 T_3 综合征可见于多种无原发性甲状腺疾病的急、慢性心源性疾病，包括急性冠状动脉综合征、心衰和结构性心脏病。

（一）流行病学

在人群队列研究中，甲状腺功能减退的患病率为 4% ~15%，这个比例在老年人和妇女人群中有所增高。但在临床实践中，我们看到心衰患者中合并亚临床甲状腺功能减退的比例不在少数，且其心功能状态与甲状腺功能减退的程度呈线性正相关。虽然前瞻性队列研究人群资料的数据尚不充分，但整体来看，较低和较高的 TSH 水平均可增加心衰风险，尤其在 TSH≥10 mIU/L 和 <0.10 mIU/L 时，甲状腺功能减退有促进心衰进展的趋势。Iervas 等人的研究显示，既往没有原发性甲状腺功能减退的扩张型心肌病患者中，20% ~30% 的患者合并血浆 T_3 水平低下。

（二）甲状腺功能减退影响心衰的病理生理机制

1. 甲状腺功能减退影响心衰预后的分子机制　长期给予大鼠甲状腺激素干扰物丙硫氧嘧啶，制成甲状腺功能低下的动物模型，模拟临床上甲状腺激素低下的状态，在 6 周及 1 年后以超声心动图、病理以及 Western Blotting 进行分析。结果发现，无论是短期还是长期的甲状腺激素低下状态，均引起心肌收缩功能减退、心脏扩大、心肌细胞收缩无力以及心衰基因表达增加。研究者为进一步分析补充甲状腺激素对心衰进展的作用，给予自发性心衰仓鼠 2 个月的甲状腺激素补充治疗。结果显示，自发性心衰仓鼠普遍存在甲状腺激素低下状态，补充甲状腺激素治疗纠正甲状腺激素低下状态有助于延缓心脏功能的恶化和心肌细胞的收缩无力。

在饥饿诱导的 LT3S（低 T_3 综合征）大鼠模型中，心脏 2α - MHC 基因的 mRNA 表达较对照组减少 46%，关键是其减少和血清 T_3 水平降低呈线性相关；SERCA2 mRNA 表达量与之相似。左室收缩和舒张功能也受到影响，左室收缩功能降低，$+dp/dt$ 减少 13%，平均左室舒张时间延长 21%，显示舒张功能恶化。更重要的是，即使食物限制持续存在，补充人工合成的 T_3 也能够使 α - MHC 和 SERCA2 量正常化，同时也可以看到心脏收缩和舒张功能得到改善。

2. 甲状腺功能减退对心肌组织学与形态学的影响　Forini 等在体外心房组织中观察到，长期缺乏 T_3 会对心肌的组织学和形态学造成不利影响，导致细胞瓦解、纤维化和显性重塑。在分子水平，这些变化是由于 SERCA2 表达和活性降低所致。细胞骨架分子是维持肌节结构的基础，而 α - 肌节肌动蛋白、细胞骨架分子减少会导致细胞形状变化。细胞骨架是肌动蛋白和肌管组成的复合网络，起传递细胞内和细胞间机械和化学刺激的作用，通过锚定线粒体、高尔基体、细胞核和肌原纤维等亚细胞结构来维持细胞稳定。

3. 甲状腺功能减退对心肌血流的影响　结合既往舒张和收缩功能异常，甲状腺激素缺乏可对冠状动脉血流产生严重损伤，心肌小动脉稀疏化、心肌细胞减少和较大范围的纤维化能在亚临床甲状腺功能减退的心肌病仓鼠中观察到。此证据与既往在动物模型上得到的结果一致，推断缺血性细胞丢失比细胞凋亡更能解释心肌病仓鼠的病理改变，可能归功于降低内源性 NOS 合成（其被证实在亚临床甲状腺功能减退中是减少的）。而甲状腺激素替代治疗可部分逆转这些异常。这一发现与众所周知的甲状腺激素在微血管系统的影响相一致。Chen 等在冠状动脉结扎的小鼠心肌梗死模型中，对经过 3 d T_3 治疗的小鼠的左室功能和心肌细胞凋亡进行了研究。与假手术动物模型比较，心肌梗死小鼠心室直径增加、左室功能降低，通过 DNA 梯带和 TUNEL 检测提示心肌梗死边界的细胞凋亡显著增加。T_3 治疗可通过非基因活化的 Akt 信号旁路途经降低心肌细胞缺血介导的细胞凋亡，其在心肌细胞增殖和存活中有重要作用。

4. *甲状腺激素替代治疗*　既然心衰与甲状腺功能减退或低 T_3 综合征具有密切相关性，而且患者甲状腺激素水平降低的程度影响其预后及心血管事件的发生，那么甲状腺激素替代治疗能否使患者获益就成为临床关注的重点。既往的动物实验显示，补充甲状腺激素可以使心衰动物获益，包括阻止心肌细胞的损失、逆转左室重塑及改善冠状动脉血流等。另外，在心衰及甲状腺功能减退状态下，心脏的某些胚胎基因表达相似，而补充甲状腺激素可以逆转这种状况，这也提示我们补充甲状腺激素可以对心衰等心脏疾病起到治疗作用。甲状腺激素减缓心衰进展的机制可能有：①改善心肌收缩和舒张功能，降低血管阻力，从而改善血流动力学；②心脏疾病患者多有冠状动脉循环受损，而补充甲状腺激素可以改善冠状动脉微循环、增加冠状动脉血供；③甲状腺激素可以改变心肌的基因表达，影响功能蛋白的产生和心肌的代谢，逆转心肌重塑。

目前，临床面临的一个问题是是否应该对亚临床甲状腺功能减退患者进行甲状腺激素替代治疗。基于疾病的自然发展史，对于血清甲状腺激素水平≥10 mU/L 的患者，应该给予甲状腺素替代治疗防止疾病进展成为甲状腺功能减退。但是对于甲状腺激素水平在4.5～10 mU/L 的患者，由于目前的临床试验并未给出肯定获益的结论，所以甲状腺素替代治疗仍然存在争议。

早期的一些临床研究评价了不干预方案下 T_4 对心衰患者的影响。在 Moruzzi 等人的研究中，对非缺血性、扩张型心肌病患者，给予生理剂量人工合成的 T_4（$L-T_4$）100 μg/d治疗。1994 年的研究治疗期为 1 周，1996 年的研究治疗期为 3 个月。在两项研究中，$L-T_4$ 均显示出良好的耐受性，并显著提高心脏泵功能，包括增加静息心输出量和运动耐力、降低体循环血管阻力。很有意义的一点是，$L-T_4$ 治疗组与安慰剂组比较，较低剂量多巴酚丁胺（10 μg/kg/min）就能增加心输出量和提高心率，提示 $L-T_4$ 治疗可以调高肾上腺素敏感性，这与实验条件下甲状腺激素可以上调 β 受体的现象相吻合。在 Malik 等人的一项临床研究中，入选 10 名收缩性心衰或者心源性休克的患者，且他们对传统正性肌力药物治疗和 IABP 治疗反应不佳。予以静脉内注射 T_4（20 μg/h），患者心指数增加，同时平均动脉压和肺毛细血管楔压也升高。

对于 $L-T_3$ 替代疗法治疗心衰，目前也有几个小规模的临床研究。1998 年 Hamilton 等人的研究中，入选 23 例心衰患者，采用一次静脉注射一定剂量的 T_3，而后给予或不给予数小时的 $L-T_3$ 持续注射的方案。而在另外两项研究中，采用的方案是：按照每天每平方米体表面积 20 μg 的初始剂量连续注射 3 d，个体剂量可以根据需要调整，以保

持循环中的 T_3 处于生理水平。虽然不同研究的注射方案不同，但患者都能对 T_3 很好的耐受，并未报道不良反应（如心律失常、心肌缺血时间、血流动力学不稳定）。非常重要的一点是，以血压×心率的方式评估心肌耗氧量，可以发现 T_3 治疗在改善心脏功能的同时，并没有增加心肌耗氧。通过间接测热法可以测得，T_3 注射后并没有增加机体代谢。

人工合成甲状腺激素在对心血管系统起作用的同时，还会增强机体代谢进而增加氧耗，并能作用于其他组织器官，长期过高的甲状腺激素水平也会导致心肌结构性改变。为强调治疗的器官选择性，避免不良反应的发生，近年来开发出了多种甲状腺激素模拟剂。甲状腺激素模拟剂家族中，3，5－二碘代甲腺丙酸（DITPA）结构类似于 T_3，对心肌具有选择性，有正性肌力和促进心肌舒张的作用，而对心率和耗氧量影响较小。DITPA 用于甲状腺功能减退小鼠，可明显提高心率，而且与 T_4 相比，DITPA 对代谢的刺激作用较低。心肌梗死后的小鼠注射 DITPA 3 d 显示其能够减小小鼠心肌梗死面积，并能控制心肌梗死时的急性炎症反应。目前有较多关于 DITPA 对心脏收缩和舒张功能的影响以及对冠状动脉血管生长的影响的研究，但对心衰患者可能带来的获益研究较少，且出现了不同的研究结果。

2002 年的一项研究报道称，在 DITPA 与安慰剂的随机对照试验中，NYHA Ⅱ～Ⅲ级的心衰患者经过 4 周 DITPA 治疗，可以很好地耐受并且没有发生副反应。由于体循环阻力下降和舒张功能改善，患者心输出量出现较大提高。此外，患者的胆固醇和甘油三酯水平也明显下降。但是，2009 公布的一项Ⅱ期临床随机对照试验显示，心衰患者对 DITPA 不能很好地耐受，出现了体重减轻和乏力症状，此次治疗心衰的临床研究宣告失败。本研究为多中心安慰剂对照试验，DITPA 治疗 6 个月，虽然在血流动力学和血脂指标上有所改善，但未能改善患者症状，获益不明显。治疗失败的可能原因有：①DITPA 临床应用较少，在此之前没有关于其合理剂量水平的研究；②心衰是一种系统性全身性疾病，DITPA 较为单一的心脏作用或许不适用于心衰治疗。DITPA 临床应用的经验较少，需要更多的数据以便确定 DITPA 是否适合治疗心衰、DITPA 的合理剂量及对预后的影响。

（三）甲状腺功能减退症与心衰预后的关系

对有症状伴射血分数下降的心衰患者，甲状腺功能异常可显著增加其死亡风险。SCD－HeFT 研究中，Mitchell 等对 2 225 例 LVEF≤35% 的心衰患者进行了 45.5 个月的观察随访，发现与甲状腺功能正常者相比，初发伴有甲状腺功能异常的心衰患者死亡率显著增加，多变量分析校正已知死亡预测因子后其相对风险仍高（近 60%）；在老年人群中亚临床甲状腺功能减退可增加心衰事件的发生。Nicolas 等对 2 730 例老年人（70～79 岁）进行了一项前瞻性研究，结果显示，与甲状腺功能正常者相比，TSH≥7.0 mIU/L时，充血性心衰事件发生率显著增加，但 TSH 水平在 4.5～6.9 mIU/L 时则没有显著的差异。多因素分析提示，TSH 水平在 7.0～9.9 mIU/L 时，充血性心衰风险增加 1.58 倍；TSH 水平≥10 mIU/L 时，心衰风险增加 2.26 倍。基线不伴心衰的研究对象中，当 TSH≥7.0 mIU/L 时，未来充血性心衰事件风险提高 1.33 倍。同时，此研究提示，亚临床甲状腺功能减低并未增加冠心病、外周血管病等事件的发生，也未增加心血管相关死亡率和总死亡率。然而，对待此结果须谨慎，因为目标人群并未检测 FT_4 这一重要甲状腺激素指标，可造成临床甲状腺功能减退患者被纳入亚临床甲状腺减退患者中的偏倚。此后，该研究者又在另外一个研究中选取 3 044 例大于 65 岁未患心衰的成年人对其心衰事件和心功能进行长期观察和随访。在 12 年随访中，TSH≥10.0 mU/L 者心衰发生率显著增加，TSH 在 4.5～9.9 mU/L 心衰发生的风险不增加。此研究的局限在于未能获取长期动态心脏超声和甲状腺激素变化结果以及不良预后与年龄的关系需进一步探讨。总之，亚临床甲状腺功能减退能够中等程度地增加 TSH≥10 mU/L的中老年人心衰的风险，但此结论尚未在年轻人群体中得到证实。2003 年，*Circulation* 杂志报道了一项关于低 T_3 综合征对罹患心血管患者死亡的影响，经过 1 年随访观察，Cox 比例风险回归模型提示，FT_3 是最重要的全因死亡预测因子（HR = 3.582，$P < 0.000\,1$）；同样地，多因素 logistic 回归分析亦显示 FT_3 是死亡的独立预测因子（HR = 0.395，$P = 0.003$），低 T_3 综合征是心脏病患者强有力的死亡预测因子。

总之，甲状腺功能减退对心衰的预后有着显著的影响。因此，对于心衰患者应当定期检查甲状腺功能状态，对于出现临床甲状腺功能显著低下的患者，补充甲状腺激素治疗是必要的。对于亚临床甲状腺功能减退以及低 T_3 综合征的患者，则应综合评估患者的情况，以决定是否补充甲状腺激素。

第五节　心力衰竭护理及社会支持

心衰是所有心血管疾病发展的最终结局，具有发病率高、致残率高、死亡率高、住院率高及治疗费高五大特点，而且心衰病程漫长，病情逐渐进展及反复发作，需要长期治疗。护理作为心衰综合管理的一部分，在提高心衰管理质量中起着非常重要的作用。慢性心衰患者绝大多数时间需在家休养，因此以家庭为中心的自我护理显得尤为重要。调查显示，对慢性心衰患者的优质护理能显著降低心衰患者的再住院率和病死率。社会支持作为慢性心衰优化管理的重要内容，可使心衰患者得到心理支持，加速患者的康复。本节将根据疾病状态详细叙述各类心衰的护理知识，并介绍心衰患者的社会支持及家庭护理。

一、急性心力衰竭的护理

急性心力衰竭的主要病理生理基础是各种原因导致的心输出量骤减、组织器官灌注不足、肺静脉和毛细血管压升高，形成肺间质水肿，进而肺泡水肿，影响气体交换，导致严重的低氧血症，甚至死亡。护理的关键是及时发现、准确判断、立即进行有效的药物和非药物干预，改善症状和稳定血流动力学，减少住院期间的病死率及其他不良事件。

（一）一般护理

1. 体位　立即协助患者取坐位，双下肢下垂，以利于呼吸和减少静脉回心血量，减轻心脏的前负荷和肺水肿，进而减轻患者的症状，但目前不再推荐四肢加压轮扎。

2. 保持气道通畅并给予氧疗　及时清除口腔及气道内的分泌物，避免误吸，防止舌后坠。有活动义齿应取下。有舌后坠时，可用舌钳将舌头固定，保证气道开放。立即给予6～8 L/min鼻导管高流量吸氧，或面罩吸氧4～6 L/min，维持SaO_2在90%～98%，湿化瓶加入30%～50%的乙醇，以减轻肺水肿。吸入时间不宜过长，以免引起乙醇中毒。重症者可行无创持续气道正压或双水平气道正压机械通气，必要时行气管插管或气管切开。

3. 排痰护理　注意观察痰液的性状、颜色及量的变化，心衰患者常合并肺淤血及呼吸道感染，痰液多而黏稠，且患者身体虚弱无力咳出，应拍背协助排痰，张口呼吸者要保持口唇湿润。

4. 迅速建立静脉输液通道　遵医嘱正确使用药物，严格控制输液速度和总量。

5. 镇静　急性左心衰竭患者常因严重呼吸困难而烦躁不安，感到焦虑或恐惧，易加重心脏的负担。护士应多陪伴患者，向其简要解释检查及治疗目的。对于严重躁动的患者，可遵医嘱给予吗啡镇静。

6. 限制钠及水的摄入量　急性心衰伴容量负荷过重者，氯化钠摄入应<2 g/d；严重低钠血症（血钠<130 mmol/L）患者，液体摄入量应<2 L/d。

7. 心理护理　急性心衰患者常因严重呼吸困难而烦躁不安，发生焦虑或恐惧，进一步导致交感神经系统兴奋性增高，使呼吸困难加重。医护人员在抢救时必须保持镇静，熟练操作，使患者产生信任和安全感。避免在患者面前讨论其病情，以减少误解。可留一名亲属陪伴患者，护士应向患者家属解释治疗和检查的目的，提供情感支持，消除其不良情绪。

8. 做好基础护理，落实安全管理措施　①备好急救器材和急救药物，随时应对突发恶性事件。②对于严重躁动的患者，可遵医嘱给予吗啡镇静，或使用床挡适当约束，防止坠床等意外事件发生。③保持患者大便通畅，必要时给予缓泻剂。④保持患者口腔和皮肤清洁，防止感染及压疮发生。

（二）病情观察评估

1. 及时发现并判断发作的典型表现　急性心衰的主要临床表现是呼吸困难、咳嗽、咳大量白色或粉红色泡沫样痰、面色苍白、口唇发绀、大汗淋漓、脉搏细弱及血压下降等，应及时发现，尽快报告给医生以尽早救治。

2. 密切观察患者的一般状态　包括呼吸的频率和深度、意识、精神状态、皮肤颜色及温度、肺部啰音的变化，判断呼吸困难的程度，观察咳嗽及咳痰的情况，包括痰的性状、颜色及量，给患者叩背，协助患者咳嗽、排痰，保持气道通畅。

3. 严密观察患者生命体征的变化　监测血压、心率、心律、血氧饱和度、血气分析、尿量及心电图等，对安置漂浮导管者应监测血流动力学指标的变化，记录出入水量。

4. 观察并判断疗效　治疗有效的表现主要有：①用药后1～2 h应排尿500～1 000 mL，不排尿不会好转，应立即通知医生；②面色变红润，出汗减少，能渐渐躺平；③呼吸由急促转为平缓，由30次/min以上降至25～20次/min；④血压缓慢降至110/70 mmHg左右；⑤心率由快缓降至80次/min左右；⑥两肺干、湿啰音明显减少，甚至消失；⑦血气检查无缺氧、二氧化碳潴留和酸中毒；⑧胸片示肺水肿约12 h后明显消退吸收；⑨治疗后 BNP/NT-proBNP 与基线相比下降≥30%。

（三）用药护理

（1）使用利尿药应严格记录尿量，注意低钠、低钾症状的出现，如全身无力、反应差、神经反射减弱、腹胀及尿潴留等。

（2）应用洋地黄类药物时，观察有无恶心、呕吐、视力模糊、黄绿视及心律失常等毒性反应，静脉使用时要注意稀释，速度缓慢、均匀，持续 15～20 min，一般不少于 15 min，并记录心率变化。

（3）使用血管扩张药时，应密切注意输液速度和血压变化，防止低血压发生。硝普钠要现用现配，避光静脉滴注，每 4 h 重配药液一次，根据血压及症状按医嘱调整药物输入速度，保持血压在 90/60 mmHg 以上；应用脑钠肽时最常见的不良反应是低血压，其他有头痛、恶心、阵发性室上性心动过速、血肌酐升高等，严密观察血压、尿量、呼吸困难、血氧饱和度改善情况，及时反馈给医生。

（四）配合急诊化验检查

血化验（查血常规、电解质、肾功能、血气分析、心肌酶及 D-二聚体）、床旁心电图、胸片、心脏彩超等均为心衰常规检查，尤其是心衰生物学标志物 BNP/NT-proBNP 用于急性心衰的评估，可鉴别心源性和肺源性呼吸困难：当 BNP<100 pg/mL 或 NT-proBNP<300 pg/mL 时可迅速排除急性心衰，并可根据数值高低预测患者生存率，判断治疗效果，需快速送检，及时追踪、报告结果。

（五）应用血液超滤治疗的护理

对利尿药反应差且无尿的严重钠水潴留的患者可采用血液超滤治疗，此时，应保持透析管路的通畅和局部的清洁干燥，观察有无肾衰竭、凝血和出血倾向以及静脉导管相关的并发症，并做好相关告知、教育和心理护理。

二、慢性心力衰竭的护理

慢性心衰病程长，且呈进行性发展趋势，预后差。因此，其治疗目的在于抑制和逆转心肌重塑，提高患者的生活质量和延长患者的寿命。而优质护理在慢性心衰管理中起重要作用。

（一）病情的观察评估

根据病因、诱因、心功能分级、活动耐量、液体潴留程度、各种辅助检查结果等确定病情观察重点，协助判断患者的病情发展趋势及预后。

1. 监测患者的一般状态　如生命体征、意识、瞳孔、中心静脉压力、SaO_2、尿量、末梢循环、疼痛、肢体活动、专科症状及体征情况（有无颈静脉怒张、肝大、压痛、肝颈反流征阳性，全身或四肢有无水肿）等，及早发现突发恶性事件，如急性心衰发作、恶性心律失常、心源性休克等，一旦出现，及时抢救。

2. 观察有无液体潴留　保持水、电解质平衡，注意控制输液总量及速度，遵医嘱记录 24 h 出水入量。每日测量患者体重，一般让患者在清晨起床后排空大小便，于进食前穿同样的衣服、用同样的磅秤测量，并详细记录，短期内体重增加（如 3 d 内体重增加超过 2 kg，或每天体重的增加达到 1 kg 以上），提示有液体潴留，应详细记录，及时通知医生，以便及早预防显性水肿及肺淤血的发生。

3. *评估患者活动耐量* 通过简单易行的6分钟步行试验（平直走廊上，尽可能快地行走），大致评定患者的运动耐量、心功能、疗效及预后。

4. *评估治疗效果及预后* 患者病情稳定后，观察评估其心衰的症状和体征、运动耐受性和生活质量有无改善，心脏的大小（如心胸比）以及超声心动图测定的左室舒张末期与收缩末期的直径有无缩小、LVEF和6分钟步行距离有无提高、动态测定BNP/NT－proBNP是否较基线降低≥30%。如上述指标好转，提示治疗有效，病情可控制；如上述指标无改善或恶化，或伴有静息状态下心动过速、QRS增宽、低钠血症、肾功能不全、贫血、心房颤动、慢性低血压、不能耐受常规治疗等，则提示预后不良、死亡率高，应加强监护。

（二）药物的作用和不良反应的观察及相关知识教育

1. *利尿药* 对存在液体潴留的患者遵医嘱使用利尿药，使液体滞留消失，处干重状态。首选袢利尿药，从小剂量开始，症状控制后以小剂量维持，注意观察用药效果及不良反应，准确记录出入水量，每日测体重，根据体重变化检验利尿效果和调整药量。用药期间定期检测电解质，注意有无水、电解质紊乱。利尿药的应用时间宜选择在早晨或日间为宜，避免夜间排尿过频影响患者休息。

2. ACEI/ARB 是目前治疗心衰的基础和首选药物。不仅能缓解心衰症状，更重要的是能改善心室重塑，降低总死亡率，除非有禁忌证或不能耐受，否则必须终身服用。方法是小剂量开始，逐渐增量，以靶剂量长期维持，不能耐受的患者，也可用中等剂量，或患者的最大耐受量。其不良反应较常见，主要表现为无痰干咳、首剂低血压、高血钾、肾功能改变，应定期监测。ARB用于不能耐受ACEI者，其作用与ACEI类似，其不良反应除无干咳外也与ACEI类似，也表现为高血钾、血肌酐升高、肾功能损害等。

3. *β受体阻滞药* 能抑制激活的交感活性、减慢心率而保护心脏，改善症状和预后，是唯一降低心脏性猝死率的药物。静息心率是交感神经张力变化的“窗口”，抑制交感活性亢进是心血管疾病治疗的重点之一。研究显示，心衰患者死亡率随心率增快而增加，减慢心率可以改善心血管疾病预后。本类药物初期使用对心脏有明显抑制作用、LVEF降低，用药3个月以上显示心功能改善、LVEF增加，进而可改善或逆转心肌重塑。从小量开始，逐渐加量（每2～4周加量1次），以靶剂量或最大耐受量长期维持，达到清晨静息心率50～60次/min。终身使用，避免突然停药。注意观察血压过低、液体潴留、心功能恶化、心动过缓及传导阻滞等不良反应，及时报告医生处理。

4. *醛固酮受体拮抗药* 也是神经内分泌抑制剂，可抑制RAAS系统的激活。国内主要的药物是螺内酯，20 mg/d，应用时注意监测血钾及肾功能，高钾血症、肾功异常者禁用，通常联用袢利尿药。

5. *洋地黄制剂* 主要益处是改善临床症状，提高生活质量，从而减少因心衰的再住院率，最常用的制剂为地高辛。使用时要剂量准确，用前测脉搏或心率，若心率或脉搏<60次/min，或节律异常，或出现恶心、呕吐、视物模糊等，应及时告知医生处理，防止洋地黄中毒。

（三）一般护理

1. *体位与氧疗*　根据病情给予舒适卧位，呼吸困难明显者给予坐位或半坐卧位；严重者或急性心衰发作者采取端坐位，双下肢下垂；轻度心衰者可采取高枕卧位，严重者需绝对卧床休息。给氧的原则一般是低流量持续给氧，2～3 L/min。

2. *休息与活动*　保证充分的睡眠和休息，尽早下床活动。根据心功能级别、病情和患者及其家属一起制订休息与活动计划。心功能Ⅰ级者，不限制体力活动。心功能Ⅱ级者，适当限制体力活动，多休息。心功能Ⅲ级者，严格限制一般的体力活动，每天应有充分的休息时间。心功能Ⅳ级者，绝对卧床休息。病情稳定后鼓励患者从床上的被动、主动运动到床边站立、室内行走，再到走廊、楼梯行走，循序渐进。轻体力、小活动量、长期坚持有助于改善心功能，提高机体免疫力，也可预防血栓、压疮、便秘、虚弱、体位性低血压等并发症发生。

3. *饮食护理*　视病情摄入高蛋白、低盐、低脂肪、高维生素、易消化食物。少量多餐，不宜过饱，根据电解质结果决定钠的摄入量，一般轻度心衰钠盐摄入≤5 g/d，中度心衰≤3 g/d，重度心衰≤1 g/d。指导患者限制含钠高的食品，如发酵的面食、腌制品、味精、番茄酱等，多进食全麦食品、蔬菜、水果，以保持大便通畅，缓解便秘。适当补充维生素 B_1 和维生素 C，有利于保护心肌。

4. *排痰护理*　注意观察痰液的性状、颜色及量的变化，心衰患者常合并肺淤血、呼吸道感染，痰液多而黏稠，且患者身体虚弱无力咳出，应协助拍背，鼓励患者尽量排出痰液。

5. *改变不良的生活方式*　生活规律，避免暴饮暴食，戒烟酒；保持口腔清洁，生活能自理者鼓励其刷牙、漱口（必要时护士帮助给予口腔护理），并做好监督，保证患者自觉实施；控制体重；指导患者养成定时排便的习惯，保持大便通畅，预防便秘。排便时切忌过度屏气用力，以免增加心脏负荷，诱发心律失常，必要时应用缓泻剂；尽量减少冷天出门，或到人员密集场所，避免受凉或交叉感染。

6. *心理护理*　患者疾病反复发作时易产生紧张、焦虑、恐惧进而悲观、失望、抑郁等情绪，护士和家属应关心体贴、鼓励和安慰患者，多与患者交流病情，讲解治疗成功的案例，教育其认识疾病的特点，掌握自我监测、护理的方法，使患者认识到避免情绪波动与限制体力活动同等重要，使其学会营造良好心态，树立平和的生活态度，避免神经内分泌兴奋，维持机体内环境稳态，以免病情加重，影响预后。

7. *落实安全管理措施*　①急救药品和物品完好备用，由专人每天评估使用中的仪器设备运行状态，监护仪、呼吸机等设备的报警设置合理并处于打开状态，确保仪器设备的正常使用和安全，保证治疗和抢救顺利进行。②采取措施并教育患者预防静脉血栓、压疮、感染、坠积性肺炎、跌倒、坠床等并发症和意外事件。评估压疮、跌倒、坠床风险，对昏迷、神志不清，烦躁不安的患者，应给予定时翻身、床挡、约束具、压疮防治贴等保护性措施。老年患者改变体位要慢，使用辅具预防跌倒，减少不良事件的发生。

（四）6 分钟步行试验（6 MWT）的操作规程与护理

6 MWT 是临床检测心肺功能的重要方法之一，可连续动态地测定患者的心功能，预测疾病的危险性和死亡率，评价中重度心衰患者治疗前后的效果与治疗方法的优劣，并起到辅助治疗的作用，其优点是简单、易行、经济、有效。其要求如下。

1. *选择合适的试验场地* 要求地面平直，路长须达到50 m，每3 m及折返点做出标记。

2. *设备* 倒计时器（或秒表）、一把便于沿走道推动的椅子、血压计、电话、记录表。必要时备氧源、电除颤器。

3. *患者准备* 穿着舒适的衣服和鞋子；使用习惯的行走辅助器（拐杖、走路用的支持物等）；按常规服药；试验前可少量加餐；试验前2 h不做剧烈运动。

4. *医务人员的准备* 评估病情，筛选患者。测量患者脉搏、血压，复习患者既往心电图。有条件时，测量末梢血氧饱和度。要求生命体征平稳，无不稳定心绞痛或新发心肌梗死，并评价患者运动前呼吸困难和全身疲劳情况。

5. *尽告知义务* 告知患者及其家属试验的目的、方法，在6 min内尽力快走，但不要跑或跳，行走中如感觉气短或筋疲力尽，允许减慢速度或停下来，甚至靠墙或坐下来休息，但仍继续计时，之后能继续走的话继续走。

6. *记录圈数及用时* 测量记录最后一圈的距离，记录患者呼吸困难和疲劳的Borg分级，并询问患者觉得走不动的最主要原因，记录试验前患者的服药情况，包括服药的种类、剂量和时间。

7. *供氧须知* 如果患者中途需要吸氧，对同一患者请使用同一种供氧设备，并使用同一氧流量，同时要记载其使用的氧气设备及氧流量。

8. *立即终止的指征* 当在运动时出现胸痛、难以忍受的呼吸困难、下肢肌肉痉挛（腿抽筋）、步履蹒跚、大量出虚汗、面色苍白或灰白时，应立即停止活动。

9. *结果判定* 患者步行的距离分为4个等级，1级少于300 m，2级为300～374.9 m，3级为375～449.5 m，4级超过450 m。级别越低者心功能越差。达到4级者，说明心脏功能接近或已达到正常。

10. *动态测量的意义* 治疗后6分钟步行距离提高70 m以上，才有显著意义。6分钟步行距离减小，则需全面查找功能损害的原因。

11. *应注意的安全问题* 急救物品、药品步行中随时可用，包括氧气、舌下含化的硝酸甘油及沙丁胺醇等。电话或其他通信工具应保持畅通，以便随时呼救。

（五）延伸护理

延伸护理是心衰整体治疗的一部分，医护共同对患者进行一般性随访（1～2个月一次）、重点随访（3～6个月一次）、动态监测利钠肽（BNP/NT－proBNP）、指导治疗及患者教育等。固定随访人员，定期主动随访，为心衰患者提供长期连续的主动服务。建立患者档案，做好随访记录。

三、心力衰竭合并心房颤动的护理

心房颤动是最常见的心律失常，心房颤动发作时伴有较快的心室率，同时患者感头晕、乏力黑蒙，甚至晕厥。心房颤动与心衰互为因果，且极易致体循环血栓形成，导致患者突发中风，严重影响患者生活质量。护理的关键在于监测心律、心率及血压，防止心室率过快或过慢及低血压；避免血栓形成的诱因，做好抗凝、抗心律失常药物治疗的护理等。

（一）按心衰护理常规进行护理

心衰的常规护理前面介绍过，此处不再赘述。

（二）病情观察

除心衰观察内容外，着重观察心律、心率、血压、心脏大小及杂音情况等。对心衰患者应采取严格的心室率控制，即静息心室率 <80 次/min，中等程度的运动 <110 次/min，还应注意有无长间歇、低血压；查脉搏时同时数心率 1 min；警惕并发体循环栓塞，注意有无神志、肢体活动等的改变。

（三）用药的观察护理

1. *抗凝药物的护理*　教育患者坚持遵医嘱用药，防止随意增减或停药。

（1）监测 INR：使用华法林时，在起始治疗阶段至少每周测定 1 次 INR，目标值为 2.0 ~3.0，稳定后每月测定 1 次。当 INR <5.0、无明显出血时，减量或停服 1 次；INR 5.0 ~9.0，停用华法林 1 ~2 次；如患者出血危险性高，停用 1 次同时口服维生素 K_1（1 ~2.5 mg）；INR >9.0 但无明显出血，口服维生素 K_1 3 ~5 mg，INR 将在 24 ~48 h 内降低，必要时可重复使用；严重出血或 INR >20.0 时，口服维生素 K_1 10 mg，可静脉输注新鲜血浆和凝血酶原浓缩物。

（2）预防出血：严密监测凝血功能，行动时避免磕碰，避免剔牙、挖鼻、掏耳等动作，刷牙使用软毛牙刷，服药期间注意观察皮肤黏膜出血点、大小便颜色变化，及时告知医生。

2. *抗心律失常药物的护理*　使用胺碘酮时监测 QT 间期；严密观察有无窦性心动过缓、窦性停搏、窦房阻滞、QT 间期延长、尖端扭转型室性心动过速、低血压等；当心室率 <60 次/min，或有窦性停搏，或窦性心律已转复时，应停药；如血压明显下降，QT 间期较用药前延长超过 20% 时，应报告医生；注意监测甲状腺功能、肝功能等。

（四）一般护理

1. *起居*　改善居住条件和环境卫生。室内保持空气流通、阳光充足、温度适宜。保证充足睡眠。

2. *积极预防和控制感染*　避免任何增加心脏负荷的因素，如过劳，用力排便，情绪激动，剧烈运动，肥胖，输液过多过快，高钠饮食，过量饮酒、浓茶、咖啡，激动，重体力劳动，妊娠，分娩，贫血，用药不当，大量失血，严重缺氧等，以免加重心衰。

3. *心理护理*　心房颤动和心衰病程长，呈反复发作、逐渐加重的趋势，患者心理护理至关重要，要让患者认识到疾病的可控性、配合的重要性，打消患者顾虑，增强其治疗的信心。

四、心脏再同步化治疗后患者的护理

慢性充血性心衰是具有较高患病率和病死率的严重疾病，虽然药物治疗可缓解症状，但有相当数量的患者即便应用了最佳的药物治疗，仍不能完全阻止心功能的进行性恶化，生活质量低下。在药物治疗的基础上，心脏再同步化治疗（CRT）已成为心衰的有效治疗手段，可抑制甚至逆转左室重塑，减轻症状，提高生存率。CRT 是在传统右房、右室起搏的基础上增加左室起搏，遵照一定的房室间期和室间间期顺序发放刺激，能恢复心脏的同步性，从而改善心脏功能。护理重点是治疗前做好心理护理及相关准备，治疗后监测生命体征，加强并发症的观察及护理，重视出院指导。

(一) CRT 治疗前护理

1. 心理护理　由于心衰患者病程长、反复住院、生活质量下降、治疗费用昂贵、及 CRT 知识缺乏，患者多表现出情绪消沉，多疑及不同程度的焦虑、恐惧和抑郁等负性情绪。护士应了解患者的家庭社会关系，加强与患者及其家属的沟通，用通俗易懂的语言讲解心衰知识、心衰的治疗方法，以及 CRT 的必要性、目的、过程、费用、治疗配合内容、可能达到的疗效，减轻患者的顾虑，增强患者对治疗的信心，使其积极配合治疗。

2. 相关准备

(1) 遵医嘱用药，如多巴胺、呋塞米、米力农、硝酸甘油、血管紧张素转化酶抑制药、β 受体阻滞药、醛固酮受体拮抗药等，积极改善心衰，尽量将患者的心功能改善至Ⅱ ~ Ⅲ级，待患者能较长时间平卧后再施行治疗。

(2) 观察病情，描记心电图，要特别注意 P 波群及 QRS 波群时限的变化，以便术后做对比判断电极位置；评估患者心功能状态，包括心功能分级、LVEF、血流动力学变化、6 分钟步行试验等。

(3) 完善术前检查，如血常规、血型、出凝血时间、肝肾功能、心电图、动态心电图、胸片、心脏彩超等。

(4) 治疗前 5 d 停用阿司匹林、华法林等影响凝血功能的药物。

(5) 治疗前 2 d 开始训练床上大小便，以预防治疗后尿潴留的发生。

(6) 治疗前 1 d 常规双侧颈胸部、腋下备皮，做碘过敏试验及抗菌药物皮肤过敏试验。

(7) 治疗前晚保证患者充足睡眠，必要时遵医嘱予地西泮片 5 mg 睡前口服。

(8) 治疗前禁食 4 h、禁水 2 h，建立静脉通路，进导管室前排空大小便。

(二) CRT 治疗后护理

1. 病情观察

(1) 多询问、倾听患者主诉，连续心电监护 48 ~ 72 h，严密监测心率、心律、血压变化，注意起搏及感知功能是否正常，每日描记 12 导联心电图，动态观察心电图 P 波、QRS 波群时限，并注意与术前 QRS 波群时限进行比较，以便及时发现电极脱位、阈值升高、交叉感知等异常情况。

(2) 测体温 4 次/d，术后 3 ~ 7 d 可有低热，一般不超过 38 ℃。如体温明显升高，伴有切口疼痛，应考虑局部感染，通知医生及时处理。

(3) 切口处根据医嘱给予沙袋压迫，观察切口处有无渗血、红肿，敷料是否清洁、干燥、固定，发现出血量多及血肿，及时报告医生。

(4) 有切口疼痛时，遵医嘱给予镇痛药口服。

(5) 监测记录 24 h 出入水量。

2. 饮食及生活护理　少量多餐，进食富含蛋白质和维生素、清淡、易消化的食物，摄入适量的纤维素和水分，以保持大便通畅；协助患者在床上大小便、洗漱、进食，保护患者隐私，避免过多暴露，为患者创造清洁、安静的休养环境。

3. 并发症的观察及护理

（1）切口出血和感染：出血和感染是CRT较常见的并发症，可能与CRT前未及时停用抗凝及抗血小板药物、术中止血不彻底、患者凝血机制不良、患者抵抗力差及伴有糖尿病等基础疾病有关。治疗前5 d遵医嘱停用华法林、阿司匹林等药物；治疗后切口用无菌敷料加压包扎，给予1 kg沙袋压迫6～8 h，每日无菌换药，保持切口清洁干燥；咳嗽时保护切口，及时予止咳药物；密切观察敷料有无渗血、渗液，切口有无红肿、疼痛，囊袋处皮肤有无淤斑、波动感；CRT后4 h内每小时观察切口1次，以后每2 h观察1次至CRT后24 h，24 h后每班观察2次至拆线；为预防感染，常规应用青霉素类或头孢菌素类药物，对以上两类药品过敏者选用喹诺酮类药物。

（2）心律失常：与CRT操作耗时较长、多条电极定位操作激惹心肌、冠状静脉窦造影和左室导线植入引起部分心肌水肿有关，还与心室肌本身的电生理特性以及部分室内折返机制的参与有关。CRT后尽量入CCU监护病房，由专人护理，给予心电监护，病室内备抢救车、除颤仪；遵医嘱使用抗心律失常药物，并监测血钾浓度；对恶性心律失常患者，建议行CRT－D治疗，能有效预防致命性室性心律失常所致的猝死。

（3）电极脱位：电极脱位发生与过早活动、剧烈咳嗽、右上肢活动幅度过大、起搏导线选择不当、左室靶静脉定位不满意、心内膜条件差等有关。主要表现为起搏失灵或起搏状态受体位影响，患者自觉心衰症状加重、膈肌跳动及心悸，严重起搏器依赖者可有黑蒙及晕厥等症状。CRT后患者取平卧位或高枕卧位24～48 h，避免右侧卧位，术侧上臂及肩部绝对制动24 h，24 h后由肢端关节开始活动，循序渐进，1周内避免肩关节过度活动；指导患者适度活动双下肢及对侧上肢，1～2 d后可下床活动，先坐床边椅，逐步过渡到床边活动、室内行走、室外走廊散步等；术后避免剧烈咳嗽、深呼吸，必要时遵医嘱给予止咳药；心电监护观察心率、起搏刺激与QRS波群关系及QRS波群宽度，如果有异常或不能达到双心室100%起搏，应及时应用起搏器程控分析仪优化起搏参数；如果术后变窄的QRS波群突然变宽，应立即通知医生以判断是否为起搏器电极脱位或工作模式改变，及时处理，必要时X线摄片检查或起搏器程控了解电极情况。

（4）膈肌刺激征：因左室电极与膈肌及膈神经位置近、起搏电压偏高及电极移位所致。患者可出现腹部跳动不适、呃逆、紧张、心烦不安等不适症状。优化电极植入过程，左室电极定位测试获得满意参数可避免膈肌刺激征；加强病情观察，重视患者主诉，及时采取程控调整、减少起搏输出电压等措施缓解症状。

（三）出院指导

1. 日常生活指导

（1）嘱患者保持乐观情绪，生活有规律，劳逸结合，活动以不引起呼吸困难、胸痛、疲劳、大汗为度。

（2）避免感染、过度劳累、情绪激动等诱发心衰的因素。

（3）做好起搏器知识及病情自我监测指导，告知患者随身携带起搏器卡；告知患者避免接近强磁场和高电压场所，不宜做磁共振检查及理疗，一般家用电器可正常使用，避免把手机装在靠近起搏器的上衣口袋内，手机宜在手术部位对侧接听。

（4）术侧肢体避免剧烈活动、提重物，术区局部皮肤保持清洁，穿宽松棉质内衣。

2. 用药指导　告知患者及其家属 CRT 不能取代药物治疗，需继续定时定量用药及观察药物不良反应。服用利尿药时定期监测血钾，多食含钾丰富的食物；服用 ACEI 可能会出现咳嗽、低血压等，用药期间监测血压，避免突然改变体位；服用β受体阻滞药可出现液体潴留、心动过缓、低血压等，应监测心率和血压，每日测体重；服用洋地黄时可能会出现洋地黄中毒，告知洋地黄中毒时的表现，疑似中毒时及时到医院就诊；服胺碘酮要定期监测肝功能、肺功能及甲状腺功能。

3. 定期随访

（1）固定随访人员，定期主动随访。后期的随访管理是确保起搏治疗最优化所不可忽视的重要环节，要为 CRT 患者提供长期连续的主动服务。

（2）随访内容：包括起搏器功能分析、18 导联心电图、24 h 动态心电图、胸片和心脏彩超、6 分钟步行试验等。

（3）随访目的：了解起搏器的治疗效果、有无不良反应和并发症、起搏器是否处于最佳工作参数和状态、是否使患者获得了最大治疗效果。向患者强调随访的意义，提高其依从性。

（4）建立患者档案，做好随访记录。

（5）随访时间：出院后 1 个月来院随访，以后每 3 ~6 个月随访 1 次，起搏器电池的使用年限一般为 4 年，在电池能量接近耗竭时，应缩短随访时间，改为每月 1 次，及时告知患者做好更换起搏器的准备。

（6）对行 CRT – D 治疗的患者，说明可能发生的电击及出现电击时的感受，告知放电时的能量对身体不会产生伤害，消除其恐惧心理，如有放电，及时检查，同时继续服用抗心律失常药物以控制心律失常的发生，减少电击次数，延长起搏器使用寿命。

五、心衰患者的社会支持

社会支持是个体对想得到或可以得到的外界支持的感知。对患者而言，社会支持大多来源于家庭、亲属、朋友、社区等个人或组织，是一种可以调整和改变的因素。

研究发现，在控制了人口社会学和疾病相关变量后，社会支持对症状管理自我效能具有显著的正向预测作用。也就是说，心衰患者感知获得的社会支持越多，其对管理症状的自我效能感可能就越强。国内外关注心衰患者自我效能的研究都发现了这种正相关关系。国内黄晓莉等报道，社会支持系统完善者具有更高的自我效能水平。Maeda 等报道，心衰患者的主观支持不仅直接正性作用于自我效能，而且通过“自我效能”间接作用于其自我管理行为。因此，医护人员应告知心衰患者及其家属社会支持的重要性，主动了解其需求，及时提供心理、生理和信息等方面的帮助，帮助患者构建一个以家庭为核心的、有效的社会支持系统，使他们能够感受到足够的关心与支持，强化其管理疾病、控制和改善症状的自信心，以利于康复。

第六节　出院后的管理模式

心衰患者出院后如何降低其因急性失代偿再住院或死亡是一个关键问题。加强对患者的随访，专科医生、家庭医生、社区医护人员及专职护士多方协作，指导患者日常活动及药物治疗，可望提高患者的生活质量，减轻症状，提高生存率。那么，哪一种管理模式适合我国心衰患者呢？这个问题仍需要探讨。

一、过渡期的随访与管理

2015 年 1 月，美国心脏协会发布了《2015 心力衰竭过渡期管理科学声明》。声明指出将 30 d 再入院作为心衰的一个医疗指标，使得医疗服务机构必须提高效率和采用综合的管理方法。为了达到上述目标，我们需要过渡期管理方案。过渡期管理方案旨在为从医院出院转移到社区医疗机构或出院回到家庭的心衰患者提供个体化的干预措施和方案，但通常是从医院到家庭的转移。关于心衰转移期间的过渡方案我们需要记住以下十点内容：

（1）心衰患者在医疗机构之间转移的过渡期管理方案是指在患者从一个环境转移到另一个环境时（通常是出院回家）的个体化干预措施和方案，包括多项管理内容。

（2）在多元回归分析控制患者特征后，有 3 个因素是 30 d 再入院的重要预测因子：左室功能评估、戒烟和每年因心衰住院次数。

（3）心衰患者出院后的管理方案包括 8 项内容：电话随访、对患者及其家属的健康教育、自我管理、体重监测、限钠或饮食建议、运动康复建议、药物评估以及社会和心理支持。

（4）出院后的管理分为诊所治疗（诊所中的心衰药物一级管理）、多渠道治疗（由多名医护人员提供多项医护服务）和个案管理模式（旨在早期强化出院后监测）。

（5）与常规管理相比，临床管理模式未能降低再入院和死亡率，但个案管理模式改善了晚期死亡率（出院后≥6 个月）。个案管理和多学科治疗方案改善了早期（<6 个月）和晚期心衰再入院率和全因再入院率。

（6）直接参与指导干预的人员一般是护士。患者教育的内容包括饮食、心衰体征和症状、自我管理期望和药物咨询等。

（7）大多数方案包括出院后 48～72 h 首次电话随访，大多数随访时间是出院后7～10 d。在一项报告中，46% 的患者在饮食和自我管理的理解和依从方面存在问题，因此要强化这方面的管理，加强与患者及其家属的充分沟通，使其认识到并充分理解对饮食及药物治疗依从性的重要性。

（8）为了改善药物治疗和后续管理，需要为医护人员提供有效的通信工具，如电话、手机及网络。为强化患者的健康教育，可定期给患者及其家属发送心衰预防及治疗方面的信息，提高其自我管理的能力。

（9）最佳过渡方案可以减少再入院治疗、临床不良事件风险及改善患者满意度。

（10）心衰管理方案应该考虑慢性心衰高危患者的过渡治疗补充方案。

住院期间或出院前应对患者及其家庭成员进行心衰相关教育，使其出院后顺利过渡到家庭护理。主要内容应涵盖运动量、饮食及液体摄入量、出院用药、随访安排、体重监测、出现心衰恶化时的应对措施、心衰风险评估及预后、生活质量评估、家庭成员进行心肺复苏训练、寻求社会支持、心衰的护理等。强调坚持服用有临床研究证据且能改善预后的药物的重要性，遵医嘱及加强随访可使患者获益。

从医院到家庭的连续护理模式是指将现有的医院护理模式改成从医院到家庭的护理模式，这种改变使单纯的医院护理模式得到延伸，即患者出院以后也可以享受到比较专业的护理，从而加快患者的康复，降低再住院率。而过渡期的管理为出院心衰患者稳定地进入家庭护理环节提供了重要的支持。

二、慢性心衰患者的家庭护理

心衰患者病情稳定后，长期在家休养，某些患者若恢复得好可重返工作岗位，若家庭护理得当，可极大减轻心衰患者痛苦、延长患者的寿命及提高其生活质量，减少因心衰再住院。研究表明，家庭护理可通过加强对患者的健康教育，从而影响其对健康的态度和行为，积极参与到自我护理活动中，改善自我护理行为和提高自我护理能力，从而更容易控制自己的日常生活。因此，家庭护理及家庭成员的支持在慢性心衰的综合治疗中的作用非常重要。

1. 合理安排生活，避免各种诱发因素

（1）防寒保暖，预防呼吸道感染。感染是诱发心衰的常见原因，在感冒流行季节或气候骤变情况下，要减少外出，出门应戴口罩并适当增添衣服，少去人群密集之处，气候转冷时注意须加强保暖。慢性心衰患者无论发生何种感染，均需早期就诊，必要时按病原学检查的结果应用足量的抗生素。有些体弱患者感染时症状不典型，体温不一定很高，仅表现为食欲不佳、倦怠等，应密切关注病情变化，预防心衰发生。

（2）保持平和心态，避免情绪激动。患者自己应保持平和的心态，学会心胸豁达，不自寻烦恼。各种活动要量力而行，既不逞强，也不过分依赖别人。对自己的疾病不能忽视，也不要过分关注，因为过分紧张往往更易诱发急性心衰的发作。

（3）避免饱餐。饱餐可诱发或加重心衰，因此不宜吃得过饱，以避免餐后胃肠过度充盈及膈肌抬高，并增加心脏负荷。晚饭应早些吃，宜清淡，晚饭后不进或少进其他食物和水分，预防急性发作。

（4）合理休息，保证充足睡眠。休息的意义在于使心率减慢，机体耗氧量减少，减轻心脏负担，使肾供血增加，有利于水肿的减退，预防心衰的加重或复发。除午睡外，下午宜增加数小时卧床休息。对轻度心衰的患者，只需卧床休息几天，就可以使心衰得到控制。对休息时仍有心悸、心率快的急性期和重症心衰患者，除了需要较长时间的休息外，还应辅以强心、利尿药物治疗。另外，要保证患者夜间睡眠充足，采用高枕或半卧位姿势睡眠可减轻呼吸困难症状。心衰较严重者，让患者多采取半卧位休息，减少回心血量，减轻心脏负担。

（5）适量活动，避免劳累。心衰患者应根据心功能好转情况制订活动计划，做一些力所能及的体力活动，如散步、练气功、打太极拳等活动，循序渐进，逐步增加活动量，以不引起心悸、气促为限度，切忌活动过多、过猛，更不能参加较剧烈的活动。当脉搏大于 110 次/min，或比休息时加快 20 次/min，有心慌、气急、心绞痛发作或异常搏动感时，应立即停止活动并休息。

（6）避免用力增加腹压的动作。教育患者养成每日定时排便的习惯，进食易消化、高纤维的食物，保持大便通畅，预防便秘的发生。勿用力大便，必要时使用缓泻剂。另外，教育患心衰的育龄妇女要注意尽量不要怀孕，避免诱发心衰。

2. 合理用药，优化心衰的治疗　心衰的常用治疗药物包括洋地黄类药物、血管扩张药、利尿药、β受体阻滞药、血管紧张素转化酶抑制药以及血管紧张素Ⅱ受体拮抗药。严格按医嘱正确及时服药，观察用药反应。按照医生制订个体化用药方案用药，并定时或根据病情变化及时复查，调整治疗，长期规律用药，切忌随意增减药量或停药，以免发生严重后果。熟悉常用药物的用法、作用与禁忌证、不良反应及中毒症状，用药过程中及用药后观察反应，做到心中有数，避免紧张，以利于不良反应的早发现、早处理，提高治疗的依从性。

（1）洋地黄类药物：洋地黄类药物中毒症状包括消化道症状，如恶心、呕吐，通常是洋地黄中毒最早出现的症状；心律失常，包括室性期前收缩、室性期前收缩二联律、房性心动过速、完全性房室传导阻滞等，以及神经系统症状。在患者用药期间应密切观察，一旦出现恶心呕吐、心动过缓，或心电图出现心律失常，应及时就诊。

（2）血管扩张药：血管扩张药常见的不良反应为低血压、反射性心动过速，表现为头昏、眩晕、心悸等，因此用药时应从低剂量开始，严格遵照医嘱调整药物用量，用药过程中严密观察心率、血压，一旦出现心率过快、血压过低，或出现头晕、心悸，应及时向医生汇报调整药物用量。

（3）利尿药：应用利尿药，特别是强效利尿药时，可能会出现水、电解质紊乱，出现低血容量、低血钾、低血钠、低血氯。低血容量可以表现为尿量减少，体重下降过快，体重下降每日超过1 kg；低血钾可以表现为肌肉无力、腹胀，心电图可出现明显的U波；低血钠可以表现为恶心等症状。用药过程中应严密观察，监测电解质，严格记录24 h出入水量，监测体重变化，使每日体重下降维持在0.5～1 kg，一旦出现不良反应，及时向医生报告。

3. 掌握自我监测的内容和方法　心衰患者应学会自我监测病情变化并记录，以便对出现的各种症状和所用药物的毒副作用及时发现，如出现气短、乏力、夜间憋醒、咳嗽加重、咳泡沫状痰、倦怠、嗜睡、烦躁、体重快速增加等，可能为心衰加重的表现，应及时就医。具体监测内容如下。

（1）监测体重变化，及时发现液体潴留情况。每日清晨着同样服装，于如厕后、进早餐前称体重。如果3 d内体重增加超过2 kg，或每天体重的增长达到1 kg以上，几乎可以肯定有液体潴留存在，体重持续、快速地增长（每天1 kg）是心衰恶化的重要线索，应增加利尿药的剂量或立即就诊。

（2）监测血压和心率变化。血压和心率是反映心脏基本功能状态的指标，同时也能反映药物的疗效和不良反应，以及心脏病危险因素的控制情况。

（3）定期复查监测BNP、电解质及肝肾功能情况。

（4）胸闷气急者，可自备低流量氧气吸入装置。

（5）了解心衰引起咳嗽的特征。有些咳嗽与心衰有关。心衰引起的咳嗽有以下几个特点：频繁干咳，伴有胸闷气喘；活动或劳累后，咳嗽气喘的症状加重；处于平卧位时症状较重，当变成坐位或立位时症状缓解，并且常在夜间发作。若出现此种咳嗽，应警惕肺淤血加重，及时就医。

（6）监测病情的突然变化。如突发急性心衰症状如突然呼吸困难、不能平卧，或急性肺水肿症状如气急、发绀、咳粉红色泡沫状痰、两肺布满湿啰音，应立即拨打医院急救电话抢救。

（7）若出现以下情况也应及时就诊：①疲乏无力。总是感觉全身乏力，没走多少路就已经疲乏不堪，甚至连话都不愿意说。②食欲不振。右心衰竭的人全身供血不足，导致胃肠血流量减少，容易腹胀、恶心及呕吐。③尿少、水肿。心功能减退后，心输出量减少，全身的有效循环血量减少，肾血流不足，导致患者总尿量减少，而夜间尿量相对增多，由于心衰后还会导致体循环淤血，所以还会出现双脚、双小腿水肿的症状，而且劳累后会加重。④情绪或精神异常。老年心衰患者往往出现此类症状，主要表现为烦躁不安、幻觉、意识不清甚至昏迷等。

4. 保持个人卫生和安全，预防并发症和不良事件　生活不能自理者给予口腔护理及皮肤护理。长期卧床易产生下肢静脉栓塞、肢体萎缩、肺炎、压疮等，应采取主动或被动活动，预防下肢深静脉血栓。慢性心衰患者常被迫采取右侧卧位，所以应加强右侧骨隆突处皮肤的护理，预防压疮。可为患者定时按摩、翻身，护理动作应轻柔，防止拖、拉、拽等致皮肤擦伤。对水肿严重者的患者更应加强皮肤保护；指导患者深呼吸和有效咳嗽，预防坠积性肺炎；平时改变体位要慢，预防体位性低血压；使用辅具防止跌倒、坠床等。

5. 饮食管理　饮食在心衰的康复中占重要地位。

（1）选用低热量，低钠，低脂肪，富含维生素、纤维素、无机盐，清淡易消化及不易产气的食物。心衰发作时开始可用流质、半流质饮食，然后改用软饭。避免生冷坚硬、油腻及刺激性食物（浓茶、咖啡或辣椒等），也要避免容易产气的食物，如豆类、薯类、南瓜等。

（2）应供给适量的钙，以维持正常的心肌活动。但在应用洋地黄治疗时，宜进食含钙量低的食物，忌食含钙量高的食物。

（3）少食多餐，注重营养。心衰患者肝脏和胃肠道都有淤血，食欲以及消化吸收能力都比较差，因此应采取定时定量、少食多餐的方法，每日最好吃4～5餐，每餐吃八分饱，以流质或半流质食物为宜。在不增加心脏负担的同时，应该多吃些营养丰富的食物，如瘦肉、鱼类、蛋类、乳类、豆类及新鲜蔬菜和瓜果，以补充富含各种必需氨基酸的优良蛋白质、B族维生素、维生素C和适量的无机盐等，保护心肌。允许摄食的食物：粮食类有大米、面粉、小米、玉米、高粱；豆类有各种豆子及其制品，如豆浆、豆腐等；禽畜肉类有鸡肉、鸭肉（瘦）、猪肉（瘦）、牛肉等；油脂类以植物油为主，动物油少用；水产类有淡水鱼及部分含钠低的海鱼；奶蛋类有牛奶（250 mL/d）、鸡蛋或鸭蛋（<1个/d）；蔬菜类避免含钠量高者如腌制品；水果类包括各种新鲜水果；饮料类如白开水、淡茶、淡咖啡等。

（4）限制钠盐摄入。钠盐在某些内分泌激素的作用下，可引起小动脉痉挛，使血压升高。钠盐还有吸附水分的作用，每1 g食盐在体内可携带水分200～250 mL。如果体内摄入钠盐过多，全身血液容量也就随之增多，心脏的负担也随之增加，使本来已经衰竭的心脏病情更严重。轻度心衰患者每日食盐控制在3 g左右，不吃或少吃咸菜与带盐零食等食品；心功能Ⅲ级时，限制膳食含钠量为1.2～1.8 g；心功能Ⅳ级时，膳食含钠量应小于1 g。若有水肿时，则需无盐饮食和低钾饮食；对于食欲差、进食少、使用强利尿药者，不宜过分忌盐，并适当增加调味品。

（5）限水。轻度心衰的患者，每日饮水量控制在1 500 mL以内。如全身水肿明显，每日的饮水量更应严格控制，一般是按照前一天的总尿量加500 mL给予。

（6）补钾。应用利尿药后尿量增加，宜补钾或多食含钾量高的食物如橘子、香菇、香蕉、百合、红枣、瘦肉等。

（7）禁烟酒，控制体重。

（8）多进食全麦食品、蔬菜水果，以保持大便通畅，缓解便秘。

（9）适当限制蛋白质和热量的摄入。心衰时，每日蛋白质摄入量可控制在25～30 g，热量2 520 kJ；2～3 d后，蛋白质可加至40～50 g，热量4 200～6 300 kJ。病情好转后逐渐增加蛋白质和热量的摄入量，但不宜太高，以免增加心脏负荷。

6. *心理管理*　慢性心衰患者病程长、反复住院、疗效不肯定、生活质量差，易产生“累赘”感、烦躁不安、紧张恐惧及悲观失望、抑郁等情绪，对生活信心不足，同时又惧怕死亡，因而加重病情，所以减轻患者心理负担与限制体力活动同等重要。家属应多给予患者关心体贴、鼓励和生活支持，使患者感到踏实、有依靠，保持良好的情绪，减少心理波动，预防心衰发作。

7. *定期复查*　应定期抽血复查地高辛浓度和血钾、血钠、血镁及尿素氮、尿肌酐等。并定期复查心电图，心功能测定可每3个月检查一次。检查体重及水肿情况，并根据病情由医生决定药物是否需要调整。

8. *建立家庭康复治疗模式*　以患者为中心，以患者及其家属为干预对象，由医护人员定期随访并进行家庭干预，患者及其家属共同参与患者的治疗与康复的模式已被国内的护理学界普遍认可。对出院患者及出院后在门诊治疗的患者进行系统的知识教育，教会患者自我管理，提高患者的依从性，可减少心衰的发作和发展，改善患者生活质量，降低再住院率。

一项由护士通过电话对心衰患者进行确保药物和饮食的依从性、识别心衰恶化的症状和体征的干预，结果显示患者再住院率降低。对慢性心衰患者进行合理的院外护理干预可改善其心功能及临床预后，并降低医疗费用。有研究表明，有效的心理护理可以使患者的心理状况得到有效改善，使患者更容易适应社会、融入社会，这也是舒适护理所追求的目标。

三、心力衰竭患者的管理模型探讨

心衰患者存在老龄化，失代偿的隐性起病，药物治疗、实验室检查和生活方式改变的复杂性以及并发症的影响，使得心衰的管理面临诸多挑战。心衰的识别和监测、亚临床型充血性心衰患者的早期干预对于慢性心衰的家庭管理有着巨大的价值。较早识别和治疗、共病症的管理和强化患者的自我管理都有助于预防慢性心衰患者的入院治疗。各相关学科的心衰管理项目已经成功降低了各种原因所致心衰的住院率。

心衰管理的困难不但在于较高的入院率，而且出院 30 d 内再入院率近 27%，这一数字是所有需入院治疗疾病中最高的。在美国和其他的一些发达国家，急诊心衰入院治疗费用达到了心衰年治疗费用的 70%。考虑到人口老龄化和不断加重的经济负担，改善心衰患者家庭管理和预防再次入院成了需要优先考虑的问题。降低心衰患者的再入院率现在已经是公众关注、政府激励和患者主观努力的目标。无须卧床的心衰患者标准化管理包括每年 2～12 次的诊所随访，其中有体格检查以及相关实验室检查和超声心动图检查，以及正确指导患者监测自己的体重和症状。治疗往往会因患者出现新的主诉而调整。尽管这种管理方式被常规地用于门诊来监测心衰的失代偿状况，但是在监测患者症状、体征以及当日体重方面仍有诸多限制。较好的策略对识别临床症状不明显的充血性心衰和预测严重失代偿症状具有较高的价值。通过持续的家庭观察和教育可以协助患者预防病情恶化，心衰的护理也将变得积极主动，替代以前非连续和被动的护理模式。因此，优化心衰出院后的管理及探索最佳的管理模式是整个心衰管理链的重要内容。

（一）自我护理和管理

自我护理包括众多方面的内容，如坚持药物治疗、遵从饮食和运动医嘱及积极监测机体充血情况等。自我管理则将这一概念进一步扩展为治疗方法的自我调整。自我管理是一个复杂的过程，患者能识别自身身体所发生的变化（如是否出现水肿），并评估这一症状，采取相应的措施，实施治疗（如增加利尿药的剂量），然后再评估治疗效果。即使患者经常去门诊就医或在家中进行电话咨询，自我护理和自我管理最终也都依赖于患者自身的努力。

然而，患者的自我护理仍然面临诸多困难。对于心衰患者自我管理，每日检查体重是很重要的一部分，但只有不到一半的患者会这样做，即使是那些刚出院的严重心衰患者亦不能完全做到。即使患者坚持每日测量体重，24～72 h 体重增加 >2 kg 对于监测病情是否恶化的敏感性也仅仅只有 9%。患者可能在心衰症状出现几日后才寻求治疗，或者在就医时没能提供最新的症状。

合并其他疾病者可能需要服用额外的甚至与心衰药物治疗相矛盾的药物。对于心衰患者来说，每日吃 9～12 片药是很常见的，患者的依从性常常影响治疗效果。临床症状监测也存在不确定性，对于合并慢性阻塞性肺疾病的患者，出现气促往往不易鉴别是由心衰还是由肺部疾病引起。这些问题都会妨碍患者通过药物治疗、饮食或生活习惯、症状监测和决策来履行自我管理。如果自我护理能够联合其他的干预手段（如远程监测），那么患者还是有可能从中受益的。

（二）多学科团队与家庭访视

欧洲和美国的专家制定的指南推荐一种多学科参与的方法用于心衰的管理，让从事心血管研究经验丰富的护士提供心衰教育，营养学专家进行营养评估和指导，社会服务部门提供出院计划，心血管病专家检查和简化药物治疗，以及一个研究团队来提供家庭护理随访、个体化的家庭访视和电话联系。这项计划使得再入院率降低 44%，改善了患者生活质量评分，并减少了整体的治疗费用。多学科团队可使死亡率降低 25%，因心衰的入院率降低 26% 以及因其他原因的入院率降低 19%。然而，由于有限的医疗保健资源不能提供如此集中的服务以及十分有限的患者愿积极参与其中，导致这种多学科疾病管理项目目前仍没能广泛地用于心衰患者。

（三）模块化的电话支持系统

模块化的电话支持系统是一种特殊的多种疾病管理团队使用的电话系统。患者的一些信息将通过电话交谈的方式搜集起来，一旦患者出现任何病情发展的征象，患者的医生都将会直接对患者进行随访。电话支持系统有助于对患者的监测、自我护理的管理或两者兼有。然而其结果却是不确定的。关于电话支持系统的荟萃分析表明，电话支持系统可以将心衰患者的再入院率降低25%，但对于其他各种原因造成的再入院率和全因死亡率却没有明显影响。电话支持系统对心衰再入院率的降低，部分原因是面对临床变化时恰当的护理分类和迅速干预。但是，过于频繁的联系可能会导致错误的警报或者患者过早地入院。如果患者在家中能接受一种更高水平的监测的话，无疑将减少住院时间，患者能够及时地入院并尽早出院。

（四）远程监测和监控

随着信息通信技术的进步，对患者的监测不再仅限于通过电话咨询患者。远程监测通过电话线路、宽带、卫星、无线网络等技术，传输患者的生理数据，如血压、体重、心电图或血氧饱和度等，可更早地发现心衰恶化，并采取及时有效的干预。对心衰患者的远程监测能够使死亡率降低17%～47%，使再住院率降低7%～48%。手机远程监控系统对心衰患者教育与疾病管理是一个相对价格低廉和方便的工具，可以用来改进心衰的家庭管理。手机现在已被广泛应用并有着相当的计算功效，同时与其他专业远程监控设备相比又价格低廉，便于携带，使得患者随时随地都能被监测。一些最初的研究已经显示出心衰家庭管理方面的潜力，但还需要进一步的研究，以支持对无线电话护理系统减少心衰患者再入院方面的研究。

（五）植入式设备

由于患者所收集和反馈的数据具有潜在的不可靠性，人们已经开始重视能够自动记录数据的植入式设备。一般的监测方法只监测不固定的内容（如体重和症状），这些内容不能够对患者提供充分的预警，可以采用植入式设备如永久性心脏起搏器（PPM）、植入式心脏复律除颤器（ICD）或心脏再同步化治疗（CRT）。也可以使用一些特殊装置，如血流动力学传感器和监测器，用来测量诸如心室内压力等参数。

1. PPM和ICD　当PPM、ICD和CRT装置植入心衰患者体内时，就需要考虑发挥它们潜在的能力来进一步评估患者的疾病：这些设备的远程监控通常需要一个外部发射器来将记录的数据传输到制造商的中心数据库。信息定期传送，而异常信息会转送至临床医生。一些常规监测的参数可以反映患者的临床状况并可预测发生急性失代偿的可能，如快速型房性心律失常、心率变异性的降低（检测自主神经张力）和活动能力的降低（集成加速计测定），所有这些都可以预测临床失代偿情况。这些装置能够提供的另一种测量就是腔内阻抗，腔内阻抗测量的是右室电极尖端与发生器之间的阻抗。阻抗降低可反映肺血管充血增加，相关数据可以由装置在症状发展之前就被记录和反馈。尽管理想的电极构型和阈值仍在研究中，但是这种阻抗监测系统对预测临床失代偿的敏感性已达到76%，而传统依靠体重变化的监测方法敏感性只有23%。Whellan等通过将腔内阻抗与其他一些预测因素（包括心房颤动发作与否、活动水平和心率变异性）结合起来，将识别心衰失代偿和再住院危险的能力提高5倍。

鉴于这些潜在的优势，植入式装置的远程监测已受到专家们的一致认可。PPM和ICD的远程监测数据使人们能够及时地识别严重的心律失常、装置问题及严重的心衰。日常数据传输既能在患者安全不受影响的条件下减少患者家庭随访和临床就诊次数，同时也节省了患者、临床医生和相关医务人员的时间。一些有关PPM和ICD远程监测的试验表明，远程监测能减少对事件诊断的时间和临床方案制订的时间，但是这种监测对于终点事件如再次入院和死亡的影响需要进一步研究。

2. 植入式血流动力学监测装置　左室充盈压和肺动脉压的升高与心脏的充血、功能限制及心衰患者的预后相互关联，在心衰患者入院的典型症状出现的前几日至几周内，心内压和肺动脉压已经开始升高了。因而，这种动态的血流动力学监测能够对失代偿提供较早的预警，同时在提供心衰患者生理数据作为参考的基础上，方便日常静脉药物的使用。几种直接在右室、左房和肺动脉测压的监测系统正在研发中。右室压力感受器装置与装有改良的单电极起搏器电极（Chronical，Medtronic，Minneapolis，Minnesota）相似。所监测的信息包括持续的心率、体温、血流动力学数据（如右室收缩压和舒张压）以及ePAD（最大dp/dt的右室压）（ePAD与肺动脉舒张压相关，接近左室充盈压）。根据植入式血流动力学监测装置的数据来调整药物，可以更为有效地降低充盈压而无须考虑患者的症状和体重。直接测定左房压的装置也已经研发出来（St. Jude Medical，Minneapolis，Minnesota）。这种装置的传感器导线经间隔置于左房内，然后与埋藏于胸肌下的线圈天线连接。在观察性HOMEOSTASIS试验中，将这一装置植入心功能Ⅲ级和Ⅳ级（NYHA分级）的心衰患者体内，并对其进行评估，结果发现试验组的患者发生急性失代偿和死亡的风险较低（RR＝0.16）。患者能够从以左房压为指导的药物治疗中获益。显然这种干预装置包含一个“患者顾问的程序”，能够显示左房的压力并根据读数提示来调整药物的使用剂量，这种装置通过参与患者日常心衰护理，潜在地支持患者自我管理。

肺动脉压力传感装置（Cadio MEMS Heart Sensor，Cardio MEMS Inc，Atlanta，Georgia）也在研发中。与其他模式不同，这种硅酮压力敏感器通过右心导管置于肺动脉。当需要读取数据时，由置于患者背部或肋部的外置天线驱动电容器进行。与Swan－Gan漂浮导管和超声心动图相比，它可以提供更为准确的肺动脉压力评估。临床医生可根据其提供的血流动力学参数调整心衰治疗方案。与其他植入式血流动力学监测设备相比，这种装置有着明显的优势，包括直接通过右心导管植入、无线的传感器以及无须更换电池。这种装置对于指导左室射血分数较低的患者治疗，以维持正常的左室射血分数具有明显优势。此外，还可影响心衰患者的终点事件。

植入式装置的其他优势包括能够随着时间持续地跟踪指标，计算1 d内的平均值，更加准确地反映患者的临床状况。患者各项数据能够与自身的基线值相比较。由于所有的数据都是自动测定，这些装置对患者依从性的要求较低。与糖尿病患者根据自己的血糖仪所测得的血糖值自我调整药物来控制血糖的治疗相似，这种技术的巨大潜力在于能够使患者自我监测和自我管理，及时地处理预警和得到治疗数据的反馈。

总之，考虑到心衰患者面临的大量公共卫生负担，监测管理的改进潜力还是十分巨大的。优化的科学管理模式可改善患者的预后，这也是慢性心衰以后的发展方向。心衰患者的监测可延伸至家庭访视、远程医学和外置或植入式装置的远程监测的自我护理。在NYHA Ⅲ级的患者中，无线植入式血流动力学监测系统已经证实能够改善患者的健康状况，减少心衰患者住院次数。未来技术的进步将使开发更为先进的监测设备成为可能。

第七节　中医药在心力衰竭中的应用

中医对心衰认识比较早，现代医学技术手段在中医临床实践中的广泛应用，促进了中医现代化进程，包括中药制剂的现代化，使中医药更容易被患者所接受。最近循证医学的理念也在中医领域得到了应用，随机对照临床试验证实了中药在慢性心衰治疗中的有效性及安全性。因此，中医成为现代心衰管理的一项重要手段。

一、中医对心力衰竭的认识

中医传统文献中无“心力衰竭”名称，相关临床表现最早记载见于《黄帝内经》“心气始衰，苦忧悲，血气懈惰，故好卧”“夫不得卧，卧则喘者，是水气之客也”“心水者，其身重而少气，不能卧，烦而躁，其人阴肿”等。《金匮要略》记载：“水在心，心下坚筑，短气，恶水不欲饮；水在肝，胁下支满，嚏而痛；膈间支饮，其人喘满，心下痞坚，面色黧黑，其脉沉紧。”唐代孙思邈《备急千金要方·心脏门》首次提出“心衰”一词“心衰则伏”。宋代的《圣济总录·心脏门》记载“心衰则健忘”。清代程文囿《医述》记载“心主脉，爪甲色不华，则心衰矣”。此处的“心衰”，和现代医学之心衰本质一致。根据心衰的临床特征可将其归属于中医的“喘证”“心悸”“怔忡”“心痹”“心水”“水肿”等范畴，目前国家中医药管理局重点专科心血管协作组将本病统一命名为“心衰病”。

中医认为心衰病的发生多由于外邪侵袭、饮食不节、情志失调、劳欲所伤、年老久病等因素而致，久之影响及心，致心气衰弱，气不行血，血不利则为水，瘀水互结，损及心阳、心阴，气血衰败，发展为心衰之病。本病实质为心之虚证，心气虚、心阳虚为病之本，血瘀、水饮、痰浊为病之标，故本病为本虚标实之证，病位在心，病变脏腑涉及肺、脾、肝、肾。

虽然现代医学对心衰的治疗理念和手段不断进步，心衰患者预后有了明显改善，但中医药因其在稳定病情、改善心功能及提高生存质量等方面具有优势，仍被广泛地应用于心衰的治疗中。中药治疗是我国心衰指南的特色。关于中药治疗心衰，目前循证医学证据尚不充分，但是已经有了一些研究显示了中药的良好作用。在“十一五”期间，科技部、国家中医药管理局先后立项启动针对心衰的中医治疗方案、临床路径及评价方法等相关研究，在文献回顾分析、名老中医经验总结、专家咨询问卷、临床流行病学调查、常用中药系统评价等研究工作的基础上，对心衰的基本证候特征、证候演变规律、临床辨治及用药规律进行了梳理、总结、归纳及评价，初步把握了心衰中医诊疗的基本规律，并于2014年发布了《慢性心力衰竭中医诊疗专家共识》，以供临床参考及规范中医药的应用。

二、中医药对心力衰竭的辨证论治

现代研究明确了心衰是一种进展性的病症，因各阶段病理机制的特点有所差别，治疗上有所侧重。根据心衰慢性稳定期和急性加重期表现不同，中医多采用辨证治疗、专方专药或中成药治疗。针对心衰本虚标实的病理特点，其基本治疗原则为补益心气、调理阴阳以培其本，活血化瘀、利水化饮以治其标。心衰失代偿的急性加重期多表现为本虚不支，标实邪盛，甚至阴竭阳脱，常需住院治疗，既要积极固护气阴或气阳以治本，更需加强活血、利水、化痰、解表及清热以治标，必要时需急救回阳固脱；代偿阶段的慢性稳定期多表现为本虚明显，标实不甚，应以益气、养阴或温阳固本调养，酌情兼以活血化瘀、化痰利水治标。

（一）辨证论治

1. 慢性稳定期

（1）气虚血瘀证：

主症：气短、喘息、乏力、心悸。

次症：①倦怠懒言，活动易劳累；②自汗；③语声低微；④面色、口唇紫暗。

舌脉：舌质紫暗（或有瘀斑、瘀点或舌下脉络迂曲青紫），舌体不胖不瘦，苔白，脉沉、细或虚无力。

治法：补益心肺及活血化瘀。

推荐方药：保元汤合血府逐瘀汤加减。人参、黄芪、茯苓、白术、桂枝、桃仁、红花、当归、川芎、赤芍、丹参、柴胡、枳壳、牛膝、桔梗、甘草等，或具有同类功效的中成药（包括中药注射剂）。

（2）气阴两虚血瘀证：

主症：气短、喘息、乏力、心悸。

次症：①口渴、咽干；②自汗、盗汗；③手足心热；④面色、口唇紫暗。

舌脉：舌质暗红或紫暗（或有瘀斑、瘀点，或舌下脉络迂曲青紫），舌体瘦，少苔，或无苔，或剥苔，或有裂纹，脉细数无力或结代。

推荐方药：生脉散合血府逐瘀汤加减。人参、麦冬、五味子、生地黄、黄精、玉竹、山萸肉、桃仁、红花、当归、川芎、赤芍、柴胡、枳壳、牛膝、桔梗、甘草等，或具有同类功效的中成药（包括中药注射剂）。

（3）阳气亏虚血瘀证：

主症：气短、喘息、乏力、心悸。

次症：①怕冷和（或）喜温；②胃脘、腹、腰、肢体冷感；③冷汗；④面色、口唇紫暗。

舌脉：舌质紫暗（或有瘀斑、瘀点，或舌下脉络迂曲青紫），舌体胖大，或有齿痕，脉细、沉迟无力。

推荐方药：真武汤合血府逐瘀汤加减。人参、制附子、茯苓、白术、炮姜、芍药、桂枝、淫羊藿、桃仁、红花、当归、川芎、柴胡、枳壳、牛膝、桔梗、甘草等，或具有同类功效的中成药（包括中药注射剂）。

上证如同时临床症见咳嗽、咳痰、胸满、腹胀、面浮、肢肿及小便不利，舌苔润滑，或腻，或有滑脉，为兼有痰饮证。兼痰浊者，加瓜蒌、薤白、半夏、陈皮、杏仁等；兼水饮者，加葶苈子、茯苓皮、泽泻、车前子（草）、大腹皮、五加皮等以化痰利水；或使用具有同类功效的中成药（包括中药注射剂）。

2. 急性加重期　急性加重期患者多在上述基本证型基础上出现阳虚水泛、水饮凌心甚至喘脱或痰浊壅肺。

（1）阳虚水泛证：喘促，心悸，痰涎上涌，或咳吐粉红色泡沫样痰，口唇青紫，汗出肢冷，烦躁不安，肢肿，舌质淡暗，苔白水滑，脉细促。

治法：温阳利水，泻肺平喘。

推荐方药：真武汤合葶苈大枣泻肺汤加减。熟附子、白术、白芍、猪苓、茯苓、车前子、泽泻、葶苈子、炙甘草、地龙、桃仁、煅龙骨、煅牡蛎等，或具有同类功效的中成药（包括中药注射剂）。

（2）阳虚喘脱证：喘息不得卧，烦躁，汗出如油，四肢厥冷，尿少，肢肿，舌质淡暗，苔白，脉微细欲绝或疾数无力。

推荐方药：参附龙牡汤加味。人参、炮附子、煅龙骨、煅牡蛎、干姜、桃仁、红花、紫石英、炙甘草等，或具有同类功效的中成药（包括中药注射剂）。

（3）痰浊壅肺证：咳喘痰多，心悸，动则尤甚，或发热、恶寒，尿少肢肿，或颈脉怒张，舌质暗或暗红，苔白腻或黄腻，脉细数或细滑。

（二）中成药应用

1. 口服制剂

（1）偏气虚者，可应用芪参益气滴丸、麝香保心丸、脑心通胶囊、通心络胶囊等。

芪参益气滴丸：药物组成主要为黄芪、丹参、三七及降香油；益气通脉、活血止痛；餐后半小时服用，口服一次 1 袋（每袋装 0.5 g），一日 3 次，或遵医嘱。

麝香保心丸：药物组成主要为人工麝香、人参提取物、人工牛黄、肉桂、苏合香、蟾酥、冰片等；芳香温通、益气强心；口服一次 1 ~ 2 丸（微丸每粒 22.5 mg），一日 3 次，或症状发作时服用。

脑心通胶囊：药物组成主要为黄芪、赤芍、丹参、当归、川芎、桃仁、红花、乳香（制）、没药（制）、鸡血藤、牛膝、桂枝、桑枝、地龙、全蝎、水蛭等；益气活血、化瘀通络；口服一次 2 ~ 4 粒（每粒装 0.4 g），一日 3 次，或遵医嘱。

通心络胶囊：药物组成主要为人参、水蛭、全蝎、赤芍、蝉蜕、土鳖虫、蜈蚣、檀香、降香、乳香（制）、酸枣仁（炒）及冰片等；益气活血、通络止痛；口服一次 2 ~ 4 粒（每粒装 0.26 g），一日 3 次，或遵医嘱。

（2）偏气阴两虚者，可选用补益强心片或生脉胶囊等。

补益强心片：药物组成主要为人参、黄芪、香加皮、丹参、麦冬及葶苈子等；益气养阴、活血利水；口服一次 4 片（每片 0.3 g），一日 3 次，或遵医嘱。

生脉胶囊：药物组成主要为人参、麦冬及五味子等；益气复脉、养阴生津；口服一次 3 粒（每粒装 0.3 g），一日 3 次，或遵医嘱。

（3）偏阳气亏虚者，可选用芪苈强心胶囊、参附强心丸或心宝丸等。

芪苈强心胶囊：药物组成主要为黄芪、人参、附子、丹参、葶苈子、泽泻、玉竹、桂枝、红花、香加皮及陈皮等；益气温阳、活血通络、利水消肿；口服一次 4 粒（每粒装 0.3 g），一日 3 次，或遵医嘱。

参附强心丸：药物组成主要为人参、附子（制）、桑白皮、猪苓、葶苈子及大黄等；益气助阳、强心利水；口服一次 2 丸（每丸 3 g），一日 2 ~ 3 次，或遵医嘱。

心宝丸：药物组成主要为洋金花、人参、肉桂、附子、鹿茸、冰片、人工麝香、三七及蟾酥等；温补心肾、益气助阳、活血通脉；口服一次 2 ~ 6 丸（每丸 120 mg），一日 3 次，或遵医嘱。

（4）血瘀明显者，可加用血府逐瘀胶囊、复方丹参滴丸等。

血府逐瘀胶囊：药物组成主要为桃仁（炒）、红花、赤芍、川芎、枳壳（麸炒）、柴胡、桔梗、当归、地黄、牛膝及甘草等；活血祛瘀、行气止痛；口服一次 6 粒（每粒装 0.4 g），一日 2 次，或遵医嘱。

复方丹参滴丸：药物组成主要为丹参、三七及冰片等；活血化瘀、理气止痛；口服一次 10 丸（滴丸每丸 25 mg），一日 3 次，或遵医嘱。

2. 静脉制剂　多用于失代偿的急性加重期患者。

（1）偏气虚或阴虚者，给予生脉注射液、参麦注射液或益气复脉注射液等。

生脉注射液：药物组成主要为红参、麦冬及五味子。益气养阴，复脉固脱。肌内注射一次 2 ~ 4 mL，一日 1 ~ 2 次；静脉滴注一次 20 ~ 60 mL，用 5% 葡萄糖注射液250 mL 稀释后使用，或遵医嘱。

参麦注射液：药物组成主要为红参及麦冬。益气固脱、养阴生津、生脉。肌内注射一次 2 ~ 4 mL，一日 1 次；静脉滴注一次 20 ~ 100 mL，用 5% 葡萄糖注射液 250 mL 稀释后应用，或遵医嘱。

益气复脉注射液：药物组成主要为红参、麦冬及五味子。功效益气复脉，养阴生津。静脉滴注，每日 1 次，每次 8 瓶，用 5% 葡萄糖注射液或生理盐水 250 mL 稀释后使用，每分钟约 40 滴，或遵医嘱。

（2）偏阳虚者，给予参附注射液或心脉隆注射液等。

参附注射液：药物组成主要为红参及附片（黑顺片）。回阳救逆、益气固脱。肌内注射一次 2 ~ 4 mL，一日 1 ~ 2 次；静脉滴注一次 20 ~ 100 mL，用 5% ~ 10% 葡萄糖注射液 250 ~ 500 mL 稀释后使用；静脉注射一次 5 ~ 20 mL，用 5% ~ 10% 葡萄糖注射液 20 mL稀释后使用，或遵医嘱。

心脉隆注射液：药物组成主要为非洲大蠊提取物。益气活血、通阳利水。每次 5 mg/kg体重，用 5% 葡萄糖注射液或生理盐水 200 mL 稀释后静脉滴注，滴速维持在 20 ~ 40 滴/min），一日 2 次，上午 8 时和下午 4 时各滴注一次，或遵医嘱。使用前应先做皮试。

（3）兼血瘀者，可给予丹红注射液等。

丹红注射液：药物组成主要为丹参及红花。活血化瘀、通脉舒络。肌内注射一次 2 ~ 4 mL，每日 1 ~ 2 次；静脉注射一次 4 mL，加入 50% 葡萄糖注射液 20 mL 稀释后缓慢注射，每日 1 ~2 次；静脉滴注一次 20 ~40 mL，加入 5% 葡萄糖注射液 100 ~500 mL 稀释后缓慢滴注，每日 1 ~2 次；伴有糖尿病等特殊情况时，改用生理盐水稀释后使用，或遵医嘱。

总之，目前就慢性心衰的中医病机已达成共识，基本病机以气虚、阳虚为本，瘀血、水饮为标。治疗以益气温阳（或养阴）、活血利水为基本治法。慢性心衰在疾病发展的不同时期主要的证候有所不同。在发病初期，气虚血瘀是心衰的基本证候。心阳虚是疾病发展的标志，多见于心衰中后期。阴虚证可见于心衰各期，是心衰常见的兼证。早期阴虚多与原发疾病有关，中后期阴虚则是病情发展的结果，亦可因过度利尿所致。在心衰的中后期，心阳亏虚累及肾阳，致命门火衰。肾阳虚亏，气不化津，津失敷布，则停而为水。因此，痰饮水停是最终的病理产物。应针对心衰发展的不同时期，分期论治，对主要证候有所侧重。另外，心衰是复杂的临床综合征，病情复杂，病变常涉及多个脏腑，需采用辨病与辨证相结合的诊治方法，在结合西医诊断辨病治疗的同时，灵活地辨证施治，详审证情，谨察病机，兼顾他证。

三、中医研究心力衰竭的进展

（一）慢性心力衰竭机制研究

关于慢性心衰的病机虽有较多论述，但目前大多数学者认为，此病的发生主要是心脏本身病变或其他脏器病变累及于心，使心之气阴不足或阳气受损，无力鼓动血脉，导致血脉瘀阻；而痰、水、瘀等病理变化又进一步损及心之阴阳，从而形成恶性循环。所涉及脏器以心为主，还有肾、脾、肺及肝。慢性心衰属本虚标实或虚实夹杂之证。本虚为心气阳虚，还涉及阴伤，以气虚阳衰为主；标实主要是血瘀、痰饮、水湿为患，以血瘀多见。本虚与标实之间相互作用、相互影响、互为因果。故标本俱病、虚实夹杂是其病理特点。潘光明收集了施今墨等 13 位名老中医治疗慢性心衰的一些临床经验，归纳得出结论：心衰属本虚标实，本虚以气虚、阳虚为主，标实以瘀血、水饮、痰浊居多。陈允武认为心气虚衰为慢性心衰的基本病因：心气虚衰，无力推动血液运行，导致血流迟缓，瘀血内阻；日久气虚，损及心阳，火不生土，脾失健运，水湿泛溢，形成血瘀，水湿相互胶结。

（二）慢性心力衰竭治法研究

目前慢性心衰的中医辨证分型多分为七型，即心肺气虚型、气阴两亏型、心肾阳虚型、气虚血瘀型、阳虚水泛型、痰饮阻肺型和阴竭阳脱型；还有些医家根据八纲辨证结合脏腑辨证和各自临床经验来分型。因慢性心衰的病理机制复杂，涉及脏腑甚多，证候兼夹，故其治疗大法亦有种种差异，但归纳起来不外乎益气养阴、温补心阳、滋养心脉等扶正之法，以及燥湿化痰或温化痰饮、清热涤痰、泻肺逐饮、利水消肿、活血化瘀、逐痰破瘀等祛实之法。分析近几年来有关中医药治疗心衰的报道发现，以基本方或专方专药为主随症加减的治疗方法占了相当大的比重。主要的治则治法有下列几种：①心肺气虚证，治以养心补肺、健脾益气。②气阴两亏证，治以益气养阴。③心肾阳虚证，治以温补心肾。④气虚血瘀证，治以益气化瘀。⑤阳虚水泛证，治以温阳利水。⑥痰饮阻肺证，治以清肺化痰、降气定喘。⑦阴竭阳脱证，治以回阳救逆。这些治疗方法在改善心衰患者心功能，缓解临床症状及提高患者生活质量，减轻西药毒副作用等方面起到了一些积极作用。

（三）慢性心力衰竭治疗方药研究

1. 中医专方

（1）保心方：戴雁彦研究发现保心方（党参、黄芪、桑白皮、葶苈子、猪茯苓、丹参、桂枝、泽兰、车前子为主方，随症加减）治疗轻中度慢性心衰，在改善慢性心衰患者的心功能、6分钟步行试验及降低脑钠肽水平方面的疗效与西药洛汀新（盐酸贝那普利）联合倍他乐克（酒石酸美托洛尔）治疗慢性心衰的疗效相当，在改善中医证候方面优于西药对照组。保心方具有改善慢性心衰的中医证候，改善症状，提高生活质量的作用，能改善慢性心衰患者的心功能，降血清BNP水平，无明显毒副作用及不良反应，是治疗早期心衰的有效药物。长期应用对改善慢性心衰患者的预后方面可能具有很好的临床应用价值。

（2）参附健心汤：罗亚等将115例心功能Ⅱ～Ⅲ级符合中医心肾阳虚证型特点的慢性心衰患者随机分为治疗组58例和对照组57例，治疗组在对照组西医规范化治疗基础上予以参附健心汤（黄芪、红参、附片、茯苓、五味子、丹参、葶苈子、大腹皮、大枣，随症加减）口服，疗程28 d。结果治疗组心功能疗效、中医证候疗效、6分钟步行试验及血清NT－proBNP改善均优于对照组。

（3）春泽汤：王贵将93例心衰患者随机分为两组，治疗组48例，采用春泽汤（太子参、猪苓、泽泻、白术、茯苓、桂枝）加减配合常规西医治疗；对照组45例，单用常规西医治疗。连续用药2周至1个月，观察两组治疗效果。结果，治疗组与对照组相比，治疗效果明显提高，表明春泽汤加减配合西医治疗充血性心衰，中西医优势互补，疗效显著。

（4）养心通脉合剂：周仲瑛等以养心通脉合剂（附子、人参、玉竹、参三七、泽兰、葶苈子、石菖蒲、炙甘草）治疗慢性心衰患者61例为治疗组，西医常规疗法（利尿药、强心药、血管扩张药，单用或联合用药）治疗慢性心衰患者40例为对照组。两组相比，治疗组在改善患者临床症状、体征和心脏功能方面明显优于对照组。

（5）心衰合剂：金玫观察心衰合剂（黄芪、桑白皮、车前子、葶苈子、汉防己、赤芍、水红花子）治疗慢性心衰患者的临床疗效，结果总有效率达62.86%；对呼吸困难、肺内啰音及肺水肿、水肿、尿少者均有明显改善，肝大患者肝脏均有一定程度的缩小，平均尿量由（691.23±96.37）mL/d增加到（1 209.89±162.40）mL/d，利尿药的停减率达77.14%，心悸、气短、自汗、尿少、水肿等气虚水泛证候改善的总有效率达70%；治疗期间未发现明显不良反应。

2. 中成药

（1）芪苈强心胶囊：刘春香等对芪苈强心胶囊（黄芪、附子、丹参、人参、葶苈子、红花、陈皮、泽泻、香加皮、玉竹和桂枝）治疗慢性心衰的临床疗效和安全性进行系统评价，将7个随机临床对照研究纳入评价，分析结果显示芪苈强心胶囊具有提高心功能并增强运动耐力、改善左室收缩和舒张功能、降低BNP和NT－proBNP水平及提高生活质量的作用，对于左室容积、心率及血压的影响还需进一步证实。

（2）芪参益气滴丸：裴英豪等通过检索中国知网（CNKI）（1979年1月—2012年

12 月)、万方数据库(1989 年 1 月—2012 年 12 月)、CBM(1978—2012 年),对芪参益气滴丸加西药常规与单纯西药常规治疗慢性心衰的临床疗效及安全性进行系统评价。分析结果显示,西药常规加芪参益气滴丸与单纯西药常规治疗比较,能显著改善心衰患者各项指标,对心功能改善效果显著;具有增加左室射血分数的作用;对左室舒张末期内径的减小有较为明显的正性作用。同时,分别有 3 项研究显示芪参益气滴丸增加 6 分钟步行距离,有 4 项研究显示其降低 BNP 水平。芪参益气滴丸加西药常规与单纯西药常规治疗相比,可进一步提高临床疗效,但证据质量低,仍需高质量研究的证据支持。

(3)麝香保心丸:金波等检索了 Pub Med、万方数据库、中国学术期刊全文数据库、中国生物医学文献数据库和维普数据库,对麝香保心丸治疗慢性心衰的临床疗效进行评价。结果显示联合应用麝香保心丸治疗慢性心衰的总有效率优于对照组,麝香保心丸组患者左室射血分数较对照组提高,血清 BNP 水平较对照组显著降低;麝香保心丸组患者左室舒张末期内径和左室收缩末期内径均显著减小;麝香保心丸组患者 6 分钟步行距离较对照组增加,表明联合应用麝香保心丸治疗慢性心衰有助于进一步改善心功能,延缓心室重构的病理进程。

3. 中药注射剂

(1)参麦注射液:侯雅竹等通过电子检索中国期刊全文数据库(1979 年 1 月—2009 年 4 月)、中文科技期刊数据库(1989 年 1 月—2009 年 4 月)、中国生物医学文献光盘数据库(1978—2009 年)、PubMed(1978 年—2009 年 4 月)和 Cochrane Library(2009 年第 3 期),对西药常规加参麦注射液与单纯西药常规治疗心衰的临床疗效及安全性进行 Meta 分析,结果显示,加用参麦注射液后可提高心衰患者的临床综合疗效,增加左室射血分数,改善心室舒张功能。此外,有一项研究显示参麦注射液有使心衰患者增加 6 分钟步行距离及降低血 BNP、IL-6、TNF-α 水平的作用。

(2)心脉隆注射液:张家美等检索了中国知网、中国生物医学文献光盘数据库、中文科技期刊数据库、PubMed 及 Cochrane Library 有关常规治疗基础上加用心脉隆注射液治疗慢性心衰的研究,对心脉隆注射液治疗慢性心衰的临床疗效和安全性进行系统评价。分析显示,在心衰患者常规治疗的基础上加用心脉隆注射液后,能够进一步降低 BNP 水平、左室射血分数和增加 6 分钟步行距离,提高临床疗效,还能改善远期复合终点和血清尿酸水平。心脉隆注射液所产生的个别不良反应,患者均能耐受,在常规治疗基础上加用心脉隆注射液治疗慢性心衰安全可靠,应该推广其临床使用范围。

(3)黄芪注射液:王丽显等检索中国生物医学光盘数据库、CNKI、PubMed 等数据库进行 Meta 分析,结果提示黄芪注射液 + 常规药物治疗组可提高治疗慢性心衰总效率,加用黄芪注射液组左室射血分数明显高于常规药物治疗组。现有临床证据表明,加用黄芪注射液治疗慢性心衰可能有效,且无严重的不良反应。

(4)参芪扶正注射液:申浩等通过计算机检索 Cochrane Library、MedLine(1950 年—2013 年 2 月)、EMbase(1980 年—2013 年 2 月)、中国生物医学文献数据库(1978—2013 年 2 月)、中国科技期刊数据库(1989 年—2013 年 2 月)、中国期刊全文数据库(1995 年—2013 年 2 月)及万方数据库(1990 年—2013 年 2 月),对参芪扶正注射液联合常规用药治疗心衰的有效性和安全性进行 Meta 分析,结果显示,参芪扶正注射液联合常规用药在提高心衰的临床疗效，提高左室射血分数、每搏输出量、心指数、心输出量及降低 BNP 方面优于常规治疗。治疗期间参芪扶正注射液联合常规用药组未见明显不良反应或事件。

(5) 丹红注射液：李金等通过计算机检索 PubMed、EMbase、Google 学术搜索、中国知网、万方数据库、维普数据库和中国生物医学文献光盘数据库等，对中药丹红注射液辅助治疗慢性心衰的临床疗效进行了 Meta 分析，结果显示，联用丹红注射液组的临床疗效优于常规西药对照组，左室射血分数明显高于对照组。在常规治疗的基础上联用丹红注射液可明显提高心衰治疗的有效率及改善心功能，且不良反应发生率较低。

(6) 生脉注射液：左玉潭研究表明，生脉注射液可增强心肌收缩力，改善心肌耐缺氧能力，提高左室射血分数及心指数，因此可有效改善患者心功能；通过提高迷走神经张力，抑制交感神经张力，改善自主神经调节的平衡性，从而显著改善心衰患者的心率变异性，降低猝死率，减少严重心脏事件，改善患者预后。

(7) 参附注射液：罗晓颖等研究表明，参附注射液能明显改善患者心功能，增加 6 分钟步行距离，缩小左室收缩和舒张末期内径，提高射血分数，降低血浆 N -proBNP 水平，从而抑制心室重塑，改善预后。

总之，中医药对慢性心衰的辨证认识和治疗策略取得了很大进展，对心衰的病因病机、证候要素、证候类型及其演变规律有了较系统和一致的认识。根据文献资料分析、名老中医临床经验总结、专家咨询形成了国家中医药管理局重点专科慢性心衰的诊疗方案以及《慢性心力衰竭中医诊疗专家共识》，前期临床验证提示其具有较好的临床疗效。要继续探索能够反映中医药治疗心衰独特疗效优势的客观、规范及便于推广的指标体系，开展较高质量的评价中医药治疗心衰的随机对照临床研究，提供科学、规范、合理的能够获得国际认同的有效的循证医学证据，才能为中医药治疗心衰的有效性及安全性提供坚实支撑，提高我国心衰的综合防治水平，才能开拓相关中医药产业走向国际的路径。